**Überreicht mit freundlichen Empfehlungen**

**Ihre Deutsche Gesellschaft für gesundes Leben mbH**

Darmstädter Straße 63–67
64404 Bickenbach

Im vorliegenden Buch ist es dem Autor gelungen, das medizinische Problemfeld der Adipositas umfassend darzustellen und den aktuellen Kenntnisstand kritisch zu würdigen.

Viele Kernaussagen zeigen, daß wir mit unserem Konzept auf dem neuesten Stand der Wissenschaft sind. Es berücksichtigt nicht nur die wesentlichen ätiologischen Aspekte der Adipositas, sondern auch die wissenschaftlich anerkannten Maßstäbe einer beratenden Intervention.

Wie aus einzelnen, sehr bedeutsamen Fragestellungen klar wird, ist die Erforschung der Adipositas keineswegs abgeschlossen. Die weitere Klärung ihrer komplexen Zusammenhänge erfordert noch intensive wissenschaftliche Untersuchungen.

Insgesamt vermittelt dieses Buch ein vertieftes Verständnis der Adipositas und gibt wertvolle Anregungen und Hinweise für eine sinnvolle Prävention.

Springer

*Berlin*
*Heidelberg*
*New York*
*Barcelona*
*Budapest*
*Hongkong*
*London*
*Mailand*
*Paris*
*Santa Clara*
*Singapur*
*Tokio*

A. Wirth

# Adipositas

## Epidemiologie, Ätiologie, Folgekrankheiten, Therapie

Mit 119 Abbildungen und 44 Tabellen

Springer

Prof. Dr. med. Alfred Wirth
Teutoburger-Wald-Klinik
Teutoburger-Wald-Straße 33
49214 Bad Rothenfelde

ISBN 3-540-61150-9 Springer-Verlag Berlin Heidelberg New York

Die Deutsche Bibliothek – CIP-Einheitsaufnahme

**Wirth, Alfred:**
Adipositas : Epidemiologie, Ätiologie, Folgekrankheiten, Therapie / A. Wirth. – Berlin ; Heidelberg ; New York ; Barcelona ; Budapest ; Hongkong ; London ; Mailand ; Paris ; Santa Clara ; Singapur ; Tokio : Springer, 1997
ISBN 3-540-61150-9



Satz: Cicero Lasersatz, Dinkelscherben
Druck: Saladruck, Berlin
Bindung: Lüderitz & Bauer, Berlin
SPIN-Nr. 10475859 23/3134-5 4 3 2 1 0 – Gedruckt auf säurefreiem Papier

Für meine liebe Familie

*Chris,*
*Thomy (Graphiken und „Lektorat"),*
*Matthy (Graphiken)*
*und Nicky*

Meinen schwedischen Freunden
in Dankbarkeit

*Per Björntorp, Lars Sjöström,*
*Marcin Krotkiewski, Jan Kral, Ulf Smith,*
*Göran Holm, Tom-William Olsson*

# Inhaltsverzeichnis

# Danksagung

Mein ganz besonderer Dank gilt all denen, die bereitwillig, kompetent und selbstlos Kapitel gelesen, korrigiert und ergänzt haben:

Dr. A. Bienek, Bad Rothenfelde:
„Bestimmung der Körperzusammensetzung",

Prof. Dr. H. Hauner, Düsseldorf:
„Fettzellentwicklung",

Dr. H. W. Kuhlmann, Dinslaken:
„Operative Therapie",

Dr. D. Lehr, Bad Rothenfelde:
„Psychosoziale Aspekte der Energieaufnahme" und „Psychotherapie",

PD Dr. R. R. Schick, München:
„Neurohumorale Regulation von Hunger und Sättigung",

Dr. J. Stumper, Bad Soden-Allendorf:
„Respiratorisches System",

Dr. H. Wenzel:
„Dichtemessung (Densitometrie").

Zudem haben mir eine Reihe von Kollegen großzügig Abbildungen zum Nachdruck zur Verfügung gestellt:
Prof. Dr. Pudel, Göttingen
Dr. Schulte, Münster
Prof. Dr. Wechsler, München
Frau Dr. Wenzel, Ulm
PD Dr. Wabitsch, Ulm.

# Abkürzungsverzeichnis

| | |
|---|---|
| ACTH | adrenokortikotropes Hormon |
| ADH | antidiuretisches Hormon |
| ADP | Adenosin-Diphosphat |
| ATP | Adenosin-Triphosphat |
| AVK | arterielle Verschlußkrankheit |
| ASGB | „adjustable silicon gastric band“ |
| BfA | Bundesversicherungsanstalt für Angestellte |
| BCM | „body cell mass“ = Körperzellmasse |
| BMI | „body mass index“ = Körper-Masse-Index |
| BMR | „basal metabolic rate“ |
| cAMP | zyklisches Adenosin-Monophosphat |
| CCK | Cholezystokinin |
| CRF | „corticotropin releasing factor“ |
| CT | Computertomographie |
| DGE | Deutsche Gesellschaft für Ernährung |
| DHP | Deutsche Herz-Kreislauf-Präventionsstudie |
| DHEA | Dehydroepiandrosteron |
| EPIC | European Prospective Investigation into Cancer and Nutrition |
| FS | Fettsäuren |
| FFS | freie Fettsäuren |
| FFM | „fat free mass“ = fettfreie Masse |
| FSH | follikelstimulierendes Hormon |
| IGF | „insulin like growth factor“ |
| FAD | Flavin-Adenin-Dinukleotid |
| GLUT4 | Glukosetransporter 4 |
| GnRH | „gonadotropine releasing hormone“ |
| HTGL | hepatische Triglyzerid-Lipase |
| GTP | Guanosin-Triphosphat |
| HDL | „high density lipoprotein“ |
| HSL | hormonsensitive Lipase |
| HTLG | hepatische Triglyzerid-Lipase |
| IDL | „intermediate density lipoprotein“ |
| KHK | koronare Herzkrankheit |
| LCAT | Lecithin-Cholesterin-Acyl-Transferase |
| LDL | „low density lipoprotein“ |
| LH | luteotropes Hormon |
| LH | lateraler Hypothalamus |
| LPL | Lipoprotein-Lipase |
| LV | linksventrikulär |
| LVA | Landesversicherungsanstalt |
| MRI | „magnetic resonance imaging“ |
| MONICA | Monitoring of International Trends and Determinants in Cardiovascular Disease |
| NAD | Nicotin-Amin-Dinukleotid |
| NMR | „nuclear magnetic resonance“ |
| NPY | Neuropeptid Y |
| OSAS | „obstructive sleep apnoe syndrome“ |
| PAI | Plasminogen-Aktivator-Inhibitor |
| PDE | Phospho-Diesterase |
| PDGF | „platelet derived growth factor“ |
| PCOS | polyzystisches Ovar-Syndrom |
| PROCAM | Prospective Cardiovascular Münster Study |
| PSMF | proteinsubstituiertes modifiziertes Fasten |

| | |
|---|---|
| PVN | Nucleus paraventricularis im Hypothalamus |
| RAA | Renin-Angiotensin-Aldosteron-System |
| REM | „rapid eye movement“ |
| RNS | Ribonukleinsäure |
| RQ | respiratorischer Quotient |
| RV | Rentenversicherung |
| SHBG | „sex hormone binding globuline“ |
| SNS | sympathisches Nervensystem |
| STH | somatotropes Hormon |
| $T_3$ | Trijod-Thyronin |
| $T_4$ | Tetrajod-Thyronin |
| tPA | „tissue plasminogen activator“ |
| TEF | „thermic effect of food“ (nahrungsinduzierte Thermogenese) |
| TSH | „thyreotropin stimulating hormone“ |
| TRH | „thyrotropin releasing hormone“ |
| UC | „uncoupling protein“ |
| VERA | Verbundsstudie Ernährung und Risikofaktorenanalytik (Teil der Nationalen Verzehrsstudie) |
| VBG | „vertical banded gastroplasty“ |
| VLCD | „very low calory diet“ |
| VLED | „very low energy diet“ |
| VHM | ventromedialer Hypothalamus |
| VT | Verhaltenstherapie |

KAPITEL 1

# Einleitung 1

Bei Ärzten und Gesundheitspolitikern spielt die Adipositas bisher eine untergeordnete Rolle. Das hängt zum einen mit bestimmten Wertschätzungen in unserem Gesundheitssystem zusammen, zum anderen mit der Krankheit selbst. Die zunehmende Anzahl von Übergewichtigen und Adipösen wird jedoch, nicht zuletzt wegen der steigenden Kosten, zu einem Umdenken zwingen. Schon jetzt sind ca. 7% der Krankheitskosten (ca. 35 Mrd. DM pro Jahr) der Adipositas zuzuschreiben.

Auch Ärzte tun sich mit der gesundheitlichen Beurteilung der Adipositas schwer. Viele behandeln vorwiegend die Begleit- und Folgekrankheiten und praktizieren damit eine symptomatische oder palliative Medizin, wo doch eine ursächliche angebracht wäre. Am besten kann dies bei der Zuckerkrankheit und bei degenerativen Kniegelenkveränderungen verdeutlicht werden. Die Adipositas hat an der Entstehung der Zuckerkrankheit (beim häufigen Typ II) einen Anteil von ca. 60 %; bei etwa 75% aller Diabetiker verschwindet die Krankheit mit einer Gewichtsnormalisierung. Wer die Diskussion über den Diabetes bei uns – auch in Fachkreisen – verfolgt, gewinnt nicht den Eindruck, daß die Adipositas dort als Hauptproblem erkannt wurde. Ähnlich ist es beim „Kniegelenksverschleiß", der oft mit allen möglichen physikalischen Methoden behandelt wird, was wenig nutzt und hohe Kosten verursacht.

Gesundheitspolitiker und Vertreter von Krankenkassen und Rentenversicherungen sehen in der Behandlung der Adipositas oft nur zusätzliche Kosten. Vermutlich beurteilen sie, wie viele Laien, die Adipositas als kosmetisches Problem. Wie keine andere Krankheit ist die Adipositas augenfällig, meist ohne Hilfsmittel diagnostizierbar und Anlaß zu vielfältigen Diskussionen. Ungenügende Kenntnisse über die Krankheitszusammenhänge verhindern eine adäquate Gewichtung. Dieses „Mißverständnis" will dieses Buch abbauen.

Die Therapie ist auch heute noch wie bei fast jeder anderen chronischen Krankheit schwierig. Sie ist wenig spektakulär, aber modern und beinhaltet eine interdisziplinäre Zusammenarbeit von Ärzten, Ernährungsberaterinnen, Bewegungstherapeuten und Psychotherapeuten. Die Adipositas kann geradezu als Beispiel par excellence für eine Krankheit mit organischen sowie psychosozialen Ursachen und Auswirkungen gelten, die den Therapeuten enorm fordert. Die häufige Apostrophierung der Behandlung als „Abspecken" verrät wenig Fachkompetenz und bagatellisiert das gesundheitliche Problem. Nicht zuletzt die Entdeckung einer häufig genetischen Verankerung der Adipositas schärft unseren Sachverstand dahingehend, daß es sich um einen chronischen Zustand handelt, der chronisch behandelt werden muß.

Die Betreuung des Adipösen fordert den Arzt in vielfältiger Hinsicht. Zum Verständnis der Krankheit sind v.a. Kenntnisse des Stoffwechsels, des Endokriniums, der Kardiologie und der Psychologie notwendig. Für die Behandlung muß er Wissen und Fähigkeiten der Ernährungsphysiologie, der Sportmedizin, der Pharmakologie und der Psychotherapie besitzen – welche Anforderung! Dieses Profil kontrastiert zu der immer noch gängigen Ansicht, die Adipositas sei medizinisch „einfach".

In den letzten Jahren gab es eine Fülle von neuen wissenschaftlichen Erkenntnissen hinsichtlich der Entstehung der Adipositas, ihrer organischen und psychosozialen Folgen sowie bezüglich der Therapie; diese „neue" Sicht will das Buch vermitteln. Wünschenswert wäre eine vermehrte Forschung auch in Deutschland, da kulturelle Aspekte in vieler Hinsicht eine Rolle spielen. Es gibt jedoch – trotz 12 Mio. Adipöser – noch nicht einmal einen medizinischen Lehrstuhl an einer Hochschule oder Universität in Deutschland; in Schweden, einem Land mit der Einwohnerzahl Bayerns, gibt es 3.

Kapitel 2

# Definition und Klassifikation 2

Die Begriffe Fettsucht, Fettleibigkeit, Übergewicht, Obesitas und Adipositas werden in Deutschland häufig synonym gebraucht. Alle Bezeichnungen beschreiben Menschen, die „schwerer" sind als andere und meistens eine vermehrtes Körperfett aufweisen. Die Begriffe Fettsucht und Fettleibigkeit sollte man nicht mehr verwenden, da sie eine Diskriminierung implizieren und auch medizinisch nicht ganz korrekt sind. Da mit zunehmendem Körpergewicht Morbidität und Mortalität ansteigen, ist es gerechtfertigt, eine nosologische Einteilung vorzunehmen. Ein vermehrtes Körpergewicht ist demnach entweder ein pathologischer Zustand oder bedingt einen solchen. Aufgrund der Begriffsvielfalt besteht Bedarf für Definitionen und Abgrenzungen.

## 2.1 Untergewicht – Idealgewicht – Normalgewicht – Übergewicht – Adipositas

### 2.1.1 Definitionen bei Erwachsenen

#### Normalgewicht

Dieses Gewicht läßt sich am einfachsten definieren. Das Normalgewicht ist das durchschnittliche Gewicht innerhalb einer Bevölkerungsgruppe und wird, statistisch gesehen, mit dem Mittelwert oder Median angegeben. Es sagt nichts über die gesundheitliche Bedeutung des Körpergewichtes aus. Demnach hat es keine klinische Bedeutung, es ist nur eine normative Größe. Da das Gewicht vom Alter, Geschlecht und soziokulturellen Einflüssen abhängig ist, muß auch das Normalgewicht hinsichtlich dieser 3 Variablen angegeben werden.

In Deutschland liegen zum Normalgewicht aus jüngster Zeit 3 epidemiologische Untersuchungen vor, die DHP-Studie (Bergmann et al. 1989), die VERA-Studie (Heseker et al. 1992) und die MONICA-Studie (Filipiak 1993). Beim MONICA-Projekt Augsburg wurden in Augsburg und Umgebung 1984 und 1989 je 664 Frauen und Männer pro Lebensjahrzehnt untersucht. Tabelle 1 gibt die Daten zum Körpergewicht und BMI (= Body-mass-Index, s. 3.4.2.), differenziert nach Alter und Geschlecht, wieder. Man sieht, daß Gewicht und BMI mit dem Alter ansteigen; im letzten Lebensjahrzehnt (65–74 Jahre) ist jedoch eine Abnahme zu verzeichnen. Frauen wiegen zwar weniger, ihr BMI liegt jedoch nur bei jüngeren Jahrgängen geringfügig unter dem von Männern. Ähnlich sind die Ergebnisse der VERA-Studie (Abb. 11, s. S. 39).

#### Idealgewicht

Diese Gewichtsklasse ist schwieriger zu definieren. Das Idealgewicht ist dasjenige Gewicht, bei dem die geringste Mortalität vorliegt bzw. die größte Lebenserwartung besteht. Im Unterschied zum Normalgewicht ist dieser Begriff klinisch definiert. Mißverständnisse kamen in letzter Zeit auf, da „ideal" mit ästhetischen und anderen Vorstellungen assoziiert wurde. Da treffendere Bezeichnungen wie „Gewicht mit der geringsten Sterblichkeit" zu umständlich sind und „wünschenswertes Gewicht" („desirable weight") ebenfalls zu Mißverständnissen führen kann, wird hier an dem Begriff Idealgewicht festgehalten.

Die Daten zum Idealgewicht unterliegen einem geringen Zeitwandel, da zum einen ständig neue Veröffentlichungen zu diesem Thema erscheinen und zum anderen sich möglicherweise die Bedeutung des Gewichtes hinsichlich Morbidität und Mortalität ändert. Die ersten brauchbaren Daten hierzu stammen von der Metropolitan Life Insurance Company und wurden anhand der Build and Blood Pressure Study 1959 erhoben (Society of Actuaries 1959). Insgesamt wurden 4,9 Mio. Policen der

**Tabelle 1.** Körpergewicht und BMI („body mass index") in Augsburg und Umgebung 1989/90 (MONICA-Projekt; Filipiak et al. 1993)

| Kollektiv | Altersgruppe (Jahre) | Gewicht (kg) $\bar{x}$ | Gewicht (kg) Median | Body mass index (kg/m²) $\bar{x}$ | Body mass index (kg/m²) Median |
|---|---|---|---|---|---|
| Frauen | 25–34 | 63,7 | 61,0 | 23,5 | 22,4 |
| | 35–44 | 66,0 | 64,0 | 24,9 | 24,0 |
| | 45–54 | 69,6 | 67,9 | 26,6 | 25,9 |
| | 55–64 | 71,0 | 70,0 | 28,1 | 27,6 |
| | 65–74 | 69,1 | 68,4 | 28,1 | 27,6 |
| | 25–74 | 67,5 | 65,8 | 26,0 | 25,1 |
| Männer | 25–34 | 80,4 | 78,8 | 25,2 | 24,9 |
| | 35–44 | 83,1 | 82,0 | 26,7 | 26,5 |
| | 45–54 | 82,6 | 81,0 | 27,3 | 27,1 |
| | 55–64 | 82,5 | 81,3 | 28,0 | 27,7 |
| | 65–74 | 80,3 | 79,5 | 27,9 | 27,7 |
| | 25–74 | 81,1 | 80,4 | 26,9 | 26,6 |

Jahre 1935–1953 ausgewertet. Die Tabellen wurden nach Größe, Alter und Geschlecht erstellt (s. auch Ciba-Geigy, 1985). Das Idealgewicht (BMI) lag bei Frauen bei 21,5 und bei Männern bei 22,0 kg/m². In der Framingham-Studie bezog man die Morbidität und Mortalität auf diese Ergebnisse. In einer 26jährigen Beobachtung stiegen Morbidität und Mortalität ab 110% des „Metropolitan Relative Weight" (MRW) merkbar an, was einem BMI von 24,4 kg/m² entsprach (Hubert et al. 1983). 80% der Männer und 70 % der Frauen über 40 Jahre lagen oberhalb dieses Wertes. Die Daten der Metropolitan Life Insurance Company von 1959 wurden lange Zeit für das Gewicht mit der geringsten Sterblichkeit herangezogen und werden auch heute noch häufig als Referenzwert erwähnt.

Die Ergebnisse der Build Study (Society of Actuaries 1979) waren für die Metropolitan Life Insurance Company 1983 Anlaß, ihre Empfehlungen zu ändern (Tabelle 2). Im Vergleich zu den Ergebnissen von 1959 zeigte sich, daß das Idealgewicht bei Männern und Frauen etwas höher einzustufen ist.

Andres et al. (1985) führten eine Metaanalyse zur Frage mit der geringsten Sterblichkeit durch (Tabelle 3). Man sieht, daß das Idealgewicht, beurteilt nach dem BMI, zwischen Frauen und Männern nur geringfügig differiert, mit dem Alter jedoch deutlich zunimmt. Jüngere Personen sollten demnach einen BMI von 20–26 kg/m² und ältere von 23–29 kg/m² anstreben.

## Untergewicht

Ein BMI von < 19 kg/m² für Frauen und < 20 kg/m² für Männer ist nach Angaben der Metropolitan Life Insurance Company (1959) mit einer erhöhten Sterblichkeit verbunden. Lange Zeit war unklar, ob Untergewicht per se die Mortalität erhöht oder sekundäre Phänomene eine Rolle spielen. Klarheit brachte erst die Nurses' Health Study 1995 (Manson et al. 1995) mit der Feststellung, daß die erhöhte Mortalität bei untergewichtigen Personen auf Zigarettenrauchen und Neoplasien zurückzuführen ist (Abb. 13, s. S. 45). Aus Gründen der Praktikabilität wird Untergewicht meistens bei einem BMI < 20 kg/m² angenommen.

## Übergewicht

Von Übergewicht spricht man, wenn das Körpergewicht, beurteilt nach Gewicht-

**Tabelle 2.** Gewichtstabellen der Metropolitan Life Insurance Company 1983. Gewicht mit der geringsten Sterblichkeit bei Männern und Frauen in Abhängigkeit von der Körpergröße und dem Körperbau. Der Körperbau wurde durch die Breite am Ellenbogen (Epicondylus medialis – Epicondylus lateralis) ermittelt. (Nach Society of Actuaries 1979)

| Größe [cm in Schuhen[a]] | Männer [kg mit Kleidern[b]] | | | Frauen [kg mit Kleidern[b]] | | | Größe [cm in Schuhen[a]] |
|---|---|---|---|---|---|---|---|
| | Leicht | Mittel | Schwer | Leicht | Mittel | Schwer | |
| 148–149 | | | | 46–51 | 50–55 | 54–60 | 148–149 |
| 150–151 | | | | 47–52 | 50–56 | 54–61 | 150–151 |
| 154–155 | | | | 48–54 | 52–59 | 56–64 | 154–155 |
| 156–157 | | | | 49–54 | 53–60 | 57–65 | 156–157 |
| 158–159 | 58–61 | 60–64 | 63–69 | 49–56 | 54–61 | 58–66 | 158–159 |
| 160–161 | 59–62 | 60–65 | 64–70 | 50–57 | 55–62 | 59–67 | 160–161 |
| 162–163 | 60–63 | 61–66 | 64–71 | 51–58 | 56–63 | 60–69 | 162–163 |
| 164–165 | 60–64 | 62–67 | 65–72 | 52–59 | 57–64 | 61–70 | 164–165 |
| 166–167 | 61–64 | 62–68 | 66–74 | 54–60 | 58–65 | 63–72 | 166–167 |
| 168–169 | 62–65 | 63–69 | 66–75 | 55–61 | 59–66 | 64–73 | 168–169 |
| 170–171 | 62–66 | 64–70 | 67–77 | 56–62 | 60–67 | 65–74 | 170–171 |
| 172–173 | 63–67 | 65–71 | 68–78 | 57–63 | 61–68 | 66–76 | 172–173 |
| 174–175 | 64–68 | 66–72 | 70–80 | 58–64 | 62–69 | 67–77 | 174–175 |
| 176–177 | 65–70 | 67–73 | 71–81 | 59–65 | 63–70 | 68–78 | 176–177 |
| 178–179 | 65–71 | 69–75 | 72–82 | 60–66 | 64–71 | 69–79 | 178–179 |
| 180–181 | 66–72 | 70–76 | 73–84 | 61–67 | 66–72 | 70–80 | 180–181 |
| 182–183 | 67–73 | 71–77 | 74–85 | 62–68 | 67–74 | 71–81 | 182–183 |
| 184–185 | 68–74 | 72–79 | 75–87 | | | | 184–185 |
| 186–187 | 69–75 | 73–80 | 77–88 | | | | 186–187 |
| 188–189 | 70–77 | 74–81 | 78–90 | | | | 188–189 |
| 190–191 | 71–78 | 75–83 | 79–82 | | | | 190–191 |
| 192–193 | 73–80 | 77–85 | 81–94 | | | | 192–193 |

[a]Schuhhöhe 2,5 cm. [b]Kleider mit 1,4 kg.

**Tabelle 3.** Empfohlenes Gewicht in Abhängigkeit vom Alter. „Body mass index" (BMI) mit der geringsten Sterblichkeit bei Männern und Frauen unterschiedlichen Alters

| Alter (Jahre) | „Body mass index" [kg/m²] Bereich | Männer[a] | Frauen[a] |
|---|---|---|---|
| 19–24 | 19–24 | 21,4 | 19,5 |
| 25–34 | 20–25 | 21,6 | 23,2 |
| 35–44 | 21–26 | 22,9 | 23,4 |
| 45–54 | 22–27 | 25,8 | 25,2 |
| 55–64 | 23–28 | 26,1 | 26,0 |
| > 65 | 24–29 | 26,6 | 27,3 |
| Alle Altersklassen | 20–25 Männer[b] ($\bar{x}$ = 22,0)<br>19–26 Frauen[b] ($\bar{x}$ = 21,5) | | |

[a]Nach Andres (1985).
[b]Nach Metropolitan Life Insurance Company (1959).

Längen-Indizes, erhöht ist. Über viele Jahre galten die BMI-Kriterien der Surveys NHANES I und später NHANES II. Männer waren nach diesen Studien ab einem BMI > 27,8 und Frauen ab einem BMI > 27,3 kg/m² übergewichtig (deutlicher Anstieg der Morbidität). Diese Definition stimmt nicht mit Daten der Framingham Study überein, wonach die kardiovaskuläre Morbidität und Mortalität ab einem BMI > 24,4 kg/m² merklich zunimmt (Hubert et al. 1983). Garrow (1988) schlug vor, von Übergewicht zu sprechen, wenn der BMI zwischen 25,0 und 30,0 kg/m² beträgt (Abb. 1). Diesem Vorschlag haben sich inzwischen viele Adipositasforscher angeschlossen, auch die Deutsche Adipositas-Gesellschaft (1995). Personen mit erhöhtem Körpergewicht aufgrund einer erhöhten Muskelmasse werden jedoch mit einem

| BMI [kg/m²] | Körpergewicht | BROCA [%] |
|---|---|---|
| < 20 | Untergewicht | < 90 |
| 20–25 | Normalgewicht | 90–110 |
| 25–30 | Übergewicht | 110–125 |
| > 30 | Adipositas | > 125 |
| > 40 | morbide Adipositas | > 150 |

> 20 % ♂ Körperfettmasse > 25 % ♀

Fettverteilung

| | | |
|---|---|---|
| Abdominale Adipositas: (androide/viszerale) | Taille-Hüft-Umfang | > 1,0 ♂<br>> 0,85 ♀ |
| Periphere Adipositas: (gluteal-femorale) | Taille-Hüft-Umfang | < 1,0 ♂<br>< 0,85 ♀ |

**Abb. 1.** Definition von Übergewicht und Adipositas nach dem Körpergewicht mittels des BMI bzw. Broca-Indexes und der Körperfettmasse sowie der regionalen Fettverteilung mit Hilfe der Umfangsmessung bei Männern und Frauen

„übergewichtigen" BMI oft falsch charakterisiert, da Übergewicht nur über Gewichts-Längen-Indices, nicht jedoch über die Körperfettmasse definiert ist.

## Adipositas

Sie liegt vor, wenn der Anteil des Körperfettes an der Körpermasse erhöht ist. Bray (1987) schlug vor, ab einem Körperfettanteil von > 30% bei Frauen und > 25% bei Männern von Adipositas zu sprechen. Aufgrund aufwendiger bzw. unzuverlässiger Methoden zur Bestimmung der Körperzusammensetzung wurde bei epidemiologischen Untersuchungen zur Morbidität und Mortalität nur selten der Körperfettanteil bestimmt, sondern meist nur Gewichts-Längen-Indices herangezogen. Die Ergebnisse zeigen (s. Kap. 4), daß ab einem BMI von >30 kg/m² die Mortalität deutlich ansteigt (Abb. 12 und Abb. 13, S. 44). Somit besteht eine klinische Notwendigkeit, zwischen Übergewicht und Adipositas zu unterscheiden. Aus diesen Gründen wird als Limit für den Körperfettanteil bei Frauen > 25% und bei Männern > 20% favorisiert; diese Grenze entspricht in der Regel einem BMI von > 30 kg/m². Für wissenschaftiche Zwecke kann bzw. muß von dieser Definition abgewichen werden, da die Bestimmung des Körperfettanteils von der verwendeten Methode abhängt (s. 3.4.).

Die in Deutschland immer noch übliche Methode, mit Hilfe des Broca-Indexes eine Adipositas zu charakterisieren, sollte aus mehreren Gründen aufgegeben werden. Zum einen verwenden fast alle internationalen Veröffentlichungen den BMI, Umrechnungen auf den Broca-Index sind nur schwer möglich und umständlich. Zum anderen korreliert der BMI mit Para-

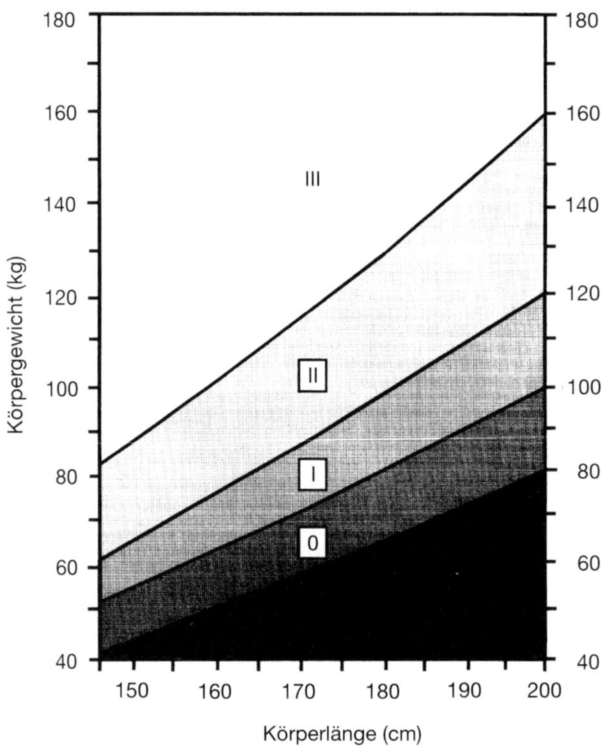


**Abb. 2.** Nomogramm zur Ermittlung des Schweregrades der Adipositas nach Garrow (1988) aus Körpergewicht und Körperlänge (*0* = Normalgewicht; *I* = Übergewicht; *II* = Adipositas; *III* = morbide Adipositas)

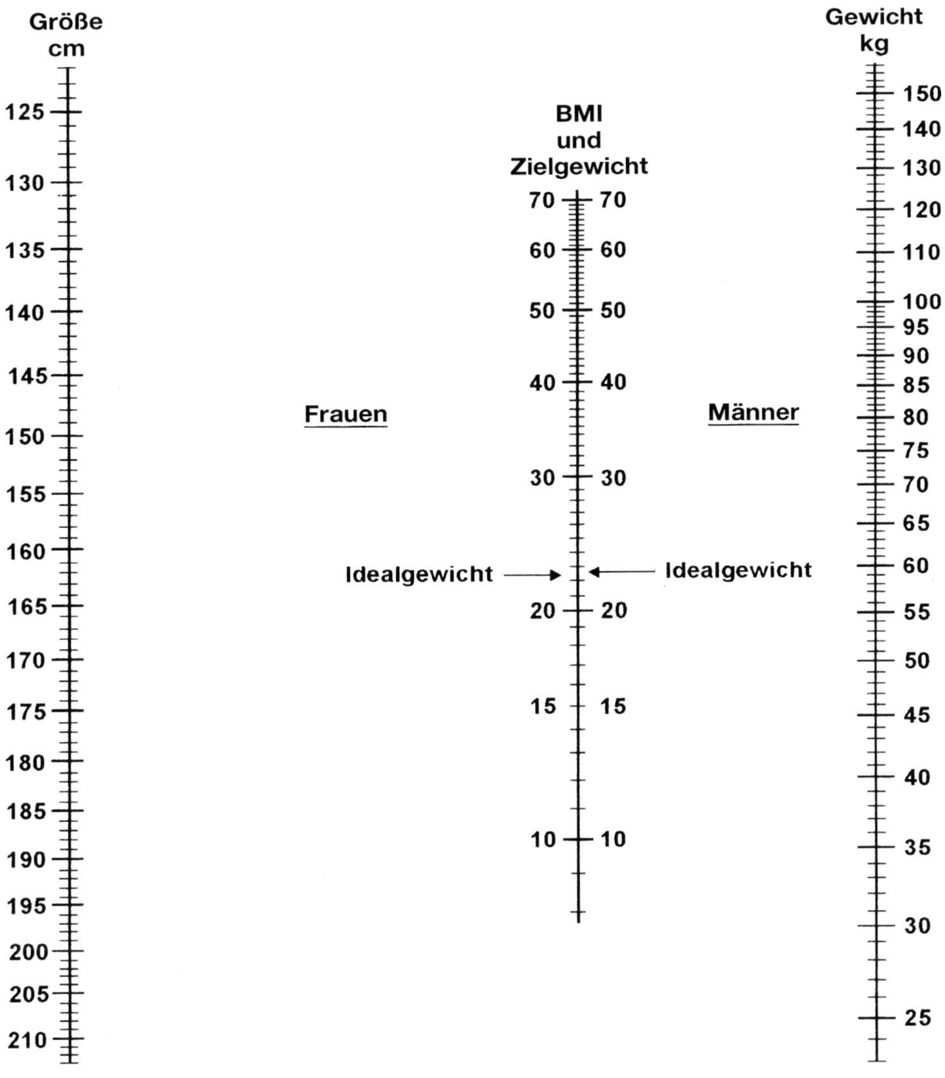


**Abb. 3.** Nomogramm zur Ermittlung des BMI sowie des Gewichtes mit der geringsten Sterblichkeit (Idealgewicht) gemäß der Empfehlung der NIH Consensus Development Conference von 1985

metern der Morbidität und Mortalität sowie der Fettmasse besser als der Broca-Index; man sollte ihn daher verlassen.

Um die Charakterisierung von Übergewicht und Adipositas zu vereinfachen und damit transparenter und klinisch brauchbarer zu machen, wird die Einteilung von Garrow (1988) bevorzugt:

- BMI 20–25 kg/m² = Grad 0 = Normalgewicht,
- BMI 25–30 kg/m² = Grad I = Übergewicht,
- BMI 30–40 kg/m² = Grad II = Adipositas,
- BMI > 40 kg/m² = Grad III = morbide Adipositas.

Um schnell und ohne zu rechnen eine Klassifikation vorzunehmen, können die Nomogramme in Abb. 2 und 3 verwandt werden.

## 2.1.2 Beurteilung bei Kindern

Im Unterschied zu Erwachsenen gibt es für Kinder und Jugendliche keine klinisch orientierten Angaben zum Gewicht mit der geringsten Morbidität und Mortalität. Das hängt damit zusammen, daß zum einen in diesem Alter Krankheiten selten vorliegen und zum anderen, daß die Folgekrankheiten der Adipositas sich meist erst im Erwachsenenalter auswirken. Anlaß für eine Beurteilung besteht insofern, als ein erhöhtes Gewicht in frühen Lebensjahren bei ca. 50 % der Betroffenen auch zu einem höheren Gewicht im Erwachsenenalter führt, was wiederum eine erhöhte Morbidität und Mortalität zur Folge hat (Mossberg 1989). Es können daher Angaben für ein *Referenzgewicht* gemacht werden, die – zugegebenermaßen – wissenschaftlichen Kriterien nur teilweise entsprechen.

Aus Deutschland liegt eine Repräsentativerhebung an 2910 Kindern aus dem Jahr 1984 vor (Pudel et al.1984). Tabelle 4 gibt den Bereich an, in dem sich 80 % aller untersuchten Kinder und Jugendlichen befanden. International herrscht Übereinstimmung dahingehend, daß zur Beurteilung des Gewichtes die Größe genügt; Alter und Geschlecht sind weitgehend unwesentlich (Garrow 1988).

**Tabelle 4.** Toleranzbereich um das Referenzgewicht, in dem 80 % aller Kinder und Jugendlichen liegen. (Ernährungsbericht 1984)

| Körpergröße [cm] | Toleranzbereich Körpergewicht [kg] | | Körpergröße [cm] | Toleranzbereich Körpergewicht [kg] | |
|---|---|---|---|---|---|
| | von | bis | | von | bis |
| 80 | 11 | 13 | 136 | 26 | 37 |
| 82 | 11 | 13 | 138 | 27 | 38 |
| 84 | 11 | 14 | 140 | 28 | 39 |
| 86 | 11 | 14 | 142 | 29 | 41 |
| 88 | 11 | 15 | 144 | 30 | 42 |
| 90 | 12 | 15 | 146 | 31 | 44 |
| 92 | 12 | 16 | 148 | 33 | 45 |
| 94 | 12 | 17 | 150 | 34 | 47 |
| 96 | 12 | 17 | 152 | 35 | 48 |
| 98 | 13 | 18 | 154 | 37 | 50 |
| 100 | 13 | 19 | 156 | 38 | 52 |
| 102 | 14 | 19 | 158 | 39 | 54 |
| 104 | 14 | 20 | 160 | 41 | 55 |
| 106 | 15 | 21 | 162 | 42 | 57 |
| 108 | 15 | 22 | 164 | 44 | 59 |
| 110 | 16 | 23 | 166 | 46 | 61 |
| 112 | 16 | 23 | 168 | 47 | 63 |
| 114 | 17 | 24 | 170 | 49 | 65 |
| 116 | 17 | 25 | 172 | 51 | 67 |
| 118 | 18 | 26 | 174 | 52 | 69 |
| 120 | 19 | 27 | 176 | 54 | 72 |
| 122 | 20 | 28 | 178 | 56 | 74 |
| 124 | 20 | 29 | 180 | 58 | 76 |
| 126 | 21 | 30 | 182 | 60 | 78 |
| 128 | 22 | 32 | 184 | 62 | 81 |
| 130 | 23 | 33 | 186 | 64 | 83 |
| 132 | 24 | 34 | 188 | 66 | 86 |
| 134 | 25 | 35 | 190 | 69 | 88 |

Auch der *BMI* kann zur Beurteilung der Adipositas bei Kindern und Jugendlichen herangezogen werden. Aus Tabellen oder Nomogrammen kann der Referenzbereich, wie bei der Körpergröße oder der Hautfaltendicke, abgelesen werden. Der BMI fällt bei Jungen und Mädchen von der Geburt bis zum 7. Lebensjahr ab und steigt danach kontinuierlich zum Erwachsenenalter an (Garrow 1987).

## 2.2 Formen der Adipositas

### 2.2.1 Ätiologische Klassifikation

Hinsichtlich einer Einteilung der Adipositas aufgrund ursächlicher Faktoren wurden eine Reihe von Vorschlägen gemacht. Eine Klassifikation in endogene und exogene Ursachen ist möglich. Bekannt ist die Einteilung von Bray (1992).

***Ätiologische Klassifikation der Adipositas*** (mod. nach Bray 1992)

1. genetische Syndrome (unvollständig):
   - Prader-Willi-Syndrom,
   - Bardet-Biedl-Syndrom,
   - Ahlström-Syndrom;
2. neuroendokrine Adipositas:
   - Hypothyreose,
   - Morbus Cushing,
   - hypothalamischer Symptomenkomplex,
   - Stein-Leventhal-Syndrom,
   - Wachstumshormonmangel,
   - Insulinom und Hyperinsulinämie;
3. iatrogene Adipositas:
   - Pharmaka,
   - hypothalamische Operationen;
4. Überernährung;
5. Inaktivität.

Einzelheiten dieser Ursachen sowie deren Diagnostik sind in 5.4. besprochen.

### 2.2.2 Phänomenologische Klassifikation

Eine phänomenologische Einteilung der Adipositas bedeutet nicht, daß sie keine Beziehung zu Ursachen hat. Die hier erwähnten Formen wurden aufgrund klinischer Phänomene geschaffen. Phänomenologische Einteilungen sind z.Z. klinisch und wissenschaftlich gebräuchlich.

#### Einteilung nach der Fettzellularität

In den 60er Jahren wurde begonnen, bei der Adipositas aufgrund der Fettzellgröße und Fettzellanzahl eine hyperplastische und eine hypertrophe Form zu unterschieden. Eine *hypertrophe Adipositas* besteht, wenn die Fettzellen nur vergrößert (> 130 μm), ihre Anzahl jedoch nicht vermehrt ist. Diese Adipositasform beginnt meistens im Erwachsenenalter oder nach Schwangerschaften und ist häufig mit einer stammbetonten (abdominalen) Adipositas vergesellschaftet. Sie spricht auf therapeutische Maßnahmen relativ gut an.

Eine *hyperplastische (hyperzelluläre) Adipositas* weist einer vermehrte Anzahl ($> 60 \times 10^9$) von Fettzellen auf. Sie beginnt meist schon in der Kindheit, kann sich aber auch später entwickeln. Eine Adipositas mit einer Vermehrung der Fettzellen ist meist nur dann präsent, wenn das Idealgewicht um > 75% überschritten wird. Eine hyperplastische Adipositas spricht weniger gut auf eine Therapie an, sei es in Form von Energierestriktion oder vermehrter Aktivität (Björntorp et al. 1975; Björntorp 1976). Die Einteilung der Adipositas nach der Fettzellularität spielt nicht mehr dieselbe Rolle wie vor 20 Jahren.

### Kindliche Adipositas („childhood-onset obesity")

Diese Form tritt typischerweise im 1. Lebensjahr, zwischen dem 4. und 11. Lebensjahr sowie in der Pubertät auf (Bray 1992). Physiologische Erklärungen für die Entstehung einer Adipositas in bestimmten Entwicklungsphasen sind bisher wenig überzeugend, wenngleich neuere Erkenntnisse hinsichtlich der Fettzellentwicklung Erklärungshilfen bieten. Sicherlich spielen auch psychosoziale Faktoren eine wichtige Rolle. Die kindliche Adipositas hat klinische Bedeutung, weil sie sich häufig lebenslang aus physiologischen oder psychosozialen Gründen fortsetzt (Mossberg 1989).

### Erwachsenen-Adipositas („maturity-onset obesity")

Hier handelt es sich um die häufigste Form. Bei Frauen spielen wahrscheinlich Schwangerschaften eine gewisse Rolle, da viele Frauen nach der Entbindung ungenügend darauf achten, ihr Ausgangsgewicht vor der Geburt wieder zu erreichen. Die Menopause hingegen ist kein „gewichtskritischer" Lebensabschnitt. Die Gewichtszunahme zu diesem Zeitpunkt überschreitet die altersbedingte Zunahme nicht, auch eine Hormonsubstitution hat keinen Effekt (Meilahn et al. 1994). Männer nehmen im Erwachsenenalter häufig an Gewicht zu, weil sie ihre früheren sportlichen Aktivitäten aufgegeben haben. Verheiratete Männer wiegen mehr als allein bzw. getrennt lebende oder geschiedene (s. 4.4).

### Regionale Fettverteilung

Seit Mitte der 80er Jahre steht diese Einteilung ganz im Vordergrund. Schon 1947 machte Vague (1947) die Entdeckung, daß insbesondere metabolische Komplikationen mit einer androiden (männlichen) Fettverteilungsform korrelierten, während dies bei der gynoiden (weiblichen) Form nicht der Fall war. Er differenzierte Personen mit Hilfe von Umfangs- und Hautfaltendickemessungen und stellte fest, daß die gynoide Form häufig zu Wasserretention, Veneninsuffizienz und Immobilität führt, während die androide Form oft mit Hypertonie, Diabetes, Cholelithiasis, Gefäßkrankheiten und koronarer Herzkrankheit vergesellschaftet ist. Diese für das heutige Verständnis der Adipositas grundlegenden Erkenntnisse wurden 1982 von Kissebah et al. und 1983 von Krotkiewski (Krotkiewski et al. 1983) „wiederentdeckt". Seitdem wird in nahezu jeder Publikation zur Adipositas auf diese Unterscheidung eingegangen, da sie klinisch bedeutsam ist, wenngleich die pathophysiologischen Zusammhänge nur bruchstückhaft bekannt sind.

Bei der *peripheren (gynoiden, gluteal-femoralen) Adipositas* besteht eine Fettvermehrung vorwiegend im Bereich der Hüften und der Oberschenkel (Abb. 4). Sie wurde auch Apfelform („apple type") genannt. „Gynoid" drückt aus, daß sie häufig bei adipösen Frauen (ca. 85%) vorkommt, wenngleich sie auch bei Männern (ca. 20%) präsent sein kann. Bei dieser Fettverteilungsform sind metabolische Begleitkrankheiten nur geringgradig häufiger anzutreffen als bei Normal- oder Idealgewichtigen. Andere Krankheiten, die vorwiegend mit der vermehrten statischen Belastung zusammenhängen, wie die Gonarthrose, sind ebenso häufig anzutreffen wie bei der abdominalen Form. Die Untersuchungstechnik ist in 3.4.2. beschrieben.

Die *abdominale (androide, zentrale, viszerale) Adipositas* ist die typische „Stammfettsucht" mit einer Fettvermehrung im Abdominalbereich (Abb. 4). Sie wird auch Birnenform („pear type") gennant. Die Bezeichnung „android" kommt daher, weil diese Form bei ca. 80% der Männer, aber auch 15% der Frauen anzutreffen ist. Der Begriff „abdominal" drückt aus, daß eine Fettvermehrung im Abdomen, weniger subkutan als vielmehr intraabdominal vorliegt (s. 3.4.11.). Auch die pathogenetischen Vorstellungen beziehen sich überwiegend

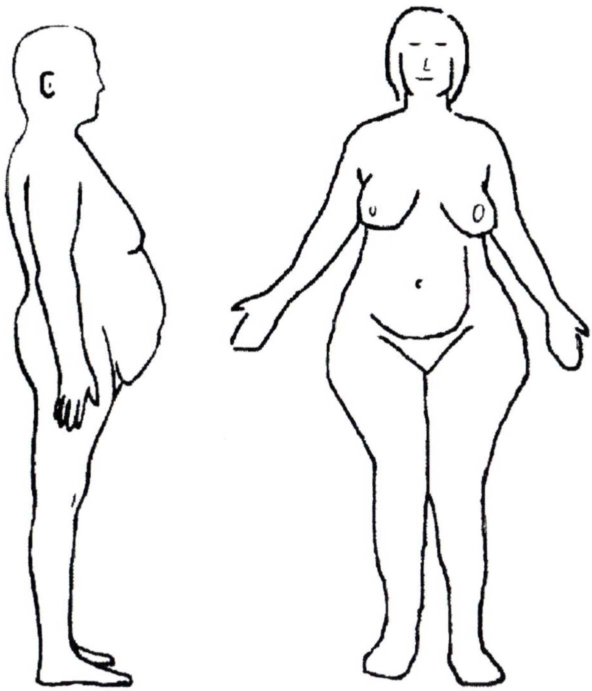


**Abb. 4.** Phänomenologie der abdominalen (androiden, zentralen, viszeralen) und der peripheren (gynoiden, gluteal-femoralen) Adipositas. Beide Formen sind sowohl bei Frauen als auch bei Männern möglich

auf die Vermehrung von intraabdominalem Fett. Aus diesem Grund wird heute eher von der abdominalen als von der androiden Form der Adipositas gesprochen.

Die regionale Fettverteilung läßt sich durch Umfangsmessungen abschätzen. Ist das Verhältnis von Taille zu Hüfte („waist-to-hip ratio“) > 0,85 bei Frauen und > 1,0 bei Männern, spricht man von einer abdominalen Adipositas; liegen die Quotienten darunter, von einer peripheren/gynoiden (Abb. 1). Bei vielen Adipösen kann die Fettverteilung allein durch Inspektion festgestellt werden.

## Genetische Einteilung

In Anbetracht der Bedeutung der Vererbung bei der Genese der Adipositas wird man in Zukunft vielleicht eine genetische Einteilung der Adipositas vornehmen. Aufgrund bisheriger Untersuchungen, die Zwillingsstudien und Adoptivstudien umfassen, schlägt Bouchard et al. (1991) die in Tabelle 5 genannte Einteilung vor.

**Tabelle 5.** Genetischer Effekt bei Adipositas. (Nach Bouchard 1991)

| Typ | | Genetischer Effekt [%] |
|---|---|---|
| I: | Vermehrung der Gesamtkörperfettmasse (Männer > 15 %, Frauen > 25 %) | 25 |
| II: | Vermehrung des abdominalen bzw. Stammfettes | 30 –35 |
| III: | Vermehrung des viszeralen Fettes | 50 |
| IV: | Vermehrung des gluteofemoralen Fettes | 30–35 |

# Untersuchungsmethoden 3

Wie bei jeder klinischen Untersuchung kommen auch bei der Adipositas 3 verschiedene Methoden zur Anwendung:
a) die Annamnese,
b) die körperliche Untersuchung und
c) technische Hilfsmittel.

Für klinische Zwecke genügt oft allein die Inspektion, um die Diagnose zu stellen. Die Anamnese ist wichtig, um die Genese zu verstehen und Hinweise für einen therapeutischen Ansatz zu erhalten. Die körperliche Untersuchung dient vorwiegend dem Nachweis von Begleitkrankheiten, aber auch dem Ausschluß von sekundären Ursachen. Technische Untersuchungen sind ebenfalls zum Ausschluß/Nachweis von assoziierten Krankheiten und Organschäden notwendig. Zudem haben sie Bedeutung für die exakte Erfassung und Klassifikation der Adipositas sowie für wissenschaftliche Fragestellungen.

## 3.1 Anamnese

### Familienanamnese

Sie sollte man nie vergessen, da bei ca. 40 % aller Adipösen eine familiäre Disposition besteht (s. 5.1). Eine „positive" Familienanamnese belegt allerdings nicht eine genetische Ursache. Schließlich ist allgemein bekannt, daß es familiäre Traditionen hinsichtlich der Ernährung, des Eßverhaltens und der körperlichen Aktivität gibt, die zur Adipositas führen können. Es ist daher wichtig, sich ein Gesamtbild von der Familie unter Einbeziehung psychosozialer Gegebenheiten zu verschaffen.

### Gewichtsanamnese

Diese bezieht sich
a) auf den Zeitpunkt der Entstehung des Übergewichtes/Adipositas,
b) die Dauer,
c) den Verlauf,
d) das maximale Gewicht.

Allein durch das systematische Abfragen der Gewichtsanamnese kommen oft ursächliche Gesichtspunkte wie Fehlernährung im Elternhaus, Aufgabe einer Sportart, Lebenskrisen (z. B. Gewichtszunahme nach Trennung vom Partner) und ein bestimmtes Selbstbild ans Tageslicht. Bestehen Zweifel an der Richtigkeit der Angaben, kann man sich Fotos aus verschiedenen Lebensphasen zeigen lassen; auch das Aktenstudium kann aufklären.

### Medikamentenanamnese

Die Frage nach Pharmaka ist unerläßlich, da eine Reihe von Medikamenten zu einer positiven Energiebilanz führen. Zu ihnen gehören vor allen Dingen Glukokortikoide, Östrogene, Antidepressiva, Insulin und Sulfonylharnstoffe (s. 5.4.2).

### Befinden und Beschwerden

Eine Adipositas allein macht in der Regel keine Beschwerden, von Belastungsdyspnoe und Schwitzen abgesehen; Beschwerden sind fast immer durch Folgekrankheiten verursacht. Das Befinden hingegen ist nahezu bei jedem Adipösen beeinträchtigt und sollte gezielt befragt werden. Adipös wird häufig mit abnorm gleichgesetzt; die psycho-sozialen Folgen sind oft schwerwiegend. Häufig sind eine Verminderung des Selbstwertgefühls, Identitätskrisen, Depressivität, Partnerprobleme und soziale Diskriminierung in Beruf, Familie, Nachbarschaft und Bekanntenkreis festzustellen (s. 4.4).

### Ernährungsanamnese

Hier interessieren sowohl Art und Menge der Nahrung als auch die Umstände der Nahrungsaufnahme. Die Schilderung des Patienten liefert oft nicht nur inhaltliche Hinweise für eine Fehlernährung, sondern auch für eine Eßstörung. Heutzutage stehen für diese Aufgabe eine Reihe von Hilfsmitteln zur Verfügung. Die Nahrungsmenge und -art kann semiquantitativ mit Hilfe von Protokollen und durch Schilderung typischer Gerichte oder der Mahlzeiten im Tagesablauf („recall") erfaßt werden (s. 5.2.2).

**Aktivitätsanamnese**
Die Erfassung der körperlichen Aktivität wird häufig vergessen, wenngleich evident ist, daß eine Adipositas durch eine positive Energiebilanz entsteht, wofür auch eine körperliche Inaktivität verantwortlich sein kann. Wie bei der Ernährung machen Adipöse häufig wenig verläßliche Angaben; sie berichten zuviel Bewegung (Lichtman et al. 1992). Ein Bewegungsprotokoll verbessert die Zuverlässigkeit der Angaben.

## 3.2 Körperliche Untersuchung

Bei jeder Adipositas muß man sich die Frage nach einer *sekundären Ursache* stellen. Eine Hypothyreose fällt oft nicht auf, da Adipöse ohnehin behäbig und verlangsamt wirken (Tabelle 6). Der typische Habitus beim M. Cushing (s. 5.4.1) kommt bei einer massiven Adipositas mitunter kaum zur Geltung, da die subkutanen Fettmassen das äußere Erscheinungsbild mehr oder weniger stark verändern. Beide Krankheitsbilder müssen daher immer labortechnisch ausgeschlossen werden, ebenso ist es beim Vorliegen eines hypothalamischen Symptomenkomplexes. Zu Fehleinschätzungen kommt es oft bei der Beurteilung der männlichen Geschlechtsorgane, da die vermehrte Fettummantelung der Genitalien einen Hypogonadismus vor-

**Tabelle 6.** Sekundäre und regionale Adipositas

| | Symptome | Diagnostik |
|---|---|---|
| A) Sekundäre Adipositas | | |
| 1. Hypothyreose | Trockene Haut, Myxödem, Kälteintoleranz, Schwäche, Obstipation, Verlangsamung | Bei der primären (nicht bei der sekundären und tertiären) Hypothyreose ist das basale und TRH-stimulierte TSH erhöht; $T_3$ und $T_4$ sind erniedrigt. |
| 2. M. Cushing | Vollmondgesicht, Stammfettsucht, Striae rubrae, Osteoporose, Muskelschwäche | 1. Erhöhte Kortisolspiegel im Tagesprofil.<br>2. Erhöhte Ausscheidung von freiem Kortisol im 24-h-Urin<br>3. Positiver Dexamethasonhemmtest (beweisend). |
| 3. Polyzystisches Ovar-Syndrom | Hirsutismus, Virilisierung, Amenor rhoe/Dysmenorrhoe, Infertilität | Ultraschall/Laparoskopie: polyzystische Ovarien; erhöhtes LH (relativ zu FSH), Hyperandrogenismus, azyklische Östrogenproduktion |
| 4. Hypothalamischer Symptomenkomplex | Hypothalamus- und Hypophyseninsuffizienz, Hypogenitalismus, Diabetes mellitus, Diabetes insipidus | Hypothalamusschädigung durch destruktive Prozesse: Röntgen, CT, Gonadotropine, STH |
| B) Regionale Adipositas | | |
| 1. Lipomatosis | Lokale Fettansammlungen häufig am Rücken und Oberschenkeln, manchmal schmerzhaft (M. Decrum) | |
| 2. Madelung-Fetthals | Massiver, adipöser Hals | |

täuschen kann. Bei Verdacht auf ein polyzystisches Ovar-Syndrom (s. 5.4.1) bei virilen Frauen sollte immer eine gynäkologische Untersuchung einschließlich vaginaler Ultraschalluntersuchung erfolgen. Zu den sekundären Formen zählen auch die *genetischen Syndrome.* Hier kommt es v. a. darauf an, den Körperbau, die Gonaden, die Behaarung, die Finger und Zehen sowie die geistige Entwicklung zu beurteilen (s. 5.1.6).

*Regionale Adipositasformen* dürfen nicht mit einer generellen Adipositas verwechselt werden. Nicht selten bestehen auch bei schlanken Personen lokale Fettansammlungen (Lipome), bevorzugt am Rücken und den Oberschenkeln, die harmlos sind und nur bei Größenzunahme operativ entfernt werden sollten (Tabelle 6). Diese Fettansammlungen (benigne Geschwulst) können auch schmerzhaft sein (M. Decrum). Besteht eine Fettakkumulation vorwiegend im Halsbereich, spricht man in deutschen Sprachraum von einem Madelung-Fetthals. Es handelt sich um eine symmetrische Lipomatose mit morphologisch unauffälligen Adipozyten. Hinsichtlich der Fettmobilisation besteht kein Defekt. Beim Fasten besteht allerdings eine partielle Resistenz, die sich laborchemisch in einer verminderten β-adrenergen Ansprechbarkeit der Lipomzellen zeigt (Kather u. Schröder 1982).

## 3.3 Laborchemische und technische Untersuchungen

Die medizintechnischen Untersuchungen umfassen Hilfsmittel zur Beurteilung (Klassifikation) der Adipositas sowie zum Ausschluß von sekundären Ursachen und Begleitkrankheiten.

### Klassifikation der Adipositas

Dazu gehören obligat die Bestimmung des Körpergewichtes, der Körperlänge, der Umfangmessung von Taille und Hüfte sowie die Errechnung des Taille-Hüft-Quotienten. Gerade bei der Klassifizierung in eine abdominale und periphere Fettverteilungsform zeigt sich immer wieder, daß Frauen zu häufig als „peripher“ und Männer als „abdominal“ eingestuft werden. Nach dem heutigen Wissensstand ist – bei leicht- bis mäßiggradiger Adipositas – das Maßband wichtiger als die Waage. Die Bestimmung der Körperfettmasse mit Hilfe der Hautfaltendickemessung oder der Impedanzanalyse sollte in Stoffwechselkliniken die Regel sein. Diese Methoden lassen sich schnell und kostengünstig durchführen. Sie geben nicht nur Aufschluß über die Körperzusammensetzung, sondern können auch zur Therapiemotivation eingesetzt werden (s. unten).

### Ausschluß von sekundären Ursachen

Obligatorisch sollten ein basaler TSH-Spiegel (Hypothyreose) sowie ein Dexamethasonhemmtest (M. Cushing) durchgeführt werden. Beim Dexamethasonhemmtest werden am Vorabend z. B. 2 mg Fortecortin oral verabreicht. Am nächsten Morgen wird das (supprimierte) Kortisol bestimmt. Ist die Kortisolkonzentration > 4 μg/dl, wird der Test eine Woche später mit 8 mg wiederholt. Andere Untersuchungen sind nur notwendig, wenn sich ein klinischer Verdacht ergibt (Tabelle 7).

### Begleitkrankheiten

Eine sytematische Suche ist immer erforderlich (Tabelle 7). *Obligat* sind technische Untersuchungen zu Krankheiten des metabolischen Syndroms. Der Glukosebelastung kommt hier eine bedeutende Rolle zu. Sie wird nicht nur unter dem Gesichtspunkt eines „drohenden“ Diabetes durchgeführt, sondern v. a. deshalb, um Hinweise für eine Insulinresistenz zu erhalten. Das Konzept des metabolischen Syndroms hat daher zu einer berechtigten Renaissance der Glukosebelastung geführt. Bei der peripheren Adipositas besteht allerdings hinsichtlich

**Tabelle 7.** Medizinisch-technische Untersuchungen bei Adipositas zum Ausschluß/Nachweis von häufigen Begleiterkrankungen

| | Parameter | Krankheit |
|---|---|---|
| Obligat | Blutdruck | Hypertonie |
| | Blutzucker | Diabetes mellitus |
| | Orale Glukosebelastung | Glukoseintoleranz/Insulinresistenz |
| | Gesamtcholesterin, HDL-/LDL-Cholesterin, Triglyzeride | Dyslipidämie |
| | Harnsäure | Hyperurikämie |
| | Fibrinogen | Hyperfibrinogenämie |
| Fakultativ | Ruhe-EKG, Ergometrie | Koronare Herzkrankheit |
| | Echokardiographie | Herzinsuffizienz |
| | Lichtreflexionsrheographie, Venendopplersonographie | Veneninsuffizienz |
| | Oberbauchsonographie | Cholezystolithiasis, Fettleber, Nierenveränderungen, Aortensklerose |
| | Spirometrie | Restriktive Ventilationsstörung |
| | Röntgen | Gonarthrose, Fersensporn, Sprunggelenksarthrose |

dieser Komplikationen eine geringe Prävalenz. Wegen der Einfachheit der Durchführung und der Indikationsstellung zur Gewichtsabnahme sollten sie dennoch durchgeführt werden.

*Fakultativ* kommen Untersuchungen in Frage, für deren Existenz es klinische Hinweise gibt (Tabelle 7). Großzügig sollte man die Ergometrie einsetzen, weil sie nicht nur Hinweise für eine Belastungskoronarinsuffizienz gibt, sondern auch für einen Belastungshypertonus und die Leistungsfähigkeit; letztere wiederum steht in enger Beziehung zur Herzinsuffizienz. Schwierigkeiten bereitet oft die Differentialdiagnose Dyspnoe und Beinödeme. Häufig steckt eine Herzinsuffizienz auf dem Boden einer Hypertonie oder einer koronaren Herzkrankheit dahinter; es kann aber auch eine adipöse Kardiomyopathie vorliegen (s. 7.1). Dyspnoe und Beinödeme können allerdings auch bei einer restriktiven Ventilationsstörung aufgrund abdominaler Fettakkumulation und gleichzeitiger Veneninsuffizienz bestehen. Ödeme sind bei Adipösen oft auch ohne eine Störung der venösen Hämodynamik vorhanden; sie sind dann meist teigig. Nicht unterschätzen sollte man die Häufigkeit degenerativer Veränderungen an den gewichttragenden Gelenken, insbesondere an den Sprung- und Kniegelenken, die häufig eine röntgenologische Abklärung erfordern.

Auf Besonderheiten von technischen Untersuchungen hinsichtlich des Herz-Kreislauf-Systems wird in 7.4 eingegangen.

## 3.4 Bestimmung der Körperzusammensetzung

Aus klinischer Sicht ist die Bestimmung der Körperzusammensetzung im wesentlichen aus 2 Gründen notwendig. Zum einen sind für die Entstehung von kardiovaskulären Risikofaktoren nicht das Körpergewicht, sondern die Körperfettmasse bzw. die Fettverteilung entscheidend. Nicht allen Patienten kann man die Körperzusammensetzung unmittelbar ansehen. Segal (1987) führte zu dieser Fragestellung eine differenzierte Untersuchung durch, die inzwischen mehrfach bestätigt wurde. Sie fand, daß Männer mit einem BMI von 30 kg/m², aber einem Fettanteil von Normalgewichtigen (<15%), sich hinsichtlich kardiovaskulärer Risikofaktoren nicht von Kontrollpersonen unterschieden; die Adipösen (BMI 30 kg/m², Fettanteil 30%) hingegen hatten wesentlich mehr Risikofaktoren.

Zum anderen spielt die Fettverteilung eine wichtige Rolle. Die Unterteilung in abdominale (androide) und periphere (gynoide) Adipositas ist Grundlage zur Beurteilung der Morbidität und seit den wegweisenden Untersuchungen von Kissebah et al. (1982) und Krotkiewski et al. (1983) nicht mehr umstritten.

## 3.4.1 Grundlagen

Die Beurteilung der Zusammensetzung des menschlichen Körpers ist nicht einfach. Das hängt zum einen mit der Kompliziertheit der Materie zusammen, andererseits aber auch mit der Nomenklatur. Jede derzeitig zur Verfügung stehende Methode liefert nur Aussagen hinsichtlich einzelner Parameter. Verwirrend ist v.a., daß die einzelnen Methoden sich oft auf unterschiedliche Modelle der Körperzusammensetzung beziehen. Einige Größen werden zudem oft nicht gemessen, sondern nur aus anderen errechnet. Die Körperfettmasse wird z.B. bei der Impedanzanalyse aus der Differenz von Körpergewicht und errechneter fettfreier Masse kalkuliert; gemessen wird physikalisch im wesentlichen das Wasser. Bei der Computertomographie werden die anatomischen Anteile einschließlich Fett flächenmäßig an einzelnen Körperstellen gemessen; die Fettmasse wird mit Hilfe mathematischer Modelle errechnet. Zum besseren Verständnis der z.Z. gebräuchlichen Untersuchungsmethoden sind daher Basiskenntnisse erforderlich.

### Chemische Komponenten

Der menschliche Organismus besteht v.a. aus Wasser, Fett, Proteinen und Mineralien (Abb. 5). *Wasser* hat den größten Anteil mit einem Prozentsatz von ca. 60% bei Schlanken und weniger als 55% bei Adipösen. Wasser befindet sich zu 55% intrazellulär und zu 45% extrazellulär; im extrazellulären Kompartment sind wiederum 20% in der Lymphe, 7,5% im Plasma, 15% in Bindegewebe, Knorpel und Knochen sowie 2,5% transzellulär vorhanden (Heymsfield et al. 1992). Wasser wird an verschiedene Gewebsproteine, Glykogen, Knochenmineralien und andere Stoffe gebunden. *Fett* (Triglyzeride) ist vorwiegend in Adipozyten vorhanden. Der Fettanteil beträgt bei Schlanken <20%, bei morbid Adipösen übersteigt er nicht selten 50%. Fettgewebe besteht intrazellulär aus Triglyzeriden, Proteinen und Flüssigkeit, extrazellulär aus Flüssigkeit, Elektrolyten, Kollagen und Strukturproteinen. Es enthält ca. 80% Lipide, 15% Wasser und 5% Protein. *Proteine* sind im Körper mit 4–15 kg ebenfalls intra- und extrazellulär vertreten. Im Muskel sind vorwiegend kontraktile Aktomyosinproteine, im Bindegewebe Strukturproteine vorhanden. Neuerdings ist es möglich, den Proteingehalt über den Körperstickstoff mittels g-Neutronenaktivierung in vivo zu bestimmen. Da der Stickstoffanteil in Proteinen relativ konstant ist (16%), lassen sich damit der Eiweißgehalt und damit wiederum die Muskelmasse relativ verläßlich bestimmen.

Die *Mineralien* sind vorwiegend im Knochen und im Weichteilgewebe verteilt. Kalium (ca. 140 g) und Chlor sind ausschließlich im Weichteilgewebe vorhanden, Kalzium (ca. 1000 g) hingegen nur im Knochen. Die Verteilung von Kalium ist hier insofern von Wichtigkeit, weil die Bestimmung des Ganzkörperkaliums zur Ermittlung der Fettmasse herangezogen werden kann (s. S. 21).

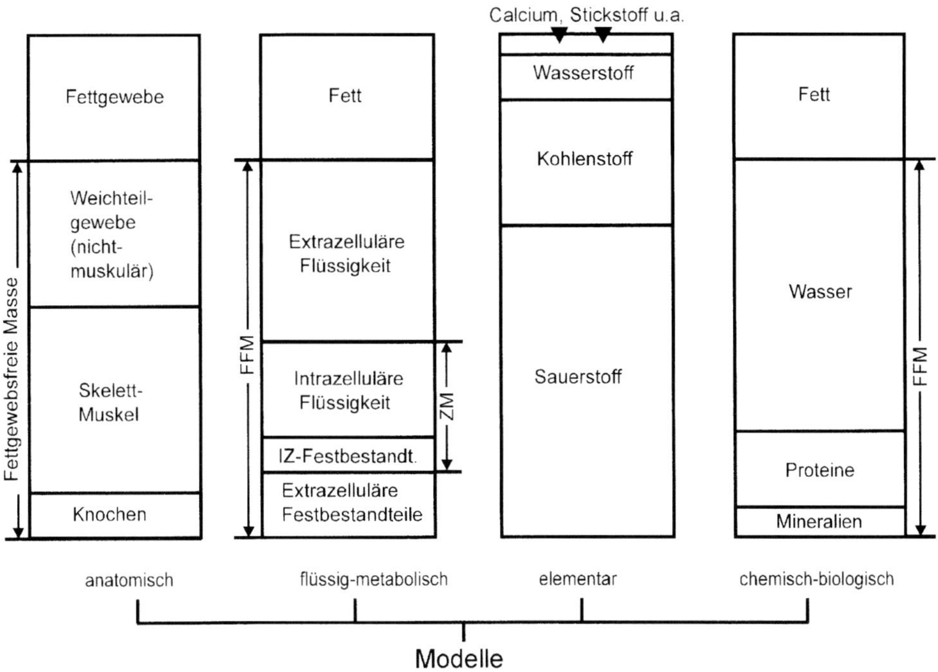


**Abb. 5.** Verschiedene Modelle der Körperzusammensetzung: anatomisch, biochemisch, elementar und metabolisch (*FFM* fettfreie Masse, *ZM* Zellmasse, *IZ* intrazellulär). (Nach Heymsfield et al. 1992)

## Modelle der Körperzusammensetzung

Eine exakte Bestimmung der Körperzusammensetzung ist nur durch Untersuchung der Leiche möglich. In-vivo-Berechnungen der Körperzusammensetzung haben nur Annährungswert. In den letzten Jahren sind eine ganze Reihe von Modellen entwickelt worden; im folgenden werden 4 von Heymsfield et al. (1992) vorgestellt.

*Elementarmodell*

Es erfaßt die Elemente; 6 von ihnen repräsentieren 99% der Gewebeteile (Abb. 5). Wenngleich sich heutzutage eine solche Analyse, wenn auch aufwendig, durchführen läßt, bringt sie hinsichtlich des Körperfettes wenig Information, da im Fettgewebe nahezu alle Elemente vorhanden sind.

*Chemisch-biologisches Modell*

Bei ihm werden 4 Kompartimente unterschieden: Fett, Wasser, Proteine und Mineralien; die 3 letzten werden als fettfreie Masse (Magermasse) bezeichnet. In der Adipositasforschung wird meistens mit einem Zweikompartentmodell gearbeitet, das wiederum verschieden aussehen kann.
1. Es wird angenommen, daß das Gesamtkörperwasser ein fixer Anteil (K = Konstante) der fettfreien Masse ist:

a) $K = \frac{\text{Gesamtkörperwasser}}{\text{fettfreie Masse}} = 0{,}732$

b) $\text{fettfreie Masse} = \frac{\text{Gesamtkörperwasser}}{0{,}732}$

Die Fettmasse wird aus der Differenz des Körpergewichts und der fettfreien Masse ermittelt (Abb. 5). Da das Körperwasser mit

Deuterium, Tritium oder über den elektrischen Widerstand ermittelt werden kann, läßt sich auf diese Weise die fettfreie Masse errechnen.
2. Kalium wird gemessen; es befindet sich fast ausschließlich in der fettfreien Masse:

a) $\text{Kalium} = \dfrac{\text{Gesamtkörperkalium}}{\text{fettfreie Masse}}$

b) $\text{fettfreie Masse} = \dfrac{\text{Gesamtkörperkalium}}{\text{Kalium}}$

3. Es wird angenommen, daß die Dichte von Fett und fettfreier Masse konstant ist. Die Dichte von Fett wird gewöhnlich mit 0,9 g/ml und die von fettfreier Masse mit 1,1 g/ml angegeben. Die Dichte wird üblicherweise durch Wägung im oder unter Wasser ermittelt (s. unten).

Die Bestimmung von 4 Kompartimenten ist heute bereits, wenn auch sehr aufwendig, in vivo möglich. Das Körperwasser läßt sich mit Hilfe von Isotopenverdünnungen und Eiweiß bzw. Mineralien mittels Neutronenaktivierung von Stickstoff bzw. Kalzium bestimmen. Nur die direkte Messung des Körperfetts bereitet Schwierigkeiten. Sind 3 Kompartimente bekannt, kann es natürlich aus der Differenz zum Körpergewicht errechnet werden.

## 3.4.2 Anthropometrie

### Gewicht-Längen-Indizes

*Broca-Index*
Die Methode, die der französische Chirurg Broca im letzten Jahrhundert entwickelt hat, wird bis heute in Deutschland noch häufig verwandt. Nach Brocas Formel wird das Normalgewicht in kg wie folgt berechnet:

Normalgewicht = Körperlänge [cm] - 100,

der Broca-Index ist demnach: $\dfrac{\text{Körpergewicht}}{\text{Normalgewicht}}$

Relativgewicht nach Broca [%]: $\dfrac{\text{Körpergewicht x 100}}{\text{Normalgewicht}}$

Bei Frauen wird üblicherweise 10 % subtrahiert. International und in der wissenschaftlichen Literatur spielt der Broca-Index keine Rolle mehr. Der Grund ist darin zu sehen, daß er relativ schlecht mit der Körperfettmasse bei kleinen und großen Personen und einer Reihe von adipositasassoziierten Krankheiten korreliert.

*Körper-Masse-Index („body mass index" = BMI)*
Er hat, nach seinem Erfinder auch Quetelet-Index (1870) genannt, den Broca-Index abgelöst:

„body mass index" (BMI) $= \dfrac{\text{Körpergewicht [kg]}}{\text{Körperlänge [m}^2\text{]}}$

Beispiel: Eine Frau wiegt 94 kg bei einer Größe von 168 cm. BMI = 94 dividiert durch $1{,}68^2$ (= 2,82) = 33,3 kg/m².

Mit Hilfe des BMI läßt sich die Körperfettmasse errechnen. Garrow u. Webster (1985) bestimmten bei 286 Frauen und Männern mit Hilfe der Körperdichte, des Körperwassers und des Körperkaliums (Standardmethoden) die Fettmasse. Aufgrund von Regressionsgleichungen stellten sie folgende Formeln zur Bestimmung der Körperfettmasse auf:

| | |
|---|---|
| für Frauen | Körperfettmasse = (0,713 x BMI–9,74) x Körpergröße² [m²], |
| für Männer | Körperfettmasse = (0,715 x BMI–12,1) x Körpergröße² [m²]. |

Alle anderen Gewicht-Längen-Indices wie der Ponderal-Index, Sheldon-Index oder Rohrer-Index spielen heutzutage keine Rolle mehr.

## Umfangsmessungen

Von Interesse sind vorwiegend die Messungen an *Taille* und *Hüfte;* aus beiden kann das Taille-Hüfte-Verhältnis errechnet werden, die sog. „waist-to-hip ratio" (WHR). Zur Messung benötigt man ein nicht dehnbares Maßband von mindestens 1,5 m Länge; abgelesen wird auf 0,1 cm genau.

Der Meßvorgang erfolgt am entkleideten und stehenden Patienten in leichter Exspiration. Zur Messung der Taille wird das Maßband mit seitlicher Orientierung zwischen Rippenunter- und Beckenoberrand horizontal um den Patienten gelegt. Dort tastet man Weichteile zwischen Knochenstrukturen. Bei Normalgewichtigen ist diese Linie in der Taille etwa in Nabelhöhe. Bei morbid Adipösen ist der Nabel im Stehen meist tiefer lokalisiert; auch eine Taille ist nicht mehr auszumachen. Am liegenden Patienten wird der Taillenumfang im Durchschnitt um 0,3 cm größer und der Hüftumfang um 3,8 cm kleiner gemessen (Williamson et al. 1993). Der Hüftumfang ist der größte Umfang über dem Trochanter major.

Folgende Klassifikation wird von den meisten Autoren vorgenommen:

- abdominale Adipositas: Taille-Hüft-Relation bei Frauen > 0,85, bei Männern > 1,0,
- periphere Adipositas: Taille-Hüft-Relation bei Frauen < 0,85, bei Männern < 1,0.

## Hautfaltendickemessung

*Gerät*

Gemessen wird mit einer Meßzange, auch Caliper genannt (Abb. 6). Sie besitzt 2 gebogene, bewegliche Branchen, deren Enden etwas verbreitert sind. Bei wissenschaftlichen Untersuchungen kommt häufig der

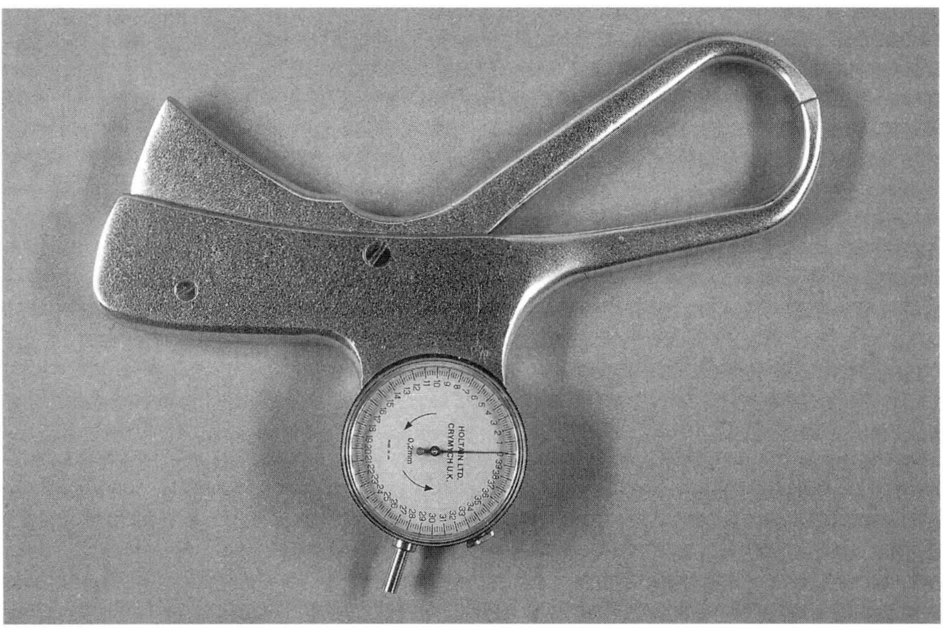


**Abb. 6.** Caliper zur Messung der Hautfaltendicke

Harpenden-Caliper (Fa. Holtain) zur Anwendung. Die Öffnung der Branchen wird meist auf einer Rundskala abgelesen; inzwischen gibt es auch digitale Anzeigen mit und ohne Ausdruck. Der Branchendruck sollte auf 10 $g/cm^3$ justiert sein.

*Meßparameter*
Mit Zeigefinger und Daumen (der einen Hand) wird eine „Falte", d.h. eine doppelte Schicht aus Epidermis, darunterliegender Faszie und dem subkutanen Fettgewebe abgehoben und mit der Zange (in der anderen Hand) gemessen. Erfaßt wird somit vorwiegend die subkutane Fettschicht, deren Dicke von der Körperregion abhängt. Weit verbreitet sind die 4 Meßpunkte nach Durnin u. Womersley (1974): über dem M. triceps (Rückseite des Oberarms zwischen Olekranon und Akromeon), über dem M. biceps (Vorderseite des Oberarms zwischen Ellenbeuge und Akromeon), subskapular (lateraler unterer Skapulawinkel) und suprailiakal (über der Crista iliaca in der mittleren Axillarlinie). Wichtig dabei ist, die Hautfalte über dem Trizeps und Bizeps in der langen Achse der Extremität, suprailiakal horizontal und subskapular 45° zur Vertikalen abzuheben. zusätzliche Messungen an anderen Körperstellen , z.B. am Abdomen, Oberschenkel, Unterschenkel, an der vorderen Axillarlinie usw. sind möglich.

Mit der Hautfaltendickemessung wird die subkutane Fettmasse erfaßt, die >70% der Gesamtkörperfettmasse ausmacht. Aus der Summe mehrerer Hautfaltendicken läßt sich die Fettmasse abschätzen (Durnin u. Womersley 1974). Die Angaben sind alters- und geschlechtspezifisch (Tabelle 8). Werden Meßstellen am Arm mit denen am Stamm kombiniert, lassen sich Aussagen über die Fettverteilung machen.

*Genauigkeit*
An der Meßzange erfolgt die Ablesung auf 1 mm genau. Der Fehler wird bei gleichem Untersucher mit viel Erfahrung relativ gering mit 3–5% angegeben, was etwa 2–4 kg Körperfett entspricht; bei verschiedenen Untersuchern beträgt der Variationskoeffizient 10–20% (Garrow 1988; van der Kooy u. Seidell 1993). Gefordert werden an jeder Körperstelle 3 sukzessive

**Tabelle 8.** Relatives Körperfett (%) bei Männern und Frauen unterschiedlichen Alters. Die Hautfaltendicke ist die Summe aus 4 Messungen (Bizeps, Trizeps, subskapular, suprailiakal). (Nach Durnin u. Womersley, 1974)

| Hautfaltendicke | | Männer | | | | Frauen | | | |
|---|---|---|---|---|---|---|---|---|---|
| [mm] | Alter (Jahre) | 17–29 | 30–39 | 40–49 | 50+ | 16–29 | 30–39 | 40–49 | 50+ |
| 20 | | 8,1 | 12,2 | 12,2 | 12,6 | 14,1 | 17,0 | 19,8 | 21,4 |
| 30 | | 12,9 | 16,2 | 17,7 | 18,6 | 19,5 | 21,8 | 24,5 | 26,6 |
| 40 | | 16,4 | 19,2 | 21,4 | 22,9 | 23,4 | 25,5 | 28,2 | 30,3 |
| 50 | | 19,0 | 21,5 | 24,6 | 26,5 | 26,5 | 28,2 | 31,0 | 33,4 |
| 60 | | 21,2 | 23,5 | 27,1 | 29,2 | 29,1 | 30,6 | 33,2 | 35,7 |
| 70 | | 23,1 | 25,1 | 29,3 | 31,6 | 31,2 | 32,5 | 35,0 | 37,7 |
| 80 | | 24,8 | 26,6 | 31,2 | 33,8 | 33,1 | 34,3 | 36,7 | 39,6 |
| 90 | | 26,2 | 27,8 | 33,0 | 35,8 | 34,8 | 35,8 | 38,3 | 41,2 |
| 100 | | 27,6 | 29,0 | 34,4 | 37,4 | 36,4 | 37,2 | 39,7 | 42,6 |
| 110 | | 28,8 | 30,1 | 35,8 | 39,0 | 37,8 | 38,6 | 41,0 | 42,9 |
| 120 | | 30,0 | 31,1 | 37,0 | 40,4 | 39,0 | 39,6 | 42,0 | 45,1 |
| 130 | | 31,0 | 31,9 | 38,2 | 41,8 | 40,2 | 40,6 | 43,0 | 46,2 |
| 140 | | 32,0 | 32,7 | 39,2 | 43,0 | 41,3 | 41,6 | 44,0 | 47,2 |
| 150 | | 32,9 | 33,5 | 40,2 | 44,1 | 42,3 | 42,6 | 45,0 | 48,2 |
| 160 | | 33,7 | 34,3 | 41,2 | 45,1 | 43,3 | 43,6 | 45,8 | 49,2 |
| 170 | | 34,5 | 34,8 | 42,0 | 46,1 | 44,1 | 44,4 | 46,6 | 50,0 |

Messungen. Das Hauptproblem liegt in der Kompression des zu untersuchenden Gewebes. Diese kann bis zu 40% variieren. Besonders kompressibel sind die suprailiakale Region und die Stelle am Oberarm (Kuczmarski et al. 1987).

*Anwendungsbereiche*
Die Caliper-Methode ist die verbreiteste Methode zur Bestimmung der Körperfettmasse. Da der Geräteaufwand minimal ist, ist die Hautfaltendickemessung für Feldversuche geradezu prädestiniert. Sie kann in der Klinik, der Praxis und bei wissenschaftlichen Untersuchungen gleichermaßen eingesetzt werden; in vielen großen Untersuchungs-Surveys kam sie zur Anwendung. Gut geeignet ist sie bei Kindern. Ca. ²/₃ aller Adipösen kann jedoch die Hautfalte subskapular und suprailiakal nicht korrekt abgehoben werden, am Abdomen trifft das sogar für die meisten zu.

**Weitere Methoden**
Die Bestimmung des *abdominalen sagittalen Diameters* ist ein Maß für die viszerale Fettmasse. Diese Größe korreliert gut mit kardiovaskulären Riskofaktoren und der Mortalität (s. 3.4.11).

### 3.4.3 Dichtemessung (Densitometrie)

*Meßprinzip*
Aus der Körpermasse und dem Körpervolumen wird die Körperdichte nach folgender Gleichung ermittelt:

$$\text{Körperdichte } (\varrho) = \frac{\text{Körpermasse (m)}}{\text{Körpervolumen (v)}}$$

Aus der Körperdichte kann auf das Körperfett geschlossen werden. Angenommen wird dabei, daß die Dichte von menschlichem Fett mit 0,9 g/cm³ und die der fettfreien Körpermasse mit 1,1 g/cm³ konstant ist. Der Dichtewert der fettfreien Masse variiert nur leicht hinsichtlich Alter, Geschlecht, Rasse und Trainingszustand (Garrow 1988). Nach Ermittlung der Dichte läßt sich das relative Körperfett nach der Formel von Siri (1956) berechnen:

$$\text{Körperfett [\%]} = \frac{4{,}95 \text{ g/cm}^3}{\text{Dichte } (\varrho)} - 4{,}5$$

Die Körpermasse läßt sich durch Wägung, das Körpervolumen mit verschiedenen Methoden ermitteln.

- Die *Messung der reinen Wasserverdrängung* wird aufgrund der hohen Meßunsicherheit nur noch selten praktiziert.
- Häufiger kommt die *Volumenermittlung nach dem Prinzip des Archimedes* zur Anwendung. Hierbei wird der Proband zunächst in Luft und dann völlig unter Wasser gewogen. Bei dieser „Unterwasserwägung" müssen die Gasvolumina im Respirations- und Gastrointestinaltrakt bestimmt bzw. geschätzt werden. Das Residualvolumen kann durch „Einwaschen" mit Helium oder durch „Auswaschen" des Stickstoffs in der Lunge bestimmt werden. Für den Gastrointestinalbereich werden gewöhnlich 100 ml Gas veranschlagt.
- In *Ulm* wurde eine Volumenmeßanlage nach Grundvorstellungen von Irsigler et al. (1975) entwickelt, die die Bestimmung des gasfreien Körpervolumens durch eine Kombination von Verdrängungsmessung und Anwendung der Zustandsgleichung der Gase erlaubt (Wenzel 1995; Wenzel et al. 1994). Dieses Verfahren (*„Ulmer Faß"*) wird im folgenden kurz beschrieben.

*Meßvorgang („Ulmer Faß")*
Das Kernstück der Volumenmeßanlage ist ein Faß aus Edelstahl, das durch einen Deckel mit einer Plexiglashaube vakuum-

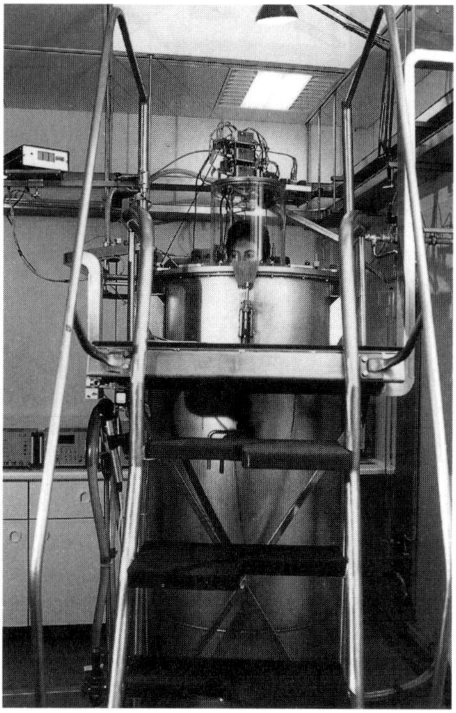

**Abb. 7.** Meßapparatur zur Dichtemessung („Ulmer Faß"); Einzelheiten s. Text. (Foto: Dr. Wenzel)

dicht verschlossen werden kann (Abb. 7). Zur Volumenmessung wird das „Ulmer Faß" zunächst mit Wasser bis zu einer bestimmten Höhe gefüllt. Auf diese Weise ist das oberhalb der Wasseroberfläche befindliche Haubenleervolumen exakt bestimmbar. Danach wird dem Faß eine meßbare Wassermenge entnommen, wodurch das Gasvolumen im geschlossenen Faß vor Einstieg des Probanden bekannt ist. Die entnommene Wassermenge wird so gewählt, daß der Wasserpegel dem Probanden – nach Einstieg ins Faß – im Halsbereich zu liegen kommt. Dann wird das Faß vakuumdicht verschlossen. Das gesamte im Faß verbleibende und im Menschen vorhandene Restgasvolumen wird in einem Unterdruckversuch unter Anwendung der Zustandsgleichung der Gase bestimmt. Das gasfreie Körpervolumen des Probanden ergibt sich aus der Differenz des Gasvolumens im geschlossenen Faß vor Einstieg und dem Restgasvolumen im Faß nach Einstieg des Probanden. Die Vorgänge Verdunstung, Atmung und Faßvolumenänderung werden durch Messung erfaßt und bei der Ermittlung der Körperdichte eingerechnet.

*Genauigkeit*
Bei Mehrfachmessungen mittels der Unterwasserwägung bewegt sich die Meßgenauigkeit um ±0,002–0,007 g/cm³. Die Meßunsicherheit wird durch die schwierige Erfassung der Gasvolumina sowie durch Bewegungen des Probanden im Wasser verursacht. Mit dem „Ulmer Faß" wird eine Meßgenauigkeit von ±70 cm³ für die Einzelmessung erreicht. Das macht eine Unsicherheit bei einem 100 kg schweren Menschen hinsichtlich der Körperfettmasse von ±325 g aus (Wenzel 1995).

*Anwendbarkeit*
Die Densitometrie ist – je nach Verfahrensart – mehr oder weniger belastend für den Probanden. Sie erfordert einen sehr hohen Aufwand hinsichtlich Meßapparatur und Zeit; sie ist damit wissenschaftlichen Fragestellungen vorbehalten. Die Densitometrie wird häufig als Referenzmethode („goldener Standard") für andere Methoden herangezogen. Die Berechnung der Körperfettmasse aufgrund der Dichte wird von einigen Autoren kritisch gesehen (Rochew u. Chumlea 1992), da insbesondere die Dichte der fettfreien Masse Schwankungen unterliegen kann. Diese Unsicherheit läßt sich weitgehend beseitigen, wenn die Densitometrie mit einer Methode zur Bestimmung des Körperwassers (z.B. $D_2O$) oder/und zur Messung der Knochenmasse (z.B. DXA) kombiniert wird. Dadurch kann ein Mehrkompartmentmodell zur Ermittlung der Körperzusammensetzung angewandt werden.

### 3.4.4 Impedanzmessung

#### Tetrapolare bio-elektrische Impedanzanalyse (BIA)

*Meßprinzip*
Die BIA-Methode mißt den elektrischen Wechselstromwiderstand im Körper. Üblicherweise wird ein Wechselstrom mit 50 kHz und einer Stromstärke von 800 μA an den Körper angelegt. Ströme mit niederen Frequenzen (<5 kHz) durchdringen hauptsächlichen die extrazelluläre Flüssigkeit, Ströme mit höheren Frequenzen (>50 kHz) sowohl die extrazelluläre als auch die intrazelluläre Flüssigkeit. Fett ist arm an Flüssigkeit und Elektrolyten und hat daher einen hohen elektrischen Widerstand. Die fettfreie Masse (Magermasse) enthält dagegen relativ viel Flüssigkeit; der angelegte Strom fließt daher hauptsächlich durch die fettfreie Körpermasse. Der Wassergehalt ist bei Gesunden ziemlich unabhängig vom Alter und vom Geschlecht; er ist umgekehrt proportional zum Widerstand.

*Meßvorgang*
Zwei Elektroden werden an einem Fuß angelegt; die distale Elektrode über den Zehenwurzeln II und III und die proximale an der Vorderseite in Höhe der tibialen und fibularen Malleole (Abb. 8). Die anderen beiden Elektroden werden an der gleichseitigen Hand plaziert, distal über den Fingerwurzeln in Verlängerung des Mittelfingers, proximal in Höhe der ulnaren und radialen Malleole. Der Elektrodenabstand soll jeweils mindestens eine Handbreite betragen. Der Stromeintritt erfolgt am Fuß, der Spannungsabfall tritt an den Handelektroden auf. Die Stromleitung ist zum Volumen und zur Länge des zu untersuchenden Objektes linear. Die Beziehung Körpergröße$^2$/Widerstand zur Bestimmung der fettfreien Masse korreliert gut mit Standardmethoden (Lukasi 1992).

Heutzutage werden tetrapolare Meßanordnungen bipolaren gegenüber bevorzugt, da sich der Eintrittswiderstand auf diese Weise verringern läßt. Gemessen werden 2 Größen: der Wechselstromwiderstand (Ω) und die Phasenverschiebung des

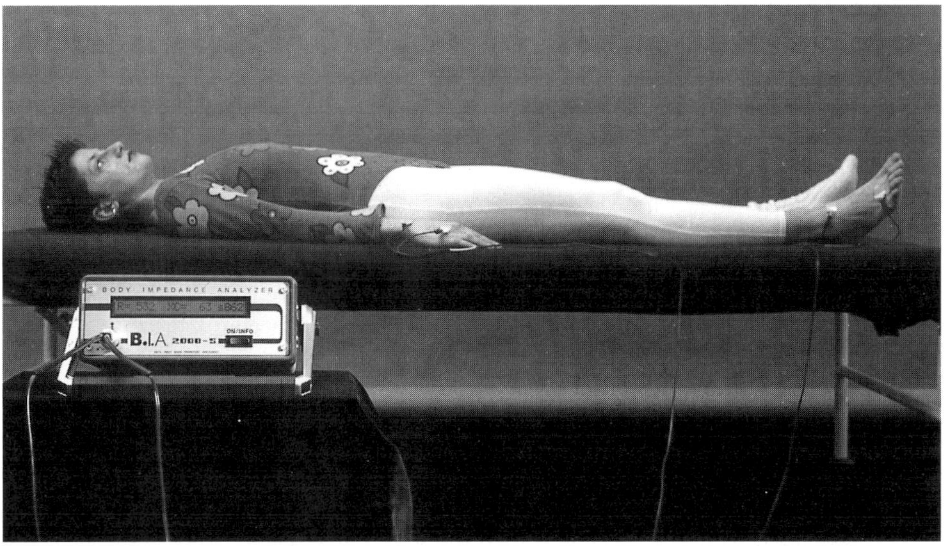


**Abb. 8.** Gerät zur Durchführung der bioelektrischen Impedanzanalyse (BIA)

Stroms zur Spannung (Phasenwinkel $\alpha$). Aus diesen Meßgrößen lassen sich die Resistance und die Reactance ermitteln. Die Resistance entspricht dem induktiven Widerstand und ist zum Wasservolumen und Elektrolytgehalt weitgehend linear (Lukasi 1992) Die Reactance entspricht dem kapazitativen Widerstand und entsteht durch Zellmembranen, die wie Kondensatoren wirken; sie ist proportional zum Zellvolumen.

Zwischen der Impedanz (Z) und der Resistance (R) sowie der Reactance (Xc) besteht folgende Beziehung:

$$Z^2 = R^2 + Xc^2$$

In letzter Zeit sind auch Multifrequenztechniken entwickelt worden. Ob diese der bisherigen Technik überlegen sind und zwischen Gesamtkörper- und extrazellulärem Wasser unterscheiden können, wird sich zeigen (Jebb u. Elia 1993).

*Meßgrößen*
Da der Strom vorwiegend durch Flüssigkeiten in der fettfreien Masse fließt, wird im wesentlichen das Körperwasser erfaßt. In den vergangenen Jahren sind eine Reihe Formeln aufgrund von Regressionsgleichungen entwickelt worden, mit deren Hilfe sich die fettfreie Masse und Fettmasse errechnen lassen. Durch Einbeziehung der Reactance kann die Körperzellmasse ermittelt werden; die fettfreie Körpermasse kann damit in eine intra- und extrazelluläre Komponente unterteilt werden (Abb. 5). Kommerzielle Geräte drucken gewöhnlich in Absolut- und Relativwerten das Körperwasser, die fettfreie Masse und die Fettmasse aus, manche zusätzlich die Körperzellmasse und die extrazelluläre Masse.

*Genauigkeit*
Vor allem Lukasi (1992) und Segal et al. (1985b) haben sich um die Validität dieser Methode bemüht. Verglichen mit der Densitometrie fanden sie Korrelationen zwischen 0,91 und 0,95 hinsichtlich des Körperfettes. Einige Formeln unterschätzen den Fettanteil bei deutlich Adipösen; neuere angeblich nicht mehr (Segal et al. 1985b). Der Fehler bei Wiederholungsmessungen an verschiedenen Tagen liegt zwischen 0,5 und 1,0 %, der Variationskoeffizient beträgt ca. 2 % (Lukasi 1992). Problematisch ist möglicherweise die Messung bei Änderung der Körpergewichts unter einer Reduktionskost (Deurenberg (1989) sowie bei anderen Zuständen mit Änderung der Körperhydratation (z.B. Ödemen). Bei Änderung des Gewichtes von 1,2 kg/Woche zeigte sich jedoch eine gute Übereinstimmung mit der Deuteriumverdünnungsmethode (r = 0,97; Kushner 1990).

> Die Impedanzmethode ist für klinische Zwecke gut geeignet.

*Anwendungsbereich*
Die BIA-Methode kann inzwischen als etabliert gelten (Fischer 1991). Ein breiter Anwendungsbereich ist gerechtfertigt, weil die Methode relativ genau, reproduzierbar, schnell, angenehm und preisgünstig ist; das Gerät (Preis ca. 2000–10 000 DM) ist tragbar. Die Methode kann auch bei Kindern problemlos angewendet werden. Im Unterschied zur Hautfaltendickemessung ist sie bei allen Patienten anwendbar, auch bei extrem Adipösen. Ob man die Bestimmung der Körperzellmasse bzw. des Verhältnisses der Extrazellulärmasse/Körperzellmasse zur Beurteilung einer Mangelernährung unter einer Reduktionskost heranziehen kann (Fischer 1991), ist noch nicht sicher.

## Ganzkörperleitfähigkeit (TOBEC, EMSCAN, TRIM)

Die Bezeichnungen TOBEC („total body electrical conductivity") und EMSCAN

(„electromagnetic scanning") werden synonym für eine Methode verwendet, bei der die elektrische Leitfähigkeit des Körpers gemessen wird. Zur Messung wird der Körper durch eine zylindrische Spule geschoben, an die ein Wechselstrom mit 5 MHz zur Erzeugung eines elektrischen Feldes angelegt ist. Aufgrund des Dipolcharakters der menschlichen Körpers, bedingt durch Membranen und Elektrolyte, ändert sich der Widerstand in der Spule (Meßgröße). Die Leitfähigkeit des menschlichen Körpers ist umgekehrt proportional zum Abfall des Widerstandes. Fett und fettfreie Masse haben eine sehr unterschiedliche Leitfähigkeit. Gemessen wird daher vorwiegend die fettfreie Masse, und die Fettmasse wird, wie bei der BIA-Methode, aus der Differenz von Körpergewicht und fettfreier Masse errechnet. Die Genauigkeit ist, verwendet man die Densitometrie als Referenzmethode, möglicherweise höher als bei der BIA (Segal 1985b); die fettfreie Masse korreliert sehr gut mit der Densitometrie ($r = 0{,}96$). Der Variationskoeffizient wird mit 2% angegeben (Segal 1985b; Lukasi 1992). Der relativ hohe Untersuchungsaufwand steht derzeit einer weiten Verbreitung entgegen.

TRIM („tissue resonance impedance measurement") unterscheidet sich insofern von TOBEC bzw. EMSAN, als nicht die Widerstandsänderung ($\Delta R$), sondern die Änderung der fraktionellen Resonanzfrequenz ($\Delta f/f$) gemessen wird (Ryde 1993).

## 3.4.5 Duale Photonen- bzw. duale „X-ray"-Absorptionsmetrie (DPA und DXA)

### Meßprinzip

Es kommen Geräte zur Anwendung, die auch für die Osteodensitometrie verwendet werden. Bei der *dualen Photonenabsorptionsmetrie (DPA)* werden von einer $^{153}$Gadoliniumquelle Strahlen mit unterschiedlichem Spektrum ausgesandt. Die mittleren Energien liegen bei 44 und 100 keV (Heymsfield 1989). Die unterschiedlichen Wellenlängen bedingen eine verschiedene Abschwächung der Strahlung beim Passieren des menschlichen Körpers. Während der Untersuchung liegt der Patient auf einer Liege. Die Strahlung (Untertisch) wird von einem Detektor (Übertisch) aufgenommen, der in longitudinalen und transversalen Schritten im Abstand von wenigen Zentimetern den Körper scant. Die Untersuchungszeit beträgt 10–20 min. Bei der *DXA („dual X-ray absorptiometry")* ist eine Röntgenquelle vorhanden, die Strahlen mit einer Energie von 6,4–11,2 fJ emittiert. Das Meßprinzip ist identisch mit der DPA (van der Kooy u. Seidell 1993).

*Meßparameter*

Die Relation der Abschwächung beider Strahlungsbündel gibt Hinweise für die Zusammensetzung des untersuchten Gewebes (R-Wert). Unterschieden werden kann zwischen Knochenmineralien und Weichteilgewebe; eine weitere Differenzierung des Weichteilgewebes in nicht-knochen-/fettfreie Muskelmasse sowie Fett ist möglich. Bei Verwendung eines Dreikompartmentmodells kann zwischen Fett, Knochenmineralien und nicht-knochen-/fettfreier Masse unterschieden werden (Heymsfield et al. 1989).

*Genauigkeit*

Die DXA gilt als außerordentlich exakte Methode. Die Reproduzierbarkeit wird mit 1% angegeben (Heymsfield et al. 1992).

*Anwendungsbereich*

Da bereits häufig DXA-Geräte in Klinik und Praxis vorhanden sind, ist es vorstellbar, daß in Zukunft auch die Körperzusammensetzung damit bestimmt wird. Die DPA- bzw. DXA-Methode hat im Vergleich zu etablierten Standardmethoden

den Vorteil, daß regional (z.B. am Bein) gemessen werden kann. Nachteilig hingegen ist die, wenn auch mit ca. 1 mR geringe, Strahlenbelastung bei der DXA.

### 3.4.6 Isotopenverdünnungsmethoden

#### Ganzkörperwasser (Deuterium, Tritium, 18-Sauerstoff)

*Meßprinzip*
Zur Bestimmung des Körperwassers bieten sich Substanzen an, die sich ausschließlich im Wasser verteilen. Die Verdünnung der Testsubstanzen ist proportional dem Verteilungsvolumen. Üblicherweise werden Deuterium ($D_2O$; stabiles, schweres Isotop von Wasserstoff), 18-Sauerstoff ($H_2{}^{18}O$; stabiles, schweres Isotop von Sauerstoff) oder Tritium ($^3H_2O$; radioaktives Isotop von Wasserstoff) verwendet. Die Substanzen werden gewöhnlich oral verabreicht. Aliquots könnten im Plasma, Urin oder Speichel bestimmt werden. Deuterium kann mit Hilfe der Gaschromatographie, der Infrarotabsorption oder der Massenspektrometrie bestimmt werden, 18-Sauerstoff nur mit der letzteren Methode. Tritium läßt sich einfach aufgrund der Radioaktivität in einem Szintillationszähler messen (Schoeller 1992).

*Meßparameter*
Gemessen wird die Verteilung des Isotops im Körperwasser. Da der Wassergehalt der fettfreien Masse mit 73% relativ konstant ist, können daraus die fettfreie Masse und aus der Differenz zum Körpergewicht das Körperfett errechnet werden.

*Genauigkeit*
Der Meßfehler bei wiederholten Messungen liegt um 2%. Verglichen mit der Densitometrie liegt die Korrelation hinsichtlich der fettfreien Masse bei $r = 0{,}95$.

*Anwendungsbereich*
Die Methode wird ausschließlich zu Forschungszwecken benutzt. Sie gilt als die beste zur Bestimmung des Körperwassers. Tritium ist wegen der Radioaktivität eingeschränkt einsetzbar.

#### Ganzkörper-Kalium

*Meßprinzip*
Ein winziger Teil des Kaliums im menschlichen Körper, nämlich 0,012%, ist radioaktiv und stammt von dem natürlichen Isotop $^{40}K$. Die ausgesandten $\gamma$-Strahlen mit 1,46 keV können in einem sog. Ganzkörperzähler erfaßt werden. Die Detektoren bestehen entweder aus einen flüssigen Szintillator oder kristallinen Elementen. Um die Umgebungsstrahlung zu minimieren, ist das Gerät von einem Mantel aus Stahl und Blei umgeben. Der Patient wird zur Messung auf einer Liege in den Ganzkörperzähler geschoben; die Meßzeit beträgt 30–60 min (Jebb u. Elia 1993).

*Meßparamter*
Gemessen wird Kalium, das vorwiegend in der fettfreien Masse vorhanden ist. Da der Kaliumgehalt relativ konstant ist, läßt sich daraus die fettfreie Masse errechnen: bei Frauen sind es 60 mmol/kg und bei Männern 66 mmol/kg (Garrow 1988).

*Genauigkeit*
Die Messung ist mit einem Fehler von ca. 3% ziemlich präzise. Ein Problem ist jedoch die Kalibrierung, da ein Teil der Strahlung von $^{40}K$ vom Körper selbst absorbiert wird. Eine Kalibrierung mit geeigneten Phantomen ist daher notwendig. Beeinflussen Krankheiten oder Interventionen den Kaliumgehalt des Körpers, ist die Messung unzuverlässig.

*Anwendungsbereich*
Bedingt durch das aufwendige Meßgerät, ist diese Methode der Forschung vorbehal-

ten. Durch Kombination mit der Neutronenaktivierung können muskuläre und nicht muskuläre Komponenten der fettfreien Masse differenziert werden (Rochew u. Chumlea 1992). Die Methode ist bei Kindern (zu hohe Background-Strahlung), Klaustrophobikern und bei Veränderungen des Kaliumgehaltes nicht anwendbar.

### 3.4.7 In-vivo-Neutronenaktivierungsanalyse (IVNAA)

Bisher gab es keine Methode, Proteine in vivo direkt zu messen. Neuerdings besteht jedoch die Möglichkeit, Stickstoff mit Hilfe der in-vivo-Neutronenaktivierungsanalyse (IVNAA) zu bestimmen (Jebb u. Elia 1993; Rochew u. Chumlea 1992). Da der Stickstoffgehalt von Proteinen mit 16% ziemlich konstant ist, kann der Proteingehalt errechnet werden. Proteine befinden sich fast ausschließlich im fettfreien Gewebe. Werden bestimmte Stoffe wie z.B. Stickstoff durch Neutronen aktiviert, werden sie vorübergehend radioaktiv und senden $\gamma$-Strahlen aus. Als Strahlenquelle kommen $^{238}$PuBe oder $^{252}$Cf in Frage, die Neutronenenergie liegt zwischen 0 und 11 MeV. Die Genauigkeit wird mit 3% angegeben. Die Meßdauer beträgt 20–30 min, währenddessen der Proband ruhig liegen muß.

### 3.4.8 Infrarotspektrometrie (NIRI)

Die NIRI („near infrared-red interactance") ist eine vorwiegend in der Sportmedizin verbreitete Methode. Von einer Lichtquelle wird monochromatisches Licht mit 2 verschiedenen Wellenlängen, meist 916 und 1026 nm, ausgesandt. Ein Teil der Strahlung wird vom Körper absorbiert, ein Teil reflektiert und analysiert. Da die Eindringtiefe des Lichtstrahls nur ca. 1 cm beträgt, ist eine exakte Erfassung der Fettmasse kaum vorstellbar. Bei kommerziellen Geräten wird über dem M. biceps gemessen; die Messung an mehreren Körperstellen bietet offensichtlich kaum Vorteile (Conway et al. 1984). Wenngleich die Messung sehr einfach, preiswert, schnell durchführbar und das Gerät tragbar ist, wird die Methode wegen ungenügender Evaluierung nicht empfohlen. Hinsichtlich der Genauigkeit sollen Hautfaltendickemessung und BIA überlegen sein (Jebb u. Elia 1993).

### 3.4.9 Ultraschall

*Meßprinzip*
Von einem Schallkopf wird Ultraschall in den Körper geschickt. Ein Teil der Energie wird an Grenzflächen von Geweben mit unterschiedlicher Dichte und akustischem Widerstand reflektiert. Fett unterscheidet sich hierbei deutlich von der Muskulatur, Faszien oder der Haut (Abb. 9). Die reflektierten Wellen werden hinsichtlich ihrer Eindringtiefe analysiert. Ultraschalluntersuchungen mit dem A-Mode stellten sich als unzuverlässig heraus (Bellisari et al. 1993). B-Mode-Geräte sind zur Messung der subkutanen Fettschichtdicke mit 7,5-MHz-Schallköpfen ausgerüstet; bei Verwendung einer 5-MHz-Sonde sollte eine Wasservorlaufstrecke benutzt werden (Swobodnik et al. 1984; Bienek et al. 1990). Elektronische und mechanische Schallköpfe sind gleichermaßen verwendbar, auch die Form des Schallstrahls (Sektor- oder Linearkopf) spielt keine wesentliche Rolle.

*Meßparameter*
Die subkutane Fettschichtdicke wird an definierten Körperstellen gemessen. Diese entsprechen üblicherweise denen der Hautfaltendickemessung. Mit Hilfe von Formeln, die durch Regressionsgleichungen aufgrund von Standardverfahren (z.B. Hydrodensitometrie) ermittelt wurden,

wird die Dichte errechnet (Swobodnik et al. 1984; Kuczmarski et al. 1987).

*Genauigkeit*
Die subkutane Fettschichtdicke läßt sich auf 2% genau messen. Die Übereinstimmung bei Messungen durch verschiedene Untersucher liegt um 95%. Beim Vergleich der Ultraschallmethode mit der Hautfaltendickemessung schneidet erstere hauptsächlich deshalb meist besser ab (Kuczmarski et al. 1987; Rochew u. Chumlea 1992), weil mit dem Caliper eine Kompression des Gewebes bewirkt wird. Das wesentliche Problem liegt in der Ermittlung der Gesamtkörpermasse. Wie bei der Hautfaltendickemessung wird auch hier vom subkutanen auf das Ganzkörperfett mittels Formeln geschlossen.

*Anwendungsbereich*
Ultraschall wird z.Z. nur ganz selten zur Bestimmung der Körperzusammensetzung eingesetzt. Der Grund hierfür ist vorwiegend im Zeitaufwand zu sehen. In einigen Kliniken wird sie auch zur Motivation des Patienten genutzt, da das B-Bild dem Patienten die vermehrte Fettmasse visuell vermittelt (Abb. 9). Mit Ultraschall läßt sich auch die viszerale Fettmasse abschätzen (s. unten).

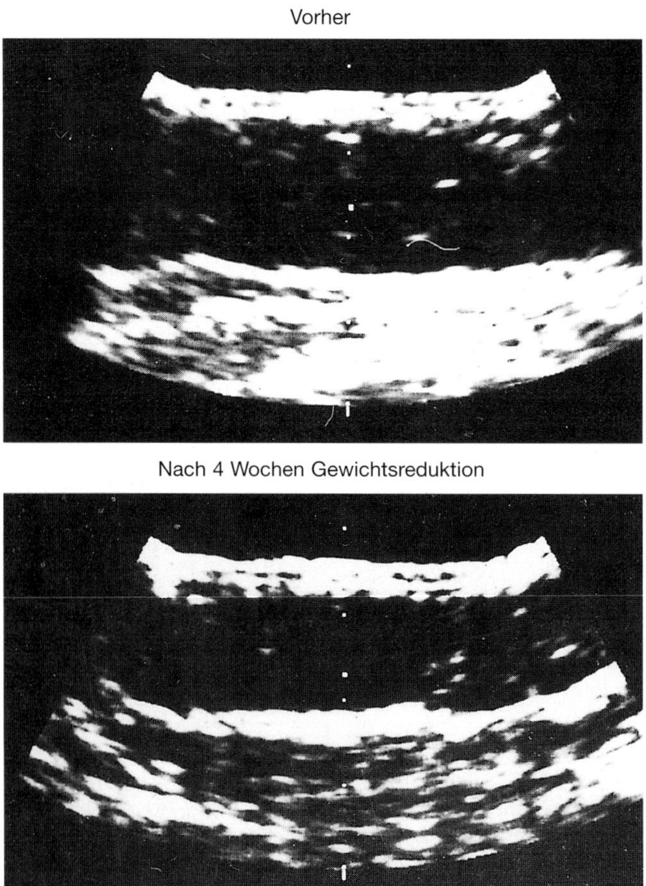


**Abb. 9.** Ultraschall (B-Bild) von einem Patienten vor *(oben)* und nach *(unten)* Gewichtsreduktion am Abdomen (unterhalb des Nabels). Man erkennt 3 Schichten: *oben (hell)* = Haut und Unterhaut; *Mitte (dunkel)* = Fettschicht; *unten (gesprenkelt)* = Muskel

### 3.4.10 Computer- und Kernspintomographie (CT und NMR)

*Meßprinzip*
Bei der *Computertomographie (CT)* werden von einer um den Körper rotierenden Strahlenquelle Röntgenstrahlen emittiert. Diese werden in Abhängigkeit von der Dichte des Körpers absorbiert und in einem Detektor erfaßt. Der Grad der Abschwächung wird rechnerisch erfaßt und auf dem Bildschirm in Pixels dargestellt. Fett läßt sich relativ gut vom Weichteilgewebe und Knochen unterscheiden. Hounfield-Einheiten von -190 bis -30 entsprechen Fett; die Einheiten differieren von Gerät zu Gerät und sind zudem personenspezifisch. Auf dem Bildschirm entstehen Schnitte, auf denen das Fett mit einem Cursor umfahren werden kann (Abb. 10). Mit Hilfe von Computer-Software läßt sich die Fläche errechnen, bei Anfertigung mehrerer Schnitte das Volumen.

*Meßparameter*
Mit dem CT läßt sich Fett anatomisch erfassen, sowohl das subkutane als auch das viszerale. Dazu erfolgen Schnitte in Höhe von L3–L4 bzw. L4–L5 (etwa Nabelhöhe). Soll die Gesamtkörperfettmasse abgeschätzt werden, sind multiple Scans erforderlich.

*Genauigkeit*
Das CT hat mit einem Variationskoeffizienten von 1% eine sehr gute Präzision (van der Kooy u. Seidell 1993). Problematisch ist die Unterscheidung von retroperitonealem und intraperitonealem (omental, mesenterisch) Fett, da sich das Peritoneum nicht darstellt. Auch die Streustrahlung an Knochen kann ein Problem sein. Multiple Scans sind einem Single-Scan zur Ermittlung der intraabdominalen Fettmasse überlegen (Heymsfield et al. 1992; Sjöström 1991).

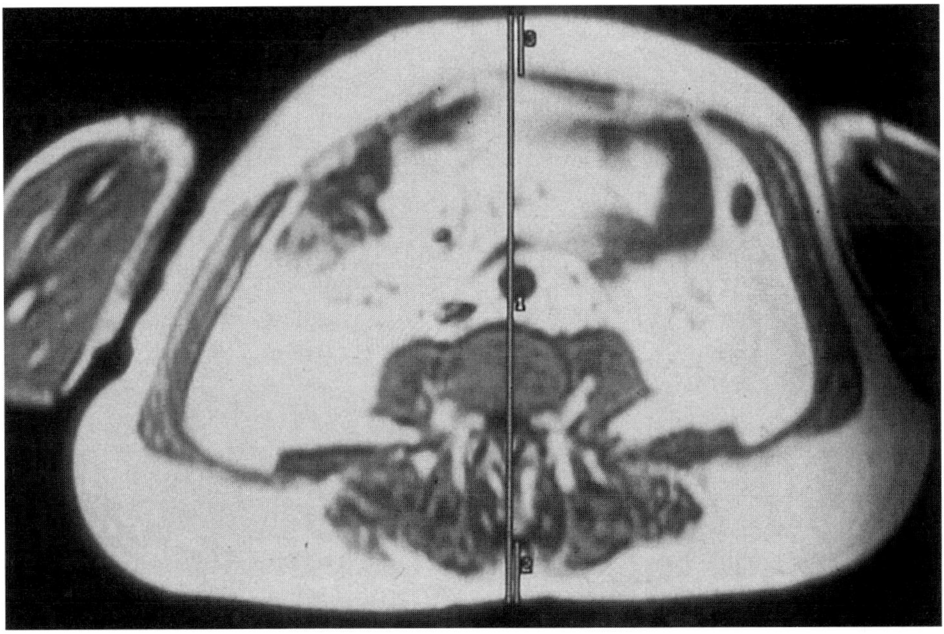

**Abb. 10.** CT-Bild vom Abdomen mit Wirbelsäule in Höhe L 4–L 5

*Anwendbarkeit*
Das CT ist äußerst präzise, jedoch teuer in der Anwendung und mit Strahlenbelastung verbunden; Kinder und Schwangere können daher nicht untersucht werden. Ein Single-Scan dauert 10 s, multiple Scans können mehr als 1 h in Anspruch nehmen.

> Mit der Computertomographie (CT) läßt sich das viszerale Fett am besten bestimmen.

Bei der *Kernspintomographie* (NMR = „nuclear magnetic resonance", oft auch „magnetic resonance imaging" = MRI genannt) wird der Körper einem magnetischen Feld und Radiofrequenzen ausgesetzt. Kerne mit intrinsischen magnetischen Eigenschaften richten sich entsprechend dem magnetischen Feld aus. Werden die Radiowellen unterbrochen, kehrt der Kern in seine ursprüngliche Position zurück und emittiert zuvor absorbierte Energie. Diese Emission wird von einem Detektor erfaßt. Die generierten Bilder sind ähnlich dem CT-Bild. Die Präzision ist jedoch mit einem Variationskoeffizienten von 5–7% deutlich geringer; die Untersuchungsdauer beträgt bei einer Schnittebene 20 min. Von Vorteil ist die fehlende Strahlenbelastung, nachteilig sind zudem die sehr hohen Kosten.

## 3.4.11 Bestimmung der viszeralen Fettmasse

### Computertomographie (CT) und Kernspintomograhie (NMR)

Beide Methoden sind derzeit der goldene Standard zur quantitativen Erfassung des viszeralen Fettes (s. oben). Hinsichtlich der Bildqualität ist das CT dem NMR überlegen. Aufgrund der hohen Kosten (CT + NMR) und der Strahlenbelastung (CT) sind sie wissenschaftlichen Fragestellungen vorbehalten.

### Duale Photonen- (DPA) und X-ray-Absorptionsmetrie (DXA)

Diese Verfahren sind ebenfalls geeignet, das viszerale Fett zu erfassen. Bei dieser Methode wird zwar der gesamte Körper gescant, jedoch nicht simultan, sondern sukzessiv von Kopf bis Fuß (s. oben). Die DXA ist der DPA hinsichtlich Reproduzierbarkeit und Schnelligkeit überlegen; ein Nachteil ist die (geringe) Strahlendosis von 0,05–0,1 μGy für 10–15 min Untersuchungszeit. Der Variationskoeffizient beim viszeralen Fett beträgt 12% (van der Kooy u. Seidell 1993). Nachteilig zum CT und NMR ist, daß das viszerale nicht vom subkutanen Fett unterschieden werden kann. Beide Methoden sind bezüglich der Bestimmung des viszeralen Fettes bisher ungenügend evaluiert.

### Intraabdominaler Diameter mit Ultraschall B-Bild-Sonographiegeräte

Die B-Bildsonographiegeräte sind mit 3,5-MHz-Schallköpfen versehen. Gemessen wird von der Dorsalseite der Linea alba (Verbindung beider Teile des M. rectus abdominis) bis zur Dorsalwand der Aorta abdominalis. Da diese nicht in der Abdomenmitte, sondern leicht links-lateral liegt, wird die Senkrechte zu ihr vermessen (Armellini et al. 1990). Die Untersuchung wird in leichter Exspiration in Höhe von L 4 durchgeführt. Die intraabdominale Tiefe korreliert mäßig mit der im CT bestimmten Fettmasse (r = 0,67; Armellini et al. 1990). Das Hauptproblem liegt in der exakten Erfassung der Aorta; in einigen Fällen gelingt die Darstellung nicht. Wegen dieser Unzulänglichkeit wird sie von einigen Autoren nicht empfohlen (Bellisari et al. 1993). Tornaghi et al. (1994) hingegen fanden eine gute Korrelation mit dem CT (r = 0,89). Der inter- bzw. intraindividuelle

Untersuchervariationskoeffizient betrug 7 bzw. 5 %.

### Abdominaler sagittaler Diameter (anthropometrisch)

Die Messung der abdominalen Tiefe („sagittal abdominal depth") ist inzwischen wegen der Einfachheit weit verbreitet (Sjöström 1991). Beim auf dem Rücken liegenden Patienten wird in Höhe von L 4 (über der Crista iliaca) bei leichter Exspiration die Distanz zur Unterlage gemessen. Man kann dies mit Hilfe einer Meßvorrichtung am Untersuchungstisch, einer Schublehre oder einem Caliper durchführen. Die Korrelation der Abdominaltiefe mit der durch CT ermittelten viszeralen Fettfläche wird sehr unterschiedlich mit r-Werten zwischen 0,46 und 0,96 angegeben (van der Kooy u. Seidell 1993). Sjöström (1991) und Tornaghi et al. (1994) fanden in aufwendigen Untersuchungen einen Korrelationskoeffizienten von 0,74 bzw. 0,89. Nach einer CT-basierten Studie von Sjöström (1991) lassen sich durch Messung des Gewichts, der Größe und des sagittalen Durchmessers die gesamte, subkutane und viszerale Fettmasse sowie die fettfreie Körpermasse nach folgenden Formeln errechnen:

Gesamtfettmasse [l]
bei Frauen = 1,61 x W/H - 38,3,
bei Männern = 1,36 x W/H - 42,0,

viszerale Fettmasse (l)
bei Frauen = 0,370 x D - 4,85,
bei Männern = 0,731 x D - 11,5.

W = Gewicht [kg];
H = Größe [cm];
D = sagittaler Diameter [cm].

---

Gesamtfettmasse [kg] = Fettmasse [l] x 0,923.

Subkutane Fettmasse [kg] = Gesamtfettmasse [kg] - viszerale Fettmasse [kg].

Fettfreie Körpermasse [kg] = Gewicht [kg] - Gesamtfettmasse [kg].

Der Fehler für die Bestimmung der Fettmasse wird mit ca. 10 %, der für die fettfreie Masse mit ca. 20 % im Vergleich zum CT angegeben. In der Baltimore Longitudinal Study on Aging (Seidell et al. 1994) wurde gezeigt, daß der sagittale Diameter ein besserer Prädiktor für die Gesamtsterblichkeit als auch für die Sterblichkeit aufgrund einer koronaren Herzkrankheit ist als das Gewicht bzw. der BMI.

### Umfangsmessung

Die Messung der Taille bzw. die Ermittlung der Taille-Hüft-Relation liefert brauchbare Hinweise für das viszerale Fett. Eine Korrelation mit der computertomographisch ermittelten viszeralen Fettmasse ist gegeben, jedoch nur schwach (Seidell et al. 1988). Strittig ist noch, ob nicht die alleinige - Umfangsmessung in der Taille genügt. Deprés (1992) fand erhöhte kardiovaskuläre Risikofaktoren bei einem Taillenumfang >100 cm.

## 3.4.12 Vergleich der Untersuchungsmethoden

In den meisten methodischen Studien zur Körperzusammensetzung wurden meist 2 oder 3 Methoden miteinander verglichen. Beim Swansea Trial (Ryde et al. 1993) wurden jedoch zur Ermittlung der fettfreien Masse (FFM) 8 verschiedene Methoden eingesetzt und mit der Neutronenaktivierung, einer ziemlich genauen Methode zur Bestimmung des Stickstoffs, verglichen. 12 Frauen mit einem BMI von 22,2–43,3 kg/m² wurden vor und 3–5,5 Wochen nach einer Gewichtsreduktion mit Hilfe einer Formuladiät („Cambridge Diet") untersucht. Die Diät wies 405 kcal/Tag auf und enthielt als Hauptnährstoffe 42 g Eiweiß, 8 g Fett und 44,1 g Kohlenhydrate; die Gewichtsabnahme betrug im Mittel 16 kg.

Am besten stimmten die Ganzkörperwassermethoden und TRIM mit der Neutronenaktivierung überein (Tabelle 9).

**Tabelle 9.** FFM-Abnahme durch Reduktionskost: verschiedene Techniken. Änderung der fettfreien Körpermasse (FFM) durch Gewichtsreduktion mit Hilfe einer Formuladiät (Cambridge Diet) über 4–5 Wochen. Bestimmung mit verschiedenen Methoden (Swansea Trial, Ryde et al. 1993).

| Proband | NAA | BIA | TRIM | TBW | HF | IRI | TBK | $\bar{x}$ |
|---|---|---|---|---|---|---|---|---|
| 1 | 3,60 | 3,46 | 2,48 | 2,23 | 6,59 | 6,21 | 3,8 | 3,9 |
| 2 | – | – | | – | – | – | – | |
| 3 | 3,20 | 1,13 | 1,64 | 2,36 | 4,57 | 7,28 | 7,0 | 3,4 |
| 4 | 5,56 | 4,36 | 4,75 | 5,60 | 4,92 | 9,27 | 12,04 | 6,5 |
| 5 | 2,12 | 3,77 | 3,29 | 1,81 | 4,92 | 8,31 | 1,9 | 3,5 |
| 6 | 5,89 | 0,09 | 4,31 | 1,31 | 5,10 | 7,80 | 2,6 | 3,7 |
| 7 | 5,35 | 3,24 | 4,40 | 3,84 | 6,50 | 10,31 | 10,7 | 6,1 |
| 8 | 4,23 | 1,23 | 4,75 | 5,79 | 7,44 | 9,35 | 2,4 | 5,1 |
| 9 | 1,90 | 2,48 | 3,93 | 2,37 | 4,06 | 7,88 | 6,3 | 3,9 |
| 10 | 0,63 | 3,73 | 5,31 | 7,70 | 5,38 | 8,21 | 11,8 | 6,1 |
| 11 | 3,60 | 1,70 | 4,48 | 1,16 | 5,94 | 7,78 | 16,2 | 5,3 |
| 12 | 5,50 | 5,66 | 4,52 | 6,75 | 6,71 | 10,78 | 17,2 | 7,9 |
| Mittelwert | 3,78 | 2,60 | 3,99 | 3,72 | 5,65 | 8,47 | 8,4 | |
| SEM | 0,52 | 0,60 | 0,33 | 0,71 | 0,32 | 0,40 | 1,7 | |

NAA Neutronenaktivierung; **BIA** bioelektrische Impedanzanalyse, TRIM „tissue resonance impedance measurement"; **TBW** Gesamtkörperwasser; **HF** Hautfaltendicke; **IRI** „infrared interactance"; **TBK** Gesamtkörperkalium.

Bei der Ganzkörperkaliumbestimmung zeigten sich große individuelle Schwankungen (hoher Standardfehler); dies wurde auf eine schwierige und ungenaue Eichung zurückgeführt. Mit der Infrarotspektrometrie ließen sich zwar reproduzierbare Daten liefern, die FFM war insgesamt jedoch zu hoch geschätzt worden. Die BIA-Methode ergab relativ niedrigere absolute Werte. Das Problem mag darin bestanden haben, daß eine konstante Hydratation des Körpers von 0,73 angenommen wurde, die sich bei Gewichtsreduktion möglicherweise änderte. Mit der TOBEC-Methode wurden – wie mit der Infrarotmessung – zu hohe Abnahmen der FFM ermittelt.

Wenngleich diese Untersuchung sehr aufwendig und in ihrer Art einmalig ist, leidet der Methodenvergleich daran, daß nur Frauen und auch nur 12 untersucht wurden.

## 3.4.13 Fazit

- ▷ Eine spezifische Anamnese gibt Aufschluß über Ursachen und Therapiemöglichkeiten.
- ▷ Die körperliche Untersuchung und der Einsatz von technischen Hilfsmitteln dient vorwiegend der Eruierung von sekundären Ursachen und Folgekrankheiten.
- ▷ Technische Untersuchungsmethoden geben Aufschluß über die globale und/oder regionale Körperzusammensetzung.
- ▷ Für die Bestimmung der Körperzusammensetzung in der klinischen Routine sind der BMI, die Hautfaltendickemessung bzw. Impedanzanalyse ausreichend.
- ▷ Für die klinische Bestimmung der viszeralen Fettmasse können der anthropometrisch oder ultrasonographisch bestimmte sagittale Durchmesser empfohlen werden (kaum evaluiert).
- ▷ Bei wissenschaftlichen Untersuchungen bieten sich – je nach Fragestellung – eine Reihe von verschiedenen Methoden an.
- ▷ Die Densitometrie gilt immer noch als der „goldene Standard" zur Bestimmung der Körperfettmasse (mit abnehmender Bedeutung).

Kapitel 4

# Epidemiologie 4

Die Adipositas bietet einfache epidemiologische Untersuchungsmöglichkeiten, da es sich um einen Zustand handelt, der häufig vorkommt und sich unkompliziert erfassen läßt. Verläßlich sind allerdings nur Untersuchungen, in denen die Probanden auch wirklich gemessen und gewogen wurden; Selbstangaben von Patienten aufgrund von Befragungen sind nicht verwertbar. Da das Körpergewicht kulturellen Einflüssen unterliegt, ist man für wissenschaftliche Untersuchungen und die Ausarbeitung von Therapieregimes für einheimische Patienten auf einheimische Studien angewiesen. Angaben aus dem Ausland dienen vorwiegend dem Vergleich und sind zur Eruierung von z.B. ätiologischen Fragestellungen nützlich.

## 4.1 Häufigkeit

### 4.1.1 Erwachsene

Zum Glück gibt es seit einigen Jahren auch verläßliche Angaben über die Häufigkeit von Übergewicht und Adipositas in Deutschland. Bis zu Beginn der 80er Jahre war es hinderlich, daß – nicht nur in klinischen Studien – noch den Broca-Index als Gewichts-Längen-Index verwendet wurde, obwohl in den meisten Ländern bereits der BMI eingeführt war.

#### Häufigkeit in nationalen Untersuchungs-Surveys

Neuere Daten zur Häufigkeit von Übergewicht und Adipositas in Deutschland stammen aus 5 Surveys, die hinsichtlich der untersuchten Kohorte nicht ganz identisch waren: der Deutschen Herz-Kreislauf-Präventionsstudie (DHP), der Untersuchung zur Verbreitung ernährungsabhängiger Gesundheitsrisiken (VERA), des MONICA-Projektes , der Heidelberg-Studie und der European Prospective Investigation into Cancer and Nutrition (EPIC).

*DHP-Studie*

Sie wurde in den Jahren 1984–1986 in 200 Orten in der Bundesrepublik und Westberlin an 4700 Personen im Alter zwischen 25 und 69 Jahren durchgeführt (Bergmann et al. 1989). Nachuntersuchungen erfolgten in den Jahren 1987–1989 und 1990–1991 (Hoffmeister et al. 1994). Der durchschnittliche BMI betrug 1990 im Mittel bei Männern 26,8 kg/m$^2$ und bei Frauen 26,2 kg/m$^2$. Insgesamt 67% der Bevölkerung überschritten einen BMI von 24 kg/m$^2$, 51% waren übergewchtig (BMI $>24<30$ kg/m$^2$). 18% waren adipös (BMI $>30$ kg/m$^2$; Tabelle 10). In der Zeit von 1985–1990 nahm der BMI bei Männern um 0,3 kg/m$^2$ und bei Frauen um 0,4 kg/m$^2$ zu; die Zunahme war vorwiegend bei jüngeren Personen feststellbar (Hoffmeister et al. 1994).

**Tabelle 10.** Übergewicht und Adipositas in der Deutschen Herz-Kreislauf-Präventionsstudie (DHP) mit Trenddarstellung. (Nach Bergmann et al. 1989; Hoffmeister et al. 1994).

| | Frauen | | Männer | |
|---|---|---|---|---|
| | Übergewicht (BMI > 24 < 30 kg/m$^2$) [%] | Adipositas (BMI > 30 kg/m$^2$) [%] | Übergewicht (BMI > 24 < 30 kg/m$^2$) [%] | Adipositas (BMI > 30 kg/m$^2$) [%] |
| 1985 | 41 | 16,5 | 61 | 15,1 |
| 1988 | | 17,2 | | 14,7 |
| 1990 | | 19,3 | | 17,2 |

*MONICA-Projekt* (*Mon*itoring of *I*nternational Trends and Determinants in *Ca*rdiovascular Disease)
In Augsburg und 2 benachbarten Landkreisen wurden in den Jahren 1984/1985 532 987 25- bis 64jährige und 1989/1990 556 190 25- bis 74jährige Probanden untersucht (Filipiak 1993). In der Untersuchung von 1989/1990 hatten die Männer einen durchschnittlichen BMI von 26,9 $kg/m^2$ und die Frauen von 26,0 $kg/m^2$. Bei Frauen nahm der BMI mit zunehmendem Alter nicht ab, bei Männern war er in der Altersgruppe 65–74 Jahre geringgradig niedriger als in der Altersgruppe 55–64 Jahre.

*Heidelberg-Studie*
Sie wurde an 1500 Männern (1977–1979) und Frauen (1978–1979) im Alter zwischen 20 und 40 Jahren durchgeführt (Arab et al. 1982). Die Beschränkung auf jüngere Erwachsene und die überwiegende Verwendung des Broca-Indexes erschweren den Vergleich mit anderen Untersuchungen. 16 % der Männer und 11 % der Frauen hatten einen Broca-Index >1,1 (entspricht einem BMI von ca. < 26 $kg/m^2$); die Häufigkeitskurve für den BMI und den Broca-Index war bei Männern im mittleren Bereich nach rechts verschoben, die Minimal- und Maximalwerte waren bei beiden Geschlechtern ähnlich. Das relative Gewicht stieg in beiden Geschlechtern ziemlich linear mit zunehmendem Alter an, der Anstieg war unabhängig vom Geschlecht.

*EPIC-Studie* (*E*uropean *P*rospective *I*nvestigation on *C*ancer and Nutrition)
Von dieser Untersuchung liegen erst anfängliche und inkomplette Daten aus Potsdam vor (Klipstein-Grobusch et al. 1995). Ein Übergewicht (BMI >25 $kg/m^2$) lag bei 54 % der Männer und 34 % der Frauen, eine Adipositas (BMI >30 $kg/m^2$) bei 15 % der Männer und 12 % der Frauen vor.

*VERA-Studie* (*V*erbundstudie *E*rnährung und *R*isikofaktoren*a*nalytik)
Diese Untersuchung ist ein Teil der Nationalen Verzehrstudie und erfaßte eine Stichprobe von 2006 Personen über 18 Jahren in verschiedenen Regionen der Bundesrepublik (Heseker et al. 1992). Je nach Alterstufe und Geschlecht wurde ein Übergewicht (BMI > 25 $kg/m^2$) bei 20–75 % der untersuchten Personen festgestellt (Abb. 11). Es fällt auf, daß bei den jüngeren Erwachsenen die Männer häufiger Übergewicht zeigen, bei den Älteren dagegen eher die Frauen; die Umkehr im Geschlechterverhältnis liegt um das 50. Lebensjahr (ähnlich wie bei der DHP-Studie). Mit zunehmendem Lebensalter steigt das Gewicht an, ab dem 60. Lebensjahr etwa nimmt es im Mittel wieder ab.

Ähnlich wie das Übergewicht zeigt sich die Adipositas (Abb. 11). Bei den 50- bis

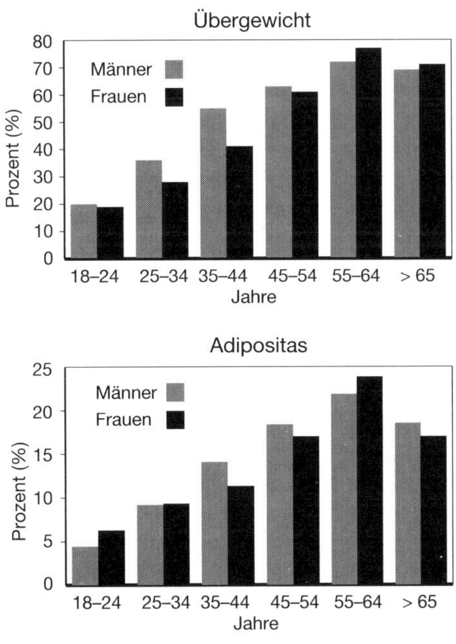


**Abb. 11.** Häufigkeit von Übergewicht und Adipositas in Abhängigkeit vom Alter und Geschlecht. VERA-Studie. (Nach Heseker et al. 1992)

60jährigen ist sie ca. 4mal so häufig wie bei den 20- bis 30jährigen, und bei den >65jährigen nimmt die Prävalenz wieder ab. Eine morbide Adipositas (BMI >40 kg/m²) fand man bei 0,4% der Bevölkerung.

Die VERA-Studie (Subkollektiv mit 862 Männern) erlaubte es, eine Korrelation zwischen der Nahrungsaufnahme und dem Gewicht herzustellen, da die Probanden ein 7-Tage-Ernährungsprotokoll ausfüllten. Eine signifikante Beziehung konnte jedoch nicht hergestellt werden, woraus der Schluß gezogen wurde, daß dies auch realiter der Fall sei. Im Gegensatz zu diesen epidemiologischen Daten stehen jedoch klinisch-experimentelle. Seit der Bestimmung des Energieverbrauchs mit doppelt markiertem Wasser (s. 5.3.2) ist gesichert, daß der Energiebrauch mit steigendem Körpergewicht zunimmt, da mit zunehmendem Gewicht nicht nur die Fettmasse, sondern auch die Magermasse (Muskulatur) zunimmt. Der Grund, weshalb in Ernährungsanamnesen der Energiegehalt und das Gewicht oft nicht positiv korrelieren, liegt in der mangelnden Glaubwürdigkeit der Angaben: Adipöse geben im Mittel zu wenig Nahrungsenergie an (sog. „underreporting"). Lichtman et al. (1992) konnten unter ambulanten Bedingungen überzeugend darstellen, daß Adipöse im Durchschnitt ihre Nahrungsaufnahme um 47% (!) unterschätzen. Seit dieser Untersuchung muß jede quantitative Ernährungserhebung mit Skepsis betrachtet werden (Abb. 22, S. 80).

> Jede zweite Person in der BRD ist übergewichtig, jede sechste adipös.

Je häufiger Personen eine *sportliche Aktivität* aufweisen, desto weniger Gewicht haben sie. In der DHP-Studie hatten Frauen ohne körperliche Aktivität in Beruf und Freizeit einen BMI von 26,8. solche mit Aktivitäten von >2 h pro Woche von 25,0 kg/m² (Hoffmeister et al. 1992). Zu ähnlichen Ergebnissen kam man in anderen Untersuchungen aus dem Ausland. Epidemiologisch kann natürlich nicht geklärt werden, ob Sport zur Gewichtsabnahme führt, oder ob a priori schlankere Personen häufiger körperlich aktiv sind.

Auch hinsichtlich des *Alkoholkonsums* fand man in der DHP-Studie einen Bezug zum Körpergewicht. Männer ohne nennenswerten Alkoholkonsum wiesen einen mittleren BMI von 26,7 kg/m², solche mit mehr als 80 g Alkohol pro Tag einen von 27,9 auf. Bei Frauen konnte diese Beziehung nicht nachgewiesen werden. In der Heidelberg-Studie waren Personen mit einem Alkoholkonsum von >60 g/Tag häufiger (17%) in eine höhere Gewichtsklasse (Broca-Index >1,1) einzustufen als in eine niedrigere Klasse (Broca-Index <0,9 = 8%; Arab et al.1982).

Bekannt ist auch, daß *Rauchen* einen Einfluß auf das Gewicht hat. Die Ergebnisse der VERA- und DHP-Studie sind in dieser Hinsicht übereinstimmend. Bei den Männern haben die Exraucher das höchste Gewicht; der BMI beträgt bei ihnen 27,2 im Vergleich zu 26,7 kg/m² der Nichtraucher und Raucher (DHP-Studie). In der VERA-Studie fand man, daß der Prozentsatz der Adipösen bei den Exrauchern 18%, bei den Rauchern und Nichtrauchern hingegen nur 11 und 14% beträgt. Bei den Frauen ergibt sich ein etwas anderes Bild. Bei ihnen haben die Nichtraucherinnen das höchste und die Raucherinnen das niedrigste Gewicht (9 vs. 19% adipös in der VERA-Studie). In den letzten Jahren wurden auch die Mechanismen für den „gewichtssenkenden" Effekt des Rauchens teilweise eruiert. Nikotin stimuliert die postprandiale Thermogenese, steigert den Grundumsatz und hemmt die Lipoproteinlipase (Walker et al. 1992). Abgesehen davon haben Raucher ein schlechteres Geschmacksempfinden und häufiger Gastritis, was zu vermindertem Appetit und zur Gewichtsabnahme führt (s. 5.4.3).

## Häufigkeit im internationalen Vergleich

Übergewicht und Adipositas manifestieren sich vorwiegend in den Industrienationen. Im internationalen Vergleich nimmt Deutschland eine obere Position ein; dies trifft sowohl für den BMI (Tabelle 11) als auch für die Häufigkeit der Adipositas (Tabelle 12) zu. Auffallend ist, daß in Ländern mit geringem Fettverzehr wie Japan und Südkorea ein niedriger BMI festzustellen ist. Auch für weite Teile Afrikas und Asiens trifft das zu, es sei denn, es bestehen besondere ethnische Eßgewohnheiten und Gesundheitsideale (z.B. Zimbabwe).

Wie bei den nationalen Studien zeigt sich auch international, daß das Gewicht mit zunehmendem Alter ansteigt und zwischen dem 50. und 60. Lebensjahr wieder abnimmt. Nach Daten der Framingham-Studie ist die Gewichtsabnahme mit zunehmendem Alter bei Männern um 5–10 Jahre früher feststellbar als bei Frauen (Epstein u. Higgins 1992). Die Gründe für diese Abnahme der Prävalenz sind unklar. Möglicherweise ist die Übersterblichkeit der Adipösen, die natürlich auch eine Übersterblichkeit schon im mittleren Alter bedeutet, für dieses Phänomen verantwortlich.

Frauen sind im Durchschnitt stärker übergewichtig, wenn man den BMI als Bemessungsgrundlage nimmt. In den USA gibt es unter den Jüngeren (20–34 Jahre) bei den Weißen mehr Adipöse als bei den Schwarzen, bei den 35- bis 54jährigen ist das Verhältnis umgekehrt, und nach dem 55. Lebensjahr gibt es keine Unterschiede hinsichtlich der Rasse (Epstein u. Higgins 1992).

Die Zunahme von Übergewicht und Adipositas in den letzten 100 Jahren kann man überzeugend in den Aufzeichnungen von Militärärzten nachlesen. Ein amerikanischer Rekrut mit der Größe von 173 cm wog 1863 67 kg, 1962 jedoch 76 kg (+ 13%; Bray 1985). Ähnlich dürfte die Entwicklung auch in Deutschland in den letzten 100 Jahren gewesen sein – eine gesundheitspolitische Herausforderung.

**Tabelle 11.** Durchschnittlicher BMI [kg/m²] im internationalen Vergleich nach der MONICA-Studie und dem INTERSALT-Projekt. (Nach Epstein u. Higgins 1992)

| Rang | Land | BMI |
|---|---|---|
| 1. | Kenia | 20,8 |
| 2. | Neu-Guinea | 21,7 |
| 3. | Süd-Korea | 22,2 |
| 4. | Brasilien | 22,3 |
| 5. | Indien | 22,4 |
| 6. | Japan | 22,4 |
| 7. | Mexiko | 24,4 |
| 8. | Holland | 24,4 |
| 9. | Dänemark | 24,5 |
| 10. | Deutschland (MONICA-Studie) | 24,6 |
| 11. | Argentinien | 25,0 |
| 12. | Canada | 25,2 |
| 13. | Großbritannien | 25,3 |
| 14. | Finnland | 25,4 |
| 15. | Belgien | 25,4 |
| 16. | Deutschland (DHP-Studie) | 25,4 |
| 17. | UdSSR | 25,7 |
| 18. | Italien | 26,0 |
| 19. | Zimbabwe | 26,1 |
| 20. | Spanien | 26,1 |
| 21. | Ungarn | 26,2 |
| 22. | Polen | 26,4 |
| 23. | USA | 28,2 |

**Tabelle 12.** Prozentuale Häufigkeit der Adipositas (BMI > 30 kg/m²) im internationalen Vergleich. (Nach Epstein u. Higgins 1992)

| Rang | Land | Männer | Frauen |
|---|---|---|---|
| 1. | Holland | 4 | 5 |
| 2. | Australien | 7 | 7 |
| 3. | Italien | 7 | 8 |
| 4. | Canada | 9 | 8 |
| 5. | Großbritannien | 8 | 9 |
| 6. | USA | 12 | 15 |
| 7. | Finnland | 10 | 18 |
| 8. | Deutschland (DHP-Studie) | 15 | 17 |
| 9. | Südafrika | 15 | 18 |

### 4.1.2 Kinder und Jugendliche

Im Vergleich zu Erwachsenen gibt es bei Kindern und Jugendlichen weniger epidemiologische Daten zum Körpergewicht, von Säuglingen fehlen sie gänzlich. Wenngleich die Erhebung solcher Parameter keine Schwierigkeiten bereitet, ist doch die Bewertung schwierig. Das Problem ist darin zu sehen, daß sich kein Soll- oder Idealgewicht ausmachen läßt, das sich am geringsten Gesundheitsrisiko hinsichtlich der Morbidität oder gar Mortalität orientiert; schließlich sind in diesem Alter Begleitkrankheiten selten. International hat sich eingebürgert, ein Gewicht dann zu hoch oder zu niedrig einzustufen, wenn es vom Mittelwert einer Population um mehr als das Doppelte des Wertes der Standardabweichung abweicht; diese Größe entspricht etwa der 97. Percentile (Epstein u. Higgins 1992).

> Ein Gesundheitsproblem 1. Grades: Übergewicht und Adipositas bei Kindern und Jugendlichen.

Aus einer Repräsentativerhebung in der Bundesrepublik Deutschland in den Jahren 1982–1983 liegen dazu gute Daten vor. Insgesamt wurden Kinder im Alter von 3–18 Jahren in 2910 Familien mit einem und mehr Kindern untersucht (Pudel et al. 1984). Das durchschnittliche Gewicht wurde als Referenzgewicht gewählt und die Abweichungen davon errechnet. Das Referenzgewicht überschritten um 15–25% (übergewichtig) 11% der Kinder und Jugendlichen, um mehr als 25% (adipös) wichen 6% ab (Tabelle 13). Bei den Kleinkindern waren die Mädchen übergewichtiger als die Jungen, bei den Jugendlichen waren die Jungen relativ schwerer. Übergewichtige Mütter – nicht jedoch Väter – hatten häufiger übergewichtige und seltener schlanke Kinder.

Mossberg (1989) befragte 504 Personen, die zwischen 1921 und 1947 als Kind in der Klinik aufgenommen worden waren, in einem Zeitraum von bis zu 40 Jahren alle 10 Jahre. 47% der Probanden mit Adipositas in der Kindheit waren auch im Erwachsenenalter adipös. Auch die Morbidität und Mortalität war bei ihnen erhöht.

## 4.2 Mortalität

Seit Jahrhunderten ist bekannt, daß Übergewicht mit einer erhöhten Mortalität aufgrund von Begleitkrankheiten und Komplikationen einhergeht. Aber erst in der zweiten Hälfte dieses Jahrhunderts ist es gelungen, den Zusammenhang zwischen Gewicht und Sterblichkeit überzeugend, wenn auch nicht in allen Einzelheiten schlüssig nachzuweisen. Bis zum heutigen Tage gibt es immer noch Widersprüche und Ungereimtheiten, und nicht wenige Studien weisen Übergewicht als einen wenig potenten Risikofaktor hinsichtlich der Lebenserwartung aus.

Daten zur Mortalität stammen naturgemäß aus epidemiologischen Studien, da eine große Population über einen langen Zeitraum beobachtet werden muß. Diese Tatsache zeigt, daß Übergewicht und Adipositas allein einen geringen Krankheitswert aufweisen; ihre Bedeutung für Folgekrankheiten entgeht daher leicht nicht nur Laien, sondern auch Ärzten. Die Adipositas ist somit hinsichtlich verursachter Krankheiten wenig evident, schließlich gibt es nicht wenige Adipöse, die ein Leben lang gesund bleiben und ein hohes Alter erreichen. Die gesundheitspolitische Bedeutung eines erhöhten Körpergewichtes resultiert daher vielmehr aus der Häufigkeit.

Im folgenden werden nur einige wenige Untersuchungen zur Mortalität vorgestellt.

**Tabelle 13.** Prozentuale Häufigkeiten von Gewichtsabweichungen, getrennt nach Altersgruppen und Geschlecht dargestellt (Deutsche Gesellschaft für Ernährung 1992). Für Jugendliche ab 14 Jahren sind Vergleichswerte aus einer Untersuchung von 1978/1979 angegeben. Referenzgewicht (**RG**) = Durchschnittsgewicht

| Abweichungen vom Referenzgewicht (RG) | Altersgruppen, jeweils nach Geschlecht getrennt | | | | | | | |
|---|---|---|---|---|---|---|---|---|
| | 3 bis unter 6 Jahre | | 6 bis unter 10 Jahre | | 10 bis unter 13 Jahre | | 14 bis unter 18 Jahre | |
| | Jungen | Mädchen | Jungen | Mädchen | Jungen | Mädchen | Jungen | Mädchen |
| unter – 15% RG | 13 | 9 | 11 | 11 | 6 | 12 | 5 | 17 |
| – 15% bis – 5% RG | 29 | 20 | 28 | 28 | 17 | 23 | 14 | 29 |
| – 15% bis + 5% RG | 32 | 24 | 29 | 24 | 28 | 28 | 25 | 27 |
| + 5% bis + 15% RG | 13 | 20 | 18 | 23 | 25 | 21 | 35 | 18 |
| + 15% bis + 25% RG | 6 | 11 | 9 | 11 | 18 | 10 | 16 | 7 |
| über + 25% RG | 7 | 16 | 5 | 3 | 6 | 6 | 5 | 2 |
| | 100 | 100 | 100 | 100 | 100 | 100 | 100 | 100 |

Sie sollen nur einen Überblick verschaffen. Epidemiologische Studien zu relevanten adipositasassoziierten Krankheiten schließen Aspekte der Sterblichkeit häufig ein und sind deshalb in Kap. 7 „Assoziierte Krankheiten" behandelt.

## 4.2.1 Studien mit erhöhter Mortalität

Erste verläßliche Daten zur Mortalität stammen von der *Metropolitan Life Insurance Company* (Society of Actuaries 1959 und 1979) aus dem Jahr 1959, überarbeitet wurden sie 1983; viele Autoren greifen auf sie zurück. Einschränkend muß jedoch bei Daten von Lebensversicherungsgesellschaften erwähnt werden, daß eine gewisse Selektion nicht ausgeschlossen werden kann: Versicherungsnehmer einer Lebensversicherung sind nicht repräsentativ für die Normalpopulation.

Auch heute noch werden die Ergebnisse des *Pooling Projects* (1978) immer wieder erwähnt (Abb. 12). Diese Erhebung hat den Vorteil, daß hinsichtlich der Auswertung 5 Studien zusammengefaßt wurden, von denen 3 Untersuchungen aus Firmen (Albany Civil Servants, Chicago Gas Cooperation, Chicago Western Electric Cooperation) und 2 Studien aus Kommunen (Framingham Study, Tecumseh Study) stammten. Analysiert wurden nur Weiße, und zwar 8422 Männer mit einem Alter von 40–64 Jahren bei der Aufnahme in die Erhebung; die Beobachtungsphase betrug im Mittel 8,6 Jahre. Aus der Abb. 12 ist zu entnehmen, daß das Mortalitätsrisiko hinsichtlich des BMI einen U-förmigen Verlauf nimmt. Die niedrigste Sterblichkeit ist bei einem BMI von 22–23 kg/m² feststellbar. Im Bereich von 25–30 kg/m² (Übergewicht) ist die Sterblichkeit geringgradig erhöht, jenseits von 30 kg/m² (Adipositas) deutlich, und ab einem BMI von 40 kg/m² (morbide Adipositas) liegt ein hohes Risiko

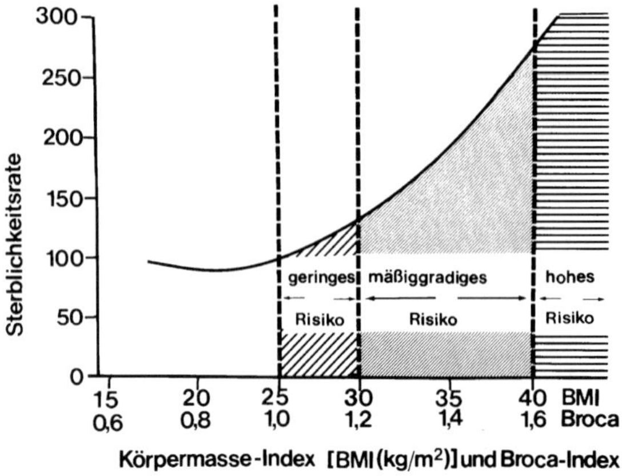


**Abb. 12.** Mortalität in Abhängkeit vom Körpergewicht. Pooling Project. (Nach Bray 1987)

vor. Basierend auf der Gewichtseinteilung nach Quintilen läßt sich feststellen, daß Personen in der oberen Quintile ein > 2,1fach erhöhtes Sterblichkeitsrisiko aufweisen. Zudem fällt – wie bei fast allen Studien dieser Art – auf, daß unterhalb eines BMI von 20 kg/m² die Mortalität wieder ansteigt. Wesentliche Nachteile des Pooling Projects sind in der alleinigen Untersuchung von Männern und der geringen Probandenzahl zu sehen.

Diese Nachteile sind in der *American Cancer Society Study* vermieden worden (Lew u. Garfinkel 1979). 750 000 Frauen und Männer im Alter von 30–89 Jahren wurden in die Studie aufgenommen und im Mittel 12 Jahre lang beobachtet. Das Mortalitätsrisiko war bei Männern und Frauen innerhalb aller Gewichtsklassen ähnlich. Personen, die 10–30 % über dem Durchschnittsgewicht lagen, wiesen eine erhöhte Sterblichkeit von ca. 25 % auf und diejenigen mit einem Gewicht von > 40 % über dem Durchschnitt, hatten eine um ca. 90 % erhöhte Sterblichkeit. Hauptursache für die exzessive Mortalität war v. a. die Arteriosklerose, aber auch Karzinome und Krankheiten des Gastrointestianltraktes spielten eine nicht unerhebliche Rolle. Zudem fiel auf, daß mit zunehmendem Alter das Gewicht für die Exzessivmortalität weniger Bedeutung erlangte; das traf für alle Gewichtsklassen zu (Tabelle 14). Bei den > 80jährigen erhöhte Übergewicht die Sterblichkeit nur noch bei morbid adipösen Männern.

Im Widerspruch zu diesen Ergebnissen sind die Daten der *Düsseldorfer Adipositas-Studie* (Berger 1990). Insgesamt wurden 5378 weibliche (72 %) und männliche Adipöse der Adipositasambulanz mit einem mittleren BMI von 36 kg/m² von 1960–1985 in die Untersuchung aufgenommen. Es war demnach keine epidemiologische Erhebung; das Durchschnittsalter betrug bei der Rekrutierung 36 Jahre. Männer mit einem BMI > 30 kg/m² hatten eine um 36 % erhöhte Sterblichkeit, solche mit > 42 kg/m² von 185 %. Unterschiedlich dazu waren jedoch die Ergebnisse von Frauen. Nur beim Vorliegen einer morbiden Adipositas war eine erhöhte Sterblichkeit festzustellen (59 %), nicht jedoch bei mäßiger Adipositas oder gar bei Übergewicht. Vielleicht liegt der Schwachpunkt in der Selektion sowie darin, daß die Personen relativ jung waren.

Zu ganz anderen Ergebnissen kamen *Drenick et al.* (1980). Sie verfolgten 200 morbid adipöse Männer mit einem durchschnittlichen Gewicht von 144 kg über 7,5 Jahre. Die Exzeßmortalität war um so aus-

**Tabelle 14.** Mortalität (relatives Risiko) in Abhängigkeit vom Geschlecht und Alter in bezug auf das relative Körpergewicht (Abweichung vom durchschnittlichen Gewicht). American Cancer Society Study. (Nach Lew u. Garfinkel 1979)

| Alter (Jahre) | Geschlecht | Relatives Gewicht [%] < 80 | 80–89 | 90–109 | 110–119 | 120–129 | 130–139 | > 140 |
|---|---|---|---|---|---|---|---|---|
| 30–39 | M | 1,32 | 1,36 | 1,00 | 1,37 | 1,77 | 1,20 | 1,71 |
| | F | 1,24 | 0,95 | 1,00 | 1,35 | 1,49 | 1,27 | 1,61 |
| 40–49 | M | 1,09 | 1,01 | 1,00 | 1,24 | 1,63 | 1,81 | 2,19 |
| | F | 1,20 | 0,94 | 1,00 | 1,09 | 1,38 | 1,51 | 2,02 |
| 50–59 | M | 1,24 | 1,02 | 1,00 | 1,18 | 1,34 | 1,64 | 2,09 |
| | F | 1,19 | 0,92 | 1,00 | 1,29 | 1,46 | 1,62 | 2,31 |
| 60–69 | M | 1,24 | 1,06 | 1,00 | 1,12 | 1,23 | 1,38 | 1,85 |
| | F | 1,19 | 0,96 | 1,00 | 1,27 | 1,37 | 1,59 | 1,85 |
| 70–79 | M | 1,32 | 1,12 | 1,00 | 1,06 | 1,08 | 1,30 | 1,41 |
| | F | 1,20 | 0,97 | 1,00 | 1,08 | 1,15 | 1,34 | 1,65 |
| 80–89 | M | 1,40 | 1,05 | 1,00 | 1,11 | 1,04 | 0,83 | 1,53 |
| | F | 1,21 | 1,07 | 1,00 | 0,95 | 0,99 | 1,04 | 1,10 |

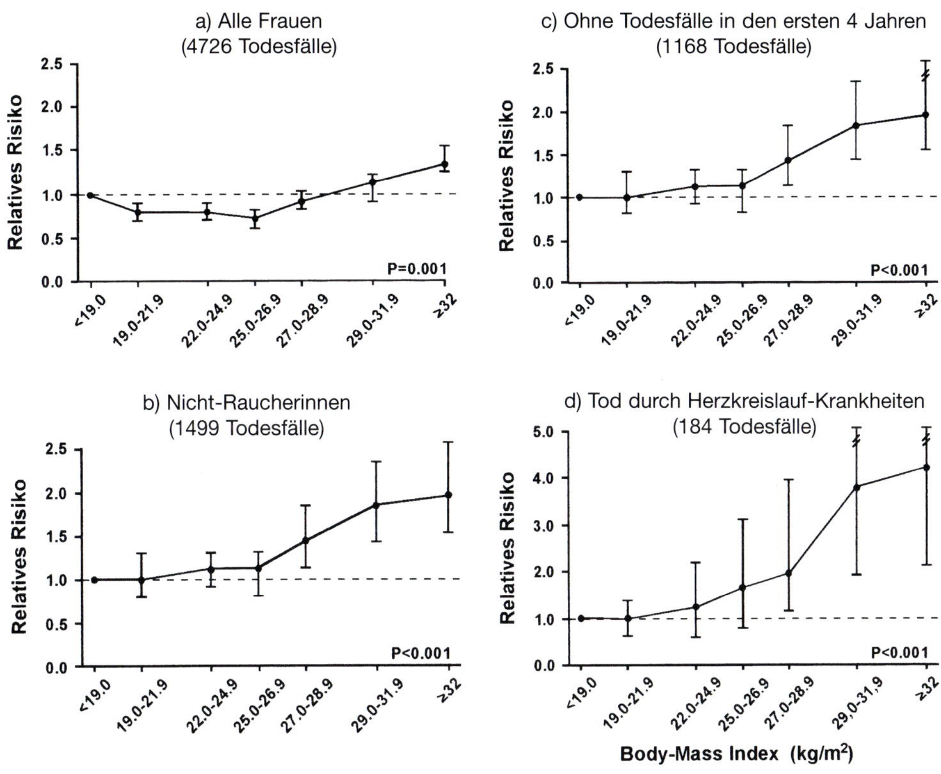


**Abb. 13 a–d.** Beziehung zwischen dem BMI und der Gesamtmortalität bei allen Frauen *(a)*, ohne Raucherinnen *(b)*, ohne solche, die in den ersten 4 Jahren der Beobachtung starben *(c)* sowie die Sterblichkeit allein aufgrund von Herz-Kreislauf-Krankheiten *(d)*. Die Daten entstammen der Nurses' Health Study (Manson et al. 1995), einer 16jährigen Untersuchung an 115 195 Krankenschwestern im Alter von 30–55 Jahren bei Aufnahme in die Studie geprägter, je jünger die Männer waren: bei den 25- bis 34jährigen betrug sie 1200%, aber auch bei den 55- bis 64jährigen war sie noch um das Doppelte erhöht. Auch hier handelte es sich um eine klinische und nicht um eine epidemiologische Studie.

Alle diese genannten Studien zeigen mehr oder weniger ausgeprägt eine Zunahme der Mortalität bei niedrigem Körpergewicht bzw. BMI, was zu einer J- oder U-förmigen graphischen Beziehung führt (Abb. 12). Eine Erklärung für dieses Phänomen konnte in der *Nurses' Health Study* (Manson et al.1995) gegeben werden. Betrachtet man alle Fälle, erhält man eine J-förmige Darstellung (Abb. 13 a). Werden die Raucherinnen und solche, die in den ersten 4 Jahren starben, eliminiert, ergibt sich eine lineare Beziehung (Abb. 13 b und c). In der Abbildung 13 d sind nur die kardiovaskulären Todesfälle erfaßt. Bereits bei einem BMI von 25–27 kg/m$^2$ ist die Sterblichkeit um 60% erhöht, ab einem BMI >32 kg/m$^2$ gar um 400%. Betrachtet man nur die Sterblichkeit aufgrund einer koronaren Herzkrankheit, sind es bei einem BMI >32 kg/m$^2$ 580%.

Nicht nur das Körpergewicht und die WHR korrelieren mit der Mortalität, sondern auch der abdominale sagittale Diameter als Maß für die viszerale Fettmasse (s. 3.4.11). In der *Baltimore Longitudinal Study on Aging* (Seidell et al. 1994), eine 27jährige Beobachtung an Männern im Alter von 18–98 Jahren, war der sagittale Diameter ein besserer Prädiktor für die Gesamtsterblichkeit und die Mortalität aufgrund einer koronaren Herzkrankheit als der BMI oder die WHR. Die Mortalität war in beiden oberen Tertilen um das 2- bis 4,5fache im Vergleich zur unteren Tertile erhöht.

## 4.2.2 Studien ohne erhöhte Mortalität

Zirka 40% aller Untersuchungen zu Mortalität und Körpergewicht zeigen keine positive Korrelation zwischen diesen beiden Größen. Sjöström (1993) analysierte insgesamt 40 Studien, in denen 51 Kohorten untersucht worden waren. Er fand, daß Untersuchungen mit *1) einem kleinen Kollektiv* (<20000 Personen), 2) *kurzer Beobachtungsdauer* (<5 Jahre) und *3) vorwiegend jüngeren Personen* (<40 Jahre) üblicherweise keinen positiven Zusammenhang zwischen Gewicht und Sterblichkeit fanden. In der *Build Study* (Society of Actuaries 1979) z.B. betrug nach einer Beobachtungszeit von 1–5 Jahren das relative Mortalitätsrisiko für Männer 1,06 (nicht signifikant), nach 16–22 Jahren hingegen 1,31.

Viele Untersuchungen wurden nicht hinsichtlich des *4) Rauchens* kontrolliert. Die Effekte des Rauchens wurden in Relation zum Körpergewicht besonders in der American Cancer Study (Lew 1985) und der Nurses' Health Study (Manson et al. 1995) herausgearbeitet. Dabei wurde festgestellt, daß die überhöhte Sterblichkeit in den unteren Gewichtsklassen (Abb. 13) v.a. auf den Nikotinkonsum zurückzuführen ist. Studien, in denen diese Unterscheidung nicht vorgenommen wurde, nehmen aufgrund des Vorliegens anderer Krankheiten eine hohe Mortalität bei einem BMI <20 kg/m$^2$ an.

Ein weiteres Problem ist die *5) frühe Sterblichkeit* von Personen, die in solche Studien aufgenommen werden. Diese leiden oft unter malignen Erkrankungen und gehören – wie die Raucher – meist den unteren Gewichtsklassen an; sie sollten daher bei Auswertungen eliminiert werden.

Nicht wenige Surveys haben Patienten mit *6) adipositasassoziierten Krankheiten* wie Hypertonie, Dyslipidämie und Diabetes mellitus von vornherein ausgeschlossen (z.B. Los Angeles Heart Study, Stockholm Prospective Study). Das führt natürlich zu einer Verzerrung der Resultate, da gerade bei solchen Personen häufig eine Adipositas besteht.

Ein Hauptproblem bei fast allen bisherigen Studien ist, daß aufgrund der *7) Er-*

*fassung von Gewichts-Längen-Indices* definitionsgemäß das Übergewicht und nicht die Adipositas untersucht wurde; künftige Studien werden sich v. a. mit der Adipositas (= Vermehrung der Körperfettmasse) und der Körperzusammensetzung (Fettverteilung) befassen.

## 4.3 Morbidität

Die Adipositas geht mit einer erhöhten Morbidität, häufiger Arbeitsunfähigkeit und vorzeitiger Berentung einher. Im folgenden soll ein Überblick hierzu aus epidemiologischer Sicht gegeben werden. Es werden hierzu nur nationale Studien besprochen, da sie vermutlich für Deutschland aussagekräftiger sind. Einzelheiten zu jeder genannten Krankheit, insbesondere zur Pathophysiologie und zur Therapie, sind im Kap. 7 abgehandelt.

Die *Procam-Studie* (*Pro*spective *Ca*rdiovascular *M*ünster Study), durchgeführt in Westfalen an 19 698 Mitarbeitern in 52 Betrieben im Alter von 40–65 Jahren, hat sich umfassend mit der Prävalenz kardiovaskulärer Riskofaktoren in Abhängigkeit vom Körpergewicht befaßt (Assmann u. Schulte 1992, 1993); nach 6–7 Jahren erfolgte eine Zweituntersuchung. Da nur Betriebsangehörige (Teilnahmequote 40–80%) untersucht wurden, ist es jedoch keine epidemiologische Untersuchung im strengen Sinne; diese Einschränkung betrifft jedoch vorwiegend die Häufigkeit von Risikofaktoren, weniger die Verknüpfung mit dem Körpergerwicht.

Auffallend ist die Tatsache, daß alle kardiovaskulären Risikofaktoren sowohl bei Männern als auch bei Frauen, deutlich vom Körpergewicht abhängen (Abb. 14). Bereits Übergewicht (BMI 25–30 kg/m$^2$) erhöht die Prävalenz von Risikofaktoren um ein Mehrfaches. Beispiel Hypertonie: Während normalgewichtige sowie schlanke Männer

**Häufig mit Adipositas und Übergewicht assoziierte Krankheiten**

1. Kardiovaskuläres System:
   - Hypertonie,
   - koronare Herzkrankheit,
   - linksventrikuläre Hypertrophie,
   - Herzinsuffizienz,
   - venöse Insuffizienz;
2. metabolische und hormonelle Funktion:
   - Diabetes mellitus Typ II,
   - Dyslipidämien,
   - Hyperurikämie;
3. Gerinnung
   - Hyperfibrinogenämie
   - erhöhter Plasminogen-Aktivator-Inhibitor
4. respiratorisches System:
   - Schlafapnoe,
   - Pickwick-Syndrom;
5. hepatobiliäres System:
   - Cholezystolithiasis,
   - Fettleber;
6. Bewegungsapparat:
   - Gonarthrose,
   - Sprunggelenkarthrose;
7. Haut:
   - Intertrigo,
   - Hirsutismus, Striae;
8. Neoplasien:
   - erhöhtes Risiko für Endometrium-, Zervix-, Prostata- und Gallenblasenkarzinom;
9. Sexualfunktion:
   - reduzierte Fertilität;
   - Komplikationen bei Geburten;
10. Psychosoziale Probleme:
    - vermindertes Selbstbewußtsein,
    - soziale Isolation, Diskriminierung,
    - Partnerprobleme,
    - Berufsprobleme;
11. Verschiedenes:
    - erhöhtes Operationsrisiko,
    - erschwerte Untersuchungsbedingungen,
    - reduzierte Beweglichkeit und Ausdauer.

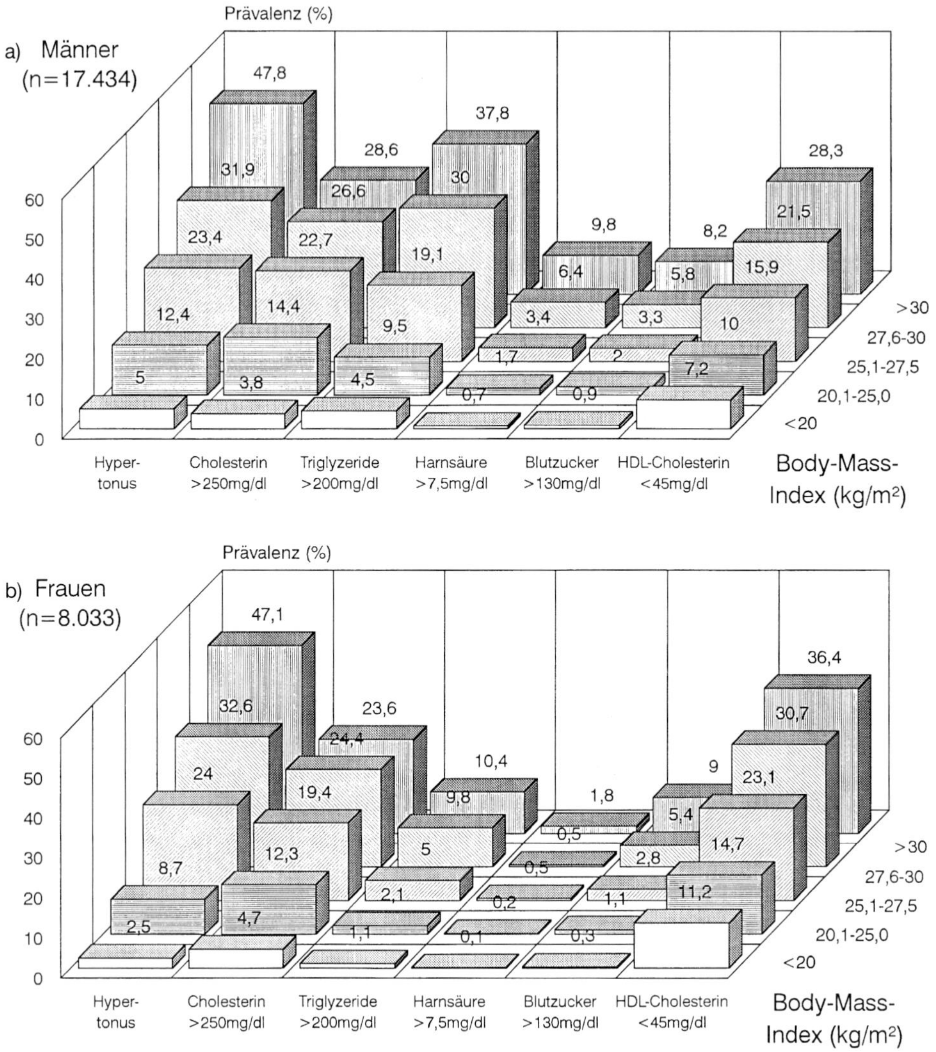


**Abb. 14 a, b.** Beziehung zwischen dem BMI und kardiovaskulären Risikofaktoren bei Männern *(a)* und Frauen *(b)*. Procam-Studie. (Nach Assmann u. Schulte 1992)

und Frauen (BMI $<25$ kg/m$^2$) nur in 6% einen erhöhten Blutdruck aufweisen, sind Übergewichtige bereits 4mal und Adipöse 8mal häufiger davon betroffen. 74% aller Schlanken und Normalgewichtigen hatten überhaupt keinen Risikofaktor, während dieser Prozentsatz bei den Übergewichtigen nur 38% betrug und bei den Adipösen auf 22% zurückging (Abb. 15). Adipöse hatten 3mal häufiger 2 und mehr Risikofaktoren im Vergleich zu Normalgewichtigen. Zwischen Männern und Frauen war weder in bezug auf die einzelnen Risikofaktoren noch hinsichtlich deren Häufung ein Unterschied festgestellt worden.

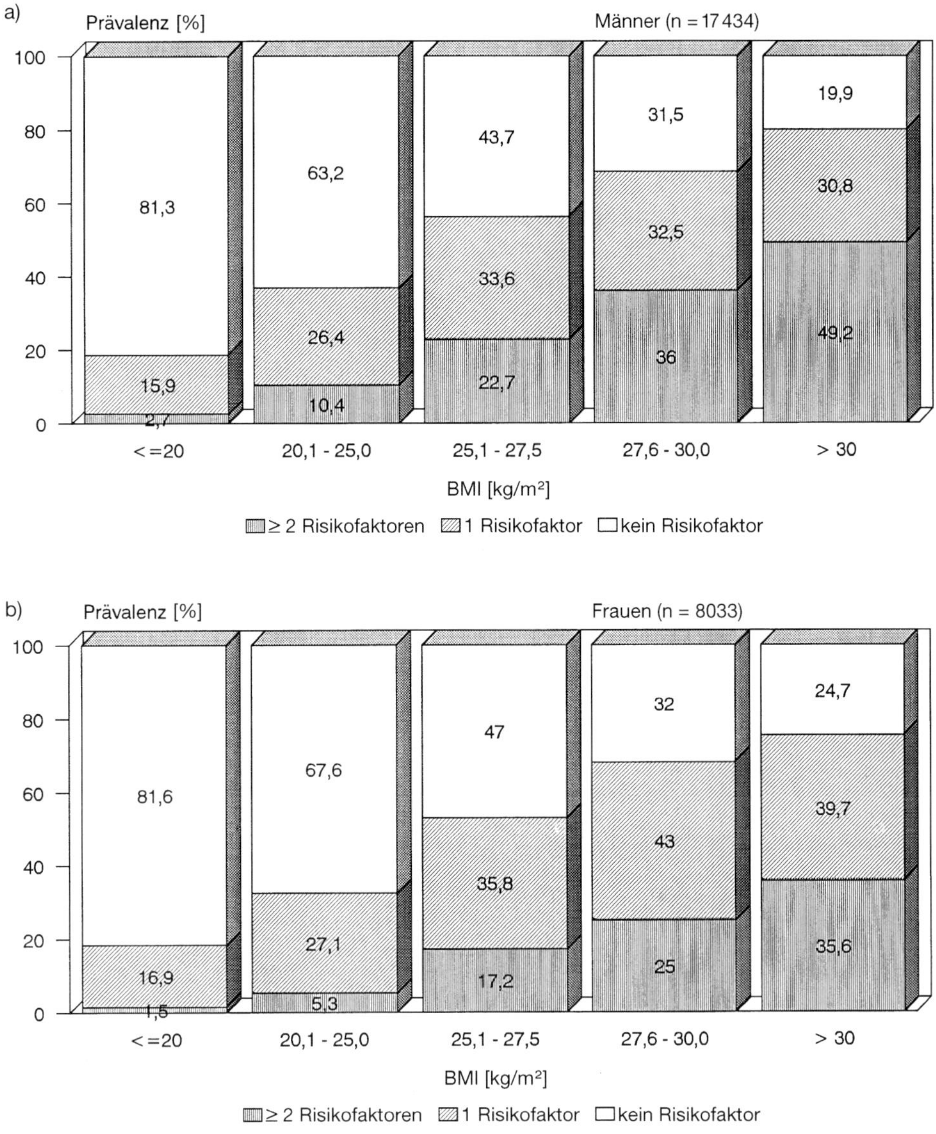


**Abb. 15 a, b.** Summierte Risikofaktoren in Abhängigkeit vom Körpergewicht bei Männern *(a)* und Frauen *(b)*. Procam-Studie. (Nach Assmann u. Schulte 1992)

Ursache für die Exzeßmortalität sind – oft mehrfache – kardiovaskuläre Risikofaktoren.

In der *DHP-Studie* (Deutsche Herz-Kreislauf-Präventionsstudie) wurden nicht nur kardiovaskuläre Risikofaktoren, sondern noch andere Krankheiten der Adipositas erfaßt (Hoffmeister 1993; Tabellen 10 und

**Tabelle 15.** BMI und relative Krankheitsrisiken (kontrolliert für Alter). Signifikanzniveaus: *** $p < 0{,}01$, ** $p < 0{,}05$, *$< 0{,}1$. Nationaler Untersuchungssurvey der DHP 1991. (Nach Hoffmeister 1993)

| Krankheit | < 25 kg/m² | 25–30 kg/m² | > 30 kg/m² |
|---|---|---|---|
| Angina pectoris | 1,00 | 1,27* | 1,62*** |
| Herzinfarkt | 1,00 | 1,75** | 2,0*** |
| Diabetes mellitus | 1,00 | 1,19 n.s. | 2,25*** |
| Venenleiden | 1,00 | 1,06 n.s. | 1,56*** |
| Durchblutungsstörung (Beine) | 1,00 | 1,05 n.s. | 1,59*** |
| Harnsäureerhöhung | 1,00 | 2,23*** | 3,13*** |
| Erhöhte Blutfette | 1,00 | 1,58*** | 1,71*** |
| Gelenkrheumatismus | 1,00 | 1,10 n.s. | 1,24** |
| Bandscheibenschaden | 1,00 | 1,43*** | 1,36*** |

15). Wenngleich es sich um Selbstangaben der Befragten handelt, sind die Daten weitgehend valide, da bei einem Teilkollektiv eine Untersuchung erfolgte; die Angaben in Tabelle 15 erwiesen sich dabei als verläßlich. Man sieht, daß nicht nur die kardiovaskulären Risikofaktoren einschließlich arteriosklerotischer Erkrankungen mit steigendem Gewicht deutlich zunehmen, sondern auch Venenkrankheiten, Arthrosen und Wirbelsäulenleiden.

Die Bedeutung des Körpergewichtes für die Gesundheit zeigte sich in der DHP-Studie auch hinsichtlich der Befindlichkeit. Befinden und Beschwerden wurden mit Hilfe der Skala nach Zerssen erfaßt (Hoffmeister 1993). Normalgewichtige waren zu 54% mit ihrem Gesundheitszustand generell zufrieden, wohingegen dies für 45% der Übergewichtigen und nur für 30% der Adipösen zutraf. Übergewicht und Adipositas gehen somit auch mit gesundheitlichen Sorgen und persönlichen Problemen einher, was das Klischee vom „zufriedenen Dicken" Lügen straft. Auch körperliche Beschwerden wurden von Adipösen viel häufiger angegeben als von Normalgewichtigen. Die auf der Zerssen-Skala erreichten Punkte stiegen bei Männern und Frauen mit zunehmendem Gewicht an, obwohl die häufigen Stoffwechselkrankheiten einschließlich der Hypertonie üblicherweise keine Beschwerden verursachen.

## 4.4 Sozialmedizinische Aspekte

### 4.4.1 Familie Schule, Ausbildung

Der sozioökonomische Status sowie Einstellungen und Normen haben in nahezu allen Kulturen einen Einfluß auf das Körpergewicht. Mit der Änderung einer Gesellschaft von der Agrar- zur Industriegesellschaft ergeben sich z.B. auch Änderungen im Körpergewicht. Die Abhängigkeit des Gewichtes von sozialen, kulturellen und ökonomischen Faktoren zeigt aber auch, daß die Adipositas von Umweltfaktoren und nicht nur von genetischen und persönlichen Faktoren bestimmt wird. Die Sozialmedizin liefert somit nicht nur epidemiologische Daten, sondern auch Erkenntnisse zur Ätiologie und Therapie (vorwiegend Prävention).

#### Erwachsene

Viele kulturelle Zeugnisse insbesondere der Malerei und Literatur belegen, daß noch im letzten Jahrhundert auch in Deutschland „Wohlbeleibtheit" oft mit „Wohlsituiertheit" einherging. Diese Situation hat sich schon vor Jahrzehnten völlig geändert; eine Zäsur brachte nur der 2. Weltkrieg. In der ehemaligen DDR hingegen hatte zumindest noch in den 70er Jahren ein anderes Bild Bestand. Männer aus den oberen Sozialklassen und „Intellektuelle" wiesen im Vergleich zu den unteren Sozialschichten höhere Körpergewichte auf, während sozial schlechter gestellte Frauen höhere Körpergewichte hatten (Gries et al. 1976). Ähnliches galt auch für Kinder. Diese Situation hat sich inzwischen in Ostdeutschland teilweise geändert (Deutsche Gesellschaft für Ernährung 1992).

Die Untersuchungen von *Goldblatt et al.* (1965) waren Anfang der 60er Jahre eine Pionierleistung. Sie fanden, daß Frauen mit einem niedrigen sozioökonomischen Status 6mal häufiger adipös waren als Frauen der Oberschicht. Bei Männern zeigte sich lediglich ein doppelter Unterschied. Änderten Frauen den Sozialstatus nach „unten", nahm die Adipositashäufigkeit von 17 auf 22% zu, änderten sie ihn nach „oben" fiel sie auf 12%. Bei Männern waren diese Veränderungen durch soziale Mobilität geringer.

Das *MONICA-Projekt* zeigt, daß in Deutschland der soziale Status ähnliche Auswirkungen auf das Gewicht wie in anderen Industriestaaten hat: je niedriger die soziale Schicht, desto höher das Gewicht (Tabelle 16, Filipiak 1993). Besonders deutlich war dieser Trend bei Frauen vorhanden; solche mit Hauptschulbildung waren 4mal häufiger adipös als solche mit Abitur oder vergleichbarem Schulabschluß. Diese Untersuchung belegte u.a. auch die Bedeutung des Familienstandes für das Körpergewicht, wenngleich auch hier geschlechtsspezifische Unterschiede bestanden. Insbesondere getrennt lebende oder geschiedene Frauen waren nur halb so häufig adipös wie allein oder mit einem Partner lebende. Bei Männern hingegen fiel auf, daß insbesondere solche mit einer Partnerin, verheiratet oder nicht, am häufigsten adipös waren.

Psychosoziale Nachteile sind für die Betroffenen oft gravierender als organische.

Der hier gezeigte Zusammenhang ist heute durchgängig in nahezu allen westlichen Gesellschaften zu finden. Die Gründe hierfür dürften im Schönheitsideal und Laienwissen hinsichtlich der Gesundheitsrisiken bei Übergewicht und Adipositas liegen. Die Tatsache, daß bei Frauen soziale Aspekte einen stärkeren Einfluß auf das Gewicht haben, belegt, daß sie hinsichtlich des Aussehens bzw. des „body image" offensichtlich einem stärkeren Druck ausgesetzt sind. Lediglich in einigen wirtschaftlich unterentwickelten Ländern Afrikas und Asiens haben Angehörige höherer Sozialschichten im Durchschnitt ein höheres

**Tabelle 16.** Zusammenhang von Schulbildung, Familienstand sowie Geschlecht mit Adipositas im Alter von 25–64 Jahren (BMI > 30 kg/m²). MONICA-Studie. (GSF-Bericht 1993)

| | | Adipöse | |
|---|---|---|---|
| | | Frauen [%] | Männer [%] |
| Schulabschluß: | Hauptschule | 18 | 19 |
| | Mittlerer Schulabschluß | 10 | 13 |
| | Abitur oder Hochschule | 4 | 9 |
| Familienstand: | Alleinlebend | 15 | 11 |
| | verheiratet/Partner | 15 | 17 |
| | getrennt oder geschieden | 7 | 10 |

Gewicht; verläßliche Daten dazu liegen insbesondere aus Indien und China vor.

**Kinder und Jugendliche**

Eine umfassende Untersuchung in den USA in den 80er Jahren belegt auf geradezu erschreckende Weise, welche sozioökonomischen Folgen Übergewicht für Heranwachsende haben kann. 10039 Jugendliche bzw. junge Erwachsene im Alter von 16–24 Jahren beiderlei Geschlechts wurden untersucht. Lag das Gewicht über der 95. Percentile, wurde ein Übergewicht angenommen (Gortmaker et al. 1993). Nach 7 Jahren zeigte sich, daß insbesondere junge übergewichtige Frauen von ihrer Körperstatur erhebliche Nachteile hatten. Weniger als die Hälfte von ihnen hatten inzwischen das College abgeschossen, ihr Einkommen war um 40% niedriger, und geheiratet hatten nur halb so viele. Bei den Männern hatten 20% weniger geheiratet, aber auch ihr Einkommen war 15% niedriger, und nicht einmal halb so viele Über- wie Normalgewichtige hatten das College erfolgreich beendet. Möglicherweise sind diese Ergebnisse auch auf deutsche Verhältnisse übertragbar. Es zeigt mit erschreckender Deutlichkeit, daß Übergewicht in jungen Jahren erhebliche soziale und ökonomische Nachteile in einem Ausmaß mit sich bringen kann, wie man das bisher nicht vermutet hatte. Geht man davon aus, daß Intelligenz und Fleiß unabhängig vom Gewicht sind, bleibt nur die Diskriminierung als Erklärungsmöglichkeit für diese Phänomene übrig.

## 4.4.2 Vorzeitige Berentung

Die gesundheitspolitische Bedeutung der Adipositas wird nicht nur hinsichtlich Krankheiten, sondern auch in bezug auf Rehabilitationsmaßnahmen und vorzeitiger Berentung deutlich. Hierzu liegen ausführliche Daten vor, die von der Landesversicherungsanstalt (LVA) Württemberg 1972 veröffentlicht wurden (Verband Deutscher Rentenversicherer, Gercke 1972). In den Jahren 1965/1966 wurden jeweils 10000 Akten zu Heilbehandlungen und Rentenanträgen ausgewertet. Ähnlich wie bei der Untersuchung von Bevölkerungsquerschnitten („Survey"), zeigt sich auch hier eine Häufigkeitszunahme der Adipositas (Broca-Index >1,2) mit zunehmendem Alter. Während bei den 25- bis 35jährigen die Häufigkeit noch bei 10–15% lag, war sie bei den 50- bis 60jährigen bei 30–40 %, also 3mal häufiger. Männer, die eine Heilbehandlung beantragten, wiesen eine Adipositas in 19,5% und solche, die eine Rente beantragten, in 23,5% der Fällle auf. Frauen mit Heilbehandlungsantrag waren zu 31,8% adipös und solche mit Rentenantrag in 55,1%. Vergleicht man diese Ergebnisse mit der DHP-Studie (Tabelle 10), stellt man bei Anträgen für Rehabilitationsmaßnahmen eine doppelte und für Rentenanträge eine 3fache Adipositashäufigkeit fest (Abb. 16).

Es verwundert daher nicht, daß auch die Begleitkrankheiten gehäuft auftraten. Davon imponieren insbesondere die Herz-Kreislauf-Krankheiten einschließlich der Arteriosklerose und die Krankheiten am Bewegungsapparat. Insbesondere bei der Hypertonie ist die Adipositashäufigkeit 3- bis 4fach und bei der Arthrose und den Wirbelsäulenleiden 2- bis 3fach häufiger als in der Normalbevölkerung (Abb. 16). Das Risiko der Berufs- und Erwerbsunfähigkeit lag bei Adipösen etwa doppelt so hoch wie bei Normalgewichtigen.

In Finnland wurden konkrete Daten an 51522 „Invaliden" erhoben (Rissanen et al. 1991). Es zeigte sich, daß Männer mit einem BMI >30 kg/m² ein 2fach und Frauen ein 1,5fach größeres Risiko hatten, aufgrund von Behinderungen vorzeitig berentet zu werden. Die Berentung wurde vorwiegend durch Herz-Kreislauf-Krankheiten und

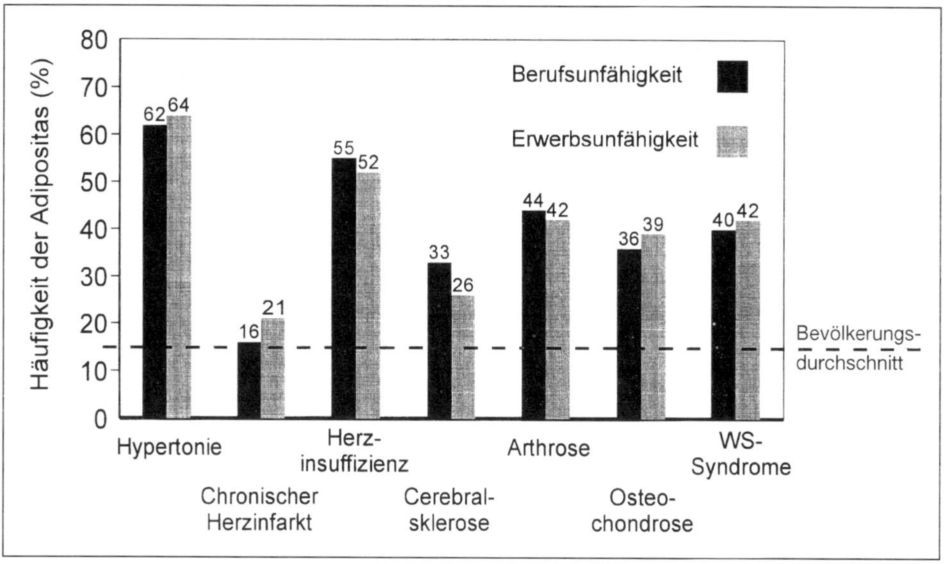


**Abb. 16.** Häufigkeit der Adipositas bei Berufs- und Erwerbsunfähigkeit bei verschiedenen Krankheiten. Untersuchung der LVA Baden (Verband Deutscher Rentenversicherer, Gercke 1972). Der Bevölkerungsdurchschnitt einer Adipositas wurde aufgrund der nationalen Surveys mit 15% angenommen

Erkrankungen des Bewegungsapparates verursacht.

Trotz dieser eindeutigen Ergebnisse, die die Bedeutung der Adipositas für die Rehabilitation und die vorzeitige Berentung belegen, wird auch heute noch eine Rehabilitationsmaßnahme beim Vorliegen einer Adipositas nicht gewährt, wie die Bundesversicherungsanstalt für Angestellte (BfA) in ihren Richtlinien ausführt. Rehabilitationsmaßnahmen werden nur dann „genehmigt", wenn Folgekrankheiten der Adipositas vorliegen. Bezeichnenderweise gilt diese Regelung für andere Krankheiten nicht, die ebenfalls primär ohne Organschäden und Funktionsbeeinträchtigungen einhergehen, wie Fettstoffwechselstörungen, Hypertonie, Diabetes mellitus usw. Auch hier zeigt sich, daß der Stellenwert der Adipositas hinsichtlich Gesundheitsschäden im Vergleich zu anderen Krankheiten minder schwer eingeschätzt wird.

## 4.5 Kosten

Die hohen Kosten im Gesundheitswesen werden vorwiegend durch die große Anzahl der Adipösen und deren erhöhte Morbidität erklärt (ca. 12 Mio. Betroffene in Deutschland). Die vom Gesundheitsministerium jährlich veröffentlichten Kosten über ernährungsbedingte Krankheiten berücksichtigen den Aspekt der Adipositas ungenügend, so daß hierzu keine fundierten Aussagen gemacht werden können. Das Manko liegt darin, daß z.B. Diabetes und Hypertonie getrennt aufgeführt werden, obgleich die Adipositas deren Hauptursache ist.

Die umfassendsten Daten zu diesem Thema stammen aus den USA aus dem Jahr 1990 (Coldlitz et al. 1990; Tabelle 17). Unter direkten Kosten wurden Aufwendungen für die Krankheit selbst (Medikamente, ambulante und stationäre Therapie) sowie

**Tabelle 17.** Kosten der Adipositas in den USA 1990. (Nach Coldlitz 1992)

| | Anteil der Adipositas [%] | Direkte Kosten (Mrd. DM) | Indirekte Kosten (Mrd. DM) |
|---|---|---|---|
| Kardiovaskuläre Erkrankungen | 19 | 50,0 | 22,1 |
| Nichtinsulinpflichtiger Diabetes | 57 | 15,1 | 6,6 |
| Degenerative Gelenkerkrankungen | 10 | 6,4 | 1,5 |
| Gallenblasenerkrankungen | 30 | 5,4 | – |
| Bösartige Erkrankungen | 2 | 1,1 | 2,2 |
| | | 78,0 | 32,4 |
| | Insgesamt: | 110,4 Mrd. DM 1990 | |

für Folgekrankheiten errechnet. Unter indirekten Kosten verstand man Kosten für den Arbeitsausfall (Krankengeld) sowie Verdienstausfall. Wollte man die indirekten Kosten für Deutschland berechnen, müßte man Kosten für die vorzeitige Berentung separat auflisten; schließlich scheiden Adipöse ca. 2mal häufiger vorzeitig aus dem Arbeitsleben aus. Überträgt man die geschätzten Kosten auf die Bundesrepublik mit einer ähnlichen Prävalenz der Adipositas, so belaufen sich die Gesundheitskosten pro Jahr auf ca. 36 Mrd. DM zuzüglich Kosten für vorzeitige Berentung. Nicht eingerechnet sind zudem ökonomische Defizite, die einer Gesellschaft entstehen, weil Adipöse im Durchschnitt eine schlechtere Ausbildung erhalten und körperliche als auch psychosoziale Probleme erleiden, die zwar die berufliche Leistungsfähigkeit mindern, sich jedoch nicht in Form von Krankheitstagen oder anderen Größen manifestieren bzw. erfassen lassen.

Die Kosten für die einzelnen adipositasassoziierten Krankheiten wurden in der Weise geschätzt (Coldlitz et al. 1990), daß zunächst die Häufigkeit der Adipositas bei einer bestimmten Krankheit aufgrund von Metaanalysen ermittelt und danach – ebenfalls aufgrund veröffentlicher Daten – der Anteil der Adipositas an der Entstehung dieser Krankheit in die Berechnung eingesetzt wurde. Am Beispiel von kardiovaskulären Krankheiten soll dies erklärt werden: Die direkten Kosten für kardiovaskuläre Krankheiten betrugen 259 Mrd. DM; 27% dieser Patienten waren adipös, bei diesen Adipösen waren wiederum die Herz-Kreislauf-Krankheiten zu 70% der Adipositas zuzuschreiben; ergibt:

$$259 \times 0{,}27 \times 0{,}7 = 50 \text{ Mrd. DM.}$$

## 4.6 Fazit

- ▷ In Deutschland ist jeder 2. Erwachsene übergewichtig und jeder 6. adipös.
- ▷ Das Durchschnittsgewicht der Deutschen hat auch in den letzten Jahren weiter zugenommen.
- ▷ International liegt Deutschland hinsichtlich des Körpergewichtes mit an der Spitze.
- ▷ Ein länger bestehendes vermehrtes Gewicht geht in der Regel mit vielerlei Krankheiten einher.
- ▷ Adipöse haben ein deutlich erhöhtes Sterblichkeitsrisiko; es steigt bereits ab einem BMI $>27$ kg/m$^2$ deutlich, ab einem BMI $>32$ kg/m$^2$ ist es mehrfach erhöht.
- ▷ Die Adipositas hat negative psychische Auswirkungen hinsichtlich des Selbstwertgefühls und der Zufriedenheit.
- ▷ Die Adipositas hat negative soziale Auswirkungen in der Schule, bei der Ausbil-

dung, im Beruf und bei der Partnersuche.

- ▷ Die Adipositas ist auch bei Kindern und Jugendlichen ziemlich verbreitet; die Tendenz ist ansteigend.
- ▷ Adipöse werden etwa doppelt so häufig vorzeitig berentet wie Normalgewichtige.
- ▷ Die Adipositas verursacht enorme Kosten: ca. 7% aller Krankheitskosten.

# Ätiologie 5

## 5.1 Genetik

Eine familiäre Häufung der Adipositas ist augenfällig, womit natürlich eine genetische Komponente noch nicht bewiesen ist. In Familien mit adipösen Erwachsenen sind die Kinder und Kindeskinder meist ebenfalls adipös; dies ist weltweit zu beobachten. Es liegt daher nahe, in der Adipositasforschung Gewicht auf die Vererbung, auf den biologischen Anteil an der Genese, zu legen. Lange Zeit wurde diese Forschungsrichtung vernachlässigt. Erst mit dem Wiedererstarken der genetischen Forschung in der Medizin in den 80er Jahren und der Identifizierung und Klonierung des ob-Gens sind bahnbrechende Erkenntnisse gewonnen worden.

### 5.1.1 Tiermodelle

Wesentliche wissenschaftliche Erkenntnisse stammen von Tiermodellen; seit vielen Jahren existieren genetisch definierte Zuchtlinien. Bei Mäusen z. B. sind 5 monogenetische Adipositas-Linien bekannt. Der Erbgang bei der „yellow mouse" ist autosomal-dominant, bei der adipösen Maus („ob/ob") autosomal-rezessiv. Bei der „yellow mouse" reguliert der *agouti*-Locus auf dem Chromosom 2 die Fellpigmentierung. Der pleiotrope Effekt der dominanten Mutation induziert aber auch eine Adipositas und einen Diabetes. Das ob/ob-Mausgen wurde ebenfalls kloniert (Zhang et al. 1994). Es ist hinsichtlich der Aminosäurensequenz mit dem humanen Gen zu 85% identisch. Das ob/ob-Genprodukt *(Leptin)* ist inzwischen im humanen Fettgewebe nachgewiesen (s. unten). Bei der Sandratte oder der Sprague-Dawley-Ratte hingegen liegt eine polygene Erblinie vor.

Die verschiedenen Erbformen haben auch unterschiedliche Charakteristika zur Folge. Bei einem dominanten Erbgang entwickelt sich die Adipositas schon kurz nach der Geburt, bei einem rezessiven kann die Adipositas auch später auftreten, und Tiere mit einem polygenen Erbmodus werden oft nur bei bestimmter Ernährung fett (z. B. Sprague-Dawley-Ratten mit „cafeteria diet"). Bei nahezu allen Tiermodellen geht die Entwicklung einer Adipositas mit einer Insulinresistenz, Hyperinsulinämie, Diabetes und Dyslipidämie einher; einige entwickeln auch eine Hypertonie (York 1992; Sclafani 1993).

### 5.1.2 Körperfett

Beim Menschen kommen wissenschaftlich hinsichtlich der Vererbung 4 Modelle zur Anwendung: Familienuntersuchung, Adoptionsstudien, Zwillingsforschung und Genforschung.

*Familienuntersuchung*
Bereits 1923 legte Davenport (1923) die erste Familienuntersuchung vor. Nachteilig wirkt sich bei Familienstudien aus, daß zwischen Genetik und Umwelt nicht unterschieden werden kann. Da das Umfeld ähnlich ist, wird die Vererblichkeit überschätzt. Familienstudien können daher nur ein erster Schritt zur Erforschung von Erbfaktoren sein.

*Adoptionsstudien*
Die Adoptierten teilen mit den biologischen Eltern die Erbmasse, mit den Adoptiveltern die familiäre Umgebung. Eine Trennung von biologischen und Umwelteinflüssen ist daher im Unterschied zu Familienstudien möglich.

*Zwillingsforschung*
Bei monozygoten Zwillingen sind die Gene identisch, zumindest in den ersten Lebensjahren sind die Umweltbedingungen ähn-

lich. Vergleicht man monozygote und dizygote Zwillinge, kann man Auskunft über den relativen Anteil von Genen erhalten. Studien an Zwillingen sind der „goldene Standard" der Erbforschung.

*Genforschung*
Kürzlich wurde das ob-Gen bei der ob/ob-Maus identifiziert und kloniert; das Genprodukt ist einem humanen Homolog sehr ähnlich (s. unten). Denkbar ist, daß durch Kenntnisse der Wirkung und Modulation des ob-Proteins ein therapeutischer Nutzen gezogen werden kann.

Unter *Vererbung („heritability")* versteht man das Ausmaß, zu dem ein additiver genetischer Effekt zu der üblichen Varianz eines Phänotyps (z.B. Körperfettmasse) beiträgt.

## Körpergewicht

In einer genialen Studie gingen Roberts et al. (1988) der Gewichtszunahme in den ersten Lebensmonaten nach. Sie untersuchten 18 Neugeborene, 6 von schlanken und 12 von adipösen Müttern. Gemessen wurden der Energieverbrauch nach einer Mahlzeit (indirekte Kalorimetrie) und der Gesamtenergieverbrauch (doppelt markiertes Wasser). Die Nahrungszufuhr konnte ebenfalls exakt ermittelt werden (Brustmilch, Flasche). Nach einem Jahr zeigte sich, daß die Kinder von schlanken Müttern 3,9 kg zugenommen hatten; 6 Kinder von adipösen Müttern hatten eine ähnliche Gewichtszunahme (4,1 kg), die anderen 6 jedoch hatten im Mittel 5,0 kg zugenommen. Die überstarke Gewichtszunahme in der letzten Gruppe war nicht durch eine vermehrte Nahrungsaufnahme verursacht, sondern durch einen verminderten Energieverbrauch (– 21%). Da die indirekte Kalorimetrie in Ruhe keine Gruppenunterschiede ergab, erklärt sich die verstärkte Gewichtszunahme durch eine verringerte körperliche Aktivität. Ausgeschlossen werden konnte natürlich nicht, daß die Säuglinge und Babies die Beweglichkeit und Aktivität ihrer Mütter nachahmten, d.h. die Vererbung von körperlicher Aktivität ist mit dieser Studie nicht bewiesen.

## Body-mass-Index (BMI) und subkutane Fettschichtdicke

Der BMI als Maß für die Adipositas wird häufig wegen seiner Einfachheit verwendet. Man sollte sich jedoch vor Augen halten, daß er nur bedingt mit der Körperfettmasse korreliert (r = 0,6–0,8). Insbesondere bei niedrigem BMI ist die Aussagekraft hinsichlich der Fettmasse gering, da in diesem Gewichtsbereich andere Komponenten der Körperzusammensetzung wie Muskeln, Knochen usw. einen relativ hohen Anteil haben. Der BMI ist daher vorwiegend ein Maß für die „heavyness" und nur bedingt für die „fatness".

Bray (1991) wertete 11 Familienstudien aus, um eine Übersicht über die familiäre Häufung der Adipositas zu erhalten. War ein Elternteil adipös, waren ca. 25% der Kinder ebenfalls adipös; der Einfluß der Mutter (32%) war mehr als doppelt so groß wie der des Vaters (14%). Waren Vater und Mutter adipös, betrug die Adipositasrate der Kinder sogar 71%. In der Quebec Study (Bouchard et al. 1988) wurden 1698 Mitglieder von 409 Familien mit verschiedenen Verwandtschaftsgraden einschließlich Zwillingen und Adoptierten untersucht. Die durch Generationen transferrierbare Varianz betrug hinsichtlich des BMI 35%; der genetische Effekt lag bei nur 5%. Letzterer betrug für das subkutane Fett (Hautfaltendickemessung) ebenfalls nur 5%, für die Körperfettmasse (Hydrodensitometrie) hingegen 25% (Abb. 17). Zu ähnlichen Ergebnissen kam man bei 135 monozygoten und 134 dizygoten Zwillingspaaren (Cardon et al. 1994). 25% der Varianz der subkutanen Fettschichtdicke waren genetisch bedingt, hinsichtlich der WHR waren es immerhin 46%.

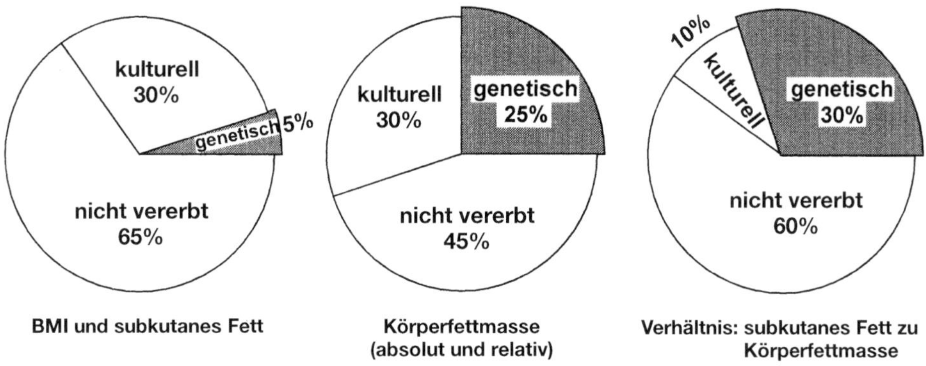


**Abb. 17.** Vererbung bei verschiedener Komponenten und Formen der Adipositas. (Mod. nach Bouchard 1992)

Verläßlicher als die Daten aus Familienstudien sind diejenigen von Adoptionsuntersuchungen. Stunkard et al. (1986) wählten vom dänischen Adoptionsregister mit 3580 Personen 4 Gewichtsklassen aus. Die Ergebnisse waren eindeutig: Das Gewicht der Adoptierten korrelierte nicht mit dem der Adoptiveltern, sondern nur mit dem der biologischen Eltern (Abb. 18). Zudem fiel auf, daß die Korrelation zu der biologischen Mutter enger war als zum biologischen Vater. Waren beide biologischen Eltern adipös, entwickelten 80% der Kinder ebenfalls eine Adipositas. Waren die Eltern hingegen normalgewichtig, wurden nur 14% der Nachkommen adipös. Diese Ergebnisse wurden im wesentlichen bei Kindern und Jugendlichen bestätigt. 289 adoptierte Kinder wurden vom 7. bis zum 13. Lebensjahr jährlich untersucht. Zur Adoptivmutter bestand anfänglich eine geringgradige Gewichtskorrelation (r =

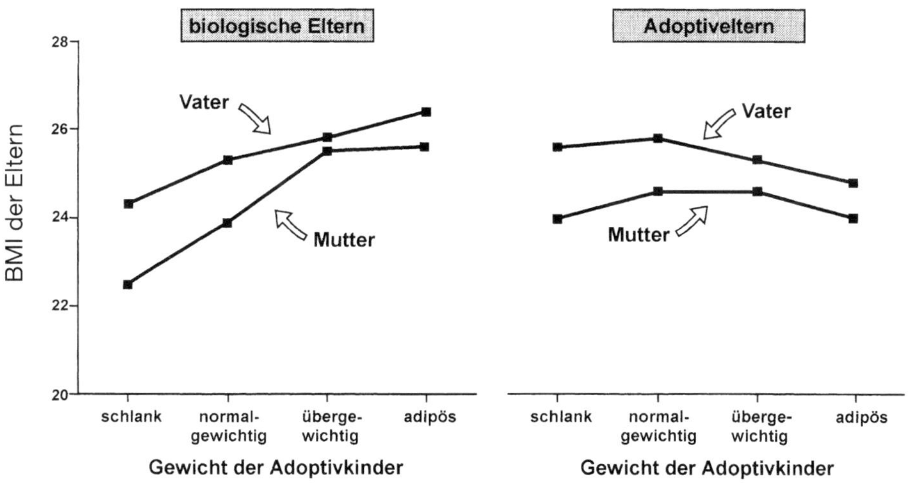


**Abb. 18.** Körpergewicht von 540 Adoptierten 30–50 Jahre nach der Adoption (4 Gewichtsklassen) in Abhängigkeit vom BMI der biologischen oder Adoptiveltern. (Mod. nach Stunkard et al. 1986).

0,1), die beim Älterwerden verschwand (Sörensen et al. 1993). In der Iowa-Study (Price et al. 1987) mit 357 jungen Adoptierten war, ähnlich wie bei der dänischen Adoptivstudie (Stunkard et al. 1986), nur eine Korrelation zu den biologischen Eltern gefunden worden, insbesondere zur Mutter.

**Körperfettmasse und viszerales Fett**

Die oben erwähnten Studien zeigten bereits, daß hinsichtlich der Körperfettmasse die Vererbung deutlich höher liegt als bezüglich des subkutanen Fettes oder des BMI. In einer weiteren Untersuchung an 12 eineiigen Zwillingspaaren gingen Bouchard et al. (1990b) der Frage nach, inwieweit die Zunahme an viszeralem Fett vererbt wird. 24 junge Männer wurden über 100 Tage (5 Tage pro Woche) mit 1000 kcal überernährt, was im Mittel zu einer Gewichtszunahme von 8,1 kg (4,3–13,3 kg) führte. Die Körperfettmasse wurde mittels Hydrodensitometrie und das viszerale Fett durch Computertomographie ermittelt. Die Varianz der Zunahme an Körperfett war zwischen den Paaren etwa 3mal größer als innerhalb der Zwillingspaare; für das viszerale Fett ergab sich sogar ein Unterschiedsfaktor von 6 (r = 0,7; Abb. 19). Die Studie zeigte aber auch, daß die Zunahme an Körpergewicht, Fettmasse und Hautfaltendicke mit der Zunahme an viszeralem Fett nicht korrelierte; aus Veränderungen dieser Größen kann daher nicht unmittelbar auf Veränderungen der viszeralen Fettmasse geschlossen werden.

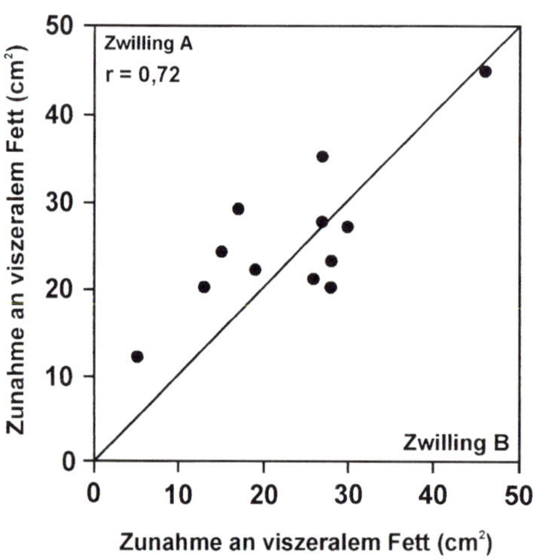


**Abb. 19.** Ähnlichkeit der Zunahme an viszeralem Fett (Computertomographie) bei Zwillingspaaren nach 100 Tagen Überernährung mit 1000 kcal/Tag (Mod. nach Bouchard et al. 1990).

> Der Anteil des intraabdominalen Fettes und der Körperfettmasse wird hauptsächlich vererbt.

## 5.1.3 Energieverbrauch

Zum Energieverbrauch liegen nicht sehr viele Untersuchungen vor. Sie wurden ausnahmslos erst in den letzten Jahren durchgeführt und stammen vorwiegend aus der Arbeitsgruppe von Bouchard (1991, 1992). Untersucht wurden alle Komponenten des Energieverbrauchs: Grundumsatz, Thermogenese und körperliche Aktivität.

*Grundumsatz*

Was den Grundumsatz betrifft, hatten Bogardus et al. (1986) an 130 Indianern aus 54 Familien mit Hilfe der indirekten Kaloriemetrie beeindruckend gezeigt, daß die Varianz des Grundumsatzes zwischen den Familien 4mal so groß war wie innerhalb der Familien (s. 5.3.3; Abb. 33). In Familienstudien und in Zwillingsuntersuchungen konnte ein genetischer Effekt von etwa 40% ausgemacht werden (Bouchard 1993). Erklärt werden kann diese Tatsache möglicherweise durch die bei Adipösen veränderte Muskelfaserzusammensetzung. Wade et al. (1990) fanden eine inverse Korrelation zwischen Körperfett und langsamen (Typ-I-)Muskelfasern, die eine hohe Mitochondriendichte und damit eine hohe oxidative Kapazität aufweisen. Je geringer der Prozentsatz von langsamen Muskelfasern, desto geringer ist auch der Grundumsatz. Wahrscheinlich gibt es weitere bisher unbekannte Stoffwechselmechanismen, die den reduzierten Grundumsatz erklären.

> Die Vererbung eines reduzierten Grundumsatzes ist häufig Ursache für eine Adipositas.

*Thermogenese*
Ähnlich wie beim Grundumsatz ist wahrscheinlich auch bei der Thermogenese eine genetische Auswirkung vorhanden. Nach einer Testmahlzeit von 100 kcal zeigte sich eine Korrelation zwischen Eltern und Kindern sowie bei eineiigen und zweieiigen Zwillingen (Tabelle 18). Der Vererbungseffekt wurde auf etwa 40% geschätzt (Bouchard 1992).

*Körperliche Aktivität*
Die *spontane körperliche Aktivität* scheint genetisch beeinflußt zu sein. Oben wurde die Studie mit Neugeborenen und Säuglingen erwähnt, die eine verminderte Aktivität bei denjenigen ausmachte, die innerhalb eines Jahres eine vermehrte Gewichtszunahme hatten (Roberts et al. 1988). Untersucht man die Aktivität mit Hilfe eines Protokolls und vergleicht die Probanden mit den Eltern bzw. dem Zwilling, kommt man auf einen Vererbungsgrad von 25–30% (Bouchard 1992).

Selbst der *Energieverbrauch bei submaximaler Belastung* scheint genetischen Einflüssen unterworfen zu sein, bei geringer Belastung deutlicher als bei stärkerer. Zu diesen Ergebnissen kam man bei mono- und dizygoten Zwillingen unter Ergometerbelastung (Bouchard 1992).

### 5.1.4 ob-Gen und Leptin

*Charakterisierung*
Wie oben erwähnt, ist seit langem ein autosomal-rezessiver Erbgang mit Adipositas bei der ob/ob-Maus bekannt. Kürzlich wurde das ob-Gen von Zhang et al. (1994) kloniert, was viel Aufmerksamkeit erregte. Das Gen kodiert für ein Protein (Leptin) mit Expression im Fettgewebe; es weist 4,5 kb und 176 Aminosäuren auf. Zwei verschiedene Mutationen wurden bei der Maus nachgewiesen. Aufgrund einer sog. Nonsense-Mutation auf dem Chromosom 6 im Codon 105 der ob/ob-Maus erfolgt eine 20fache Expression von ob-mRNS; das Protein ist vermutlich inaktiv. Eine zweite Mutation hat keine ob-mRNS-Produktion zur Folge. Die gleiche Arbeitsgruppe hat auch ein humanes homologes Gen kloniert, das zu 84% hinsichtlich der Aminosäurenzusammensetzung mit dem Mausgen identisch ist.

*Vorkommen des Leptins (ob-Protein)*
Das ob-Protein (ob-mRNS) wird im Fettgewebe exprimiert: subkutan, omental, retroperitoneal, mesenterial und perilymphatisch. Im epidymalen Fettgewebe sind

**Tabelle 18.** Korrelation von Grundumsatz und Thermogenese bei Eltern/Kindern sowie di- und monozygoten Zwillingen. (Nach Bouchard 1992)

| | Eltern/Kind | Dizygote Zwillinge | Monozygote Zwillinge |
|---|---|---|---|
| Grundumsatz [kJ/kg FFM] | 0,21 | 0,30 | 0,77 |
| Thermogenese (% der Nahrungsaufnahme) | 0,30 | 0,35 | 0,52 |

möglicherweise größere Mengen vorhanden als im subkutanen oder gar omentalen (Trayhurn et al. 1995; Masuzaki et al. 1995). Keine signifikanten Quantitäten von ob-mRNS hingegen wurden gefunden in: Gehirn, Herz, Lunge, Leber, Magen, Pankreas, Milz, Darm, Nieren, Prostata, Hoden und Skelettmuskulatur. In reifen Adipozyten ist die Konzentration größer als in Stromazellen (Masuzaki et al. 1995).

*Modulation des ob-Proteins bzw. Leptins*
Der ob-Proteingehalt (mRNS) ist im humanen Fettgewebe ca. doppelt so hoch wie bei Normalgewichtigen (Considine et al. 1996). Er fällt beim Fasten ab und steigt bei erneuter Nahrungszufuhr wieder an; dies wurde beim Menschen sowie bei schlanken Mäusen, nicht jedoch bei der ob/ob-Maus beobachtet (Trayhurn et al. 1995). Auch beim Menschen ist der ob-Proteingehalt mit der Körperfettmasse positiv korreliert (Considine 1996). Mäuse mit hypothalamischer Läsion (s. 5.2.1) exprimieren ähnlich viel ob-mRNS wie mutante Mäuse.

Das ob-Protein läßt sich auch im Serum als Hormon nachweisen und wird *Leptin* genannt (griechisch leptos = schlank). Adipöse haben etwa 4mal so hohe Serumspiegel wie Normalgewichtige. Es ist streng mit der Körperfettmasse korreliert (r = 0,85) und nimmt unter Gewichtsreduktion ab (Considine et al. 1996). Offensichtlich besteht bei Adipösen eine Insensitivität gegenüber dem Leptin auf Rezeptor- oder Postrezeptorebene. Wirkort des Leptins ist möglicherweise der Hypothalamus.

> Das ob-Gen und sein Produkt – das Leptin – haben Einfluß auf die Regulation der Fettmasse.

*Auswirkungen von Leptin*
Intraperitoneale Injektionen von rekombinantem ob-Protein reduzieren das Gewicht um 30 % innerhalb von 2 Wochen, vermindern die Futteraufnahme und erhöhen die Körpertemperatur sowie den Aktivitätsgrad und damit den Energieverbrauch bei ob/ob-Mäusen (Halaas et al. 1995). Leptin vermittelt seine Wirkung möglicherweise über Neuropeptid Y (s. 5.2.1). Leptin wird an einen spezifischen Rezeptor (ob-R) gebunden, der auch im Hypothalamus nachgewiesen ist (Tartaglia et al. 1995).

*Ausblick*
Die vorliegenden Daten an Mäusen und am Menschen zeigen, daß das ob-Genprodukt eine Rolle bei der Regulation der Körperfettmasse spielt. Möglicherweise dient es dem Gehirn als Signal für die Hunger-Sättigung-Regulation. Erste Ergebnisse sprechen auch für Auswirkungen auf den Energieverbrauch. Damit scheint ein Faktor eines Feedback-Systems gefunden zu sein, der periphere (Adipozyt) mit zentralen (Hypothalamus) Regionen verbindet. Noch ist nicht bekannt, wie die Expression des ob-Proteins im Fettgewebe gesteuert wird. Die therapeutische Bedeutung des ob-Proteins bleibt daher vorerst spekulativ (Hauner 1995).

## 5.1.5 Verschiedene Parameter

### Lipogenese

Die Fettneubildung wird im wesentlichen von der Lipoproteinlipase reguliert. Dieses Enzym spaltet triglyzeridreiche Lipoproteine; freigesetzte freie Fettsäuren werden in Depottriglyzeride im Fettgewebe eingebaut (s. 6.2.2.). Dieses Enzym ist unter genetischer und hormoneller Kontrolle mit ausgeprägter Aktivität am viszeralen Fettgewebe. Die Enzymaktivität ist bei Adipösen gesteigert, oft jedoch auch noch nach Gewichtsnormalisierung, was auf eine genetische Determinierung hinweist (Eckel u. Yost 1987). Bei mono- und dizygoten

Zwillingen besteht hinsichtlich der Enzymaktivität eine überzufällige Ähnlichkeit, die sich auch bei körperlicher Belastung und bei Überernährung manifestiert (Bouchard et al. 1991).

### Lipolyse

Der Fettabbau ist um so intensiver, je größer die Fettzellen werden, was physiologisch sinnvoll ist, um die Fettzellgröße nach oben zu begrenzen (s. 6.3). Ob diese Regelung bei verschiedenen Stimuli bei Adipösen bzw. bei Postadipösen gilt, ist Gegenstand der Forschung. Genetische Effekte bestehen bei der Lipolyse, folgt man Untersuchungen an Zwillingen im basalen Zustand, unter körperlicher Belastung oder bei Überernährung (Bouchard et al. 1991).

### Fettzellanzahl

Die Fettmasse wird nicht nur durch die Fettzellgröße (Lipogenese und Lipolyse) bestimmt, sondern auch durch die Fettzellanzahl (Fettzellentwicklung). Auch bei Erwachsenen können noch Präadipozyten in Adipozyten umgewandelt werden; dieser Prozeß ist offensichtlich irreversibel. Denkbar ist, daß auch die Anzahl der Fettzellen genetischen Einflüssen unterliegt, was bisher allerdings kaum belegt ist.

### Testosteron

Frauen vor der Menopause mit abdominaler Adipositas haben höhere Plasmaspiegel von Testosteron und niedrigere von „sex hormone binding globulin" = SHBG. Das gleiche ist bei Frauen mit Hirsutismus festzustellen (Hauner et al. 1988). Für SHBG-Spiegel wurde bisher kein genetischer Effekt gefunden, für Testosteron ein geringer. In Familienstudien fanden Bouchard et al. (1991) keinen genetischen Einfluß, in Zwillingsuntersuchungen jedoch sehr wohl. Nur hinsichtlich der Produktionsrate von Testosteron stand die Genetik im Vordergrund (85%).

### Östrogene

Die femorogluteale Fettanhäufung ist deutlich mit den Plasmaspiegeln von Östradiol korreliert. Auch die periphere Aromatisierung von Androstendion zu Östron ist bei Frauen mit femoroglutealer Adipositas erhöht. Aufgrund einer Untersuchung an Zwillingen schätzte man die Vererbung von Östrogenspiegeln für Östradiol auf 76% und für Östriol auf 46% (Bouchard et al. 1991). Da das Fettgewebe jedoch keine Rezeptoren für Östrogene und Progesteron aufweist, wird die Bedeutung dieser Hormone für die Regulation der Fettgewebsmasse gering eingeschätzt.

### Glukokortikoide

Bei Patienten mit einem Cushing-Syndrom ist erwiesen, daß die Kortisolspiegel mit einem androgenen Fettprofil vergesellschaftet sind. Kortisol vermittelt den lipogenen Effekt durch eine Reihe von Mechanismen (s. 5.4.2). Eine hohe Dichte von Rezeptoren (v.a. im abdominalen Fettgewebe) kann die lipogenen Effekte vermitteln. In verschiedenen Zwillingsstudien wurde eine Vererbung der Plasmakortisonkonzentration um 50% ermittelt (Bouchard et al. 1991).

## 5.1.6 Genetische Syndrome

Eine Reihe mit Adipositas einhergehende Syndrome sind beschrieben. Sie sind selten und haben nicht nur Veränderungen hinsichtlich der Fettmasse und Fettverteilung zur Folge, sondern auch andere Anomalien (Tabelle 19). Bei jedem Adipösen sollte man bei der körperlichen Untersuchung auf die Konstitution, die Intelligenz, die Ausprägung der Finger, Zehen, Genitalorgane und den Tonus der Muskulatur achten. Fast alle genetischen Adipositasformen weisen Augenveränderungen auf, so daß eine augenärztliche Untersuchung bei Verdacht

**Tabelle 19.** Genetische Syndrome mit Adipositas

| | Prader-Willi-Syndrom | Bardet-Biedl-Syndrom | Ahlström-Hallgren-Syndrom | Ahlström-Oslon-Syndrom | Cohen-Syndrom |
|---|---|---|---|---|---|
| **Vererbung:** | Defekt am Chromosom 15 (sporadisch) | Autosomal-rezessiv | Autosomal-rezessiv | Autosomal-rezessiv | Autosomal-rezessiv |
| **Mentale Retardierung** | Leicht bis mäßig | Leicht | Keine | Keine | Leicht |
| **Körpergröße** | Kleinwuchs | Normal bis klein | Unauffällig | Unauffällig | Unauffällig |
| **Adipositas** | Generalisiert, mäßig bis deutlich, Beginn als Kleinkind | Generalisiert, Beginn als Kleinkind | Abdominale Adipositas, Beginn als Kleinkind | Abdominale Adipositas, Beginn als Kleinkind | Abdominale oder femorale Adipositas |
| **Kopf und Gesicht** | Strabismus, mandelförmige Augen, hoher Gaumen | Unauffällig | Unauffällig | Unauffällig | Breitnase, kurzes Philtrum |
| **Glieder** | Akromikrie, Muskelhypotonie | Polydaktylie | Unauffällig | Unauffällig | Bradyphalangie, Muskelhypotonie |
| **Genitalorgane** | Primärer Hypogonadismus | Primärer Hypogonadismus | Primärer Hypogonadismus | Hypogenitalismus | Unauffällig |
| **Begleitkrankheiten** | Nasale Sprache | Hypotonie, Niereninsuffizienz, Retinopathia pigmentosa | Retinopathia pigmentosa, Diabetes mellitus Typ II, Hyperostosis frontalis, Innenohrschwerhörigkeit, Glomerulosklerose | Diabetes Typ II, Hyperurikämie, Schwerhörigkeit, tapetoretinale Degeneration, Visusminderung | Myopie, Strabismus |

auf ein Syndrom notwendig ist. Am häufigsten und am besten untersucht sind das Prader-Willi-Syndrom und das Bardet-Biedl-Syndrom.

> Zu jeder Untersuchung eines Adipösen gehört der Ausschluß eines genetischen Syndroms.

### Prader-Willi-Syndrom

Es wurde erst 1956 von Prader, Labhart und Willi beschrieben (Tabelle 19). Die Häufigkeit wird mit 1:5000–10 000 angegeben (Dietz 1992). Bereits die Neugeborenen bereiten wegen einer ausgeprägten Hypotonie mit Trinkschwierigkeiten Probleme. Später sind es eher Verhaltensprobleme wie Eigensinn und Impulsivität (bei Oligophrenie), was zu Schwierigkeiten in Familie und Umgebung führen kann. Sehr auffällig ist auch das Eßverhalten, das oft durch die Aufnahme von riesigen Nahrungsmengen unterschiedlichster Art (auch Tierfutter) gekennzeichnet ist. Fast alle Betroffenen sind adipös, in der Regel mit abdominaler Fettanhäufung. Die Frauen haben meistens keinen normalen Regelzyklus, oft anovulatorische Zyklen; Schwangerschaften sind selten. Die Männer weisen in 80% einen Kryptorchismus auf, die Hoden sind infantil (wenn überhaupt angelegt), ebenso der Penis. Bei beiden Geschlechtern sind die sekundären Geschlechtsmerkmale nur rudimentär vorhanden. Hinzu kommen Strabismus, kleine Hände und Füße, mandelförmige Augen und bei jedem zweiten Betroffenen eine Skoliose.

Aufgrund der geringen Muskelmasse sind auch der Grundumsatz und der Gesamtenergieverbrauch reduziert. 20% entwickeln einen Diabetes Typ II, ein obstruktives Schlafapnoesyndrom soll für 30% der Mortalität verantwortlich sein (Dietz 1992).

Die Therapie hat multidisziplinär zu erfolgen. In Kindheit und Jugend geht es v.a. darum, eine adäquate Nahrungsaufnahme zu gewährleisten. Später steht mehr das gestörte Eßverhalten im Vordergrund, wobei übliche psychotherapeutische Ansätze insbesondere wegen der Minderbegabung wenig hilfreich sind. Viele Autoren berichten von guten Erfolgen mit Formuladiäten, andere wiederum plädieren für eine Unterbringung in einem Heim oder einer Wohngemeinschaft, da hier eine befriedigende Ernährung gewährleistet sei. Eine operative Intervention wird kontrovers diskutiert.

Ein Gen in der für das Syndrom kritischen Chromosomenregion 15q 11–13 wurde kürzlich sequenziert. Die Diagnose läßt sich durch DNS-Methylierung stellen, wie in einer deutschen Studie an 450 Patienten gezeigt wurde (Gillessen-Kaesbach et al. 1995).

### Bardet-Biedl-Syndrom

Dieses Syndrom, früher auch Laurence-Moon-Biedl-Bardet-Syndrom genannt, wurde bereits 1936 mit mentaler Retardierung, Retinopathia pigmentosa, Polydaktylie, Hypogenitalismus und Adipositas beschrieben (Tabelle 19). Die Häufigkeit wird mit etwa 1:20 000 angegeben. 80% weisen eine Adipositas, meist vom abdominalen Typ, auf. Die Eßstörung und die Adipositas sind meist weniger ausgeprägt als beim Prader-Willi-Syndrom. Das therapeutische Vorgehen ist ähnlich.

## 5.1.7 Fazit

- ▷ Jede 2. Adipositas ist vererbt; der Vererbungsgrad hängt vom Adipositastyp ab.
- ▷ BMI und subkutanes Fett sind gering genetisch beeinflußt.
- ▷ Körperfettmasse und viszerales Fett unterliegen deutlich der Vererbung.

- ▷ Der Energieverbrauch ist genetisch geprägt mit Beteiligung aller Komponenten: Grundumsatz, Thermogenese, körperliche Aktivität.
- ▷ Hormonelle und enzymatische Faktoren der Regulation des Fettgewebes stehen mehr oder weniger unter genetischem Einfluß.
- ▷ Die Adipositas kann sich auch in Form eines genetischen Syndroms manifestieren (selten).
- ▷ Das Genprodukt (Leptin) wird im Fettgewebe exprimiert und trägt wahrscheinlich zur Regulation der Körperfettmasse bei.

## 5.2 Energieaufnahme

### 5.2.1 Neurohumorale Regulation von Hunger und Sättigung

Das Wechselspiel von Hunger und Sättigung ist offensichtlich für die Regulation des Körpergewichtes von elementarer Bedeutung. Beide Regulationsgrößen sind – das ist evident – von biologischen und psychosozialen Ereignissen beeinflußt. Wahrscheinlich ist gerade die Hunger-Sättigung-Regulation ein Beispiel par excellence für ein sog. biopsychosoziales Modell. Biologische Parameter im Gehirn, im Fettgewebe, im Intestinaltrakt und im Blut induzieren ein Gefühl dafür, ob Hunger eintritt, gegessen oder die Nahrungsaufnahme beendet wird (Abb. 20). Diese Größen regeln auch, welche Art der Nahrung bevorzugt wird.

Andererseits ist es ebenso unumstritten, daß der Mensch bezüglich seines Eßverhaltens nicht nur genetisch und biochemisch determiniert und gesteuert wird. Viele Menschen nehmen bewußt Einfluß auf Größe, Art und Häufigkeit ihrer Mahlzeiten und beenden den Eßvorgang

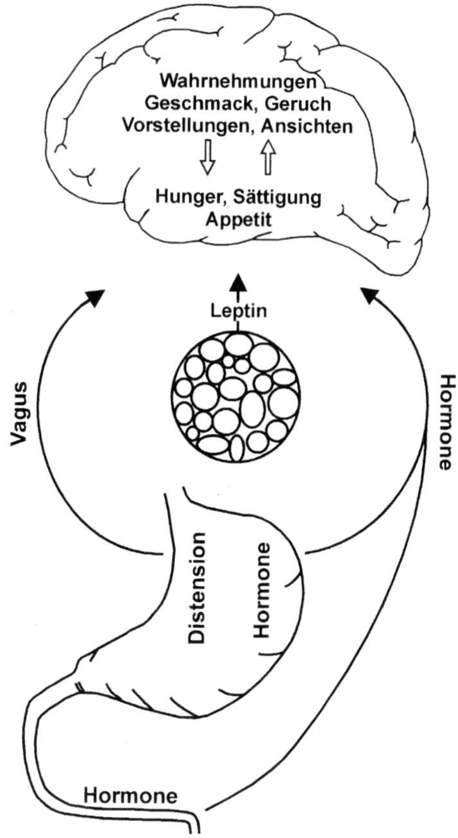


**Abb. 20.** Regulation von Hunger und Sättigung durch sensorische und psychosoziale Einflüsse von seiten des Gehirns sowie biologische durch den Gastrointestinaltrakt und das Fettgewebe (vereinfacht)

gewollt oder gönnen sich absichtlich bestimmte Nahrungsmittel (s. 5.2.3). Indem Menschen bewußt Diäten mit einer gewissen Logistik einhalten, demonstrieren sie geradezu, daß sie nicht nur biologisch gesteuert sind.

Die Kenntnisse über die Regulation von Hunger, Appetit und Sättigung sind keineswegs bekannt und z.T. erheblich widersprüchlich. Das hängt vorwiegend damit zusammen, daß an dieser Regulation das Gehirn beteiligt ist, das sich außerordentlich schwer aufgrund seiner Lage und

Komplexität erforschen läßt. Die meisten Untersuchungen wurden deshalb an Tieren ermittelt; sie sind nur teilweise am Menschen evaluiert. Nicht nur pharmakologische Experimente, erst recht operative oder elektrophysiologische lassen sich nicht oder nur mit Einschränkung am Menschen durchführen.

Die Regulation des Eßverhaltens ist offensichtlich nur bei Überernährung ein Problem. Die Unterernährung hingegen wird weit besser geregelt, da sie dem Menschen unangenehme Sensationen bereitet. Menschen werden in der Regel von selbst aktiv, wenn sie unterernährt sind, und gleichen durch vermehrte Nahrungsaufnahme das Gewichtsdefizit aus. Nur beim Vorliegen einer Anorexia nervosa wird diese Regelung mit großem emotionalen Aufwand durchbrochen. Anders hingegen ist das Befinden bei Überernährung und Adipositas. Einen Zustand mit vermehrter Körperfettmasse können wir nicht „fühlen"; daher macht auch die Empfehlung eines „Wohlfühlgewichtes" keinen Sinn. Die Adipositas geht offensichtlich, wenn keine schmerzenden Begleitkrankheiten vorhanden sind, mit körperlichem Wohlbefinden, zumindest nicht mit körperlichen Befindensstörungen einher; dieser Zustand läßt den Menschen – im Gegensatz zur Unterernährung – passiv. Will man daher den Zustand ändern, muß man bewußt oder pharmakologisch eingreifen.

Seit den 40er Jahren hält sich die Vorstellung, daß die zentralnervöse Regulation in hypothalamischen Kerngebieten lokalisiert ist. Auch heute noch ist die Vorstellung von dualen Zentren weitgehend gültig (Rohner-Jeanrenaud 1995). Danach befinden sich neuronale Systeme für das *Sättigungszentrum* im nucleus ventromedialis hypothamali (VMH) und für das *Hunger-Eß-Zentrum* im lateralen Hypothalamus (LH).

Inzwischen weiß man, daß auch extrahypothalamische Areale für die Regulation der Nahrungsaufnahme eine Rolle spielen. In Frage kommen die laterale Medulla oblongata, die mediale Pons und die Amygdala.

### Gehirnläsionen

Läsionen im Hyothalamus sind fast ausschließlich bei Ratten durchgeführt worden. Es handelt sich um stereotaktische Operationen mit Zerstörung von Hirngewebe auf unterschiedliche Art. Läsionen beim Menschen können im Rahmen von Traumen, Neoplasien oder Folgeoperationen auftreten.

#### *Läsionen am medialen Hypothalamus (VHM)*

Eine Zerstörung des VMH führt aufgrund vieler Mechanismen zur *Adipositas.* Die Aktivität der Parasympathikus ist erhöht, die des Sympathikus erniedrigt. Letztere Anpassung geht mit einer Verminderung der Thermogenese im braunen Fettgewebe einher. Die lädierten Tiere fressen mehr (Hyperphagie), und der zirkadiane Rhythmus hinsichtlich der Futteraufnahme ist gestört (Rohner-Jeanrenaud 1995). Humoral fallen erhöhte Konzentrationen von Kortikosteroiden, freien Fettsäuren, Glukagon und Insulin auf. Als Ursache für die Gewichtszunahme wurde häufig die *Hyperinsulinämie* diskutiert. Durch Pankreatektomie oder Alloxanapplikation wurde die Insulinproduktion ausgeschaltet und durch Insulininjektionen die diabetische Stoffwechsellage korrigiert. Es zeigte sich, daß auch bei normalem Insulinspiegel die Hyperphagie noch vorhanden ist (Hoebel u. Hernandez 1993).

Auch andere Experimente weisen darauf hin, daß sich eine Adipositas auch ohne eine Hyperinsulinämie entwickeln kann (Schick 1995). Bekannt ist auch, daß die Insulinkonzentration und die Anzahl der Insulinrezeptoren im Gehirn unabhängig von peripheren Insulinspiegeln ist, eine sog. „down regulation" also nicht stattfindet (Havrankova et al. 1979).

> Gehirnläsionen induzieren im Tiermodell eine Adipositas.

*Läsionen im lateralen Hypothalamus (LH)*
Durch Eingriffe im lateralen Teil des Hypothalamus werden im wesentlichen spiegelbildliche Effekte erzielt im Vergleich zum medialen: die Tiere trinken und fressen weniger, verlieren an *Gewicht* sowie Fettmasse. Ein Grund für die geringere Aufnahme von fester und flüssiger Nahrung mag eine Störung des Geschmacksinns sein, der von Nervenendigungen am Zungengrund vermittelt und über den Thalamus und den Cortex auch in den Hypothalamus gelangt. Die *sympathische Aktivität* ist erhöht, was sich in vermehrter körperlicher Aktivität, gesteigerter Thermogenese und erhöhter Körpertemperatur ausdrückt. Die humoralen Konzentrationen von *Insulin und Kortison* sind erniedrigt.

Wird eine Ratte chronisch in der lateralen Region über mehrere Stunden am Tag stimuliert, wird sie fett. Ist die Apparatur so angelegt, daß die Ratte die Stimulation selbst auslösen kann, tut sie das gewöhnlich häufig, weil die damit verbundenen Sensationen ihr offensichtlich angenehm sind; sie wird noch fetter. Stimuliert wird aber nicht nur die Aufnahme von fester Nahrung, sondern auch die Flüssigkeitszufuhr, das Nagen und Paaren. Durch die Stromstöße werden vermehrt Dopamine freigesetzt (Hoebel 1988).

## Neurotransmitter

Im Hypothalamus befinden sich eine Reihe von biochemischen Substanzen sowie deren Rezeptoren, die eine Rolle als Neurotransmitter oder Neurohormone ausüben. Es handelt sich um Neurotransmitter wie Katecholamine (Noradrenalin und Adrenalin) sowie Dopamin und Serotonin (5-Hydroxy-Tryptamin). Wenngleich Hunger und Sättigung nicht allein von diesen neurochemischen Substanzen abhängen, tragen sie neben dem sensorischen und metabolischen System erheblich zur Regulation des Appetits sowie der quantitativen und qualitativen Nahrungsaufnahme bei.

Die Neurotransmitter können in verschiedenen zerebralen Arealen unterschiedlich wirken. Noradrenalin z.B. stimuliert im VHM und im Nucleus paraventricularis (PVN) die Nahrungsaufnahme, im LH hemmt es diese (Tabelle 20). Diese Befunde haben klinische Relevanz, da sie zum Verständnis der Hunger-Sättigung-Relation erheblich beitragen. Es zeigt sich auch eine weitgehende Kongruenz von Ergebnissen im Tiermodell und am Menschen, so daß zukünftig durch intensive Forschung weitere Erkenntnisse für die Eßregulation beim Menschen zu erwarten sind. Auch therapeutisch werden diese Erkenntnise bereits angewandt; Serotoninagonisten werden schon seit einigen Jahren zur Behandlung der Adipositas eingesetzt.

Die Wirkung der wichtigsten Neurotransmitter stellt sich wie folgt dar:

*Noradrenalin*
Es entfaltet seine nahrungssteigernde Wirkung vorwiegend im VMH und PVN. Der Effekt wird über $\alpha_1$-Rezeptoren, nicht jedoch über $\alpha_2$-Rezeptoren und $\beta$-Rezeptoren vermittelt. Ähnliche Wirkungen werden daher auch durch den $\alpha_2$-Agonisten Clonidin hervorgerufen. Hypothalamische Injektionen führen zu einer vermehrten Futteraufnahme vornehmlich in Form von Kohlenhydraten auch bei Anwesenheit von Eiweiß. Zudem erhöht sich die Plasmakonzentration von Kortison, Glukose und Vasopressin, der Energieverbrauch wird vermindert. Diese Mechanismen tragen synergistisch zu einer Erhöhung der Energievorräte bei.

Stimuliert wird das Noradrenalinsystem durch Streß, körperliche Aktivität, Futterentzug und während der Wachzyklen. Anatomische und biochemische Mani-

**Tabelle 20.** Beeinflussung der Nahrungsaufnahme durch Neurotransmitter und Neuropeptide in verschiedenen Regionen des Hypothalamus und Auswirkungen auf die Nahrungspräferenz (↑ Steigerung bzw. ↓ Reduktion der Nahrungsaufnahme)

| | Ventromedialer Hypothalamus (VMH) | Lateraler Hypothalamus (LH) | Nucleus paraventricularis (PVN) | Nahrungspräferenz |
|---|---|---|---|---|
| Noradrenalin, | ↑ | ↓ | ↑ | ↑ Vorwiegend Kohlenhydrate |
| Dopamin, | – | ↓ | – | ↓ Eiweiß und Fett |
| Serotonin | ↓ | ↓ | ↓ | ↓ Kohlenhydrate, Fett |
| Neuropeptid Y (NPY), | ↑ | ↑ | ↑ | ↑ Vorwiegend Kohlenhydrate |
| Galanin, | ↑ | ↑ | ↑ | ↑ Vorwiegend Fett |
| β-Endorphin | ↑ | ↑ | ↑ | |
| Cholezystokinin (CCK), | – | ↓ | ↓ | |
| Bombesin, | ↓ | ↓ | ↓ | |
| „Corticotropin releasing factor“ (CRF), | – | – | ↓ | |
| „Glukagon-like Peptid-1“, | ↓ | ↓ | – | |
| Aldosteron | ↑ | ? | – | |

pulationen, die die Nahrungsaufnahme stimulieren, wie Läsionen im medialen Hypothalamus, 2-Deoxyglukose oder β-Endorphin, erhöhen die Sympathikusaktivität gemessen an Noradrenalinspiegeln. Umgekehrt führen Interventionen zur Futterrestriktion, wie Läsionen am lateralen Hypothalamus, und Amphetamine zu einer Zunahme der sympathischen Aktivität. Es scheint demnach ein Feedback-Mechanismus zu existieren, wobei eine erhöhte Sympathikusaktivität zur Nahrungssteigerung führt (Bray 1989).

*Dopamin*
Im Unterschied zu Noradrenalin wirkt Dopamin vorwiegend außerhalb des medialen Hypothalamus in dessen lateralen Anteilen. Durch Injektionen wird die Aufnahme von Eiweiß und Fett nahezu selektiv reduziert, die von Kohlenhydraten nicht. Es besteht demnach ein Zusammenhang zwischen der Nahrungsaufnahme und der Dopaminkonzentration.

Wurtman u. Fernstrom (1976) haben in spektakulären Versuchen herausgefunden, daß die Zufuhr von spezifischen Hauptnährstoffen die Serumspiegel der Aminosäuren Tyrosin und Tryptophan verändern; diese Aminosäuren wiederum sind Präkursoren von Dopamin und Serotonin. Überzeugend konnten sie darstellen, daß der bevorzugte Konsum von Kohlenhydraten die Serumkonzentration von Tryptophan erhöht und damit die Syntheserate von Serotonin. Eiweiß hingegen erhöhte den Spiegel von Tyrosin, einem Vorläufer von Dopamin. Nach diesen Vorstellungen liegt eine Selbstregulation der Proteinaufnahme vor: Eiweiß in der Nahrung erhöht die Dopaminkonzentration im Hypothalamus; eine erhöhte Dopaminaktivität wiederum bremst den Eiweißkonsum.

*Serotonin*
Von diesem Hirnmonoamin ist bekannt, daß es einen inhibitorischen Effekt auf die Nahrungsaufnahme hat (Tabelle 20). Aufgrund dieser Eigenschaft ist es in den letzten Jahren intensiv beforscht worden. Serotonin (5-Hydroxy-Tryptamin) wirkt nahrungsdepressorisch in allen 3 Hypothalamuskernen. Die Wirkung von Serotonin wird durch 4 verschiedene Rezep-

toren und deren Subtypen vermittelt. Die anorektischen Effekte sind an den 5-$HT_{1B}$- und 5-$HT_{1C}$-Rezeptor gekoppelt, nicht an den 5-$HT_{1A}$-Rezeptor, der die Nahrungsaufnahme über eine Hemmung von Serotonin stimuliert. Beim Menschen wird vermutet, daß die hypophage Wirkung über den 5-$HT_{1D}$-Rezeptor zustandekommt; 5$HT_{1B}$-Rezeptoren fehlen (Garattini et al. 1986).

> Serotonin entfaltet eine anorektische Wirkung an spezifischen Rezeptoren im Hypothalamus.

Durch Nahrungsaufnahme wird die Hirnkonzentration von Serotonin in der Regel reduziert, besonders durch eine proteinreiche Kost. Kohlenhydratreiche Mahlzeiten, nicht jedoch proteinreiche, verstärken die Aufnahme und Synthese von Hirntryptophan, dem wichtigsten Regulator in diesem System. Die unterschiedlichen Auswirkungen von Kohlenhydraten und Eiweiß sind durch die Art und Weise bestimmt, wie Tryptophan vom Blut ins Gehirn transportiert wird. Die zuständigen Carrier transportieren nämlich nicht nur Tryptophan, sondern auch verschiedene andere neutrale Aminosäuren wie z. B. Tyrosin, Phenylalanin, Leucin u. a. Da die Transport-Carrier saturierbar und kompetitiv beeinflußbar sind, hängt der Transport von Tryptophan auch von der Blutkonzentration anderer Aminosäuren ab (Fernstrom 1992). Die Tryptophanaufnahme in das Gehirn kann daher sowohl bei hohen Blutkonzentrationen von Tryptophan als auch bei niedrigen Konzentrationen von anderen Aminosäuren zunehmen. Andererseits führt eine verstärkte Biosynthese von Serotonin im Gehirn zu einem erhöhten Verlangen nach Eiweiß, eine Senkung des Serotoninspiegels nach erhöhtem Verlangen von Kohlenhydraten und Fetten. Das bedeutet, daß Serotonin das Eßverhalten nicht nur global, sondern auch selektiv beeinflußt.

Serotonin hat darüber hinaus einen Einfluß auf den Essensablauf. Dieser ist im wesentlichen durch Hunger, Auswahl der Nahrung, Eßmenge und Pausen zwischen den Mahlzeiten bestimmt. Serotonin beeinflußt die Selektion der Nahrung und verlängert die Zeit zwischen den Mahlzeiten (Sattheit = „satiety"), nicht jedoch eine vorzeitige Beendigung des Eßvorganges (Sättigung = „satiation"). Die Komponenten der sog. Sättigungskaskade zeigt Abbildung 21.

Durch pharmakologische Manipulation kann die Serotoninkonzentration verändert werden. Fluoxetin stimuliert die

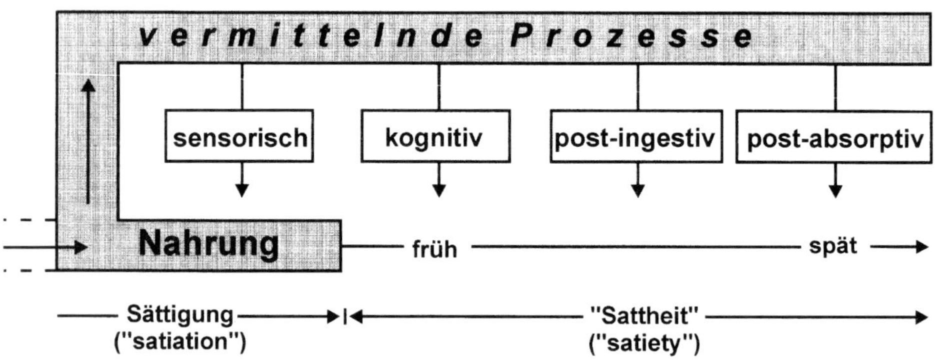


**Abb. 21.** Komponenten der Sättigungskaskade. (Mod. nach Blundell 1989)

Freisetzung von Serotonin im neuronalen Synapsenspalt, Sibutramin hemmt die Wiederaufnahme. Fenfluramin und - doppelt so wirksam - Dexfenfluramin bewirken beides und erhöhen so die Verfügbarkeit von Serotonin an den Rezeptoren (s. 8.5.1).

In mehren Studien zeigten Wurtman et al. (1985), daß bestimmte Adipöse eine Vorliebe für Kohlenhydrate haben (sog. „carbohydrate craver“) und daß dieses Verlangen durch Dexfenfluramin verhindert werden kann. Folgendes Experiment diente zur Erkenntnisfindung: Probanden konnten zwischen 6 Gerichten wählen. Zwischen den Mahlzeiten konnten sie an einem Automaten mit Hilfe einer Karte zwischen 10 verschiedenen Snacks wählen; 5 waren proteinreich (z.B. Corned Beef), 5 hatten einen hohen Gehalt an Kohlenhydraten (z.B. Ritz-Cracker). Die Karte war jedoch kodiert und erlaubte die Personenidentifizierung, so daß die Nahrung hinsichtlich Art und Menge exakt ermittelt werden konnte. Von einem ehemaligen Mitarbeiter dieser Arbeitsgruppe sind die Schlußfolgerungen allerdings erheblich kritisiert worden (Fernstrom 1992). Er machte deutlich, daß keine „üblichen“ Personen für diese Versuche ausgewählt worden seien, sondern solche, bei denen eine „Kohlenhydratsucht“ bestanden habe.

### Neuropeptide und weitere Substanzen

Auf zerebrale Areale mit Auswirkungen auf Hunger, Appetit und Sättigung wirken jedoch nicht nur Neurotransmitter, sondern auch Neuropeptide und andere Hormone.

*Neuropeptid Y (NPY)*

Dieses Peptid stimuliert alle 3 hypothalamischen Zentren (Tabelle 20); die Wirkung wird teilweise als Kotransmitter von Noradrenalin vermittelt. NPY macht vorwiegend Appetit auf Kohlenhydrate. Vom NPY gehen auch Wirkungen auf andere endokrine Systeme aus, die bei der Nahrungskontrolle eine Rolle spielen. So stimuliert es die Sekretion einer Reihe von Hormonen wie Kortison, Aldosteron und Vasopressin (Leibowitz 1987). Auch die Aktivität von Enzymen der Lipogenese einschließlich der Lipoproteinlipase und der Acetyl-CoA-Carboxylase in der Leber und im Fettgewebe wird erhöht (Rohner-Jeanrenaud 1995). Unter Einbeziehung von anabolen Hormonen wie Kortison ist auch die Glukoneogenese und die Auffüllung diverser Energiedepots beschleunigt. Dem Peptid wird daher eine „Energiekontrolle“ im anabolen Sinne zugesprochen.

*Galanin*

Ähnlich wie NPY stimuliert auch Galanin die Nahrungsaufnahme; bei hypothalamischen Injektionen kommt es zu einer bevorzugten Aufnahme von Kohlenhydraten, später auch zu Fett (Tabelle 20). Galanin ist weniger wirksam als NPY.

*Cholezystokinin (CCK)*

Bereits 1973 wurde von Gibbs die Entdeckung gemacht, daß CCK den Hunger vermindert; es ist inzwischen das am besten untersuchte intestinale Hormon. CCK vermittelt seine Wirkung entweder als zentralnervöser Neurotransmitter oder als intestinales Hormon. *Hormonelles CCK* wird von endokrinen Mukosazellen des oberen Dünndarms durch Gallen- und Pankreassaft, Ölsäure, Eiweiß (Kasein) und Trypsininhibitor freigesetzt. Eine periphere Applikation von CCK hemmt in verschiedenen Spezies die Nahrungaufnahme; beim Menschen ist dieser Effekt jedoch nur in pharmakologisch hohen CCK-Dosierungen nachweisbar. In physiologischen Dosen hat CCK nämlich keinen Einfluß auf die Nahrungsaufnahme, wie Schick und Schusdziarra (1993) zeigen konnte. Ein zentraler sättigender Effekt von zirkulierendem CCK ist unwahrscheinlich, da homonelles CCK die Blut-Hirn-Schranke nicht passieren kann. Peripheres CCK verzögert jedoch die Magenentleerung.

Die hemmende Wirkung auf die Nahrungsaufnahme wird vom *zentralen CCK* vorwiegend als Neurotransmitter bewerkstelligt. Durch eine gastrale Distension mit Aktivierung von Mechanorezeptoren werden afferente Vagusfasern aktiviert, die zu einer Freisetzung von CCK in Neuronen des lateralen Hypothalamus führen. Als Stimulus ist wahrscheinlich nur das Ausmaß der Füllung, nicht jedoch der Inhalt des Magens entscheidend. Die hypothalamische CCK-Freisetzung kann durch eine elektrische Stimulation des Vagus nachgeahmt und durch eine bilaterale zervikale Vagotomie verhindert werden (Schick 1995). Diese Befunde sprechen dafür, daß hypothalamisches CCK eine Rolle bei der Beendigung der Nahrungsaufnahme spielt.

Cholezystokinin hemmt wahrscheinlich über eine Magendehnung die Nahrungsaufnahme als hypothalamischer Neurotransmitter.

*Glukagon-like Peptid 1 (GLP-1)*
GLP-1, eine Komponente vom Präglukagon, ist nicht nur ein Hormon, sondern auch ein Neurotransmitter. Durch intrazerebrale Injektion konnten Schick et al. (1994) erstmals zeigen, daß die Nahrungsaufnahme bei Ratten supprimiert wird. Der Effekt wird sowohl in lateralen als auch in medialen Teilen des Hypothalamus vermittelt.

*Corticotropin-releasing-Faktor (CRF)*
Neben der Bedeutung in der Hypophysen-Nebennieren-Achse spielt CRF auch eine Rolle bei der Hunger-Sättigung-Regelung. Bei Injektion in den zerebralen Ventrikel nimmt die sympathische Aktivität zu; das zeigt sich durch einen Anstieg der Herzfrequenz, des Blutdrucks sowie der Plasmakonzentration von Glukose, freien Fettsäuren, Glukagon und Kortison (Rohner-Jeanrenaud 1995). Die Thermogenese wird stimuliert und die Sekretion von Magensaft sowie die Magenentleerung verzögert. Die Nahrungsaufnahme und das Körpergewicht nehmen ab.

*Aldosteron und Angiotensin*
Aldosteron hingegen stimuliert die Nahrungsaufnahme. Angiotensin kontrolliert in Kombination mit Aldosteron den Appetit auf Salz und den Durst. Angiotensin ist demnach nicht nur ein Hormon mit kardiovaskulärer Wirkung, sondern auch ein Neurotransmitter.

*Somatostatin und Gastrin*
Diese beiden gastralen Hormone haben beim Menschen keinen Einfluß auf die Nahrungsaufnahme, auch nicht in supraphysiologischen Dosen nach Studien von Schusdziarra (1992).

### Magendehnung und Nährstoffgehalt

Geliebter (1988) konnte mit Hilfe eines Magenballons zeigen, daß Probanden ihre Nahrungsaufnahme reduzieren, wenn die Mindestfüllung 400 ml übersteigt. Dieser Effekt kann auch durch Quellstoffe (z.B. Guar) erreicht werden (Schick 1995). Wird Nahrung unter Umgehung des Magens direkt in das Jejunum oder Ileum instilliert, wird ebenfalls die Nahrungsaufnahme vermindert (Welch et al. 1985). In späteren Untersuchungen kam man jedoch zu der Überzeugung, daß dieser Effekt nur bei unphysiologischen Fettmengen mit einer Infusionsrate von weit mehr als 4 kcal/min eintritt (Schick 1993). Hohe Fettmengen werden beim Menschen nur nach totaler Magenresektion, dem Dumping-Syndrom und dem Kurzdarmsyndrom erreicht.

Nach heutigem Kenntnisstand werden Signale der Magendehnung über neurale Mechanismen (z.B. efferente Vagusfasern) und solche des intragastrischen und intestinalen Nahrungsgehaltes über hormonale Mechansimen an das Gerhin vermittelt, wobei letztere kaum bekannt sind. Auch das Leptin des Fettgewebes spielt eine Rolle (Abb. 20).

## 5.2.2 Alimentäre Adipositas

Die volkstümliche Vorstellung von der Genese der Adipositas zielt v.a. auf die ernährungsbedingte Adipositas. Viele Menschen glauben oder meinen beobachtet zu haben, daß Adipöse eine erhöhte Quantität an Nahrungsmitteln zu sich nehmen. Für das Kollektiv der Übergewichtigen und Adipösen trifft das global zu, im Einzelfall jedoch häufig nicht. Ob Adipöse auch andere Nahrungsmittel im Vergleich zu Normalgewichtigen bevorzugen, ist hingegen nach wie vor Gegenstand von wissenschaftlichen Untersuchungen. Die Schwierigkeit der Beurteilung der Nahrungsaufnahme liegt in der Methodik der Erhebung. Man kann sich gut vorstellen, daß v.a. die quantitative Erfassung der Nahrungsaufnahme keine einfache Prozedur ist.

Die Nahrungsaufnahme ist ziemlich identisch mit der verwerteten Nahrungsmenge, da nur ca. 5% der aufgenommenen Nahrungsenergie über den Stuhl ausgeschieden wird (Garrow 1988). Dieser Prozentsatz unterliegt keinen großen individuellen Schwankungen. Er ist weit niedriger als viele Menschen annehmen, und entzieht der Diskussion über „bessere Verdauung" weitgehend den wissenschaftlichen Boden.

Methoden zur Erfassung der Nahrungsaufnahme wurden für experimentelle und alltägliche Situationen entwickelt. Das Forschungsinteresse richtet sich verständlicherweise vorwiegend auf die Erhebung unter Alltagsbedingungen, da die Nahrungsaufnahme wie kaum ein anderes Verhalten in den Tagesablauf eingebunden von vielfältigen Gegebenheiten beeinflußt wird.

### Methoden zur Erhebung der Nahrungsaufnahme

Eine Erfassung der Nahrungsaufnahme wird mit unterschiedlichem Ziel durchgeführt. Für epidemiologische Zwecke, die Landwirtschaft, Lebensmittelindustrie, Politik usw. werden globale Methoden angewandt, die die Produktion und den Verkauf von Nahrungsmitteln betreffen. Die Energieaufnahme im Verlauf über Jahre wird häufig über den Verkauf von Nahrungsmitteln errechnet. Man kennt etwa den prozentualen Anteil an nichtverzehrten Nahrungsmitteln (beim Salat anders als bei Schokolade) und kann so die pro Kopf und Tag verzehrte Nahrungsmenge abschätzen. Diese Methoden werden nachfolgend nicht besprochen. Hier interessieren nur die für die *Nahrungsaufnahme* entwickelten Methoden. Grundsätzlich gibt es 4 verschiedene Möglichkeiten, die Nahrungsaufnahme quantitiativ zu erfassen: Wiegen, Beobachten, Dokumentieren und Befragen.

*Wägung*

Die Nahrungsquantität läßt sich zweifelsohne exakt durch Wiegen ermitteln. In experimentellen Situationen werden üblicherweise die Nahrungsmenge auf dem Teller und der Essensrest gewogen. Aus der Differenz und der Nahrungszusammensetzung läßt sich der Energiegehalt auf ca. 2% Genauigkeit errechnen. Der Energiegehalt des Essens kann auch direkt durch Verbrennung ermittelt werden. Wird der Teller kontinuierlich gewogen, spricht man von *„universal eating monitor"* (= UEM). Es wurden auch Vorrichtungen geschaffen, in denen Essen portionsweise frisch, gefroren oder aufgetaut präsentiert (z.B. Sandwich, Riegel) und gezählt wird (sog. *„solid food unit"* = SFU)

Bekannt geworden ist der *Trickteller,* der von unten über ein nicht wahrnehmbares Gefäß nachgefüllt wird. Naturgemäß können damit nur Suppen verabreicht werden. Besser hat sich in der Wissenschaft der sog.

*„food dispenser“* durchgesetzt. Es wurden zunächst technische Vorrichtungen entwickelt, die Nahrungsmittel in flüssiger Form abgeben. Später wurden sie modifiziert, um auch den Verzehr von fester Nahrung verabreichen zu können (Pudel 1991a; Hill et al. 1995).

Das Hauptproblem dieser Methoden liegt in der „künstlichen“ Ernährungssituation. Es ist gut vorstellbar, daß durch das experimentelle Arrangement die Nahrungsauswahl und die Nahrungsaufnahme verändert werden. Durch eine geschickte Experimentalanordnung läßt sich dieses Problem jedoch oft umgehen.

*Ernährungsanamnese („diet history“)*
Es handelt sich um ein strukturiertes Interview, bei dem retrospektiv Daten zur Ernährung gewonnen werden. Art und Menge von Lebensmitteln, Ernährungsgewohnheiten sowie Lebensumstände werden erfragt. Die Methode ist vielfach weiterentwickelt und modifiziert worden, auch für den deutschsprachigen Raum (Schmidt-Wilcke 1980).

In der Praxis erfolgt anhand eines standardisierten Fragebogens eine Ernährungserhebung, in der die Reihenfolge und Häufigkeit der Mahlzeiten und Menge (haushaltsübliche Maße) der einzelnen Lebensmittel erfragt und vom Interviewer auf einem Formblatt festgehalten werden. Zudem werden die individuellen Ernährungsgewohnheiten, Ernährung an besonderen Tagen (Wochenende, Feierlichkeiten usw), saisonale Besonderheiten und soziale Gegebenheiten (z. B. Koch als Beruf) erfaßt. Eine quantitative Auswertung kann wie beim Protokoll mit Hilfe von Nährwerttabellen oder Computer-Software erfolgen. Die Validität dieser Methode ist dem Protokoll unterlegen, so daß sie bei wissenschaftlichen Untersuchungen kaum verwendet wird (Bingham 1991).

Die Ernährungsanamnese kann durch einen sog. *„24 h recall“* ergänzt werden. Dabei wird die Nahrungsaufnahme vom vergangenen Tag in allen Einzelheiten von einer Ernährungsberaterin erfragt; das Ergebnis kann auf standardisierten Formblättern festgehalten werden. Erfaßt wird damit nur ein einzelner Tag, der natürlich repräsentativ für die übliche Ernährung sein muß. Benutzt wird der „24 h recall“ häufig zur Überprüfung der Ernährungsanamnese (sog. „cross-check“).

Der Vorteil dieser Methode gegenüber dem Ernährungsprotokoll besteht vorwiegend darin, daß an den Patienten/ Probanden nur geringe Anforderungen gestellt werden. Ein weiterer Vorteil ist darin zu sehen, daß durch die retrospektive Erfassung die Nahrungsaufnahme nicht beeinflußt wird. Der Zeitaufwand ist jedoch mit 30–60 min erheblich. An den Interviewer werden erhebliche Anforderungen gestellt, was sowohl seine Fachkenntnisse als auch seine Interviewtechnik betrifft. Auslassungen und suggestive Fragen können die Daten erheblich verfälschen. Es wundert daher nicht, daß die quantitativen Ergebnisse fraglich sind.

Eine britische Antarktisexpedition wurde mit dieser Methode befragt. Insgesamt wurden 1085 109. Mann-Tage erfaßt. Die Nahrungsversorgung und die Abfallbeseitigung konnten durch die isolierte Lage und die besonderen Umstände exakt dokumentiert werden. Es zeigte sich, daß die Angaben, je nach Interviewtechnik, um 21 bzw. 34% zu niedrig waren (Acheson et al. 1980).

*Ernährungsprotokoll*
Eine Protokollierung der aufgenommenen Lebensmittel umgeht die Unzulänglichkeiten des Untersuchers. Bereits 1936 hat Widdowson diese Methode eingeführt, in Deutschland wurde sie insbesondere von Pudel (1989, 1991a) für wissenschaftliche Zwecke und die Ernährungsberatung etabliert. Grundprinzip ist die Aufzeichnung des aktuellen Nahrungsmittelverzehrs

**Tabelle 21.** Ernährungsprotokoll zur quantitativen Erfassung der Nahrungsaufnahme. (Nach Pudel 1982)

| Datum: ________ | | morgens | mittags | abends |
|---|---|---|---|---|
| **Brot** | | | | |
| **Graubrot** Scheibe | 13 | | | |
| **Weißbrot, Toast** Scheibe | 8 | | | |
| **1/2 Brötchen** Stück | 6 | | | |
| **Vollkornbrot** Scheibe | 12 | | | |
| **Knäcke, Zwieback** Anzahl | 4 | | | |
| **Kaffee, Milch** | | | | |
| **Kaffee, Tee** Tasse | – | | | |
| **Dosenmilch** Teelöffel | 2 | | | |
| **Zucker** Teelöffel | 2 | | | |
| **Kakao** Tasse | 13 | | | |
| **Trinkmilch 3,5%** Tasse | 10 | | | |
| **Trinkmilch 1,5%** Tasse | 7 | | | |
| **Buttermilch** Tasse | 6 | | | |
| **Joghurt 3,5%** kleiner Becher | 13 | | | |
| **Joghurt 1,5%** kleiner Becher | 10 | | | |
| **Brotaufstrich** | | | | |
| **Butter** je Scheibe Brot | 8 | | | |
| **Margarine** je Scheibe Brot | 8 | | | |
| **Halbfettmargarine** je Scheibe Brot | 4 | | | |
| **Wurst** je Scheibe Brot | 11 | | | |
| **Corned Beef** je Scheibe Brot | 8 | | | |
| **Käse unter 20% Fett** je Scheibe Brot | 5 | | | |
| **Käse 20–40% Fett** je Scheibe Brot | 8 | | | |

| Datum: ________ | | morgens | mittags | abends |
|---|---|---|---|---|
| **Käse über 40% Fett** je Scheibe Brot | 11 | | | |
| **Schnittkäse** je Scheibe Brot | 12 | | | |
| **Marmelade, Gelee** Teelöffel | 3 | | | |
| **Honig** Teelöffel | 3 | | | |
| **Nußnougatcreme** Teelöffel | 6 | | | |
| **Magerquark** Eßlöffel | 3 | | | |
| **Speisequark** Eßlöffel | 7 | | | |
| **Eier** Stück | 9 | | | |
| **Frühstücksflocken** | | | | |
| **Haferflocken, trocken** Tasse | 20 | | | |
| **Müsli, trocken** Tasse | 21 | | | |
| **Cornflakes, trocken** Tasse | 10 | | | |
| **Obst** | | | | |
| **Apfel, Apfelsine** Stück | 9 | | | |
| **Birne, Pfirsich** Stück | 9 | | | |
| **Banane** Stück | 9 | | | |
| **Trauben, Beeren** Tasse | 7 | | | |
| **Trockenobst** Tasse | 29 | | | |
| **Salat** | | | | |
| **Rohkostsalat** Tasse | 3 | | | |
| **Salat, angemacht** Tasse | 9 | | | |
| **Kartoffelsalat** Tasse | 18 | | | |
| **Fleischsalat** Tasse | 30 | | | |

Berechnung der Energiezufuhr in kcal: Ergebnis × 10; in kJ: Ergebnis × 42

| Datum: ______________ | | morgens | mittags | abends |
|---|---|---|---|---|
| **Fleisch** | | | | |
| **Kotelett, Schnitzel** Stück | 43 | | | |
| **Steak, Schnitzel natur** Stück | 33 | | | |
| **Braten** Scheibe | 34 | | | |
| **Gulasch, Ragout** Tasse | 22 | | | |
| **Bratwurst** Stück | 46 | | | |
| **Bockwurst** Stück | 31 | | | |
| **Fleisch-/Kochwurst** Portion | 30 | | | |
| **Frikadelle, Klops** Stück | 18 | | | |
| **Eisbein, Haxe** Stück | 34 | | | |
| **1/2 Hähnchen** Stück | 32 | | | |
| **Leber, Herz, Niere** Scheibe, Tasse | 14 | | | |
| **Mett, Gehacktes** Tasse | 34 | | | |
| **Tartar, Schabefleisch** Tasse | 15 | | | |
| **Speck, Bauchfleisch** Scheibe | 17 | | | |
| **Fisch** | | | | |
| **Fisch, gekocht** Stück | 16 | | | |
| **Fisch, gebraten** Stück | 23 | | | |
| **Fischstäbchen** Stück | 8 | | | |
| **Fischkonserve** Dose | 24 | | | |
| **Suppe** | | | | |
| **Klare Suppe** Tasse | 3 | | | |
| **Gebundene Suppe** Tasse | 7 | | | |
| **Suppen-Eintopf** Tasse | 16 | | | |
| **Kartoffeln, Klöße** | | | | |
| **Kartoffeln** Stück | 5 | | | |

| Datum: ______________ | | morgens | mittags | abends |
|---|---|---|---|---|
| **Kartoffelpüree** Tasse | 9 | | | |
| **Klöße, Knödel** Stück | 12 | | | |
| **Bratkartoffeln** Tasse | 16 | | | |
| **Pommes frites** Tasse | 23 | | | |
| **Kartoffelpuffer** Stück | 10 | | | |
| **Soße** | | | | |
| **Soße** Eßlöffel | 3 | | | |
| **Hackfleischsoße** Eßlöffel | 8 | | | |
| **Reis, Teigwaren** | | | | |
| **Reis, gekocht** Tasse | 11 | | | |
| **Nudeln, gekocht** Tasse | 16 | | | |
| **Pizza, mittelgroß** Stück | 48 | | | |
| **Pfannkuchen** Stück | 20 | | | |
| **Gemüse** | | | | |
| **Gemüse, gebunden** Tasse | 8 | | | |
| **Gemüse, gedünstet** Tasse | 4 | | | |
| **Tomaten, Radieschen** Stück | 0,2 | | | |
| **Gurke** Stück | 2 | | | |
| **Kuchen, Dessert** | | | | |
| **Obstkuchen** Stück | 20 | | | |
| **Trockenkuchen** Stück | 29 | | | |
| **Sahne-, Cremetorte** Stück | 40 | | | |
| **Schlagsahne** Eßlöffel | 5 | | | |
| **Eis** Portion | 30 | | | |
| **Pudding** Tasse | 13 | | | |

Berechnung der Energiezufuhr in kcal: Ergebnis × 10; in kJ: Ergebnis × 42

| Datum: ________ | | morgens | mittags | abends |
|---|---|---|---|---|
| **Kompott, Apfelmus** Tasse | 11 | | | |
| **Süßwaren, Snacks** | | | | |
| **Bonbon** Stück | 3 | | | |
| **Kekse** Stück | 3 | | | |
| **Schokolade** Stück | 3 | | | |
| **Mars, Nuts etc.** Stück | 28 | | | |
| **Pralinen** Stück | 5 | | | |
| **Nüsse** Eßlöffel | 13 | | | |
| **Salzige Knabbereien** Tasse | 12 | | | |
| **Getränke** | | | | |
| **Fruchtsaft** Glas 0,2 l | 9 | | | |
| **Limonade** Glas 0,2 l | 10 | | | |
| **Diätgetränke** Glas 0,2 l | 2 | | | |
| **Mineralwasser** Glas 0,2 l | – | | | |
| **Bier** Flasche 0,5 l | 25 | | | |
| **Wein, Sekt** Glas 0,2 l | 18 | | | |
| **Spirituosen** Schnapsglas | 5 | | | |
| **Likör, Apfelkorn** Schnapsglas | 7 | | | |
| **Sonstiges:** | | | | |

Berechnung der Energiezufuhr in kcal:
Ergebnis × 10; in kJ: Ergebnis × 42

durch Eintragung in Formblätter/Tabellen. Erfaßt werden 100 übliche Nahrungsmittel und Getränke (Tabelle 21). Der Patient/Proband trägt, getrennt für den Vormittag, Mittag/Nachmittag und Abend, die einzelnen Nahrungsmittel ein. Die quantitative Erfassung erfolgt in standardisierten Haushaltsmaßen in Form von Tassen, Eßlöffel, Scheibe, Stück usw. Für den Außer-Haus-Verzehr haben sich Formblätter im Taschenformat bewährt. Erhoben werden üblicherweise 7 Tage. Es können jedoch auch 2 Wochen oder nur 3 bzw. 4 Tage erfaßt werden (Sichert u. Oltersdorf 1984). Eine Auswertung der Protokollbögen kann mit Hilfe von Nährwerttabellen erfolgen, was sehr zeitaufwendig ist. Einfacher läßt sich diese Arbeit heutzutage computerassistiert durchführen. Es wundert daher nicht, daß hierfür eine spezielle Software entwickelt wurde. Anbieter sind: PRODI II (Deutsche Verlangsanstalt, Stuttgart); DIÄT 2000 (Soft u. Hard, Rimbach), NUTRILOG (Deutsche Gesellschaft für Ernährung, Frankfurt). Ermittelt werden üblicherweise die tägliche durchschnittliche Aufnahme an Energie, Hauptnährstoffen sowie, je nach Programm, auch Mineralien, Vitaminen und Spurenelementen. Von Pudel (1991) wird das Ernährungsprotokoll in Kombination mit einer Präferenzliste für individuell bevorzugte Lebensmittel sowie einem Test zur Ermittlung des Ernährungswissens zur Ernährungsberatung verwendet.

*Tonband („portable electronic tape recording automated" = PETRA)*
Der Proband spricht die Nahrungsmittel unter Verwendung von Tabellen (zur Abschätzung der Menge) auf ein tragbares Tonband. Die Registrierung erfolgt damit relativ verläßlich. Die Methode ändert allerdings das Eßverhalten.

*Genauigkeit von Interviews, Fragebögen und Protokollen*
Der Hauptvorteil all dieser Methoden liegt in der einfachen, schnellen und kostengünstigen Erhebung. Ein großes Problem ist jedoch die Validität. In großen Untersuchungs-Surveys konnte nämlich in der

Regel kein Zusammenhang zwischen der Energieaufnahme und dem Körpergewicht gefunden werden, obwohl diese beiden Größen – inzwischen gesichert – eng korrelieren (Abb. 29).

Auch bei der in Deutschland durchgeführten VERA-Studie (Heseker et al. 1992) erhob man bei einem Subkollektiv von 862 Männern mit Hilfe eines 7-Tage-Ernährungsprotokolls die Nahrungsaufnahme. Das relative Körpergewicht korrelierte jedoch in keiner Weise mit der Energieaufnahme! Aus dieser und ähnlichen Untersuchungen zog man daher früher den Fehlschluß, zwischen Körpergewicht und Nahrungsaufnahme bestünde kein Zusammenhang.

Die mangelnde Zuverlässigkeit der Ernährungserhebung bei Adipösen wurde erst evident, als man eine verläßliche Methode zur Messung des Energieverbrauchs entwickelt hatte. Energieaufnahme und Energieverbrauch halten sich die Waage, wenn ein Proband im Zustand der Gewichtskonstanz ist; man muß nur den Energieverbrauch messen und kann dann auf die Energieaufnahme schließen. Zunächst haben Prentice et al. (1986) und später Lichtman et al. (1992) mit Bestimmung der Energieaufnahme mittels doppelt markiertem Wassser (s. 5.3.2) überzeugend dargestellt, daß Adipöse im Unterschied zu Normalgewichtigen die Quantität von Nahrungsmitteln unterschätzen („underreporting"). In der einen Studie gaben die Adipösen um 38% (Prentice et al. 1986) und in der anderen (Lichtman et al. 1992) um 34% bzw. 47% zuwenig Nahrungsmittel an (Abb. 22). Die individuellen Differenzen zwischen Protokollangaben und tatsächlicher Aufnahme betrugen vielfach 500–1500 kcal/Tag. Auch die Erhebung durch verschiedene Personen weist einen Variationskoeffizienten von 4–45% auf (Bingham

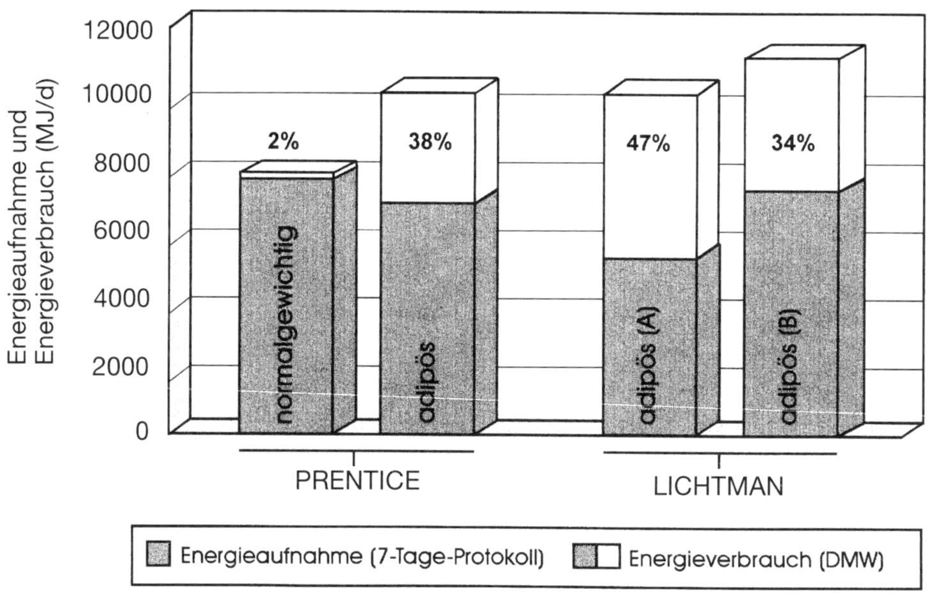


**Abb. 22.** Energieaufnahme (7-Tage-Protokoll) und Energieverbrauch (doppelt markiertes Wasser = DMW) bei Normalgewichten und Adipösen (**links**; Prentice 1986) sowie bei „diästresistenten" (**A**) und unausgewählten Adipösen (**B**) (**rechts**; Lichtman et al. 1992). Die Prozentzahlen geben die Differenz von Angaben zur Energieaufnahme zur Messung des Energieverbrauchs wieder.

1991). Gründe für die ungenauen Angaben sind vielfältig. Zum einen kann die Protokollierung einfach vergessen werden. Zum anderen beeinflußt die Ernährungserhebung die Nahrungsaufnahme durch Bewußtmachung und Kontrolle: eine bedeutende Rolle dürfte der Wunsch und die Absicht vieler Adipöser spielen, weniger zu essen.

Adipöse geben mengenmäßig oft zu wenig Nahrungsmittel an („underreporting").

Doch nicht nur das „under-reporting" ist ein Problem. Die angegebenen Nahrungsmittel müssen hinsichtlich Art und Menge kodiert und mittels Nährwerttabellen oder per Computer quantitativ erfaßt werden. Der Fehler liegt hier bei 20–50% (Bingham 1991). Selbst die Befragung an verschiedenen Tagen oder zu unterschiedlichen Tageszeiten soll Fehler zwischen 4 und 49% bewirken (Bingham 1991). Aus diesen Studien muß der – für die Ernährungserhebungsforschung bedauerliche – Schluß gezogen werden, daß die Nahrungsaufnahme bei Adipösen selbst mit einem 7-Tage-Protokoll so unzuverlässig erfaßt wird, daß die Methode (ebenso wie die „diet history") wissenschaftlich nicht zu vertreten ist. Bei bestimmten Fragestellungen macht es jedoch Sinn, die Nahrungsaufnahme mittels Protokoll oder Anamnese zu erheben.

*Besonderheiten bei Kindern*
Je jünger die Kinder, desto deutlicher wird die Nahrungsaufnahme unterschätzt (Caviezel et al. 1992). Von Kindern unter 8 Jahren wird die Nahrungsmenge um ca. 40% unterschätzt. Aber auch ältere Kinder (7–11 Jahre) gaben weniger Nahrungsenergie an als normalgewichtige, so daß grundsätzliche Zweifel an den Angaben bestehen (Ernährungsprotokoll).

*Stickstoffausscheidung im Urin*
1985 zeigten Bingham und Cummings (1985), daß die Ausscheidung von Stickstoff im Urin mit der Proteinzufuhr eng korreliert ist. Bekanntlich ist der Stickstoffanteil im Eiweiß ziemlich konstant und beträgt 16%. Ermittelt man durch ein Ernährungsprotokoll oder eine Ernährungsanamnese den prozentualen Proteinanteil in der Nahrung, kann man ziemlich verläßliche Rückschlüsse auf die Energieaufnahme im letzten Monat machen. Voraussetzung ist, daß sich der Patient in einer Phase der absoluten Gewichtskonstanz befindet und vollständig den Urin sammelt. Bei einer Befragung von Adipösen stellte man mittels Ernährungsanamnese eine Proteinaufnahme von 46 g/Tag fest, im 24-h-Urin wurden jedoch 87 g gemessen (Bingham 1991).

Schlußfolgerung: Die Quantifizierung der Nahrungsaufnahme ist bei Adipösen mit Anamnese und Protokollen sehr unzuverlässig.

*Doppelt markiertes Wasser*
Verläßlich ist lediglich die Messung des Energieverbrauchs mit doppelt markiertem Wasser. Diese Methode hat zudem den Vorteil, daß sie unter Alltagsbedingungen ambulant durchgeführt werden kann (s. 5.3.2). Der große Aufwand und die hohen Kosten begrenzen die Methode allerdings auf wissenschaftliche Fragestellungen.

## Determinanten der Nahrungszufuhr
Die neuronalen, endokrinen, metabolischen und psychosozialen Faktoren der Nahrungsaufnahme kommen beim Essen gemeinsam und ziemlich simultan zum Tragen und bestimmen letztlich, was und wieviel gegessen wird. Es macht daher Sinn, das Essen und den Eßvorgang experi-

**Faktoren, die die Nahrungsaufnahme bei adipösen Personen beeinflussen** (Sclafani 1993)

**Nahrungsbestandteile**
- Zusammensetzung der Nahrung,
- Schmackhaftigkeit („palatability"),
- Geschmack, Aroma („flavor"),
- Darreichungsform,
- Variabilität,

**personenbezogene Faktoren**
- Alter,
- Geschlecht,
- Persönlichkeitsstruktur,
- Krankheiten,
- Aktivitätsgrad,

**Umwelt und soziale Faktoren**
- soziale Schicht,
- Religion,
- ethnische Gruppe,
- Temperatur,
- Streß.

mentell hinsichtlich einzelner Komponenten zu untersuchen.

*Volumen*
Wird eine bestimmte Nährstoffmenge in unterschiedlichen Volumina angeboten, resultiert daraus keine Änderung der Sättigung. Wird sie jedoch z.T. als „preload" verabreicht, sind Unterschiede festzustellen. Ein Wasser-Preload führt zu einem geringfügigen Sättigungszuwachs. Werden Suppen mit 300 ml verabreicht und Testmahlzeiten 15 min später angeboten, wird ein Reduktionseffekt von etwa 25% erreicht (Pudel 1982).

*Energiegehalt*
Pudel (1978) bot Adipösen am „food dispenser" Trinkmengen mit unterschiedlichem Kaloriengehalt an. Mit einem Trinkröhrchen konnte Nahrung kontinuierlich ad libitum entnommen werden. Bei Erhöhung der Kaloriendichte um 100% stieg die durchschnittliche Energieaufnahme bei Normalgewichtigen um 46%, bei Adipösen um 99%. Er schloß aus seinen Beobachtungen, daß „Veränderungen der Kalorienkonzentration – zumindest in den Bereichen zwischen 0,5 kcal und 2 kcal/ml – subjektiv von den Probanden nicht bemerkt werden".

*Energiedichte*
Darunter versteht man den Quotienten aus Energiegehalt und Gewicht der Nahrung. Eine hohe Dichte ist durch Fett, Ballaststoffarmut und geringen Wassergehalt gegeben und vice versa. Wie andere Arbeitsgruppen fand auch Pudel (1978) mit Hilfe von Meßskalen und Testmahlzeiten, daß die Energiedichte die Nahrungsaufnahme und Sättigung mehr beeinflussen als Volumina und Energiegehalt.

Adipöse konsumieren bevorzugt Nahrungsmittel mit hoher Energiedichte.

Würden sie solche mit geringer Energiedichte bevorzugen, könnten sie eine Gewichtsabnahme von ca. 20% erreichen (Strain et al. 1992).

*Schmackhaftigkeit*
Die Schmackhaftigkeit, d.h. Gefallen und Genuß an einer Mahlzeit, werden durch den Geschmack, das Aroma, die Beschaffenheit und die Temperatur einer Mahlzeit bestimmt. Die Schmackhaftigkeit hat Auswirkungen auf die Auswahl der Nahrungsmittel, die Eßmenge, die Häufigkeit der Kaubewegungen, die Dauer des Eßvorgangs, die Anzahl der Bissen und die Dauer des Kauens (Rodin 1992). Viele Studien weisen darauf hin, daß Adipöse mehr Freude und Genuß beim Essen haben und die Mahlzeit später beenden als Normalgewichtige (Rodin 1992). Der Geschmack ist jedoch nicht statisch, sondern

dynamisch zu sehen. Kleinkinder z.B. mögen keine bitteren Speisen; im Lauf des Lebens ändert sich dies. Die Schmackhaftigkeit eines Lebensmittels muß jedoch nicht zwangsläufig zum Überkonsum an Nahrung führen. Einigkeit herrscht wissenschaftlich darüber:

> Süßes und Fettes erhöht die Schmackhaftigkeit und damit die Nahrungsaufnahme.

*Fett*
Fett in der Nahrung fördert die Gewichtszunahme, Adipöse essen mehr Fett als Normalgewichtige (Lissner et al. 1987; Cotton et al. 1994). Folgende Fragen drängen sich auf: Wird mehr Fett nicht nur aus Gründen der Schmackhaftigkeit, sondern auch wegen mangelnder Sättigung gegessen? Verhalten sich Adipöse anders als Normalgewichtige? Insbesondere die Arbeitsgruppen von Blundell und Rolls haben sich mit diesem Thema in vielen Untersuchungen auseinandergesetzt. Bei einem Preload-Versuch erhielten 18 Männer jeweils ein kohlenhydrat- oder eiweißreiches Frühstück mit gleichem Energiegehalt (472 kcal) ohne oder mit Fettzusatz (45 g). 4,5 h später wurde ein Mittagessen ad libitum gereicht; für den Rest des Tages wurde die Nahrungsaufnahme mit Ernährungsprotokollen erfaßt. Es zeigte sich, daß die Zugabe von Fett zum Frühstück die Nahrungsaufnahme nicht energieadäquat reduzierte; die fettreichen Frühstücksformen führten zu einer insgesamt höheren Energieaufnahme im Sinne einer Überkompensation. Da die verschiedenen Frühstücksformen einen ähnlichen Einfluß auf den nachfolgenden Hunger hatten, gingen die Autoren von einer passiven Überkompensation aus (Cotton et al. 1994). Dieser Effekt ist nur durch eine mangelnde Sättigung von fettreichen Speisen zu erklären; der Geschmack spielt bei der Preload-Technik keine Rolle.

Bei Adipösen ist die Überkompensation deutlicher ausgeprägt als bei Normalgewichtigen; Adipöse sind relativ insensitiv gegenüber dem sättigenden Effekt von Fett (Rolls et al. 1994).

> Fett sättigt weniger als Kohlenhydrate und Eiweiß – Adipöse essen relativ fettreich.

*Kohlenhydrate*
Im Tierversuch kann eine Adipositas sowohl durch eine fettreiche als auch durch eine kohlenhydratreiche Ernährung induziert werden; bei letzterer wird üblicherweise das Trinkwasser mit Sucrose angereichert. Am besten gelingt dies durch eine Kombination von beidem, der sog. „cafeteria diet“, die einen Querschnitt von „supermarket food“ darstellt. Es liegt daher die Vermutung nahe, daß die Situation beim Menschen ähnlich ist.

Die Vorstellung, daß Zucker einen Einfluß auf die Hunger-Sättigung-Regulation hat, ist bereits 1953 von Mayer (1953) formuliert worden. Er ging davon aus, daß Zucker für die kurzzeitige („glucostatic control“) und Fett für die langfristige („lipostatic control“) Regulation verantwortlich sei. Für die glukostatische Theorie spricht, daß – bei Nahrungsangebot ad libitum – ein Abfall des Blutzuckers vor Mahlzeiten zu beobachten ist. Injiziert man Glukagon, was die arteriovenöse Glukosedifferenz erhöht, nimmt der Hunger ab. Zudem hat man im ventromedialen Hypothalamus, dem Sättigungszentrum, Glukoserezeptoren gefunden (van Itallie 1990). Es gibt aber auch Hinweise, die dieser Hypothese widersprechen: i.v. applizierte Glukose reduziert nicht die Nahrungsaufnahme; viele Zustände mit veränderten arteriovenösen Glukosedifferenzen korrelieren nicht mit

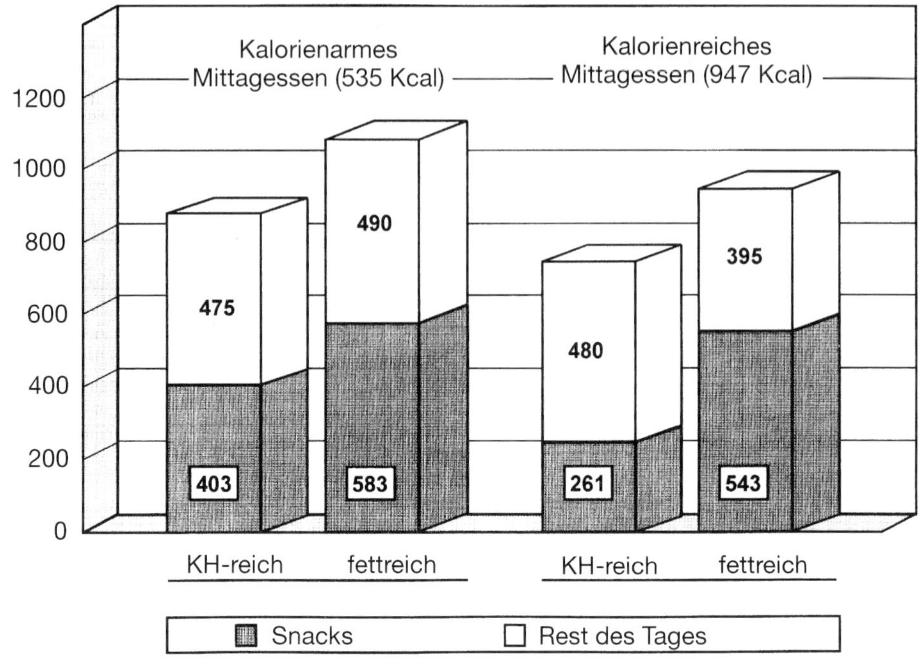


**Abb. 23.** Energieaufnahme in Form von Snacks nach einem energiearmen (535 kcal) Mittagessen bzw. einem energiereichen (947 kcal/Tag) Mittagessen, das jeweils kohlenhydratreich (KH-reich) oder fettreich war. (Nach Green et al. 1994)

der Sättigung, dem Hunger oder der Nahrungsaufnahme.

Epidemiologische Studien zeigen, daß der Zuckerkonsum bei Adipösen geringer ist als bei Normalgewichtigen; Adipöse essen v. a. mehr Fett (Glinsman et al. 1986). Adipöse bevorzugen jedoch nicht nur die Geschmacksrichtung „Fett", sondern auch „Zucker" (Drewnowski 1987). Sowohl Monosaccharide (Glukose, Fruktose), Oligosaccharide (z. B. Maltodextrine) als auch komplexe Kohlenhydrate verringern den Hunger; letztere haben einen etwas größeren sättigenden Effekt (Cotton 1994).

Mit der Frage, wie Kohlenhydrate Hunger, Sättigung und Nahrungsaufnahme beeinflussen, hat sich besonders die Arbeitsgruppe von Blundell befaßt. 18 Männer nahmen 4 verschiedene Mittagessen zu sich, die viel (947 kcal) und wenig (535 kcal) Energie enthielten und jeweils kohlenhydrat(Sucrose-)reich oder fettreich waren. Nach einem energiereichen Mittagessen wurden in der Folgezeit weniger Snacks gegessen als nach einem energiearmen Essen. Deutlich ausgeprägter war jedoch der Effekt hinsichtlich der Nahrungszusammensetzung (Abb. 23). Nach einem kohlenhydratreichen Mittagessen wurden 42% weniger Snacks gegessen als nach einem fettreichen.

### *Süßstoffe*

Süßstoffe werden von Patienten genommen und/oder von Ärzten empfohlen, um Zucker geschmacklich – ohne deren Energiegehalt – zu imitieren. Wenn bekannt ist, daß Menschen süße Speisen gern essen und Süßes die Schmackhaftigkeit steigert, kann vermutet werden, daß Süßstoffe wie

Saccharin, Cyclamat oder Aspartam die Nahrungsaufnahme stimulieren. Bei Ratten scheint dies auch der Fall zu sein. Viele Arbeitsgruppen konnten zeigen, daß insbesondere Aspartam zu gesteigerter Nahrungsaufnahme führt, auch wenn es unter Umgehung orosensorischer Einflüsse direkt in den Magen gegeben wird (Elizalde u. Sclafani 1990). Eine Diskussion kam allerdings 1986 auf, als die Arbeitsgruppe von Blundell und Hill über vermehrten Hunger nach Aspartam berichtete. In den meisten Studien konnte man jedoch nicht feststellen, daß Aspartam die Nahrungsaufnahme steigert. Der Gebrauch von Süßstoffen führt auch nicht zur Adipositas (Rolls 1993). Süßstoffe können daher zur Gewichtsabnahme empfohlen werden.

*Abwechslung – Monotonie*

Je mehr Sorten Futter Ratten angeboten werden, desto mehr fressen sie. Selbst wenn sie sich an einer Futtersorte sattgefressen haben, fressen sie weiter, wenn ein Futter mit einem anderen Geschmack, jedoch gleicher Zusammensetzung der Hauptnährstoffe, angeboten wird (Rodin 1992). Affen, deren Futteraufnahme neuronal im lateralen Hypothalamus bis zur Sättigung stimuliert wurde, setzen die Nahrungsaufnahme fort, wenn anderes Futter vorgesetzt wird.

„Variatio delectat" gilt hinsichtlich der Nahrungsaufnahme – auch beim Menschen. Eine Fortsetzung der Nahrungsaufnahme kann sowohl durch orosensorische als auch durch visuelle Reize erreicht werden. Es muß auch kein Nachtisch sein; auch für Hauptgerichte wurde dieser Effekt nachgewiesen. Möglicherweise sprechen Adipöse auf Abwechslung der Mahlzeiten besser an als Normalgewichtige (Rodin 1992). Doch auch das Umgekehrte gilt: monotones Essen reduziert die Nahrungsaufnahme; dieses Prinzip wurde auch schon erfolgreich zur Gewichtsreduktion eingesetzt (Cabanac u. Rabe 1976). Bedenken sollte man auch, daß die Angebotsvielfalt von Nahrungsmitteln in Industrieländern und deren nahezu uneingeschränkte Verfügbarkeit hinsichtlich Ort und Zeit zur gesteigerten Nahrungsaufnahme „verführt".

> Essen und Eßverhalten werden sowohl durch die Umwelt als auch genetisch determiniert.

*Soziokulturelle Faktoren*

Betrachtet man das Körpergewicht transkulturell, wird die Bedeutung der Kultur und der Lebensumstände für die Entstehung der Adipositas evident: Japaner wiegen z.B. weniger als US-Japaner. Innerhalb westlicher Gesellschaften hängt das Körpergewicht vorwiegend mit der sozialen Schicht zusammen (s. 4.4). Hier wirkt sich insbesondere der soziale Druck in der Ober- und Mittelschicht wegen eines vorherrschenden schlanken Schönheitsideals aus; nicht unbedingt positiv, betrachtet man die zunehmende Häufigkeit von Eßgestörten, insbesondere von Mädchen und jungen Frauen, in der gehobenen Sozialschicht (Pudel 1982).

Zu einer gesteigerten Nahrungsaufnahme kann es auch kommen, wenn relativ fixe Eßzeiten vorgegeben und eingehalten werden. Denkbar ist, daß dann auch häufig ohne wesentlichen Hunger gegessen wird, nur weil die Essenszeit gekommen ist. In dieser Hinsicht ist die untere Sozialschicht rigider als die obere. Essen Probanden über Wochen in einer Umgebung ohne zeitliche Orientierung, sind die Zeitabstände zwischen den Mahlzeiten um so länger, je größer die vorausgegangenen Essensportionen waren (Rodin 1992). Solche physiologischen Regelmechanismen werden natürlich in einer Gesellschaft mit rigiden Zeitvorgaben laufend verletzt. Nicht zuletzt führen auch bestimmte Ereignisse wie Urlaub, Wochenende, Feierlichkeiten usw. zur erhöhten Energieaufnahme. Solche

Gelegenheiten sind meistens durch eine verminderte kognitive Kontrolle und hohe soziale Akzeptanz gekennzeichnet. Weitere psychosoziale Aspekte s. unten.

*Globale Betrachtung*
Beim Internationalen Adipositas-Kongreß in Toronto 1994 diskutierten Trayhurn (Experte für Energieaufnahme) und Schoeller (Experte für Energieverbrauch) die Ätiologie der Adipositas in Form einer „Socratic debate" kontrovers. Obwohl sie beide einen unterschiedlichen wissenschaftlichen Schwerpunkt haben, kamen sie überraschend zu einem ähnlichen Ergebnis: Die Initiierung der Adipositas ist üblicherweise nicht durch eine vermehrte Nahrungsaufnahme erklärbar. Vielmehr spiele zu diesem Zeitpunkt ein erniedrigter Grundumsatz, eine verminderte Thermogenese oder eine reduzierte körperliche Aktvität die Hauptrolle. Mit zunehmendem Gewicht nehme auch die Energiezufuhr zu; anders könne der Adipöse sein Gewicht nicht halten. Steige beim Adipösen das Gewicht weiter an, sei dies in erster Linie auf eine weitere Erhöhung der Energiezufuhr zurückzuführen.

Daß Essen nicht nur Nahrungsaufnahme ist und mit ernährungsphysiologischen Begriffen nicht voll erfaßt wird, ist evident. Schon unsere Sprache spiegelt diese Tatsache mannigfach in vielen Redewendungen wider: „Liebe geht durch den Magen", „Ärger schlägt auf den Magen", „der Mensch ist, was er ißt", man hat jemanden „zum Fressen gern" und ist „sauer" auf jemanden. Die Ernährung ist nur eine Seite der Medaille, das Essen und das Eßverhalten die andere. Gerade beim Essen läßt sich verdeutlichen, daß der Mensch ein psychosoziales und kein rein biologisches Wesen ist. Insofern sind auch die Forschungsergebnisse am Tiermodell nur begrenzt auf den Menschen übertragbar.

Die mit diesen Problemen befaßte Wissenschaft nennt sich Ernährungspsychologie (Pudel u. Westenhöfer 1991). Treffender wäre die Bezeichung „Eßpsychologie"; schließlich geht es nicht um physiologische Inhalte, sondern um ein Verhalten. Gemäß dem Gegenstand, dem Eßverhalten, beschäftigt sich damit vorwiegend die lern- bzw. verhaltenstherapeutisch orientierte Psychologie und Psychotherapie. In Deutschland jedoch hat traditionsgemäß auch die tiefenpsychologische Betrachtungsweise einen Platz.

## 5.2.3 Psychosoziale Aspekte der Energieaufnahme

### Sozio-Kulturelle Faktoren

*Einstellung zum Essen*
Schon mit Verlassen des eigenen Landes wird jedem deutlich, daß Ernährung und Eßverhalten auch ökologisch und sozial bestimmt werden; jedes Land hat eine eigene *Eßkultur.* Es liegen Welten zwischen einem Kantinenessen in Deutschland und einem Hochzeitsmahl in der Türkei, und es gibt deutliche Unterschiede zwischen der Mittagsmahlzeit eines Franzosen und der eines Schweden. Essen hängt vom Land, vom Anlaß, von der Kultur, vom Ambiente, der Verfügbarkeit von Lebensmitteln, den Kochkünsten, der Tischgesellschaft und schließlich auch von den Kosten ab.

Essen hat etwas mit der *Funktion der Nahrungsaufnahme* zu tun. Während in früheren Zeiten mit Essen vorwiegend der Zweck verfolgt wurde, die Körperarbeit und damit das Überleben zu sichern, ist dieser Aspekt in den Industrienationen in den Hintergrund getreten. Dementsprechend ist auch die Wertschätzung von Lebensmitteln im Rückzug begriffen. Lebensmitteln ist heutzutage kaum anzusehen, woher sie kommen und wie sie produziert wurden; ihre Identität ging zumindest teilweise verloren. Mit zunehmender

Verstädterung und abnehmender Kenntnis von der landwirtschaftlichen Produktion fehlt mehr und mehr der direkte Bezug zum Lebensmittel. Vermittelt wird dieser heute fast nur noch indirekt durch Werbung in den Medien.

Hinzu kommt eine Tendenz zur Auflösung der häuslichen Tischgemeinschaft. Von befragten Schülern wird berichtet, daß ein gemeinsames familiäres Frühstück in Deutschland nur noch bei jedem 4. Schüler stattfindet. Auch die subjektive Einstellung zum Essen hat sich geändert. 1979 waren bei einer repräsentativen Befragung an der Ernährung nur 13,5% „eher uninteressiert", 1989 waren es 23,6% (Pudel u. Westenhöfer 1991). Sowohl was das Essen als auch die Ernährung betraf, wurde der Schmackhaftigkeit gegenüber dem Gesundheitsaspekt eine deutlich wichtigere Rolle zugesprochen. In der gleichen Untersuchung mußten die Befragten das Essen hinsichtlich des Genusses im Vergleich zu anderen „genüßlichen Dingen" einordnen. „Zu Hause toll essen" wurde nur noch von Urlaub, Familie, Feste mit Freunden feiern und in Westdeutschland von Flirten, Liebe und Sexualität übertroffen (Abb. 24).

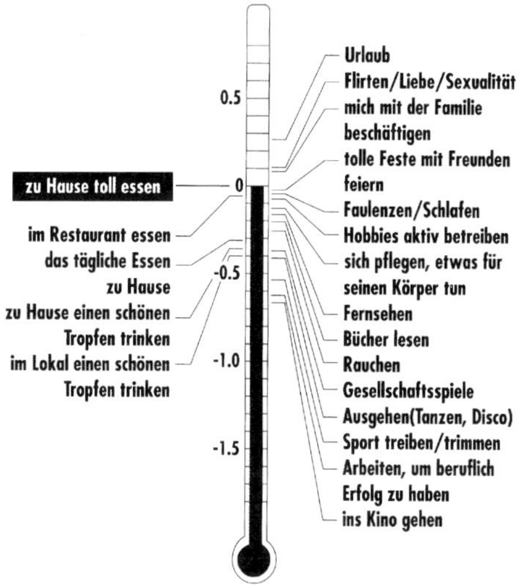


**Abb. 24.** Beurteilung (Rating) von verschiedenen Genußformen einschließlich des Essens zu Hause im IGLO-Forum. (Nach Pudel 1991)

*Vorurteile und Diskriminierung*

Es gibt jedoch nicht nur hinsichtlich der Ernährung und des Essens soziokulturell geprägte Vorstellungen, sondern auch bezüglich des Körpergewichtes (s. 4.4.). Vorurteile sind häufig schon bei *Kindern* anzutreffen. Mit Dicksein werden Mogeln, Unsauberkeit, Vergeßlichkeit, Faulheit, Unhöflichkeit, Dummheit, Nachlässigkeit, Meinungslosigkeit, Alkoholismus und andere negative Eigenschaften und Verhaltensweisen assoziiert. Bereits Kleinkinder im Alter von 2 Jahren bevorzugen eine schlanke Stoffpuppe gegenüber einer dicken. Bei einer repräsentativen Umfrage in Deutschland gaben Kinder und Jugendliche im Alter bis 18 Jahre an, dicke Kinder seien träge, faul, einsam, ängstlich, aber auch gutmütig und freundlich (Chomé et al. Ernährungsbericht 1984).

**Bewertung von Essen und Ernährung in Deutschland** (Pudel 1991)

1. Essen:
   - daß es gut schmeckt 47%,
   - gesundes, bekömmliches Essen 9%,
   - gemütliche, angenehme Atmosphäre 12%,
   - schön gedeckter Tisch, gutes Aussehen 13%,
   - auf Deftigkeit, daß ich satt werde 8%;

2. Ernährung
   - daß es gut schmeckt 24%,
   - fettarm 15%,
   - vitaminreich 18%,
   - abwechslungsreich 12%,
   - daß ich nicht zu dick werde 11%.

Bei Prüfungen in der *Schule* spielt offensichtlich nicht nur die Intelligenz, sondern auch das Gewicht eine Rolle. In einigen Untersuchungen kam klar zum Ausdruck, daß die Lehrer nicht unabhängig vom Körpergewicht die Qualifikation eines Schüler beurteilen können (Stunkard u. Wadden 1992).

Ähnlich kann die Auswahl für eine *Berufstätigkeit* ausfallen. Personalchefs haben offensichtlich ebenfalls bestimmte Vorstellungen von der beruflichen Leistungsfähigkeit eines Adipösen. Je höher das Körpergewicht, desto geringer seien das Engagement, die Leistung, das Durchstehvermögen und um so häufiger die Krankheitstage. Nicht alle dieser Behauptungen sind Vorurteile. Adipöse leisten in bestimmten Berufen tatsächlich weniger, insbesondere wenn körperliche Flexibilität und Geschicklichkeit (z.B. Bücken oder Klettern) gefragt sind; sie sind auch häufiger krank. Adipöse haben im Durchschnitt auch ein geringeres *Einkommen.* Die Zeitschrift Industry Week befragte 1974 Angestellte. Es wurde errechnet, daß ein Pfund zuviel an Gewicht einen Erwerbstätigen 1000 Dollar pro Jahr „kostet". Nicht vergessen sollte man die Bedeutung des Körpergewichts bei der *Partnerwahl* und der *Heirat.*

> Adipöse werden häufig diskriminiert und sozial benachteiligt.

Maddox und Leiderman (1969) untersuchten die Einstellung von *Ärzten* zu adipösen Personen. Die Ratings waren hoch bei willensschwach, häßlich und unbeholfen. Andere Untersucher fanden, daß Ärzte bei Adipösen häufig emotionale Probleme vermuten und glauben, Essen sei eine Art von Ersatzbefriedigung. Offensichtlich haben Ärzte Adipösen gegenüber eine Antipathie, die zumindest z.T. das mangelnde Interesse an ihrer Krankheit erklärt (Wooley 1987).

### Entwicklung des Eßverhaltens und der Nahrungspräferenz

Denkbar ist, daß die Präferenz für bestimmte Geschmacksqualitäten wie süß, sauer, salzig und bitter z.T. *vererbt* ist, da diese Qualitäten von Rezeptoren vorwiegend am Zungengrund, also von biologischen Strukturen, vermittelt werden. In einer Untersuchung an 622 homo- und heterozygoten Zwillingen, durchgeführt im Alter von 9–15 Jahren, ließ sich dies jedoch nicht bestätigen (Green et al. 1975). Tatsache ist jedoch, daß Babies und *Kleinkinder* den Geschmack „süß" gegenüber anderen eindeutig bevorzugen. Die Beliebtheit für salzige Speisen ist bei Kindern wenig ausgeprägt. Bekannt und wissenschaftlich bestätigt ist z.B., daß Kinder in Deutschland oftmals eine Aversion gegen Spinat oder Spargel haben und Pommes frites dem Hummer vorziehen.

Offensichtlich findet im Laufe des Lebens eine *Änderung der Nahrungspräferenz* statt; diese Periode sieht die Arbeitsgruppe von Stunkard vorwiegend in den späten Kindheit beim Übergang zum Heranwachsenden (Stunkard u. Wadden 1992). Diehl (1991) bemerkt, daß die Präferenz für gestimmte Nahrungsmittel und Speisen allein durch die Erfahrung geprägt sein kann, durch „liking by tasting"; Essen ist ein Lernprozeß. Auf diese Weise können auch intrakulturelle Unterschiede erklärt werden.

Bei einer Befragung von 2910 deutschen Familien zeigt sich allerdings, daß die Präferenzen von Müttern und Kindern insgesamt keine hohe Übereinstimmung zeigen (Chomé etal., Ernährungsbericht 1984). Sie betrug bei Obst (Orangen, Birnen, Äpfel) nur etwa 20%. Das „kulturelle Eßtraining" in der Familie, sei es durch Imitation, Vorbild oder Wiederholung bedingt, hat offensichtlich seine Grenzen. Kinder und Jugendliche orientieren sich – nicht nur hinsichtlich des Essens – mehr und mehr an ihrer Clique und den Medien.

### Einstellung zum Körper („body image")

Zumindest in den Industrieländern gilt, daß Adipöse ihren Körper häufig ablehnen und ihn als widerlich und verabscheuungswürdig empfinden. Sie gehen sogar mitunter davon aus, daß andere ihnen mit Argwohn und Feindseligkeit begegnen (Wadden u. Stunkard 1993; Wooley 1987). Betroffen sind v. a. Frauen in der Ober- und Mittelschicht. Diese Einstellung spiegelt das Vorurteil und die Diskriminierung wider, die Adipöse oft genug in ihrem Leben erfahren haben. Doch nicht alle Adipösen denken und fühlen so. Es gibt nicht wenige, wieviele weiß man nicht genau, die emotional stabil sind und auch keine Minderwertigkeitsgefühle wegen ihrer Körperfülle empfinden.

Kinder beurteilen sich selbst hinsichtlich ihres Gewichts häufig unrealistisch. Kinder im Alter von 6–10 Jahren nehmen immerhin von 87% aller adipösen Altersgenossen an, deren Gewicht sei richtig. Befragt man hingegen Jugendliche in der Pubertät, stellt man erschreckenderweise fest, daß sich viele für übergewichtig halten, obwohl dies objektiv nicht zutrifft, und zwar hauptsächlich Mädchen (43%), weniger Jungen (8%; Tienboon et al. 1994). 69% der Mädchen hatten bereits versucht, abzunehmen und alle (!), unabhängig vom aktuellen Gewicht, wollten abnehmen. Eklatant ist eine weitgehend unrealistische Einstellung zum eigenen Gewicht und bei Mädchen die generelle Absicht, abzunehmen. Die Beurteilung des Gewichtes durch die Mütter ist zwar in der Tendenz genauer, aber immer noch erheblich unrealistisch, wenn man ihnen Bildvorlagen unterbreitet, nach denen sie ihr Kind einstufen sollen (Chomé et al., Ernährungsbericht 1984).

> Fast alle Mädchen wollen – ob adipös oder normalgewichtig – in der Pubertät abnehmen.

### Streß

Ärger „schlägt auf den Magen" und „die Liebe geht durch den Magen" versinnbildlichen den Einfluß von Stressoren negativer und positiver Art auf das Eßverhalten. Es gibt viele Befragungen, die zeigen, daß Ärger, Konflikte, Arbeit, Prüfungen, Lärm, aber auch Einsamkeit, Langeweile und Trauer die Nahrungsaufnahme beeinflussen. Offensichtlich führen solche Situationen zu einer Ausschaltung der kognitiven Eßkontrolle; denkbar ist natürlich auch, daß hormonelle Veränderungen das Hunger-Sättigung-Zentrum im Hypothalamus beeinflussen. Pudel (1982) hat im Eßlabor den Einfluß von Streß am „food dispenser" in mehreren Studien ausführlich untersucht. Er konnte, je nach Stressor, erhebliche hyper- und hypophage Reaktionen beobachten.

### Persönlichkeitsmerkmale

Viele Laien und auch „Fachleute" sind davon überzeugt, daß Adipöse – Kinder wie Erwachsene – spezifische Persönlichkeitszüge aufweisen. Nicht wenige gehen sogar davon aus, daß Adipöse abnorm oder neurotisch seien; sie plazieren den Adipösen in die Ecke der Psychopathologie. Die wissenschaftliche Basis für diese Annahme ist in den letzten Jahren erheblich geschrumpft und kaum noch existent. Der Grund ist in psychodiagnostischen Ergebnissen zu sehen. Die Kehrtwende, auffälliges Verhalten bei Adipösen nicht mehr als Ursache, sondern als Folge des Übergewichts aufgrund von Diskriminierungen zu sehen, beschreiben Stunkard und Wadden (1992) wie folgt: „From viewing psychopathology as a cause of obesity, we now see it as a result – of living in a society that derogates obesity and obese persons".

Moore et al. (1962) untersuchten 1660 Personen und fanden nur bei 3 von 9 Variablen eine leichte Abweichung: bei Unreife, Argwohn und Starrheit. Spätere Untersuchungen mit dem Freiburger Persönlichkeitsinventar (FPI) von Diehl u. Paul (1985) sowie mit dem Minnesota Multiphasic Personality Inventory (MMPI; Wadden u. Stunkard 1993) ergaben entweder keine Unterschiede zu Normalgewichtigen oder nur leichte Skalenerhöhungen bei den Merkmalen Hypochondrie, Hysterie und Impulsivität.

Adipöse sind psychisch grundsätzlich nicht mehr und nicht weniger auffällig als Normalgewichtige.

Viele Untersuchungen zur Persönlichkeit wurden in klinischen Settings durchgeführt und beinhalten daher das Problem der Selektion. Dieser Vorwurf wird insbesondere der Tiefenpsychologie gemacht, die Eßstörungen auf eine orale Fixierung in der libidinösen Entwicklung zurückführt. Die Mehrzahl der Psychotherapeuten ist sich inzwischen jedoch einig, daß Adipöse üblicherweise keine „spezifische" Persönlichkeit aufweisen und daher die Psychogenese der Adipositas irrelevant sei. Das schließt natürlich nicht aus, daß Adipöse Persönlichkeitsstörungen, selbstverständlich auch Eßstörungen, haben können (s. unten). Für den Adipositastherapeuten resultiert daraus, daß er einem Adipösen grundsätzlich wie einem Normalgewichtigen gegenüberzutreten hat, ein Verhalten, das bei uns keineswegs gängig ist.

Testet man die Nahrungsaufnahme am „food dispenser", wie das Pudel (1982) in einer Reihe von Versuchen im Eßlabor praktiziert hat, beobachtet man bei einigen Adipösen eher lineare statt hyperbole kumulative Essenskurven (Abb. 25) Diese Verhalten ist jedoch auch bei einigen Normalgewichtigen festzustellen. Es handelt sich bei ihnen um „latent Adipöse" bzw. Probanden mit gezügeltem Eßverhalten (s. unten).

## Abnormes Essen

Die Tatsache, daß Adipöse nicht mehr und nicht weniger von der Norm abweichende Persönlichkeitszüge haben als Normalgewichtige, bedeutet, daß auch ihr Eßverhalten Besonderheiten aufweisen kann. Die im folgenden beschriebenen abnormen Eßcharakteristika sind *Symptome,* die häufig keine psychopathologische Relevanz haben, jedoch auch Ausdruck einer psychischen Krankheit sein können (Abb. 26).

*Naschen („nibbling")*
Darunter versteht man die häufige Aufnahme von kleinen Nahrungsmittelmengen ohne Hunger und ohne Eßwunsch („snakking"). Gegessen wird aus Freude am Essen. Es handelt sich meist um leicht verfügbare und gut schmeckende Nahrungsmittel.

*Heißhunger („craving")*
Es besteht ein intensives Verlangen nach einem bestimmten Nahrungsmittel außerhalb der Mahlzeiten. Der Wunsch zu essen, überfällt den Betroffenen oft regelrecht; er

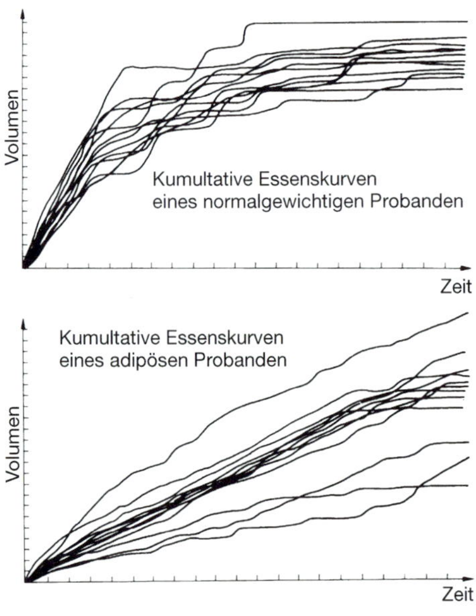


**Abb. 25.** Kumulative Essenskurven („food-dispenser" im Eßlabor) eines Normalgewichtigen *(oben)* und eines Adipösen *(unten).* (Nach Pudel 1982)

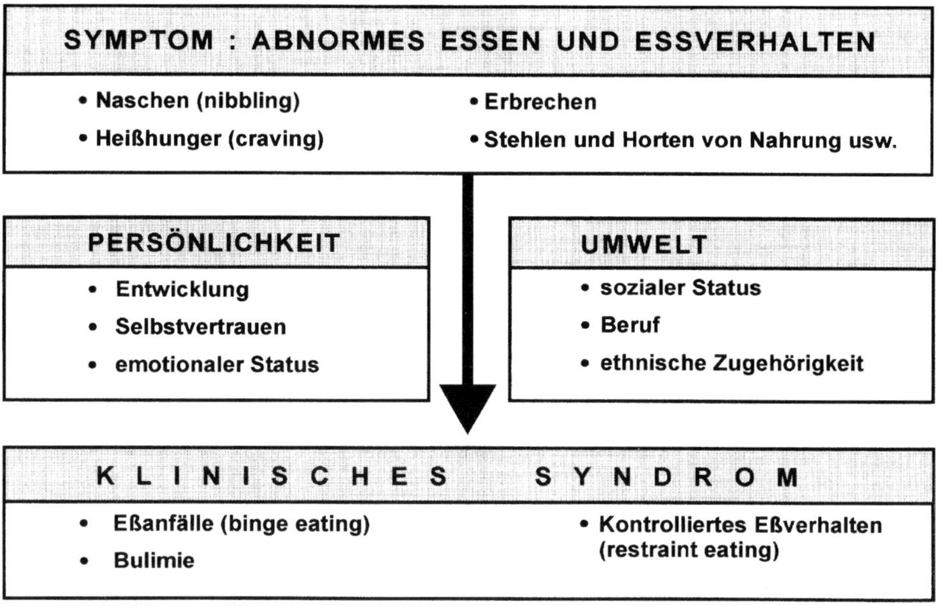


**Abb. 26.** Übergang von Symptomen des abnormen Essens zu klinischen Syndromen. (Nach Basdevant et al. 1993)

kann ihm nicht widerstehen. Gegessen wird bis zur Sättigung, nicht darüber hinaus; eine hedonistische Eßkomponente ist meistens involviert. Der Heißhunger ist weniger vom Hunger als vom Wunsch zu essen induziert. Die verspeisten Mengen können sehr unterschiedlich sein und von einem Schokoladenriegel bis zu einem Pfund Käse reichen. Ein besonderes Verlangen nach kohlenhydratreichen Snacks wurde von Wurtman u. Wurtmann (Wurtmann et al. 1985; Wurtman 1988) beschrieben und mit einem Serotoninmangel im Hypothalamus in Verbindung gebracht. Nachfolgende Untersuchungen zeigten, daß es sich womöglich nicht um ein „carbohydrate craving", sondern eher um ein „carbohydrate lipid protein calorie craving" handelt (Basdevant et al. 1993)

*Erbrechen*
Erbrechen wird, im Unterschied zum Naschen und zum Heißhunger, häufig verleugnet und ist bei der Anamnese schwer zu eruieren. Erbrechen als Mittel zur Gewichtskontrolle ist vorwiegend bei Frauen anzutreffen. Bei den >30jährigen trifft man dieses Verhalten bei ca. 8% an, bei den >20jährigen bei etwa 20% (Diehl 1991).

## Klinische Syndrome

Tritt eine Eßstörung im Kontext eines klinischen Syndroms auf, ist sie als psychopathologisch aufzufassen. Derzeitig werden im „Diagnostic and Stastical Manual of Mental Disorders (DSM IV) 2 Syndrome erwähnt:

*Eßanfälle („binge eating disorder")*
Bei dieser Krankheitsentität geht ein Symptom (Eßanfälle) mit einer Reihe von psychischen Phänomenen einher. Die Menge an verschlungener Nahrung übersteigt bei weitem diejenige bei Heißhungerattacken. Die Patienten essen gewöhnlich allein, meist wahllos und weit

**Eßanfälle („binge eating disorder")**

1. wiederholte Eßanfälle mit folgender Charakterisierung:
   - Verschlingen großer Essensmengen in kurzer Zeit,
   - Kontrollverlust hinsichtlich des Essens,
   - Essen bis zum Unwohlsein,
   - Essen ohne Hunger,
   - Essen ohne Plan (Mahlzeiten),
   - Essen ohne Gemeinschaft,
   - Gefühl der Selbstverachtung und Schuld beim Essen,
2. mindestens 2 Eßanfälle pro Woche über 6 Monate,
3. Kummer wegen der Eßanfälle.

über die Sättigung hinaus, bis sich ein Unwohlsein durch Erschöpfung der Magenkapazität eingestellt. Begleitet wird die Eßattacke von Scham, Angst, Selbstverachtung, Depression und Schuldgefühlen; die Patienten sind sich des Vorgangs bewußt. Begleitet werden solche Anfälle häufig von Erbrechen. Die Personen können adipös, normalgewichtig oder untergewichtig (Anorexia nervosa) sein.

Zirka 1% der Gesamtbevölkerung und ca. 5% der Adipösen weisen Eßanfälle auf (Basdevant et al. 1993; Stunkard u. Wadden 1992). Patienten, die sich einer Adipositastherapie unterziehen, leiden häufig (20–50%) an Eßanfällen, bei den Overeaters Anonymous in den USA sollen es gar 70% sein (Wadden u. Stunkard 1993).

*Bulimia nervosa*

Aufgrund einer Repräsentativerhebung sollen in Deutschland 2,4% der Bevölkerung an Eß-Erbrechen leiden (Pudel 1991). Die Störung beginnt in der Regel bei Jugendlichen und wird häufig durch inadäquate Diäten getriggert; Frauen sind etwa 9mal häufiger betroffen als Männer. Charakterisch ist ein übersteigertes Interesse an der Figur und eine zwanghafte Beschäftigung mit dem eigenen Gewicht und mit Nahrungsmitteln. Um das Gewicht zu senken bzw. unter Kontrolle zu halten, werden nach Möglichkeit alle bekannten Methoden zur Gewichtsreduktion einschließlich selbstinduziertem postprandialem Erbrechen eingesetzt. Die meisten Bulimiker sind nicht adipös.

**Bulimia nervosa**

1. wiederholte Episoden von Eßanfällen,
2. Kontrollverlust hinsichtlich des Essens,
3. zur Gewichtsabnahme werden selbstinduziertes Erbrechen, Laxanzien, Diuretika, Diäten, Fasten und ausgeprägte körperliche Belastungen praktiziert,
4. mindestens 2 Eßanfälle pro Woche über 3 Monate,
5. Überinteresse an Figur und Körpergewicht.

## Gezügeltes Eßverhalten („restrained eating")

Neben den veränderten Vorstellungen zur Psychopathologie gehört das Konzept des gezügelten Eßverhaltens zu den wesentlichen Neuheiten hinsichtlich psychischer Aspekte der Adipositas. Als Krankheit wird es bisher von den meisten Experten nicht eingestuft.

*Entwicklung des Begriffs*

Die Vorstellung vom gezügelten Essen geht auf Schachter (1968) zurück. Seiner Theorie zufolge ist das Eßverhalten Adipöser außenreizgesteuert (Externalitätshypothese). Umwelteinflüsse bestimmen im wesentlichen Hunger, Appetit und Sättigung; Adipöse sind für Außenreize besonders empfänglich. Während des Essens nimmt die Appetenz (zum Essen) vermindert ab bzw. die Aversion (gegen das Essen) tritt verzögert auf, was zur Hyperphagie führt. Streß führt zu gesteigerter Nahrungsaufnahme.

Sein Schüler Nisbett (1972) stellte den Hunger in den Vordergrund. Adipöse würden durch eine Reduktionskost ein Körpergewicht unterhalb ihres „set points" haben. Durch Unterschreiten des biologisch vorgegebenen Gewichts sei der Mensch in einem chronischen Zustand der Unterernährung, was mit Hunger einhergehe.

Ein weiterer Schüler Schachters, Herman, führte 1975 den Begriff des „restrained eating" ein. Adipöse halten ihr Gewicht, indem sie sich beim Essen ständig zügeln und unter Kontrolle haben. Einen experimentellen Ansatz für diese Theorie fand er in einer sog. Preload-Untersuchung. Probanden wurde als Testmahlzeit ein Milchshake serviert; danach erhielten sie als „Geschmackstest" Eiscreme. Personen mit ungezügeltem Eßverhalten verhielten sich so, wie man es erwartete; sie aßen danach weniger. Probanden mit gezügelten Eßverhalten hingegen aßen nach der Testmahlzeit mehr Eiscreme! Dieses paradoxe Verhalten wurde von Herman als Gegenregulation bezeichnet und in der Folgezeit mehrfach bestätigt (Herman u. Mack 1975).

*Enthemmung („disinhibition")*

Als Erklärung für den vermehrten Konsum von Eiscreme im oben erwähnten Experiment wird eine Enthemmung der kognitiven Kontrolle angenommen. Die gezügelten Esser nahmen nach dem Milchshake offensichtlich an, daß sie danach ihren Appetit nicht zügeln müssen; die Eiscreme wurde ja nicht als Speise, sondern als Geschmackstest angekündigt. Eine Enthemmung der kognitiven Kontrolle kann bei gezügelten Essern durch verschiedene experimentelle Manipulation bewerkstelligt werden.

Adipöse mit kognitiver Kontrolle des Eßverhaltens haben ein niedrigeres Gewicht und eine bessere Gewichtsprognose; sie neigen aber eher zur Bulimie (Stunkard u. Wadden 1992). Die kognitive Kontrolle läßt sich durch Wissensvermittlung stärken; das ist die rationale Basis für ein Schulungs- und Trainingsprogramm. Wiederholte Diätversuche induzieren möglicherweise ein gezügeltes Eßverhalten.

*Störbarkeit*

Pudel (1991) und Westenhöfer (1991a) gehen davon aus, daß gezügeltes Essen durch das Ausmaß der Störbarkeit (Entkopplung vom gezügelten Essen) modifiziert wird. Adipöse haben nicht nur eine geringe Kontrolle über ihr Eßverhalten, sondern auch eine hohe Störbarkeit. Nach Gewichtsabnahme neigen solche Personen stärker zur Gewichtszunahme (Stundkard u. Wadden 1992).

*Rigide und flexible Kontrolle*

Nach Westenhöfer (1991b) ist der Begriff „gezügeltes Eßverhalten" kein homogenes Konstrukt. Unterschiede bestehen nicht nur hinsichtlich der Störbarkeit, sondern auch bezüglich einer rigiden bzw. flexiblen Kontrolle beim Essen. Eine *rigide Kontrolle* liegt vor, wenn die Patienten z. B. den Energiegehalt der Nahrungsmittel akribisch beurteilen („Kalorienzählen"), Mahlzeiten eher ausfallen lassen anstatt sie zu modifizieren und sogar Speisen essen, die ihnen nicht schmecken. Essen wird von ihnen eher als Pflicht denn als Genuß erlebt. Personen mit *flexibler Kontrolle* hingegen gehen weniger rigoros mit ihren Eßgewohnheiten um und modifizieren ihre Nahrungsaufnahme. Sie essen häufig kleinere Portionen, wählen Nahrungsmittel mit geringerem Energiegehalt und gleichen „Diätfehler" an Folgetagen problemlos wieder aus.

Eine flexible Kontrolle wird in Programmen zur Gewichtsreduktion empfohlen.

*Diagnostik*
Häufig benutzt werden 3 Fragebögen zur Erfassung eines gezügelten Eßverhaltens:
1. „Restrained Scale" nach Herman u. Polivy, modifiziert von Heatherton (Heatherton et al. 1988),
2. „Three Factor Eating Questionnaire" von Stunkard u. Messick, der in einer deutschen Übersetzung vorliegt (Pudel u. Westenhöfer 1989),
3. „Dutch Eating Behavior Questionnaire", ebenfalls ins Deutsche übersetzt (Grunert 1989).

Der am häufigsten benutzte Fragebogen von Stunkard u. Messick (Pudel u. Westenhöfer 1989) erfaßt 3 Faktoren:
1. kognitive Kontrolle des Eßverhaltens („ich esse bestimmte Speisen nicht, weil sie mich dick machen"),
2. Störbarkeit des Eßverhaltens („wenn ich anfange zu essen, habe ich das Gefühl, kaum aufhören zu können"),
3. Hunger („ich fühle mich oft so hungrig, daß ich unbedingt etwas essen muß").

*Verschiedenes*
Daß gezügelte Esser tatsächlich weniger essen als ungezügelte, wurde mit Hilfe der Messung des Energieverbrauchs (doppelt markiertes Wasser) bestätigt. Im Vergleich zu ungezügelten Esserinnen nahmen die gezügelten statt 2300 kcal/Tag nur 2057 kcal/Tag zu sich (Tuschl et al. 1990). Unklar bleibt dabei allerdings, ob ihre Energieaufnahme aus psychischen oder somatischen (reduzierter Energieverbrauch) Gründen vermindert wurde. Zudem fiel auf, daß gezügelte Esserinnen relativ wenig Fett und Alkohol, aber mehr Kohlenhydrate zu sich nehmen.

## 5.2.4 Fazit

- ▷ Hunger, Appetit und Sättigung werden vorwiegend im Hypothalamus reguliert.
- ▷ Das Hunger-Eß-Zentrum ist im lateralen, das Sättigungszentrum im medialen Hypothalamus lokalisiert.
- ▷ Bei der Regulation von Hunger, Appetit und Sättigung spielen neurochemische Substanzen eine Rolle.
- ▷ Serotonin (Neurotransmitter) entfaltet im Hypothalamus eine anorektische Wirkung.
- ▷ Die Energieaufnahme ist mit dem Körpergewicht eng und mit der Magermasse besonders eng korreliert.
- ▷ Die Nahrungsaufnahme läßt sich unter Alltagsbedingungen weder mit Hilfe der Anamnese noch mit einem Protokoll exakt erfassen.
- ▷ Die Sättigung durch eine Mahlzeit hängt weniger vom Volumen und dem Energiegehalt als vielmehr von der Energiedichte ab.
- ▷ Der Sättigungseffekt durch Makronährstoffe ist wie folgt: Eiweiß > Kohlenhydrate > Fett.
- ▷ Eine fettreiche Ernährung führt zur Gewichtszunahme durch ihre Schmackhaftigkeit, die hohe Energiedichte und die geringe Sättigung (passive Überernährung).
- ▷ Essen hat nicht nur eine biologische, sondern auch eine psychosoziale Funktion.
- ▷ Das Eßverhalten wird früh im Menschen geprägt und ist relativ konstant.
- ▷ Adipöse werden in der Regel mit Vorurteilen belastet und diskriminiert.
- ▷ Viele Menschen, fast alle Frauen, wollen daher schlank sein bzw. Gewicht abnehmen; der soziale Druck ist erheblich.
- ▷ Adipöse weisen manchmal – nicht häufig – bestimmte nachteilige Persönlichkeitsmerkmale auf: diese sind meist nicht Ursache, sondern Folge der Adipositas.

▷ Die Vorstellung, die Adipositas sei psychogenen Ursprungs, trifft nur selten zu.
▷ Abnormes Eßverhalten wie Naschen, Heißhungerattacken, Eßanfälle und Erbrechen sind häufig anzutreffen.
▷ Klinische Syndrome wie Eßanfälle („binge eating") und Bulimie sind nicht selten.
▷ Das Eßverhalten vieler Menschen - adipöser wie normalgewichtiger - ist durch ein gezügeltes Essen charakterisiert.
▷ Eine kongnitive Kontrolle ist ein prognostisch günstiger Prädiktor hinsichtlich einer Gewichtsreduktion.

## 5.3 Energieverbrauch

Im Zustand der Gewichtskonstanz halten sich Energieaufnahme und Energieverbrauch die Waage. Daraus folgt, daß nicht nur eine erhöhte Energieaufnahme, sondern auch ein verminderter Energieverbrauch zur Gewichtszunahme führen. Allein die Tatsache, daß in den letzten Jahren die Häufigkeit der Adipositas trotz verminderter Energieaufnahme zugenommen hat, weist den Energieverbrauch als wichtige Größe in der Regulation des Körpergewichts aus. Prospektive Studien der letzten Jahren haben gezeigt, daß ein geringer Energieverbrauch neben einer niedrigen Fettoxidation die Hauptursachen für eine Gewichtszunahme sind. Neue Methoden ermöglichen die exakte Erfassung des Energieverbrauchs, was viele wichtigen Fragen klärte.

### 5.3.1 Komponenten

Der Energieverbrauch des Menschen setzt sich aus 3 Komponenten zusammen, dem Grundumsatz („basal metabolic rate"), der Thermogenese (Wärmebildung) und der körperlichen Aktivität.

*Grundumsatz*
Der Grundumsatz ist der Energieverbrauch nach nächtlichem Fasten im Zustand der völligen körperlichen Ruhe bei angenehmer Umgebungstemperatur. Er deckt den Energiebedarf für die Funktionserhaltung des Körpers (z. B. Herzarbeit, biochemische Reaktionen usw.) einschließlich der Körpertemperatur. Als Maß des Energieverbrauchs gilt die $O_2$-Aufnahme: 1 l $O_2$ entspricht 4,83 kcal (kalorisches Äquivalent bei einer Mischkost). Der Anteil des Grundumsatzes am Gesamtenergieverbrauch beträgt beim Erwachsenen 55–70 % (Abb. 27). Er wird im wesentlichen vom Alter, Geschlecht, der fettfreien Körpermasse (Muskelmasse) und genetischen Voraussetzungen bestimmt. Im englischsprachigen Schrifttum ist meistens von der „resting metabolic rate" (RMR) die Rede, die der „basal metabolic rate" (BMR) weitgehend entspricht; es wird lediglich kein Anspruch auf absolute basale Untersuchungsbedingungen erhoben. Die „sleeping metabolic rate" (SMR) ist der Energieverbrauch während des Schlafens; sie liegt etwas niedriger als der unter basalen Bedingungen gemessene Grundumsatz.

*Thermogenese*
Darunter versteht man den Mehrverbrauch an Energie (über dem Grundumsatz) durch wärmeproduzierende Stimuli wie Nahrungsaufnahme (nahrungsinduzierte

Thermogenese = „thermic effect of food"), Kälte- oder Hitzeexposition, Muskelarbeit, psychische Stimuli (Streß, Angst), Hormone und Medikamente. Die Thermogenese wird auf zellulärer Ebene kontrolliert und hängt mit der Atmungskettenphosphorylierung in den Mitochondrien, der Verfügbarkeit von ADP für Rephosphorylierungsprozesse sowie von Substraten für die Oxidation zusammen. Darüber hinaus wird in sog Leerlaufzyklen (Substratzyklen) Wärme produziert. Es handelt sich dabei um Reaktionsabläufe, bei denen verschiedene Enzymsysteme um das gleiche Substrat konkurrieren. Bei einer Subgruppe von Adipösen ist möglicherweise eine erniedrige Na-K-ATPase-Aktivität für diese Stoffwechselprozesse verantwortlich (Weck et al. 1991).

Der Anteil der Thermogenese am Energieverbrauch beträgt ca. 10% (Abb. 27).

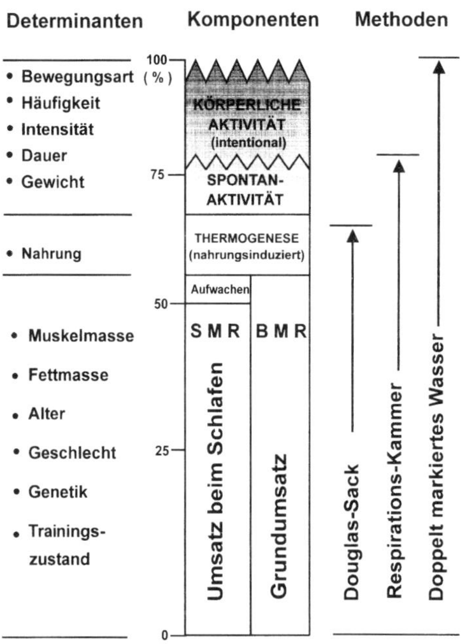


**Abb. 27.** Komponenten des Energieverbrauchs des Menschen. (Mod. nach Ravussin u. Swinburn 1993)

Mit am besten untersucht ist die thermogenetische Wirkung der Hauptnährstoffe Kohlenhydrate, Fett und Eiweiß. Nur 2–3% der Fetts und 5–8% der Kohlenhydrate, aber 30–40% des Eiweißes wird bei der Oxidation in Wärme umgewandelt. Der hohe Prozentsatz bei der Eiweißaufnahme erklärt sich durch den hohen Energieverbrauch bei der Peptidsynthese, der Glukoneogenese und der Harnstoffbildung (Jéquier u. Schulz 1988). Diese nahrungsinduzierte Wärmebildung wurde früher als spezifisch-dynamische Wirkung der Nahrung bezeichnet.

Bei der nahrungsinduzierten Thermogenese unterscheidet man 2 Komponenten, die obligatorische und die fakultative Thermogenese. Unter *„obligatorisch"* versteht man den Energieverbrauch für Verdauung, Absorption, Transport und Lagerung. Für die Aufnahme von Kohlenhydraten und Nahrungsfett und deren Umwandlung in Glykogen und Depottriglyzeride werden ca. 12 bzw. 5% der jeweiligen Energie verbraucht (Jéquier u. Schulz 1988). *„Fakultativ"* meint den Teil der Wärmebildung, der durch die Stimulation von Substratyzyklen und des sympathischen Nervensystems hervorgerufen wird (Ravussin et al. 1993).

*Körperliche Aktivität*

Während Grundumsatz und Thermogense nur wenig beeinflußbar sind, sind bei der körperlichen Aktivität naturgemäß große Variationen möglich. Man unterscheidet eine *spontane* und eine *fakultative Aktivität* (Abb. 27). Bei Personen mit geringer Aktivität in Beruf und Freizeit beträgt der Anteil am Gesamtenergieverbrauch 15–25%. Dieser Anteil wurde früher etwas niedriger eingeschätzt, da man den Energieverbrauch durch Muskelarbeit unter ambulanten Bedingungen nicht exakt erfassen konnte.

### 5.3.2 Methoden zur Erfassung

#### Direkte Kalorimetrie

Es ist zweifelsohne die umfassendste Methode zur Bestimmung des Energieverbrauchs, da in körperlicher Ruhe und bei ausgeglichener Energiebilanz sämtliche Energie in Wärme umgewandelt und an die Umgebung abgegeben wird. Die Wärmeabgabe erfolgt in Form trockener Wärme (Strahlung, Konvektion, Leitung) oder durch Verdampfung von Wasser an der Haut oder anderen Organen (z.B. Lunge). Einschränkungen hinsichtlich der Untersuchung ergeben sich durch die Verwendung einer Kammer; zudem sind Aufwand und Kosten enorm. Die Methode erlaubt keine Rückschlüsse auf die Herkunft des Energieverbrauchs. Sie wird häufig bei Tierversuchen verwendet (Murgatroyd et al. 1993).

#### Indirekte Kalorimetrie

Bei der indirekten Kalorimetrie wird die Wärmeabgabe nicht direkt, sondern indirekt über den Gasaustausch ermittelt. Gemessen wird die O2-Aufnahme und die $CO_2$-Abgabe. Aus dem Verhältnis dieser beiden Größen (respiratorischer Quotient = RQ) lassen sich Rückschlüsse auf die Oxidation von Kohlenhydraten und Fett („nonprotein respiratory quotient") ziehen. Werden ausschließlich Kohlenhydrate verbrannt, ist die $O_2$-Aufnahme gleich der $CO_2$-Abgabe (RQ = 1). Wird hingegen nur Fett verbrannt, wird Sauerstoff nicht nur zur Oxidation von Kohlenstoff, sondern auch von Wasserstoff benötigt; es wird mehr Sauerstoff aufgenommen als Kohlenstoff abgegeben, d.h. RQ > 1, nämlich 0,7. Unter basalen Bedingungen liegt der RQ zwischen 0,8 und 0,85, da zu ca. 80% Fettsäuren und zu 18% Glukose oxidiert werden. Die Eiweißverbrennung hat mit 1–2% einen geringen Anteil an der Verbrennung und kann über die Stickstoffausscheidung im Urin ermittelt werden. Da Eiweiß im Durchschnitt 16% Stickstoff enthält, kann der Eiweißumsatz errechnet werden.

*Offene und geschlossene Systeme*

Zur Messung der Gasmengen sind unterschiedliche Systeme entwickelt worden. Beim geschlossenen System wird Luft aus einem Reservoir inhaliert und dorthin wieder abgegeben. Heute werden ausschließlich offene Systeme verwendet, bei denen Außenluft eingeatmet wird. Gemessen wird die ventilierte Luftmenge sowie der Gehalt von $O_2$ und $CO_2$ in der Ein- und Ausatmungsluft. Die Kollektion der Ausatmungsluft kann jedoch sehr unterschiedlich erfolgen:

- Der *Douglas-Sack* wurde früher häufig verwendet. Durch ein mit Ventilen versehenes Mundstück wird die Luft so geleitet, daß die Ausatmungsluft in einem 100–200 l fassenden Sack aufgefangen wird; die Bestimmung der Gasmengen ist problemlos möglich. Der Vorteil dieser Methode ist die ambulante Anwendbarkeit.
- Im Labor ist heute der Douglas-Sack weitgehend von der *belüfteten Haube („ventilated hood")* abgelöst worden. In diesem System läßt sich der Gas-Flow durch Pumpen exakt regeln, und Gasproben können jederzeit entnommen werden. In Verbindung mit kleinen Douglas-Säcken ist auch ein ambulanter Einsatz möglich. Andere Systeme wie das Max-Planck-Respirationsmeter, das COSMED K2-System, der Deltatry Metabolic Monitor oder der Oxylog kommen bei speziellen Fragestellungen zur Anwendung (Murgatroyd et al. 1993).
- Aufwendige Studien wurden in den letzten Jahren mit der *Ganzkörperrespirationskammer („whole body chamber")* durchgeführt. Es handelt sich um einen Raum, in dem gerade genügend Platz für

einen Stuhl bzw. ein Bett, ein Ergometer und Gerätschaften zur Messung des Energieverbrauchs vorhanden ist (Abb. 28). Der Proband bewegt sich frei, die körperliche Aktivität kann mit Infrarotsensoren erfaßt werden. Der Gasaustausch wird an der ein- und ausströmenden Luft erfaßt. Wenngleich das Arrangement nicht alltäglichen Umständen entspricht, lassen sich verschiedene Komponenten des Energieverbrauchs relativ zuverlässig messen: „sleeping metabolic rate", Energieverbrauch in den Halbwachphasen („arousals"), nahrungsinduzierte Thermogenese und Energieverbrauch bei körperlicher Aktivität. Die hohen Kosten stehen einer weiten Verbreitung der Methode im Wege.

### Doppelt markiertes Wasser

Diese Methode wurde von Lifson in den 40er Jahren erfunden und von Schoeller (1982) in den 80er Jahren für Untersuchungen am Menschen adaptiert. Das Meßprinzip beruht darauf, daß Deuterium und 18-Sauerstoff unterschiedlich eliminiert werden. Der Proband nimmt in einem Getränk $^2H_2{}^{18}O$ zu sich. Deuterium ($^2H$) äquilibriert mit dem Wasser im Körper, $^{18}O$ mit Wasser und dem Bikarbonat-Pool. Die Verschwindungsraten ergeben ein Maß für den Umsatz von Wasser (Deuterium) und den Umsatz von Wasser + Kohlendioxid ($^{18}O$). Die $CO_2$-Produktion kann aus der Differenz dieser beiden Meßgrößen errechnet werden.

> Mit doppelt markiertem Wasser läßt sich der Gesamtenergieverbrauch – auch ambulant – verläßlich messen.

Die Methode hat neben der Exaktheit den großen Vorteil, daß Untersuchungen unter ambulanten und alltäglichen Situationen über Perioden bis zu 20 Tagen möglich sind

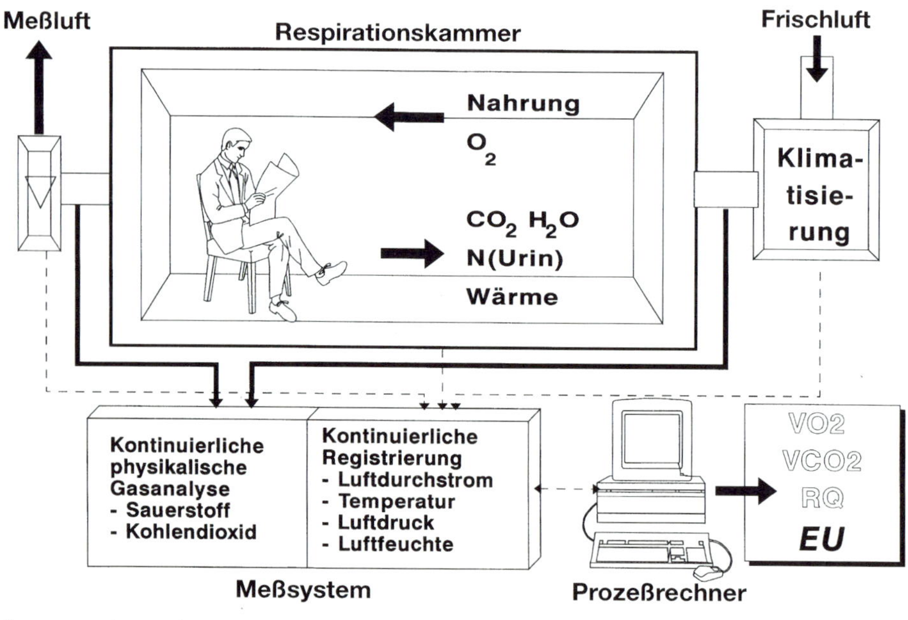


**Abb. 28.** Respirationskammer zur Messung verschiedener Komponenten des Energieverbrauchs; zur Verfügung gestellt von Steiniger

(Schoeller u. van Santen 1982; Ravussin et al. 1993). Da es sich um natürliche Isotope handelt, sind Untersuchungen auch an Kindern und Schwangeren möglich. Diese Methode hat die Kenntnisse über den menschlichen Energieverbrauch erheblich erweitert, ja regelrecht revolutioniert. Da im Zustand der Gewichtskonstanz sich Energieverbrauch und Energieaufnahme die Waage halten, konnte überzeugend gezeigt werden, daß Adipöse 30–50% zu wenig Nahrungsenergie angeben (sog. „under-reporting") und ca. 50% zuviel körperliche Aktivität (Prentice et al. 1986; Lichtman et al. 1992). Seit diesen Veröffentlichungen ist unumstritten, daß man die Energieaufnahme exakt nur über den Energieverbrauch ermitteln kann (s. 5.2.2).

## 5.3.3 Prädiktoren für Gewichtszunahme

Das klassische Konzept der Energiebilanz kam in den letzten Jahren ins Wanken. Alpert (1990) führte die sog. dynamische Gleichung (Rate der Änderung der Energiereserven = Rate der Energieaufnahme–Rate des Energieverbrauchs) ein. Er legte überzeugend dar, daß eine Änderung der Energiereserven limitiert und zeitabhängig ist. Nach dieser Vorstellung führt z. B. eine Positivierung der Energiebilanz nur zu einer minimalen Gewichtszunahme, weil gleichzeitig die Muskelmasse zunimmt und damit der Energieverbrauch. Es stellt sich ein neues Energiegleichgewicht bei gering erhöhter Energiezufuhr, höherem Energieverbrauch und größerer Energiereserve ein. Nimmt ein Individuum deutlich an Gewicht zu, muß eine größere Energieimbalanz vorliegen und dieser Zustand chronisch andauern. Bei allen Überlegungen zur Gewichtszunahme spielt diese „dynamic equation" eine bedeutende Rolle.

**Erniedrigter Grundumsatz**

Zahlreiche Studien zeigen übereinstimmend, daß der Grundumsatz positiv mit der *fettfreien Körpermasse* (FFM) korreliert (Jéquier u. Schulz 1988). Adipöse haben nicht nur eine vermehrte Fettmasse, sondern auch eine größere absolute FFM; bei 10 kg Gewichtszunahme sind 3–4 kg der Muskelmasse zuzuschreiben. Demzufolge ist auch ihr Grundumsatz erhöht (Abb. 29). Wird der Grundumsatz auf das kg FFM bezogen, ergibt sich zwischen Adipösen und Normalgewichtigen jedoch kein Unterschied; der beträgt ca. 30 kcal/kg FFM/Tag. Dies weist darauf hin, daß der Energiestoffwechsel des Adipösen nicht gestört ist; sein erhöhter Energieverbrauch ist lediglich durch eine vermehrte stoffwechselaktive Masse (Skelettmuskel) verursacht. Der Anteil des Fettgewebes am Energieverbrauch ist mit 4% minimal (Hallgren et al. 1989) Daraus folgt, daß Adipöse bei Gewichtskonstanz im Durchschnitt auch eine höhere Energieaufnahme haben.

Der Grundumsatz geht mit zunehmendem *Alter* zurück. Verschiedene Studien zeigten, daß ab dem 20. Lebensjahr pro Lebensjahrzehnt ein Rückgang um ca. 2% zu verzeichnen ist (Keys et al. 1987). Wahrscheinlich ist die verminderte Muskelmasse bei Älteren für den Abfall des Grundumsatzes verantwortlich. Ältere und alte Menschen müssen daher weniger essen als in jüngeren Jahren, um eine Gewichtskonstanz zu erreichen.

*Frauen* haben einen geringeren Grundumsatz als Männer. Die Differenz beträgt absolut ca. 200 kcal/Tag (unabhängig von der fettfreien Masse und der Fettmasse). Der Geschlechtsunterschied wird hauptsächlich der geringeren Muskelmasse zugeschrieben (Ravussin u. Swinburn 1993).

Ob *körperliche Inaktivität* den Grundumsatz senkt, ist bis heute nicht ganz geklärt. Die meisten Studien sprechen für einen verminderten Grundumsatz, selbst

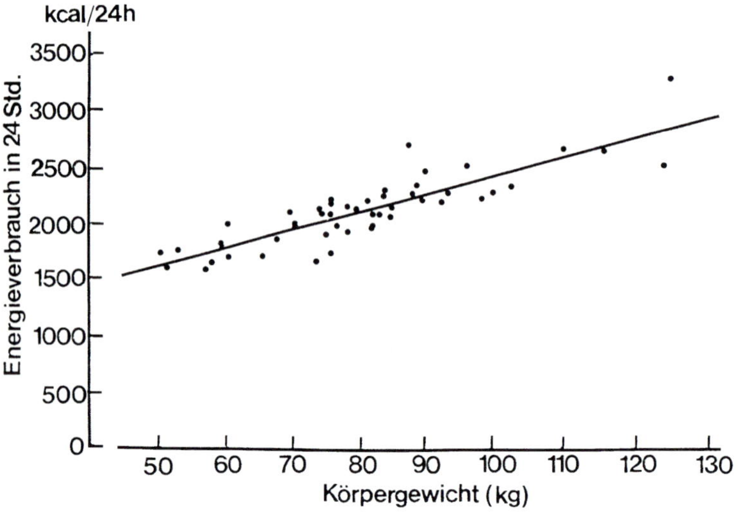


**Abb. 29.** Energieverbrauch und Körpergewicht. (Nach Jéquier 1992)

wenn er hinsichtlich der fettfreien Masse relativiert wird. Die körperliche Aktivität ist in den meisten Untersuchungen negativ mit der Adipositas korreliert (s. 8.3).

An 130 Männern und Frauen aus 54 Familien bestätigten Bogardus et al. (1986), daß die fettfreie Körpermasse, das Geschlecht und das Alter die wichtigsten Determinanten des Grundumsatzes sind; sie erklärten 83% der Varianz. Die Unterschiede zwischen den Familien waren vier mal so groß wie innerhalb der Familien, was auf eine *genetische Disposition* (11% der Varianz) hinweist (Abb. 33). In einer Folgestudie, von Ravussin et al. (1988) veröffentlicht, konnte die gleiche Arbeitsgruppe an 126 Pima-Indianern zeigen, daß ein niedriger Grundumsatz langfristig zur Gewichtszunahme führt. Sie bestimmten den Grundumsatz in einer Respirationskammer und teilten die Probanden in 3 Gruppen ein: solche mit einem hohen (>1798 kcal/Tag), mittleren (>1706 <1797 kcal/Tag) und niedrigen Grundumsatz (<1705 kcal/Tag) und verfolgten das Gewicht über 4 Jahre (Abb. 30). Diejenigen mit einem niedrigen Grundumsatz nahmen acht mal häufiger mehr Gewicht (+10 kg) zu als solche mit einem hohen. Die Gewichtsänderung korrelierte signifikant (r = −0,39) mit dem Grundumsatz. Der Grundumsatz pro kg fettfreier Masse erklärte 40% der Gewichtsänderung. Die Gruppe mit niedrigem Grundumsatz „normalisierte" ihn von 1694 auf 1813 kcal/Tag mit ansteigendem Gewicht.

> Ein erniedrigter Grundumsatz führt häufig langfristig zur Gewichtszunahme.

Mit abnehmendem Körpergewicht sinkt der Grundumsatz aufgrund einer verminderten fettfreien Masse (s. 8.2.1; Abb. 93).

## Reduzierte Thermogenese

Der Frage, ob bei Adipösen eine verminderte Thermogenese vorliegt, wurde intensiv nachgegangen, da man in diesem Energieanteil eine ursächliche Kompente der Adipositas vermutete. Untersucht wurde in mehr als 50 Studien die durch Nahrung, körperliche Belastung und Noradrenalin stimulierte Thermogenese, z. T. auch nach Gewichtsreduktion. Zur Anwendung kam meistens die indirekte Kalorimetrie.

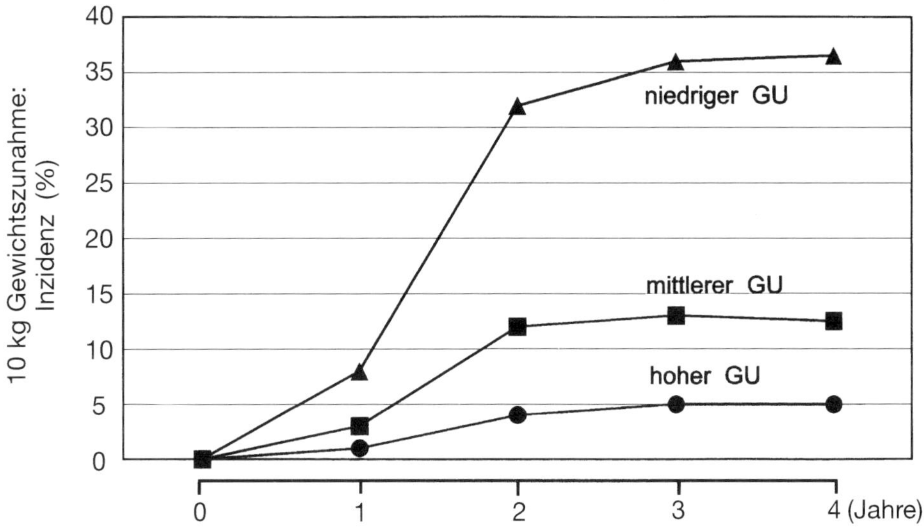


**Abb. 30.** Grundumsatz *(GU)* und Gewichtzunahme von 10 kg innerhalb von 4 Jahren bei 126 Personen mit niedrigem, mittlerem und hohem Grundumsatz *(GU)*. (Mod. nach Ravussin et al. 1988)

*Nahrungsinduzierte Thermogenese („thermic effect of food" = TEF)*

Segal et al. (Segal u. Gutin 1983; Segal et al. 1985a, b; Segal 1994) zeigten in mehreren Untersuchungsreihen, daß die Thermogenese bei Adipösen nach Nahrungsaufnahme im Vergleich zu Normalgewichtigen vermindert ist. Dieser Effekt ist oft nicht nachweisbar, kommt aber deutlich zum Ausdruck, wenn Probanden mit der gleichen fettfreien Körpermasse verglichen werden (Segal et al. 1985a; Abb. 31); die Körperzusammensetzung spielt offensichtlich eine größere Rolle als das Körpergewicht bzw. der BMI. Der Defekt liegt aufgrund ihrer Untersuchungen in einer gestörten nichtoxidativen Glukoseverwertung (Umwandlung zu Glykogen). Durch eine körperliche Belastung kann diese Störung beseitigt werden (Segal 1994).

Ravussin et al. (1983) kommen ebenfalls aufgrund einer hyperinsulinämischen Glukose-Clamp-Studie, gekoppelt mit indirekter Kalorimetrie, zu dem Schluß, daß die glukoseinduzierte Thermogenese bei Adipösen, insbesondere bei glukoseintoleranten oder diabetischen Patienten, aufgrund einer gestörten nichtoxidativen Glukoseverwertung verändert ist. Eine verminderte Thermogenese bedeutet eine Positivierung der Energiebilanz. Noack (1993) schätzt, daß diese Störung für jeden 4. Adipösen zutrifft.

Eine verminderte TEF konnte von einigen anderen Arbeitsgruppen nicht bestätigt werden (Ravussin u. Swinburn 1993). Als Erklärung wird angeführt, daß man Adipösen und Normalgewichtigen nicht die absolut gleiche Menge an Nahrung verabreichen darf, da Adipöse auch mehr stoffwechselaktives Gewebe (Magermasse) aufweisen. Die meisten Autoren weisen der verminderten Thermogenese bei Adipositas eine unwesentliche Bedeutung zu (Ravussin u. Swinburn 1992a, b)

*Aktivitätsinduzierte Thermogenese*

Adipöse produzieren bei akuter körperlicher Belastung sowohl im nüchternen als auch im postprandialen Zustand weniger Wärme als Normalgewichtige. Nüchtern gemessen ist die belastungsinduzierte Thermogenese bei Normalpersonen ca. doppelt so hoch wie bei Adipösen (Segal u. Gutin 1983; Segal et al. 1985a). Hinsichtlich der Wärmebildung nach einer Testmahlzeit und akuter Belastung gibt es widersprüchliche Ergebnisse; bei Adipösen wurde sowohl eine erniedrigte (Segal u. Gutin 1983) als auch eine erhöhte (Segal 1994) Thermogenese festgestellt. Bei Trainierten hingegen ist die nahrungsinduzierte Thermogenese vermindert (LeBlanc et al. 1984). Ursächlich kommt hierfür eine verminderte sympathische Aktivität in Frage. Nachgewiesen wurde auch, daß Trainierte mehr Glukose in Glykogen und weniger in Fett umwandeln, was weniger Energie verbraucht.

*Andere Stimuli*

Eine Aktivierung von Substratzyklen mit 3kettigen Kohlenhydraten sowie des sympathischen Nervensystems stimulieren die Thermogenese. Bei Adipösen zeigt sich eine verminderte Wärmebildung, nach Gewichtsabnahme ist der Defekt unverändert nachweisbar (Jung et al. 1979; Müller et al. 1988). Der Effekt wird durch $\beta_1$-Rezeptoren vermittelt; β-Blocker hemmen die Wärmebildung. Das hierfür verantwortliche Gewebe ist nicht bekannt (Thorin et al. 1986).

## Verminderte körperliche Aktivität

Trägt verminderter Energieverbrauch durch weniger Bewegung zur Adipositas bei? Diese Frage wurde in vielfältiger Hinsicht angegangen. Denkbar ist, daß verminderte Aktivität Ursache für die zunehmende Adipositashäufigkeit ist (Rissanen et al. 1991). Kaum anders ist zu erklären, weshalb in Industriegesellschaften immer mehr Menschen trotz reduzierter Kalorienaufnahme übergewichtig und adipös werden.

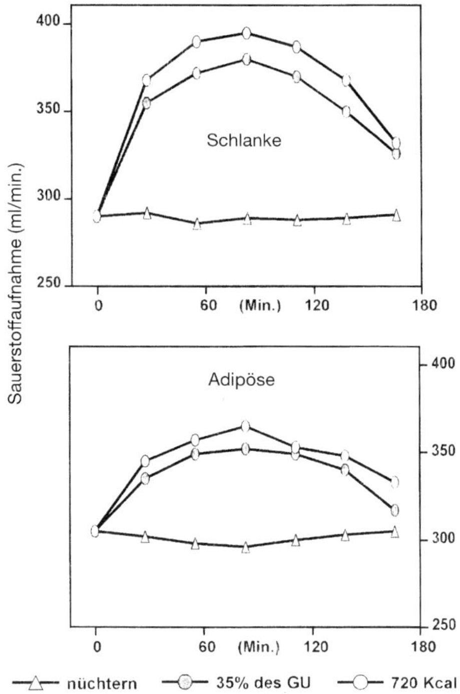


**Abb. 31.** Grundumsatz und nahrungsinduzierte Thermogenese bei Adipösen und Normalgewichtigen mit der gleichen fettfreien Körpermasse. Die Testmahlzeiten betrugen 720 kcal bzw. 35% des Energieverbrauchs beim Grundumsatz *(GU)*. Die Unterschiede zwischen beiden Gruppen waren bei allen 3 Zuständen signifikant. (Mod. nach Segal 1988)

Zweifelsohne hängt das Ausmaß der Bewegung vom Alter und Körpergewicht ab. In einer aufwendigen Studie in einer Respirationskammer, in der die *Spontanaktivität* mit Hilfe von Sensoren gemessen wurde, zeigte sich, daß Adipöse sich deutlich weniger bewegen. Untersucht man Familienmitglieder, stellt man hinsichtlich der spontanen körperlichen Aktivität innerhalb einer Familie eine geringere Varianz als zwischen einzelnen Familien fest; die Spontanaktivität ist demnach auch familiär (genetisch?) beeinflußt (Zurlo et al. 1992).

Der Energieverbrauch ist jedoch nicht nur dem Ausmaß der Bewegung proportional, sondern auch dem Körpergewicht.

Adipöse bewegen sich zwar weniger, verbrauchen aber aufgrund ihres vermehrten Gewichtes insbesondere bei der Fortbewegung mehr Energie. Bewiesen ist mit diesen Querschnittstudien natürlich nicht, daß eine verminderte Aktivität Ursache für die Gewichtszunahme ist – sie kann auch die Folge sein.

Geeigneter sind daher Longitudinalstudien. Die wenigen bisher vorliegenden Veröffentlichungen zeigen allerdings übereinstimmend, daß eine niedrige körperliche Aktivität langfristig mit einer Gewichtszunahme bei Säuglingen (Roberts et al. 1988), Kindern (Griffiths et al. 1990) und Erwachsenen (Ravussin et al. 1988; Zurlo et al. 1992) einhergeht.

### Insulinresistenz

In sog. Glukose-Insulin-Clamp-Studien mit simultaner Glukose- und Insulininfusion konnte klar gezeigt werden, daß die Insulinresistenz auch mit einer verminderten Wärmebildung einhergeht. Ravussin et al. (1983) verglichen verschiedene Personengruppen mit unterschiedlicher Insulinresistenz. Die Thermogenese war invers mit der Insulinresistenz und positiv mit der Glykogenbildung korreliert. Wird die Insulinresistenz durch hohe Insulinspiegel überwunden, ist auch hinsichtlich der Thermogenese kein Unterschied zwischen beiden Gruppen mehr feststellbar (Jéquier u. Schulz 1988). Durch Gewichtsreduktion nimmt die Wärmebildung zwar zu, sie liegt jedoch niedriger als bei Normalgewichtigen (Ravussin et al. 1983).

Die Insulinresistenz mit verminderter Glukoseutilisation und Thermogenese hat zur Folge, daß nach einer Mahlzeit bei Adipösen mehr Glukose im extrazellulären Raum verbleibt; es resultiert eine Hyperglykämie. Im extrazellulären Raum verbleibt der Teil an Glukose, der üblicherweise zur Glykogensynthese verwendet wird. Diese Konstellation kann zur Gewichtszunahme führen.

Bei einer 6jährigen Beobachtung nach Gewichtsreduktion und Zunahme der Insulinsensitivität zeigte sich, daß nicht nur der Grundumsatz, sondern auch die glukoseinduzierte Thermogenese abgenommen hatte (-6,8%; Golay 1994). Die verminderte Thermogenese nach Gewichtsabnahme ist daher ebenfalls ein Mechanismus, der den Erhalt einer Gewichtskonstanz erschwert.

Bei vordergründiger Betrachtung ist der Zusammenhang zwischen Insulinresistenz und Gewichtszunahme verwirrend. In Querschnittstudien findet man bei Adipösen eine Insulinresistenz. In Längsschnittstudien ist eine Gewichtszunahme bei erhöhter Insulinsensitivität anzutreffen (Ravussin u. Swinburn 1992a, b).

### Verminderte Fettoxidation

Längsschnittstudien belegen, daß mit zunehmendem Gewicht der Anteil der Fettoxidation sinkt. Probanden mit einem hohen respiratorischen Quotienten (RQ), sog. „carbohydrate oxidizer", nahmen 2,5mal mehr an Gewicht zu als solche mit einem niedrigen („fat oxidizer"). Dieser Effekt war unabhängig vom Grundumsatz, dem Körpergewicht und dem Geschlecht (Zurlo et al. 1990). Menschen mit hoher Kohlenhydratoxidation konservieren offensichtlich Fett und nehmen an Gewicht zu. Vergleicht man hingegen Adipöse mit Normalgewichtigen, stellt man das Umgekehrte fest: Adipöse haben einen niedrigen RQ aufgrund einer hohen Fettoxidation. Der „Endzustand" mit erhöhter Fettmasse, erhöhter Freisetzung von freien Fettsäuren und deren Oxidation führt zu anderen Ergebnissen (Schutz 1993). Dieses Beispiel zeigt den Unterschied von Längs- zu Querschnittstudien und gleichzeitig die Unzulänglichkeit von letzteren (Ravussin u. Swinburn1992a. b); in gleicher Weise zeigt sich diese „Diskrepanz" auch bei der Insulinresistenz (s. oben).

Eine verminderte Fettoxidation gilt als Determinante für eine Gewichtszunahme.

*Alkohol*
Wird bei Probanden ein Teil der Nahrung durch Alkohol isokalorisch ersetzt, kommt es zur Gewichtsabnahme. Wird jedoch Alkohol der Nahrung hinzugefügt, wie in unserer Gesellschaft üblich, zeigen sich ganz andere Effekte. Alkohol (94 g/Tag) reduziert nämlich die Fettoxidation durch einen Shift in Redox-Systemen: als Ergänzung zur Nahrung um 36% (Suter 1992). Eine verminderte Fettoxidation führt erwiesenermaßen zur verstärkten Fettbildung. Dieses Phänomen mag mit zur Erklärung beitragen, weshalb epidemiologisch eine erhebliche Gewichtszunahme zwischen dem 2. und 5. Lebensjahrzehnt festzustellen ist, eine Zeit, in der auch der Alkoholkonsum erheblich ansteigt. Zum anderen folgt aus dieser Erkenntnis, daß bei Gewichtsreduktion nicht nur auf eine fettarme Kost, sondern auch auf einen geringeren Alkoholkonsum geachtet werden sollte. Bei erheblichen Alkoholmengen hingegen werden Mechanismen aktiviert, die zu einer vermehrten Wärmebildung beitragen. Alkohol wird dann nicht mehr ausschließlich über die Alkoholdehydrogenase abgebaut, sondern im sog. „microsomal ethanol oxidizing system" (= MEOS) mit deutlicher Wärmebildung aufgrund einer entkoppelten Phosphorylierung. Hinzu kommt, daß auch Wärme durch eine Weitstellung der peripheren Gefäße verlorengeht.

*Überernährung*
Eine Überernährung mit Kohlenhydraten geht mit einer gesteigerten Utilisation einher. Nach etwa 9 Tagen ist ein neuer „steady state" erreicht (Schutz 1993). Eine vermehrte Fettzufuhr hingegen senkt die Utilisation von Fett, was zu einer deutlichen Vermehrung des Depotfettes führt. Bedenken muß man bei diesem Vergleich auch, daß die Umwandlung von Nahrungsfett in Depotfett nur 4% der zugeführten Energie, die Speicherung von Glykogen aus Glukose jedoch 12% der Glukoseenergie verbraucht; die Fettspeicherung verläuft somit äußerst energiearm.

Sehr hoher und langandauernder Kohlenhydratkonsum kann ebenfalls die Adipositas begünstigen. Unter diesen Umständen werden nämlich, wenn die Glykogendepots aufgefüllt sind, nach Untersuchungen von Noak u. Barth (1993) und Barth et al. (1994) nicht unerheblich Fettsäuren de novo aus Kohlenhydraten synthetisiert (Lipazidogenese), was unter einer eukalorischen Kost keine wesentliche Rolle spielt; der RQ liegt in diesem Fall über 1. Allerdings wird ein erheblicher Teil der zugeführten Energie, nämlich ca. 25%, für diesen Stoffwechselweg benötigt. Fettdepots werden daher durch Kohlenhydrate nur vergrößert, wenn eine erhebliche Überernährung besteht.

*Sympathische Aktivität*
Peterson et al. (1988) wiesen in einer Querschnittstudie nach, daß die relative Körperfettmasse negativ mit der Plasmakonzentration von Noradrenalin ($r = -51$) und Adrenalin sowie der Herzfrequenzvariabilität ($r = -0{,}30$) und positiv mit der Herzfrequenz und der Pupillenlatenz ($r = 0{,}51$) korreliert. Er schloß daraus, daß mit zunehmendem Körperfett eine Depression sowohl des sympathischen als auch des parasympathischen Nervensystems erfolgt. Zumindest bei Kaukasiern ist die muskuläre sympathische Aktivität mit dem Energieverbrauch verknüpft: je höher die Aktivität, desto größer der Energieverbrauch. Personen mit niedriger sympathischer Aktivität haben ein hohes Risiko für eine Gewichtszunahme (Spraul et al. 1993).

In Anbetracht des Einflusses des sympathischen Nervensystems auf den Energieverbrauch verwundert es nicht, daß auch *β-Blocker* Auswirkungen haben. Acheson et al. (1988) haben Probanden sowohl Propanolol als auch Terbutalin ($\beta_2$-Agonist) über jeweils 2 Wochen verabreicht. Der β-Blocker reduzierte nicht nur den Energieverbrauch über 24 h, sondern auch die Lipidoxidation erheblich (Abb. 32). Bekannt ist seit längerem, daß eine β-Blockade zu einer Gewichtszunahme führt (Rossner et al. 1990).

## Vererbung

Oben wurde erwähnt, daß Adipöse sich weniger spontan bewegen. Zumindest von Untersuchungen in der Respirationskammer hat man den Eindruck, daß sie – obwohl sie mehr wiegen – dennoch weniger Energie durch Bewegung verbrauchen (Ferraro 1991). Hinweise liegen vor, daß die Spontanaktivität familiär beeinflußt wird (Zurlo et al. 1992).

*Säuglinge*
Eine interessante Untersuchung wurde von Roberts et al. (1988) an Säuglingen von 6 schlanken und 12 adipösen Müttern durchgeführt. Im Alter von 0,1 und 3 Monaten wurde der Energieverbrauch mit Hilfe der indirekten Kalorimetrie und doppelt markiertem Wasser bestimmt. Nach 1 Jahr zeigte sich, daß die 6 Babies der schlanken Mütter eine normale Gewichtszunahme hatten, ebenso war das bei 6 Säuglingen von adipösen Müttern der Fall. Die 6 anderen Babies von adipösen Müttern hatten eine überstarke Gewichtszunahme; ihr Energieverbrauch lag um 20,7% niedriger als bei schlanken Säuglingen. Die Nahrungsaufnahme differierte zwischen den Gruppen nicht. Bewiesen ist damit die Vererblichkeit der körperlichen Aktivität nicht; auch eine verminderte Aktivität der Mutter mag eine Rolle gespielt haben, was jedoch nicht untersucht wurde.

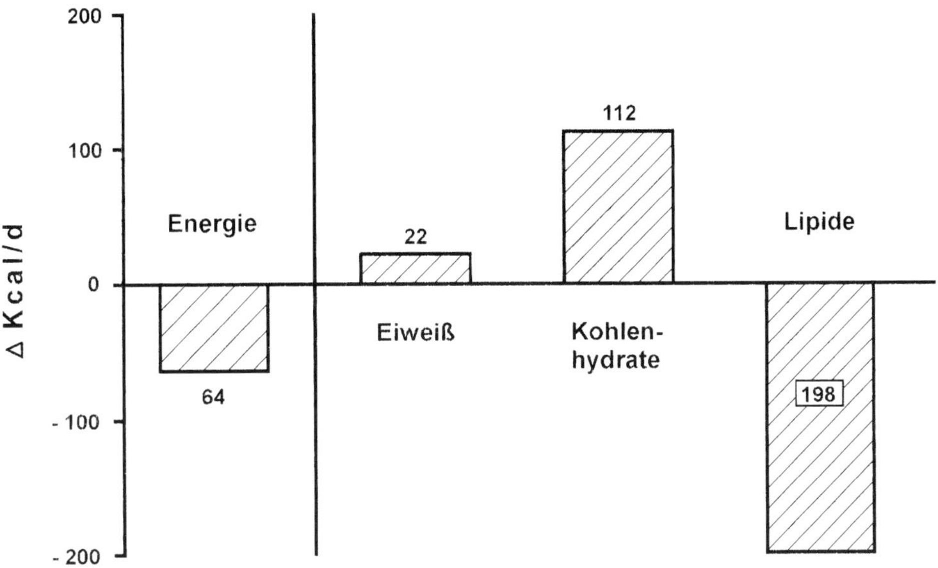


**Abb. 32.** Energieverbrauch und Oxidation der Hauptnährstoffe unter β-Blockade (Propanolol 160 mg/Tag) über 2 Wochen; Messung in der Respirationskammer. (Nach Acheson et al. 1988)

*Erwachsene*
Bogardus et al. (1986) haben bei 130 Familienmitgliedern von 54 Familien den Grundumsatz gemessen. Zum einen stellten sie eine große Schwankungsbreite zwischen 1233 und 2920 kcal/Tag fest (Abb. 33). Zum anderen zeigte sich, daß die Unterschiede innerhalb von Familienmitgliedern nur 1/3 so groß waren wie zwischen Familienmitgliedern. Diese familiäre Komponente war unabhängig von der Magermasse, dem Alter und Geschlecht nachweisbar; sie betrug 11% der Varianz. Personen mit einem geringen Grundumsatz nehmen vermehrt an Gewicht zu (Abb. 30); die Höhe des Grundumsatzes ist vorwiegend vererbt.

### Sozioökonomische Faktoren

Wie in 4.4. näher ausgeführt, sind v.a. Bildung, Ausbildung und der soziale Status ein entscheidender Faktor für die Gewichtszunahme. Andere soziale Gegebenheiten wie Beruf, Einkommen und Partnerwahl sind oft Folgen der Adipositas.

## 5.3.4 Experimentelle Adipositas

### Überkalorische Ernährung

Neumann hat bereits 1902 im Selbstversuch beobachtet, daß bei Überernährung die Stickstoffbilanz und das Körpergewicht sich nicht so verändern, wie aufgrund der vermehrten Energiezufuhr zu erwarten gewesen wäre. Er schloß daraus, daß der Körper einen Teil der Energie „verschwendet" und prägte den Begriff der „Luxuskonsumption". An freiwilligen Probanden wurde diese Problematik von Sims (1976) umfangreich untersucht. In der als Vermont-Studie bekannten Untersuchung an Gefängnisinsassen bestätigte sich, daß die Gewichtszunahmen nicht der Überzufuhr an Nahrung entsprechen.

Präziser und mit anderen Methoden (Respirationskammer) wurde dieser Frage erst in der 80er Jahren nachgegangen. Ravussin et al. (1985) führten eine Überernährung mit 56% Fettenergie in der Nahrung durch, die in einer Gewichtszunahme von 3,2 kg resultierte. Nach 9 Tagen zeigte sich, daß 25% der Exzeßenergie „verschwendet" wurden und zwar

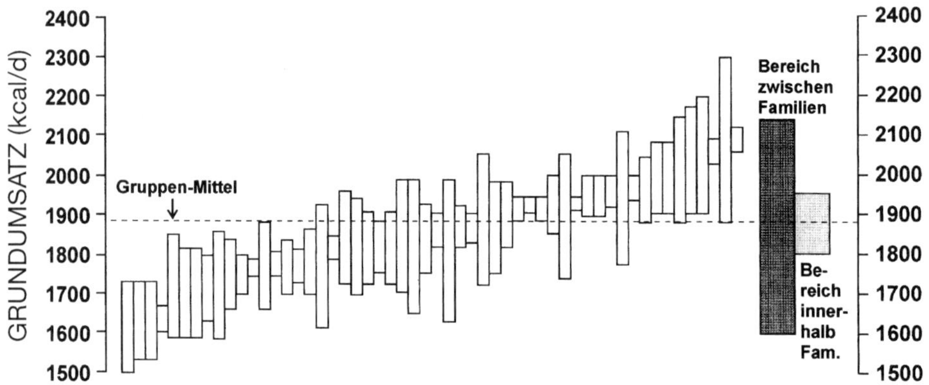


**Abb. 33.** Grundumsatz bei 130 Angehörigen von 54 Familien. Die *vertikalen* Balken stellen jeweils eine Familie dar; das *obere* und *untere Ende des Balkens* repräsentieren Familienmitglieder mit dem niedrigsten bzw. dem höchsten Energieverbrauch. (Mod. nach Bogardus et al. 1986)

zu je $^1/_3$ in Form eines erhöhten Grundumsatzes, einer gesteigerten Thermogenese und durch „erschwerte" Bewegung. Der erhöhte Grundumsatz war vorwiegend durch eine Zunahme der Magermasse, die gesteigerte Wärmebildung durch eine erhöhte Kalorienzufuhr und der vermehrte Energieaufwand mittels Bewegung durch eine Zunahme des Körpergewichts bedingt. Hinweise für eine „Luxuskonsumption" ergaben sich nicht.

Die Zwillingsforschung gibt ebenfalls interessante Hinweise für die Bedeutung des Energieverbrauchs bei Überernährung. Auf einer geschlossenen Station wurden 6 Zwillingspaare (monozygote junge Männer) 100 Tage mit 1000 kcal/Tag überernährt (Bouchard et al. 1990b). Die mittlere Gewichtszunahme betrug 8,1 kg, sie schwankte jedoch zwischen 4,3 und 13,3 kg. Die Schwankungen waren zwischen den Zwillingspaaren 3mal so groß wie innerhalb der Paare; unter Beachtung der Fettmasse war die Varianz zwischen den Paaren gar 7mal größer als innerhalb der Paare. Zwischen der zusätzlichen Nahrungsmenge und der Gewichtszunahme, der Hautfaltendicke als auch der viszeralen Fettmasse konnte nicht einmal eine statistisch signifikante Korrelation nachgewiesen werden. Die Ergebnisse sprechen eindeutig dafür, daß genetische Faktoren Einfluß auf den Energieverbrauch haben; die Energieaufnahme war kontrolliert.

### Unterkalorische Ernährung

Seit Beginn der 80er Jahre ist klar, daß eine verminderte Kalorienzufuhr den Energieverbrauch reduziert (s. 8.2.1; Abb. 93). Mit dieser Erkenntnis hatte man einen Mechanismus entdeckt, der die Gewichtszunahme bei Postadipösen erklärt. Daraus ergab sich die schwer zu verwirklichende therapeutische Schlußfolgerung, daß man nach einer Gewichtsreduktion zur Erhaltung der Gewichtskonstanz weniger essen darf als vor der Gewichtsreduktion.

Der verminderte Energieverbrauch ist durch Änderungen aller 3 Komponenten bedingt: Grundumsatz, Thermogenese und körperliche Aktvität. Der Grundumsatz sinkt vorwiegend aufgrund einer Abnahme der fettfreien Masse; unter Reduktionskost geht der Gewichtsverlust zu ca. 25% auf Kosten der FFM. Die nahrungsinduzierte Thermogenese vermindert sich unter einer hypokalorischen Kost; sie ist aber auch noch bei Postadipösen unter eukalorischer Ernährung reduziert. Schließlich ist durch ein vermindertes Körpergewicht auch weniger Energie für die Fortbewegung notwendig. Die meisten Autoren gehen davon aus, daß die 3 Komponenten des Energieverbrauchs einen etwa gleichen Anteil an dieser Adaptation haben. Pro kg Gewichtsabnahme beträgt die Reduktion ca. 15 kcal/Tag (Weigle et al. 1988; Ravussin u. Swinburn 1992b; s. 8.2.1).

## 5.3.5 Fazit

- ▷ Der Energieverbrauch läßt sich heutzutage verläßlich messen – besser als die Energieaufnahme.
- ▷ Neue Erkenntnise stammen vorwiegend aus der Respirationskammer und aus Messungen mit doppelt markiertem Wasser.
- ▷ Der Grundumsatz ist mit dem Körpergewicht aufgrund einer vermehrten Magermasse eng und positiv korreliert.
- ▷ Ein niedriger Grundumsatz führt langfristig zur Gewichtszunahme.
- ▷ Adipöse haben oft eine verminderte nahrungsinduzierte Thermogenese; Ursache hierfür ist wahrscheinlich die Insulinresistenz.
- ▷ Adipöse verbrauchen weniger Energie durch Bewegung; langfristig erhöht sich dadurch das Gewicht.
- ▷ Eine verminderte Fettoxidation führt zur Gewichtszunahme.

- β-Blocker hemmen die Fettoxidation.
- Bei unterkalorischer Ernährung nimmt der Energieverbrauch ab; betroffen davon sind alle 3 Komponenten: Grundumsatz, Thermogenese, Aktivität.
- Der Grundumsatz ist im wesentlichen genetisch determiniert.

## 5.4 Sekundäre Adipositas

Bei jedem Patienten mit Adipositas sollte man sich gründlich mit der Frage beschäftigen, ob nicht die Adipositas sekundär, d. h. durch eine andere Krankheit, Medikamente oder sonstige Umstände verursacht ist. Aufgrund der körperlichen Untersuchung (s. 3.2) lassen sich genetische Syndrome (s. 5.1.6) weitgehend ausschließen. Bei manchen Krankheiten sind jedoch z.T. technisch aufwendige Untersuchungen notwendig. Wie weit die Diagnostik betrieben werden soll, hängt vom klinischen Verdacht ab.

### 5.4.1 Krankheiten mit Adipositas

Die Krankheiten mit sekundärer Adipositas sind in Tabelle 22 zusammengefaßt.

#### Hypothyreose

Die Hypothyreose ist eine relativ häufige Ursache der Adipositas; die Häufigkeit wird mit ca. 5% angegeben. Aufgrund der heutzutage einfachen Diagnostik und des guten Therapieerfolges – nicht nur hinsichtlich der Adipositas – sollte eine Hypothyreose immer ausgeschlossen werden. Dies geschieht durch die basale TSH-Bestimmung im Plasma; diese Messung ist bei Adipösen obligat. Steht kein sensitiver TSH-Assay zur Verfügung, sollte eine Stimulation mit TRH erfolgen. Lediglich bei Veränderungen im Hypophysen-Hypothalamus-Bereich reicht dieses Screening nicht aus. Hinsichtlich Einzelheiten der Diagnostik und Therapie wird auf die entsprechende Fachliteratur verwiesen.

Die Beschwerden und Symptome wie Kälteintoleranz, trockene und teigige Haut, Myxödemgesicht, Obstipation, Verlangsamung und Schwäche sind oft wenig charakteristisch und damit selten auffallend, da Adipöse oft träge wirken und aufgrund des vermehrten subkutanen Fettgewebes eine andere Hautkonsistenz aufweisen. Auffallend ist meist nur die Kälteintoleranz, da Adipöse qua definitionem gut „isoliert“ sind.

> Die Bestimmung des basalen TSH ist bei jeder Adipositas obligatorisch.

Die Diagnostik einer Hypothyreose kann unter einer hypokalorischen Kost – und erst recht beim Fasten – verfälscht sein. Aus unbekannten Gründen sind sowohl das basale als auch das TRH-stimulierte TSH erniedrigt (Wirth et al. 1981a). Eine verminderte Energieaufnahme begünstigt die periphere Umwandlung von T4 in T3 und reverse T3; die T3-Spiegel fallen leicht ab. Unter Reduktionskost kann es daher zu divergierenden und damit zu verwirrenden Ergebnissen in der Diagnostik kommen, wobei die TSH-Bestimmung (Screening) in Richtung Hyperthyreose weist und die Schilddrüsenhormonbestimmung (Nachweis) eher eine Hypothyreose anzeigt.

#### Morbus Cushing

Ähnlich wie bei der Hypothyreose kann die Diagnose oft klinisch nicht gestellt werden. Bei geringstem klinischem Verdacht, wobei die Striae rubrae und die trockene Haut bei Adipösen noch am ehesten pathognomonisch sind, sollte ein Dexamethasonhemmtest durchgeführt werden. Nach einer morgendlichen Blutentnahme werden dem Patienten abends 2 mg Dexamethason oral verabreicht. Die supprimierte Kortisolkonzentration im Plasma am folgenden Morgen muß bei < 4 μg/Tag liegen.

Kortisol begünstig die Lipogenese (Fettneubildung) auf dreifache Weise:

1. über eine Stimulation der Fettsäuresynthese in der Leber,
2. eine Aktivierung der Lipoproteinlipase und
3. eine Steigerung der Glukoneogenese.

Zum anderen wirkt Kortisol auf die Lipolyse (Fettabbau): es reduziert die lipolytische Kapazität. Beide Mechanismen tragen zu einer erhöhten Fettmasse bei. Zu einer Akkumulation von viszeralem Fett kommt es möglicherweise deshalb, weil im intraabdominalen Fettgewebe mehr Kortisonrezeptoren vorhanden sind und höhere mRNS-Konzentrationen gemessen wurden als im subkutanen Fettgewebe (Rebuffé-Scrive et al. 1990; näheres über Regulationsmechanismen im Fettgebe s. 6.3). Durch Stimulation der hepatischen Glukoneogenese kommt es zudem zur Hyperglykämie mit konsekutiver Hyperinsulinämie, was die Kortisolbildung weiter erhöhen kann.

### Polyzystisches Ovar-Syndrom = PCOS (Stein-Leventhal-Syndrom)

*Definition*
Das Syndrom, bereits 1935 mit der Konstellation von Hirsutismus (70%), Amenorrhoe (50%), Infertilität (70%) und großen sklerosierten, zystischen Ovarien beschrieben, wurde in der Folgezeit näher untersucht. Hormonell ist es charakterisiert durch:

1. erhöhte Relation von luteinisierendem Hormon (LH) zu follikelstimulierendem Hormon (FSH),
2. Hyperandrogenismus und
3. azyklischer Östrogenproduktion.

Zystische Ovarien werden laparoskopisch oder sonographisch diagnostiziert. Die genannten Symptome sind nicht obligat, sondern nur fakultativ, was die Diagnose erschweren kann (Dunaif et al. 1991; Givens 1992).

*Hormonelle Veränderungen*
Das erhöhte LH/FSH-Verhältnis ist wegen der pulsatilen Produktion von Gonatropinen oft nur durch mehrmalige Bestimmung zu erfassen. Erhöhte LH-Spiegel führen zur Follikelpersistenz und zur erhöhten Androgenproduktion. Das „sex hormone binding globulin" (SHBG), das die wichtigsten vom Ovar produzierten Hormone wie Testosteron, Östradiol und DHEAS bindet, ist beim PCOS vermutlich durch die Hyperinsulinämie vermindert. Da nur die nichtgebundenen Hormone biologisch aktiv sind, resultiert eine Überaktivität.

Beim PCOS zeigen sich lineare Verhältnisse zwischen den Androgen- und Insulinspiegeln; auch die Insulinwirkung ist im Sinne einer Insulinresistenz vermindert. Das PCOS ähnelt in hormoneller Hinsicht der Acanthosis nigricans, einem Zustand mit massiver Insulinresistenz. Etwa die Hälfte aller Frauen mit PCOS haben eine Acanthosis nigricans. Dunaif et al. (1989) ermittelten mit Hilfe der Clamp-Technik, daß adipöse Frauen mit PCOS höhere basale und glukosestimulierte Glukosespiegel aufweisen als solche ohne PCOS, was auf eine gesteigerte hepatische Glukoseproduktion zurückzuführen war. Die periphere Glukoseaufnahme war sowohl bei schlanken als auch bei adipösen Frauen mit PCOS wie beim Typ-II-Diabetes erniedrigt. Zudem konnte bei ihnen die hepatische Glukoseproduktion durch Insulin nicht – wie üblich – gehemmt werden (Dunaif et al. 1991).

*Adipositas*
Zirka 50% aller Frauen mit PCOS sind adipös, überwiegend mit abdominaler Fettverteilung. Letzteres mag mit dem Hyperandrogenismus zusammenhängen,

der wahrscheinlich auch die relativ hohe Muskelmasse erklärt. Der Energieverbrauch ist nicht verändert. Möglicherweise spielt die Hyperinsulinämie eine Rolle bei der Fettneubildung. Diskutiert werden jedoch auch Veränderungen im ventralen Hypothalamus (Dunaif et al. 1991).

*Therapie*

Gewichtsreduktion mit üblichem multifaktoriellem Vorgehen verbesssert die menstruale Funktion und die Insulinresistenz. Dies wird auch bei Frauen mit Hirsutismus ohne ein PCOS empfohlen. Sie sind oft abdominal adipös und haben ebenfalls erhöhte Androgenspiegel. Bei Frauen mit Hirsutismus besteht eine positive Korrelation der Androgene mit der WHR, sie weisen auch häufiger eine Hypertriglyzeridämie und einen hohen Blutdruck auf, wie Hauner et al. (1987) zeigen konnte. Durch eine Gewichtsreduktion von 16 kg zeigten 4 von 6 Frauen wieder ovulatorische Zyklen; zudem war das Insulin niedriger. Hirsute Frauen und solche mit einem PCOS können nach Gewichtsreduktion auch schwanger werden. Auf das LH und das FSH hat die Gewichtsreduktion angeblich keinen Einfluß (Guzick et al. 1994).

### Hypothalamischer Symptomenkomplex

Die früheren Bezeichungen wie „Dystrophia adiposogenitalis" oder „Fröhlich-Syndrom" werden nicht mehr verwendet. Dem Begriff kann man bereits entnehmen, daß sowohl die Genese als auch die Folgen dieser Erkrankung nicht einheitlich sind. Definitionsgemäß versteht man unter einem hypothalamischen Symptomenkomplex eine sich kurzfristig entwickelnde Adipositas durch destruktive Prozesse im Hypothalamus. In dieser Hirnregion befinden sich die Zentren für Hunger und Sättigung (s. 5.2.1).

Üblicherweise entwickelt sich innerhalb von Monaten eine Adipositas mit disproportioniertem Minderwuchs. Tritt der hypothalamische Schaden schon in der Kindheit auf, ist die Pubertät verzögert oder bleibt aus, das Genitale bleibt dann infantil. Ophthalmologisch sind Optikusatrophie und Gesichtsfeldausfälle feststellbar. Hinzu kommen häufig weitere Symptome wie Kopfschmerzen, Diabetes mellitus oder Diabetes insipidus, Apnoeanfälle, Krampfanfälle und Hüftkopfepiphysenlösung. Viele endokrine Funktionen können durch eine Hypothalamus- oder Hypophyseninsuffizienz gestört sein; hier besteht eine hohe Variabilität. Durch Ausfall von Hormonen wie ADH, Oxytocin, Prolaktin, STH, ACTH, FSH, LH u.a. können eine Reihe von Gesundheitsstörungen entstehen (Näheres s. entsprechende Fachliteratur). Am häufigsten sind die Gonadotropine und das STH betroffen.

Ursächlich kommen für Schädigungen Tumoren (v.a. Kraniophyryngeome), entzündliche Prozesse (Tuberkulose, Sarkoidose, Toxoplasmose), leukämische Infiltrate, Traumen und Aneurysmen in Frage. Diagnostizieren läßt sich das Krankheitsbild durch diese klinischen Symptome, Hormonanalysen und durch destruktive Veränderungen an der Sella (Röntgen, Computertomographie).

### Genetische Syndrome

Auch angeborene Störungen sind bekannt, die zu einer Adipositas führen. Sie sind selten, sollten jedoch bei jedem seit der Kindheit/Jugend Adipösen ausgeschlossen werden (ausführliche Darstellung in 5.1.6).

### Verschiedene Krankheiten

*Morgagni-Trias*

Gleichzeitiges Vorkommen von Adipositas, Virilismus mit Hirsutismus und Hyperostosis frontalis interna. Endokrinologisch-metabolisch lassen sich erhöhte Plasmakonzentrationen von Androgenen,

Insulin und Triglyzeriden mit betonter abdominaler Fettverteilung sowie ein erhöhter Blutdruck feststellen (Hauner et al. 1987).

*Achard-Thiers-Syndrom*
Ähnlich wie das Morgagni-Syndrom mit Hirsutismus, allerdings ohne Hyperostosis frontalis und mit Diabetes mellitus; sehr selten.

## 5.4.2 Pharmaka mit adipogener Wirkung

### Antidepressiva

Antidepressiva, nicht jedoch Tranquilizer/Anxiolytika wie Diazepam, Benzodiazepine usw., können das Körpergewicht erheblich beeinflussen. Da diese Medikamente oft chronisch eingenommen werden, genügt eine geringgradige Verschiebung des Energiegleichgewichts, um langfristig eine Adipositas zu induzieren. Die trizyklischen und heterozyklischen Antidepressiva inhibieren die Wiederaufnahme von Neurotransmittern wie Serotonin, Noradrenalin und Dopamin in den Nervenendigungen. Durch diesen Mechanismus sind diese Substanzen dem Gehirn besser verfügbar.

Zur Gewichtszunahme kommt es nicht durch Beeinträchtigung des Energieverbrauchs, sondern durch Stimulation von Hunger und Appetit. Da die meisten Pharmaka durch ihre anticholinerge Wirkung zur Mundtrockenheit führen, werden Patienten zu vermehrtem Trinken mit zusätzlicher Energieaufnahme verleitet. Die Substanz mit der größten adipogenen Potenz ist Amitriptylin (z.B. Saroten; Tabelle 22).

Berken et al. (1984) beobachteten über 6 Monate 40 Depressive, die mit Amitriptylin, Nortriptylin und Imipramin behandelt wurden. Die Gewichtszunahme betrug im Durchschnitt etwa 1 kg im Monat. Unter Amitriptylin betrug die Gewichtszunahme sogar 1,8 kg/Monat; ein Effekt war auch noch bei 25 mg/Tag festzustellen. Die Patienten berichteten über vermehrten Hunger und Verlangen nach Süßem.

Fluoxetin hemmt ebenfalls die neuronale Wiederaufnahme von Serotonin, nicht jedoch von Noradrenalin und Dopamin. Die Substanz induziert nicht eine Zunahme, sondern eine Abnahme des Gewichts vorwiegend durch Appetithemmung. Sie wird daher auch zur antiadipösen Therapie verwendet (s. 8.5.1).

MAO-Hemmer wie Tranylcypromin (z.B. Parnate) verstärken den Appetit. Die

**Tabelle 22.** Pharmaka mit adipogener Wirkung

| Substanz | Adipogene Wirkung stark | Adipogene Wirkung mittel | Adipogene Wirkung leicht |
|---|---|---|---|
| Antidepressiva | Amitriptylin | Imipramin, Trimipramin, Nortriptylin, Doxepin, Clomipramin, Opipramol, Mianserin | Desipramin, Maprotilin, Tranylcypromin (MAO-Hemmer), Moclobemid (MAO-Hemmer) |
| Neuroleptika | Thioridazin | Triflupromazin, Perphenazin, Promethazin | Promazin, Alimemazin, Haloperidol |
| Andere Pyschopharmaka | Lithium | | |
| Hormone | Insulin, Kortisol | Testosteron | Östrogene, Gestagene |
| Andere Pharmaka | | | β-Blocker |

Gewichtszunahmen bei langfristiger Therapie betragen etwa 5 kg.

### Neuroleptika

Die antipsychotische Wirkung von Neuroleptika beruht auf der Blockierung von Dopaminrezeptoren. Sie haben eine Affinität aber auch für andere Rezeptoren wie α-adrenerge Rezeptoren, Histaminrezeptoren, Acetylcholinrezeptoren; einige hemmen die neuronale Wiederaufnahme von Serotonin, Noradrenalin und Dopamin.

Chlorpromazin, in Deutschland nicht mehr im Handel, führt zur stärksten Gewichtszunahme. Schizophrene mit einer 12wöchigen Therapie haben 3–4 kg zugenommen. Thioridazin wird jedoch ähnlich beschrieben (Tabelle 22). Ein Wechsel zu Neuroleptika mit geringerer adipogener Wirkung reduziert das Gewicht (Bernstein 1992). Der geringe adipogene Effekt von Haloperidol ist möglicherweise auf die fehlende Blockierung von zentralen Serotoninrezeptoren zurückzuführen.

> Eine Reihe von Pharmaka – auch Hormone – führen zur Gewichtszunahme.

Vendsborg et al. (1976) beobachteten 70 manische Patienten 2–6 Jahre lang. 45 von ihnen hatten im Mittel 10 kg zugenommen. Man nimmt an, daß durch die Reduktion von Serotoninrezeptoren im Gehirn eine Appetitsteigerung und damit eine Gewichtszunahme erfolgt. Lithium führt u.a. zur Ödembildung, was fälschlicherweise eine Zunahme an Körperfett vortäuschen kann. Unter langfristiger Lithiumtherapie kann auch eine milde Hypothyreose auftreten, die ebenfalls für die Gewichtszunahme in Frage kommt.

### Hormone

*Insulin*

Seit langem ist bekannt, daß Insulin eine anabole Wirkung hat und eine Vermehrung des Körperfetts induziert. Klinisch kommt daher Insulin zusammen mit Glukose als Infusion bei kachektischen Patienten zur Anwendung. Insulin fördert über zentrale Mechanismen eine Nahrungspräferenz für Kohlenhydrate und verursacht eine höhere Trinkmenge. Es sind jedoch auch periphere Mechanismen bekannt, die die Gewichtszunahme erklären können.

Von Insulin stimulierte Mechanismen:
- 1. Fettsäuresynthese in der Leber,
- 2. Bildung von VLD-Lipoproteinen in der Leber,
- 3. Aktivität der Lipoproteinlipase im Fettgewebe,
- 4. Veresterung von Fettsäuren zu Triglyzeriden in Adipozyten.
- 5. Hemmung der Lipolyse

Im Zustand der Hyperinsulinämie sind jedoch einige Mechansimen neben der Glukoseverwertung ebenfalls insulinresistent (s. 7.5.2). Diese Wirkungen von Insulin sollte man insbesondere bei der Therapie von adipösen insulinspritzenden Diabetikern bedenken.

*Kortisol*

Durch exogen (Hyperkortisolismus) oder endogen (Morbus Cushing) erhöhte Kortisolkonzentrationen im Plasma kommt es zur Adipositas, typischerweise zur abdominalen Form mit rundlichem Gesicht, Striae rubrae, Muskelschwäche usw. (s. oben). Kortison stimuliert die Lipogenese, indem durch eine

1. stimulierte Glukoneogenese vermehrt Glukose und durch eine
2. aktivierte Lipoproteinlipase vermehrt Fettsäuren aus Lipoproteinen zur Verfügung gestellt werden. Zum anderen wird die Lipolyse in Fettzellen gehemmt, da Glukokortikoide die
3. Dichte von β-Rezeptoren erhöhen und die
4. antilipolytische Aktivität von Insulin vermindern.

Beide, eine stimulierte Lipogenese und eine gehemmte Lipolyse, tragen zur Vergrößerung von Fettzellen und damit zur Vermehrung der Fettmasse bei (Björntorp 1994). Im intraabdominalen Fettgewebe sind im Vergleich zum subkutanen die Anzahl von Glukokortikoidrezeptoren vermehrt und die mRNS-Spiegel erhöht (Rebuffé-Scrive et al. 1990).

*Östrogene*
Östrogene zur Substitution (z.B. Menopause) erhöhen das Gewicht wahrscheinlich nicht. In der Healthy Women Study (Meilahn et al. 1994) konnte in der Menopause zwar eine Gewichtszunahme festgestellt werden; sie übertraf jedoch die altersbedingte Zunahme nicht.

*Kontrazeptiva*
Anders ist die Situation bei Östrogenen in Kontrazeptiva. Äthinyl-Östradiol reduziert dosisabhängig die Fettoxidation (O'Sullivan et al. 1995). Dadurch läßt sich die seit längerem bekannte verminderte hepatische Ketogenese erklären. Werden vermindert Fettsäuren oxidiert, werden sie vermehrt in Triglyzeride inkorporiert, was die Triglyzeride im Serum sowohl als auch im Fettgewebe erhöht.

*Androgene*
Testosteron und Androstendion sind mit dem Körpergewicht korreliert. Besonders deutlich ist das bei Frauen mit polyzystischen Ovarien (Stein-Leventhal-Syndrom) und Hirsutismus (s. oben). Androgene bedingen vorwiegend eine Zunahme der abdominalen bzw. viszeralen Fettmasse. Adipöse Männer hingegen, insbesondere solche mit vermehrtem viszeralem Fett, haben erniedrigte Androgenspiegel (Abb. 92; Tabelle 35); bei ihnen wird die hormonelle Substitution erwogen (Marin et al. 1992a, b; s. 8.5.4).

### Weitere Pharmaka

*Sulfonylharnstoffe*
Sulfonylharnstoffe haben über die vermehrte Sekretion von Insulin einen adipogenen Effekt. Die quantitative Auswirkung, insbesondere unter klinischen Bedingungen, ist bisher nicht exakt untersucht worden.

*β-Blocker*
β-Blocker hemmen die Lipolyse aufgrund ihres Einflusses auf die β-andrenergen Rezeptoren (s. 6.3.1), reduzieren den Grundumsatz, die fakultative Thermogenese und vermindern die Fettoxidation (s. 5.3.3). Diese Effekte erklären die Gewichtszunahme. Möglicherweise ist die Zunahme der Fettmasse auch dafür verantwortlich, daß β-Blocker einen negativen Einfluß auf den Kohlenhydrat- und Fettstoffwechsel haben, insbesondere bei vorhandener Insulinresistenz bzw. metabolischem Syndrom (Wirth u.Krone 1993a). Belegt ist die Gewichtszunahme in klinischen Studien bisher ungenügend. Wenngleich aufgrund des reduzierten Energieverbrauchs Gewichtszunahmen von 2–5 kg pro Jahr resultieren müßten, wurden klinisch geringere beobachtet (Rossner et al. 1990).

*$\alpha_2$-Agonisten*
Diese Pharmaka (z.B. Clonidin) stimulieren – wie Noradrenalin – über $\alpha_2$-Rezeptoren im ventromedialen Hypothalamus und im Nucleus paraventricularis die Nahrungsaufnahme. Schlüssige klinische Studien, die eine Gewichtszunahme belegen, liegen nicht vor.

## 5.4.3 Lebensstil

### Aufgabe des Rauchens

Neuere Untersuchungen sprechen dafür, daß das Rauchen den Energieverbrauch erhöht; betroffen sind davon der Grundumsatz (Hofstetter et al. 1986) und die nahrungsinduzierte Thermogenese (Walker et al. 1992). Der Energieverbrauch ist tags und nachts gleichermaßen um ca. 10 % erhöht; vermehrte Aktivität besteht nicht. Ursächlich kommt wahrscheinlich eine erhöhte sympathische Aktvität in Frage, da die Herzfrequenz beschleunigt und im 24-h-Urin die Katecholamine erhöht sind. Bei Aufgabe des Rauchens kommt es zu einem Gewichtsanstieg; er beträgt bei Frauen durchschnittlich 5 kg, bei Männern 4 kg (Flegal et al. 1995). Die Gewichtszunahme ist besonders in den ersten Monaten ausgeprägt, jedoch über viele Jahre hinweg feststellbar. Abgesehen von einem Abfall des Energieverbrauchs, einer Änderung des Geschmacksinns und einem Rückgang von gastralen Beschwerden spielt auch ein Anstieg der Lipoproteinlipaseaktivität mit verstärkter Fettbildung eine Rolle (Brunzell et al. 1980). Die durch Gewichtszunahme induzierten Gesundheitsrisiken sind im Vergleich zu den durch die Aufgabe des Rauchens gewonnenen zu vernachlässigen.

Die Aufgabe des Rauchens führt zur Gewichtszunahme – jedoch nicht so ausgeprägt, wie die meisten Patienten das berichten.

## 5.4.4 Fazit

- ▷ Bei jedem Adipösen sollte eine sekundäre Ursache ausgeschlossen werden; dies ist v. a. für die Therapie wichtig.
- ▷ Obligatorisch sind der Ausschluß einer Hypothyreose, eines M. Cushing und eines genetischen Syndroms.
- ▷ Bei hirsuten adipösen Frauen sollte man an ein polyzystisches Ovar-Syndrom denken.
- ▷ Östrogene zur Antikonzeption erhöhen das Gewicht, nicht jedoch solche zur Substitution (z. B.Menopause).
- ▷ Pharmaka können zur Adipositas führen; es handelt sich vorwiegend um: Antidepressiva, Neuroleptika, Kortison, Antikonzeptiva, Insulin und ß-Blocker.
- ▷ Das Aufgeben des Rauchens erhöht das Gewicht.

# Fettgewebe 6

Das Fettgewebe ist ein relativ großes Körperorgan – das Zweitgrößte. Bei normalgewichtigen Männern beträgt der Anteil am Körpergewicht 10–12%, bei Frauen 15–20%. Bei leichtgradig Adipösen kann das Fettgewebe jedoch oft schon $^1/_4$ der Körpermasse und mehr ausmachen, bei morbid Adipösen sogar die Hälfte. Zirka 80% des Fettes befindet sich subkutan, der Rest in und um verschiedene Organe und vorwiegend intraabdominal (Mesenterium, Omentum, Retroperitoneum).

Wenngleich das Fettgewebe nicht den Substratumsatz wie z.B. die Muskulatur aufweist, ist es dennoch an Regulationsvorgängen des Körpers erheblich beteiligt. Es spielt im Intermediärstoffwechsel eine erhebliche Rolle und steht in direkter Verbindung mit dem Blutkompartiment. Vom Blutstrom erhält es eine Reihe von Substanzen, nicht nur Fettsäuren und Glukose, zum Aufbau (Lipogenese). Andererseits gibt das Fettgewebe Substanzen ab (Lipolyse), in erster Linie Fettsäuren, die empfindlich in den Stoffwechsel der Leber und der Muskulatur eingreifen. Es verfügt über eine komplette enzymatische Ausstattung, die sowohl den Aufbau als auch den Abbau von Depotfett regelt. Diese Regulation steht unter präziser humoraler, neuronaler aund auch lokaler Kontrolle.

Das Fettgewebe ist jedoch nicht, wie vielfach angenommen, nur ein Energiedepot. Diese Funktion ist beim Menschen, dessen Nahrungsaufnahme und Energieverbrauch nur geringen Schwankungen unterliegt, zweitrangig. Viel wichtiger ist die oben erwähnte Einbindung in den Intermediärstoffwechsel. Erst in den letzten Jahren hat sich zudem herausgestellt, daß das Fettgewebe auch eine Reihe von Hormonen und anderen Faktoren produziert und ins Blut abgibt. Diese vielfältigen Funktionen des Fettgewebes machen verständlich, weshalb eine vermehrte Fettmasse (Adipositas) zu zahlreichen Krankheiten führen kann. Ohne Kenntnisse über das Fettgewebe können daher viele adipositasassoziierte Erkrankungen nicht verstanden werden.

Es wundert somit nicht, daß mit der Erforschung des Fettgewebes früh begonnen wurde und viele Publikationen dazu vorliegen. Bedingt durch den Gegenstand der Forschung befassen sich heute nicht nur Mediziner, sondern auch Biochemiker, Physiologen, Molekularbiologen und Genetiker – oft als Team in einem Forschungszentrum – mit dem Fettgewebe. Die Forschungsergebnisse sind daher in der Regel wissenschaftlich anspruchsvoll und für einen diesbezüglich wenig Versierten oft schwer verständlich. Sinn des folgenden Kapitels kann es daher nur sein, dem klinisch Tätigen Informationen über das Fettgewebe zu vermitteln.

## 6.1 Methoden zur Beurteilung der Lipogenese und der Lipolyse

### 6.1.1 In-vivo-Methoden

#### Plasma

Substanzen, die vom Fettgewebe aufgenommen bzw. abgegeben werden, können im Blutstrom gemessen werden. Da das Blutkompartiment einen Pool mit Anschluß aller Körperorgane darstellt, ergeben sich nur indirekte Hinweise auf die Funktion des Fettgewebes. Üblich ist die Bestimmung von freiem Glyzerin zur Beurteilung der Lipolyse. Nimmt man die freien Fettsäuren (FFS) als Maß für die Lipolyse, ergeben sich mehrere Probleme. Fettsäuren werden nach der hydrolytischen Spaltung aus Triglyzeriden nicht nur in den Blutstrom abgegeben, sondern können in der Fettzelle zu Triglyzeriden reverestert werden. Dieser Anteil beträgt immerhin 5–20%; unter Kohlenhydratstimulation kann dies sogar ein mehrfaches sein (Coppack 1994). Zum anderen werden Triglyzeride nicht komplett gespalten; das molare Verhältnis von FFS zu Glyzerin ist dann < 3. Verläßlichere Ergebnisse sind zu erwarten, wenn man den Einstrom („appearance") und das Verschwinden („disappearance") von Substanzen aus dem Blutstrom mißt, was durch radioaktive Markierung (Isotope) gelingt. Mit kinetischen Modellen lassen sich das Verteilungsvolumen und daraus dann die Produktion („turnover") sowie die Verschwindungsrate („clearance") errechnen.

## Mikrodialyse

Diese Methode erlaubt es, in situ das Fettgewebe auf zellulärer Ebene zu untersuchen. Gemessen werden Substanzen in der extrazellulären Flüssigkeit. Dazu wird eine ca. 3 mm dicke Kanüle im Fettgewebe implantiert. Es gibt ein- und doppellumige Vorrichtungen (Abb. 34). Über die Kanüle gelangt Flüssigkeit (Perfusat) durch eine Dialysemembran in das Fettgewebe. Der Ausfluß (Dialysat) ist bei der doppellumigen Vorrichtung separat in der Kanüle, bei der einlumigen am anderen Ende. Die Flußrate beträgt 1–5 µl/min). Die Methode ist anscheinend wenig traumatisch (keine Blutung, kein Ödem). Es können Substanzen in den interzellulären Raum gebracht und Messungen über mehrere Tage durchgeführt werden (Arner u. Bülow 1993b).

## Fettgewebskatherisierung

Frayn et al. (1993) entwickelten 1989 eine Kathetertechnik, mit Hilfe derer Venen des abdominalen subkutanen Fettgewebes kanüliert werden können. Die Venen sind von der darunter liegenden Muskulatur durch eine Faszie getrennt, so daß fast ausschließlich Blut vom Fettgewebe drainiert wird. Eine oberflächlich sichtbare Vene wird mit einer Nadel punktiert; über einen Führungsdraht wird ein Katheter eingeführt. Zudem wird eine Arterie (A. radialis) punktiert, um die arteriovenöse Differenz bestimmen zu können.

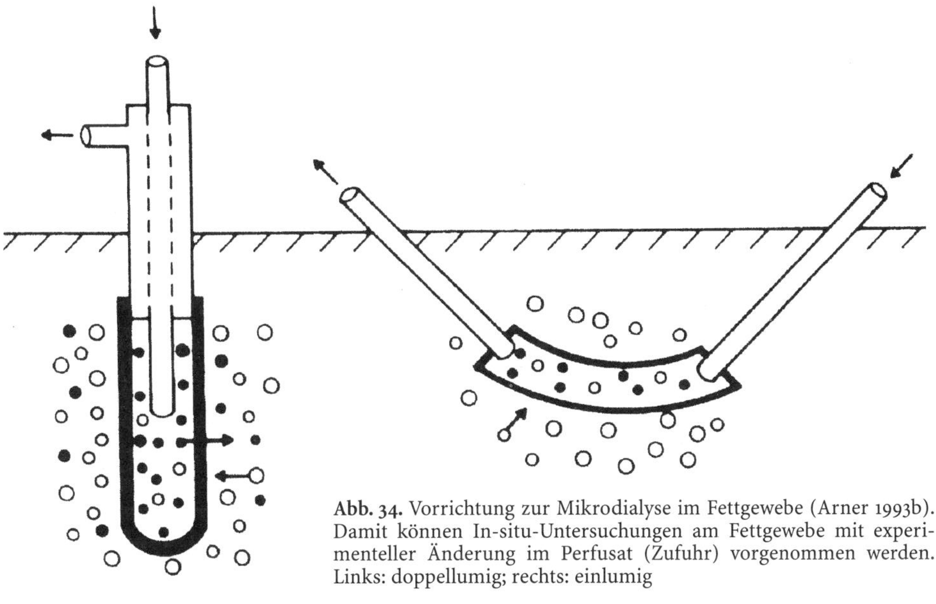

**Abb. 34.** Vorrichtung zur Mikrodialyse im Fettgewebe (Arner 1993b). Damit können In-situ-Untersuchungen am Fettgewebe mit experimenteller Änderung im Perfusat (Zufuhr) vorgenommen werden. Links: doppellumig; rechts: einlumig

### Mikrodialyse vs. Katherisierung

Beide Methoden sind relativ neu und noch nicht in jeder Hinsicht evaluiert. Der Vorteil der Mikrodialyse liegt darin, daß sie relativ einfach an verschiedenen Körperregionen durchgeführt und mit Methoden zur Messung des Blutflusses (z. B. Äthanol) kombiniert werden kann. Zudem können im interzellulären Raum Substanzen appliziert werden. Mit Hilfe der Katheterisierung können auch hydrophobe Substanzen wie Mono-, Di- und Triglyzeride, Steroidhormone usw. untersucht werden. Eine Quantifizierung und Analysen sind oft einfacher. Mit beiden Methoden ist jedoch eine Untersuchung des intraabdominalen Fettdepots nicht möglich (Frayn et al. 1993, Arner u. Bülow 1993b).

## 6.1.2 In-vitro-Methoden

### Fettzellgröße

Die Fettmasse ist das Produkt von Fettzellanzahl und Fettzellgewicht. Will man die Fettzellanzahl errechnen, muß man zunächst die Fettzellgröße bzw. das Fettzellvolumen bestimmen und über das spezifische Gewicht das Fettzellgewicht ermitteln. Durch Division der Körperfettmasse mit dem Fettzellgewicht erhält man die Fettzellanzahl. Viele Parameter hängen nicht nur vom Körperfettgewicht, sondern auch von der Fettzellgröße ab (s. unten), die Kenntnis der *Fettzellularität* (Größe und Anzahl) ist daher unerläßlich.

Drei häufig verwendete Methoden:
- Fixierung mit Osmium,
- Gefrierschnittmethode
- Freisetzung von Adipozyten durch Kollagenase.

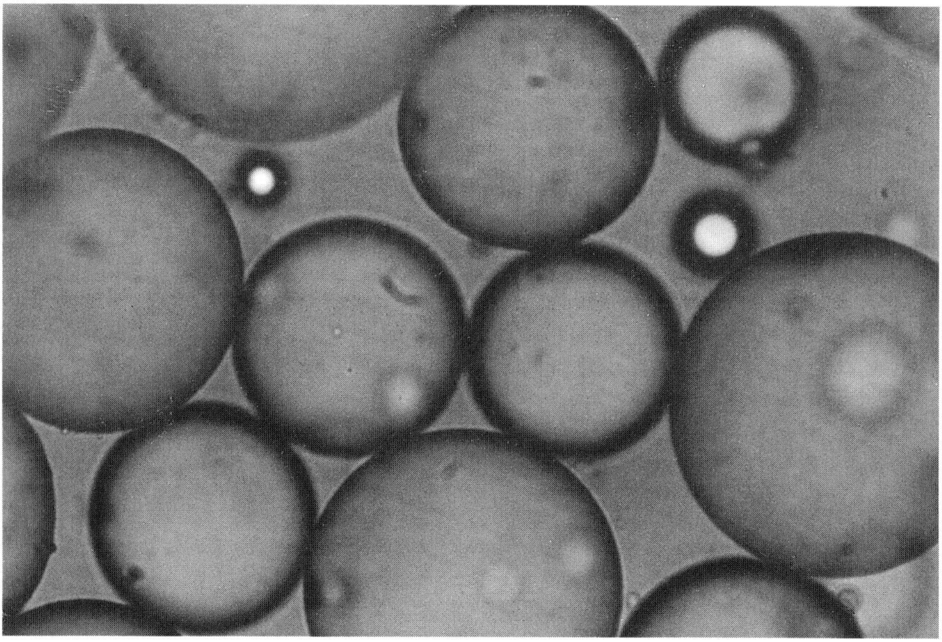

**Abb. 35.** Mikroskopisches Bild von durch Kollagenase isolierten Fettzellen (Adipozyten). Von Hauner zur Verfügung gestellt.

Hirsch u. Gillian führten 1968 die *Osmiumfixation* ein. Die von Sjöström et al. (1971) entwickelte *Gefrierschnittmethode* maß auch kleine Zellen (<30 µm), die bei der Osmiumfixation nicht erfaßt wurden. Mit Hilfe von *Kollagenase* können Fettzellen (Adipozyten) aus ihrem Zellverband gelöst werden. Adipozyten haben einen Durchmesser von 20–200 µm und weisen eine Siegelringform auf (Abb. 35). Das Zytoplasma wird von einer großen Lipidvakuole ausgefüllt, der Zellkern und die Zellorganellen befinden sich randständig. Die Kollagenasemethode hat den Vorteil, daß die Zellen sphärisch sind. Es besteht allerdings bei großen Zellen die Gefahr der Zellruptur.

Die Freisetzung von Adipozyten wird auch bei der Herstellung von Zellkulturen genutzt. Im wäßrigen Medium floaten die Adipozyten an die Oberfläche und können so entnommen und weiterverarbeitet werden.

#### Fettgewebsstücke („fat pads")

Man kann aber auch Fettgewebe nur kleinschneiden und experimentell ohne Kollagenase benutzen. Die Fettstückchen werden in einem wäßrigen Medium für Minuten bis Stunden meist bei 37 °C inkubiert. Das Medium besteht aus einem Puffer, dem verschiedene Substanzen – wie bei isolierten Fettzellen und je nach Fragestellung – zugegeben werden können.

#### Fettzellkultur

Diese Methode wird vorwiegend zur Kultivierung von Fettzellvorläuferzellen (z. B. Präadipozyten) verwendet (s. 6.4). Nach Kollagenasefreisetzung und weiterer Präparation werden die Fettzellen in Glasschalen mit einem Medium und weiteren Substanzen versetzt. Das Medium wird alle paar Tage gewechselt. An Fettzellen können so morphologische oder metabolische Studien als Langzeitbeobachtung durchgeführt werden.

## 6.2 Lipogenese

Änderungen der Fettmasse können sowohl durch Änderungen des Fettaufbaus als auch des -abbaus bedingt sein. Die Lipogenese hat im Vergleich zur Lipolyse relativ wenig wissenschaftliches Interesse erfahren; entsprechend dürftig sind auch die Erkenntnisse. Die entscheidenden Stoffwechselschritte passieren jedoch nicht im Fettgewebe, sondern in anderen Organen (Abb. 36) wie z.B. der Leber (Fettsäuresynthese). Dennoch sollte man bei allen Überlegungen im Auge behalten, daß – quantitativ betrachtet – die Lipogenese genauso von Bedeutung ist wie die Lipolyse.

### 6.2.1 Fettsäuresynthese

Die Fettsäuresynthese findet im Unterschied zum Fettsäureabbau nicht in den Mitochondrien, sondern im zytoplasmatischen Retikulum statt. Ausgangssubstanz ist Acetyl-CoA, das vom Abbau der Glukose (Glykolyse) oder Aminosäuren bzw. Fettsäuren stammt und vom Mitochondrium ins Zytoplasma gelangen muß. Der erste (Schlüssel-)Schritt ist die Carboxylierung zu Malonyl-CoA. Koenzym dieser ATP-verbrauchenden Reaktion ist das Biotin. Eine Verlängerung um eine $C_2$-Einheit erfolgt, indem das Malonyl-CoA mit dem Acylrest des Acyl-Carrier-Proteins zum β-Ketosäurederivat kondensiert. Die weiteren Schritte vollziehen sich formelmäßig als Umkehrung der β-Oxidation, wobei NADPH als Reduktionsmittel dient. Der gesamte Synthesevorgang findet unter Bindung an einen Multienzymkomplex, der Fettsäuresynthetase, statt.

Um Fettsäuren zu verlängern oder zu ungesättigten Fettsäuren zu desaturieren, sind Enzymsysteme im Mitochondrium

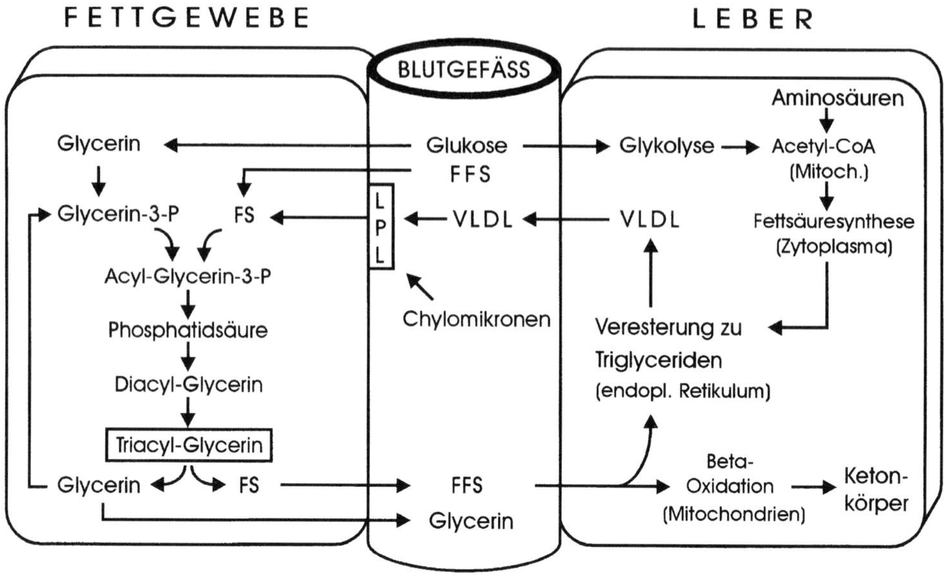


**Abb. 36.** Stoffwechselwege hinsichtlich der Lipogenese und der Lipolyse im Fettgewebe, der Leber und im Blutstrom. FS = Fettsäuren; FFS = freie Fettsäuren; LPL = Lipoproteinlipase; VLDL = „very low density lipoprotein".

bzw. in den Mikrosomen vorhanden. Das für die Fettsäuresynthese benötigte ATP und NADPH stammen v.a. aus dem Pentosephosphatzyklus und der Umwandlung von Malat zu Pyruvat.

Wenngleich die Enzymsysteme zur Fettsäuresynthese im Fettgewebe vorhanden sind, geht man heute davon aus, daß die zur Veresterung im Fettgewebe benötigten Fettsäuren vorwiegend aus der Leber stammen (Abb. 36). Die Fettsäuresynthese nimmt zwar mit der Fettzellgröße zu; dennoch hat sie im Fettgewebe selbst bei morbid Adipösen nur einen marginalen Anteil (Björntorp u. Smith 1976).

Die Fettsäuresynthese läßt sich in vieler Hinsicht *stimulieren.* Insulin bewirkt dies in mehrfacher Hinsicht, auch Kortison und eine Kälteexposition stimulieren die Neubildung von Fettsäuren. Eine Luxuszufuhr an Kohlenhydraten bewirkt eine verstärkte NADPH-Produktion über den Pentosephosphatzyklus und steigert damit die Fettsäuresynthese. Dieser Mechanismus wird auch für die kohlenhydratinduzierte Hypertriglyzeridämie angenommen: vermehrt synthetisierte Fettsäuren werden von der Leber in Form von VLD-Lipoproteinen abgegeben.

*Hemmen* läßt sich die Fettsäuresynthese analog durch alimentäre Kohlenhydrateinschränkung sowie durch Katecholamine, Glukagon, Angiotensin und Vasopressin (Hems 1977).

## 6.2.2 Lipoproteinlipase

Wie oben ausgeführt, ist die De-novo-Synthese von Fettsäuren im Fettgewebe gering (Björntorp u. Smith 1976). Fettsäuren, die zur Veresterung in das Fettgewebe aufgenommen werden, kommen daher hauptsächlich aus dem Blutstrom, entweder in Form von FFS oder in Lipoproteinen. Fettgewebe nimmt, wie die Leber und die Muskulatur, FFS in Abhängigkeit von der Serumkonzentration auf (Shapiro et al. 1957). Bedeutsamer jedoch ist die Aufnahme durch Hydrolyse von triglyzeridreichen Lipoproteinen wie Chylomikronen und VLD-Lipoproteinen, katalysiert durch das Enzym Lipoproteinlipase (LPL; Abb. 36). LPL wird im endoplasmatischen Retikulum von Adipozyten in inaktiver Form synthetisiert, im Golgi-Apparat durch Glykosylierung aktiviert und in Vesikeln zum Kapillarendothel transportiert, wo es im Blut zirkulierende Lipoproteine hydrolisiert.

Die Lipoproteinlipase (LPL) ist wahrscheinlich das Schlüsselenzym der Lipogenese.

Die LPL steht unter genetischer Kontrolle. Das Gen für das humane LPL wurde kloniert, auch spezifische Antikörper gegen LPL wurden entwickelt. Die LPL wird nicht nur durch Glykosilierung und Apo C II, sondern auch durch Heparin aktiviert; diesen Effekt kann man sich auch bei der Aktivitätsbestimmung der LPL zunutze machen.

Wenngleich die Hauptversorgung des Fettgewebes mit Fettsäuren über die LPL reguliert wird, ist dennoch die Frage offen, ob diesem metabolischen Schritt eine Schlüsselfunktion („rate limiting step") zukommt, wie früher angenommen wurde. Inzwischen gibt es viele Studien, die keine oder nur eine schwache Korrelation zwischen Serumkonzentrationen bzw. Aufnahmeraten von Triglyzeriden einerseits und der Aktivität bzw. der mRNS der LPL andererseits zeigen. Auch der genetische Defekt eines Lipoproteinlipasemangels geht nicht mit einer verminderten Fettmasse einher (Olivecrona u. Bengtsson-Olivecrona 1990).

Bei Adipösen ist die LPL-Aktivität erhöht, sie korreliert auch mit der Fettzellgröße (Björntorp u. Smith 1976). Die erhöhte Aktivität ist sowohl pro Fettzelle als auch bezogen auf das Gramm Fettgewebe erhöht. Regionale Unterschiede bestehen, oft in Abhängigkeit von weiteren Faktoren. Intraabdominales Fett hat eine höhere LPL-Aktivität als subkutanes. Bei Männern gibt es im subkutanen Fett keine Unterschiede zwischen dem femoralen und abdominalen Fett. Bei Frauen hingegen ist vor der Menopause die Aktivität im femoralen Depotfett höher als nach der Menopause. In der Schwangerschaft ist die LPL-Aktivität gesteigert, nach der Geburt und während der Stillzeit ist sie erniedrigt (Rebuffé-Scrive et al. 1985). Die Adaptation erscheint physiologisch sinnvoll, da während der Schwangerschaft die Fettakkumulation (femoral) begünstigt wird und in der Stillzeit das Depot als Substratlieferant genutzt werden kann.

Da Insulin einer der Hauptregulatoren der LPL-Aktivität ist, ist bei der *Insulinresistenz* eine Adaptation zu erwarten. Unter einem Glukose-Clamp zeigte sich, daß bei Adipösen die LPL-Aktivität weit weniger ansteigt als bei Normalgewichtigen. Bei adipösen Typ-II-Diabetikern ist der Effekt noch ausgeprägter (Eckel et al. 1995).

Die LPL wird durch folgende Substanzen *stimuliert:* Insulin scheint die dominierende Rolle zu spielen. Aber auch Kortison, Adenosin und Nahrungsaufnahme (v. a. kohlenhydratreiche) steigern die Enzymwirkung. *Gehemmt* wird die Aktivität durch Katecholamine, Zytokine (TNF-α Interleukin-1) und Nahrungsrestriktion sowie körperliches Training.

### 6.2.3 Bildung von Depottriglyzeriden

Triglyzeride, die Depotform von Fetten in Adipozyten, werden aus Glyzerin (3wertiger Alkohol) und Fettsäuren verestert

(Abb. 36). Die Fettsäuren stammen, wie oben erwähnt, nur zu einem geringen Teil aus der De-novo-Synthese, sondern v.a. aus der hydrolytischen Spaltung von triglyzeridreichen Lipoproteinen. Das Glyzerin wird aus dem glykolytischen Abbau von Glukose zur Verfügung gestellt.

Der erste Schritt ist die Phosphorylierung von Glyzerin zu Glyzerin-3-Phosphat. Koschinsky u. Gries (1971) konnten zeigen, daß das Enzym, die α-Glyzerokinase, in ausreichender Aktivität im Fettgewebe vorhanden ist und mit der Fettzellgröße korreliert. Durch Anlagerung von 2 aktivierten Fettsäuren (Acyl-CoA) wird Phosphatidsäure gebildet. Diese wird durch das Enzym Phosphatid-Phosphohydrolase zu einem Diacylglyzerid hydrolysiert. Die letzte Reaktion, die Bildung eines Triacylglyzerids durch erneute Anlagerung von Acyl-CoA, wird durch das Enzym Diacyl-Acyltransferase katalysiert. Über das Schlüsselenzym für diese im endoplasmatischen Retikulum ablaufenden Reaktionsschritte herrscht noch Unklarheit.

Bestimmt wird die Triglyzeridsynthese in der Regel mit markierter Glukose ($^{14}C$-Glukose). Wenngleich die Glukose für die Bildung von Depottriglyzeriden von großer Bedeutung ist und die Veresterungsrate von der Glukosebereitstellung abhängt (Björntorp u. Smith 1976), ist dennoch der Anteil des Fettgewebes am Glukoseverbrauch mit 1–2% gering (Lönnroth u. Smith 1992). Je größer die Fettzelle, desto schneller läuft die Veresterung ab (Björntorp u. Karlsson 1970).

Die Fettsäureveresterung wird *stimuliert* durch Insulin, Adenosin, cAMP sowie durch Nahrungsaufnahme. Sie wird *gehemmt* durch Glukagon und Katecholamine sowie durch Fasten und körperliches Training.

### „Acylating stimulating protein" (ASP)

In den letzten Jahren ging man von der Vorstellung aus, daß die Generierung von FFS durch die LPL der Schlüsselschritt der Lipogenese sei. Insulin spiele die dominierende Rolle, indem es nicht nur durch seine potente antilipolytische Wirkung die Plasmaspiegel von FFS weitgehend determiniere, sondern auch die LPL-Aktivität und den Glukosetransport in die Fettzelle.

Dieses Konzept wurde durch die Isolierung des die Acylierung (Anlagerung von Fettsäuren) stimulierenden Proteins (ASP) durch Cianflone et al. (1989) in Frage gestellt. ASP wird von reifen Adipozyten, aber auch von Präadipozyten, in das Serum abgegeben. Es handelt sich um ein kleines (MG = <14000) basisches (pH 9,0) Protein. Ein Zellrezeptor wurde bisher nicht identifiziert. ASP stimuliert die Inkorporation und Veresterung von FFS im Adipozyten deutlich, möglicherweise ausgeprägter als Insulin. Die beteiligten Enzyme sind ebenfalls noch nicht identifiziert; möglicherweise sind es Phosphorylierungen/Dephosphorylierungen bei verschiedenen Enzymschritten. ASP stimuliert auch den Glukosetransport. ASP ist im Plasma Adipöser erhöht, es nimmt unter einer hypokalorischen Kost bzw. beim Fasten ab (Cianflone et al. 1995a, b).

## 6.3 Lipolyse

Im Unterschied zur Lipogenese, insbesondere der Triglyzeridsynthese, ist die Lipolyse in den letzten 40 Jahren intensiv untersucht worden. Dies mag v.a. damit zusammenhängen, daß die Endprodukte – Glyzerin und FFS – einfach, verläßlich und mit hoher Empfindlichkeit zu messen sind. Von den Endprodukten der Lipolyse sind die FFS von besonderer Bedeutung, da sie im Gesamtorganismus eine große Rolle spielen, insbesondere im Hinblick auf die Insulinresistenz bzw. das metabolische Syndrom (s. 7.5.3).

### 6.3.1 Adrenerge Regulation

Die Lipolyse steht vorwiegend unter hormonaler Kontrolle und wird vom zyklischen Adenosinmonophosphat (cAMP) reguliert. Hormone mit Wirkung auf die Lipolyse haben spezifische Rezeptoren in der Adipozytenmembran (Abb. 37). Adrenerge Rezeptoren wurden bereits 1948 von Ahlquist in α- und β-Rezeptoren unterteilt. Heute unterscheidet man insgesamt 5 verschiedene Rezeptoren: $\beta_1$-, $\beta_2$- und $\beta_3$- sowie $\alpha_1$- und $\alpha_2$-Rezeptoren. Eine Stimulierung der Lipolyse erfolgt über $\beta_1$- und $\beta_2$-Rezeptoren, eine Hemmung über $\alpha_2$-Rezeptoren.

Die lipolysestimulierenden Hormone werden an einen spezifischen Rezeptor ($\beta_1$, $\beta_2$, $\beta_3$) gebunden. Dieser ist mit einem stimulierenden Guanosintriphosphat(GTP)-Protein (Gs) verknüpft und aktiviert die membrangebundene Adenylzyklase. Die Adenylzyklase generiert cAMP aus ATP. cAMP aktiviert eine cAMP-abhängige Proteinkinase (Proteinkinase A). Diese Kinase phosphoryliert und aktiviert einen Serinrest der „hormone sensitive lipase" (HSL), welche die Depottriglyzeride in Glyzerin und FFS hydrolysiert (Lafontan 1993; Arner 1993; Kather 1995). Hormone mit hemmender Wirkung werden an $\alpha_2$-Rezeptoren gebunden. Es erfolgt eine Aktivierung inhibitorischer GTP-Proteine (Gi) mit Hemmung der Adenylatzyklase und der cAMP-Produktion (Abb. 37). $\alpha_2$-Rezeptoren vermitteln ihre Wirkung auch über eine Modulation der PDE mit Hemmung der HSL. $\alpha_1$-Rezeptoren sind für die Lipolyse ohne Bedeutung. Sie stimulieren die Glykogenolyse und die Pyruvat-Dehydrogenase sowie die Thermogenese; letzteres ist nur im braunen Fettgewebe von Bedeutung.

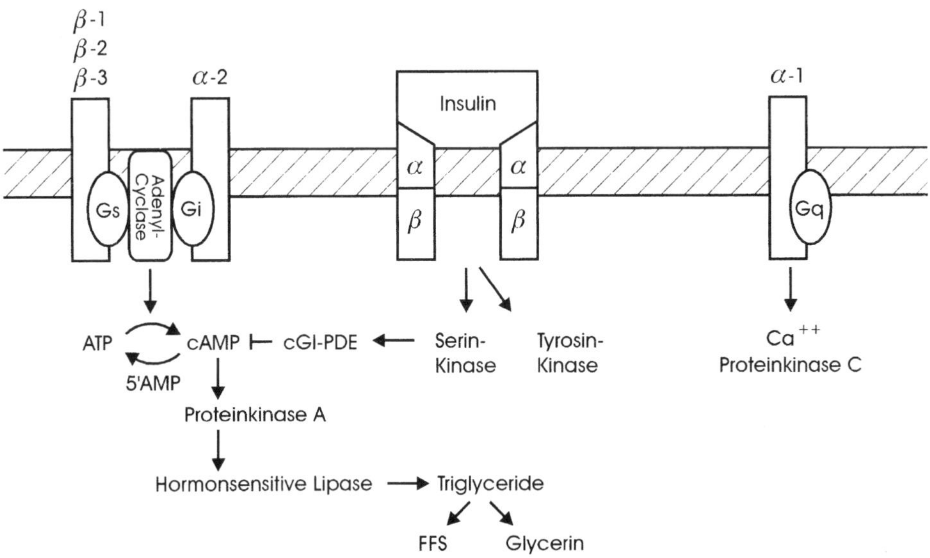


**Abb. 37.** Schematische Darstellung der Regulation der Lipolyse beim Menschen. (Mod. Nach Lafontan 1993) → Stimulation; ⊣ Hemmung

### 6.3.2 Regulatoren

**Übersicht über die Regulatoren der Lipolyse** (Coppack et al. 1994)

**A) Stimulatoren der Lipolyse:**
1. Hormone
   - Noradrenalin
   - Adrenalin,
   - TSH,
   - Thyroxin,
   - Wachstumshormon,
   - Glukokortikoide,
   - Parathormon,
   - Cholezystokinin,
2. Substrate
   - Prostaglandin $PGl_2$,
3. Pharmaka
   - Heparin,
   - β-adrenerge Pharmaka,
   - Koffein,

**B) Inhibitoren der Lipolyse:**
1. Hormone
   - Insulin,
   - IGF-1,
   - Somatostatin,
2. Substrate
   - Adenosin,
   - FFS,
   - Ketonkörper,
   - Laktat,
3. Pharmaka
   - Acipimox/Nikotinsäure,
   - β-Blocker.

*Katecholamine*

Die Katecholamine Adrenalin und Noradrenalin werden sowohl an β- als auch an $\alpha_2$-Rezeptoren gebunden; die stimulierende Wirkung ($\beta_1$) überwiegt gewöhnlich die hemmende ($\alpha_2$). Eine Reihe von pharmakologischen Substanzen binden ebenfalls spezifisch an adrenerge Rezeptoren, wodurch in den letzten Jahrzehnten eine Charakterisierung gelang (Tabelle 23). Durch spezifische Beeinflussung der Rezeptoren kann die Lipolyse nicht nur im basalen, sondern auch im stimulierten oder gehemmten Zustand untersucht werden.

Katecholamine sind die potentesten Stimulatoren der Lipolyse. Die Beobachtung, daß sie auch inhibitorische Wirkungen über $\alpha_2$-Rezeptoren haben, mag zunächst verwirren. Noradrenalin z.B. kann diese duale Wirkung konzentrationsabhängig bewerkstelligen. Bei niedrigen Konzentrationen werden vorwiegend $\alpha_2$-Rezeptoren aktiviert, was in der Regel in körperlicher Ruhe der Fall ist. Bei körperlicher Belastung steigt die Konzentration von Noradrenalin an; die Lipolyse wird dann jedoch nicht gehemmt, sondern maximal über β-Rezeptoren stimuliert. Man vermutet daher, daß in Abhängigkeit von verschiedenen physiologischen Gegebenheiten unterschiedliche Rezeptoren aktiviert werden. Die Fettzelle verfügt so über einen komplexen Regulationsmechanismus.

Ein anderes Phänomen hängt mit der Anzahl der Rezeptoren zusammen. Selbst wenn nur ein geringer Teil der Rezeptoren aktiviert ist, kann die cAMP-Produktion und damit die Lipolyse maximal stimuliert sein (Theorie der „spare receptors"). Bestimmungen der Rezeptorenanzahl müssen daher immer mit funktionalen Tests kombiniert werden (Lafontan u. Berlan 1993).

Katecholamine (Stimulatoren) und Insulin (Hemmer) sind die physiologisch wichtigsten Regulatoren der Lipolyse.

*Insulin*

Insulin ist ein potenter Hemmer der Lipolyse. Anders als Katecholamine vermittelt Insulin seine Wirkung nicht über adrenerge Rezeptoren (Abb. 37). Insulin wird an einen aus 4 Untereinheiten bestehenden Rezeptor gebunden. Nach Inter-

**Tabelle 23.** Pharmaka zur Untersuchung von adrenergen Rezeptoren im Fettgewebe. Über β-Rezeptoren wird eine Stimulation, über $\alpha_2$-Rezeptoren eine Hemmung der Lipolyse bewirkt. [Liste nach Lafontan u. Barlan (1993); unvollständig]

| Adrenozeptoren | Agonisten | Atagonisten | Radioligand |
|---|---|---|---|
| β-Rezeptoren ($\beta_1, \beta_2, \beta_3$) | Isoproterenol ($\beta_1, \beta_2, \beta_3$), Dobutamin ($\beta_1$), Terbutalin ($\beta_2$), SR 58611 ($\beta_3$) | Propanolol ($\beta_1, \beta_2$), Bisoprolol ($\beta_1$), Bupranolol ($\beta_1, \beta_2, \beta_3$) | [$^3$H] Dihydroalprenolol, [$^{125}$H] Pindolol |
| $\alpha_2$-Rezeptoren | Clonidin (partiell $\alpha_2$), Tramazolin (partiell $\alpha_2$) | Yohimbin, Rauwolfia | [$^3$H] Clonidin, [$^3$H] Yohimbin |
| $\alpha_1$-Rezeptoren | Phenylephrin, Methoxamin | Prazosin, Urapidil | [$^3$H] Pazosin, [$^{125}$] HEAT |

nalisierung des Insulinrezeptorkomplexes wird die β-Untereinheit autophosphoriliert. Dieser Prozeß aktiviert die Tyrosinkinase, was eine Kaskade von Wirkungen an verschiedenen Effektorsystemen auslöst. Insulin dephosphoryliert und inaktiviert die hormonsensitive Lipase; dieser Schritt involviert die („low $K_m$")-Phosphodiesterase (cGI-PDE), was zur Hydrolyse von cAMP zu 5'-AMP führt. Möglicherweise wirkt Insulin auch über eine Reduktion von β-Rezeptoren (Lafontan u. Berlan 1993). Insulin hemmt weniger die basale als vielmehr die stimulierte Lipolyse.

*Adenosin*

Adenosin wird möglicherweise von Adipozyten bei Stimulation des sympathischen Nervensystems freigesetzt. Es wird an $\alpha_2$-Rezeptoren gebunden und wirkt über eine Reduktion von cAMP. Es ist wahrscheinlich keine autoregulatorisch wirkende antilipolytische Substanz, sondern agiert als tonischer Regulator der Lipolyse.

*Prostaglandine*

Das Prostazyklin $PGI_2$ ist ein sehr wirksamer Stimulator der Lipolyse. Die physiologische Bedeutung ist unklar.

*Thyroxin und TSH*

Thyroxin erhöht die katecholaminvermittelte Stimulation der Lipolyse (sog."permissive effect"). In vivo läßt sich diese Wirkung allerdings erst bei manifester Thyreotoxikose nachweisen. Die Hypothyreose geht mit einer verminderten Anzahl von β-Rezeptoren sowie erhöhten Gi-Proteinen und höherer PDE-Aktivität einher; die katecholaminstimulierte Lipolyse ist reduziert (Lafontan u. Berlan 1993). TSH ist vorwiegend bei Kindern ein lipolytisches Hormon (Arner 1993).

*Wachstumshormon (GH)*

GH erhöht die durch β-Agonisten vermittelte Stimulation der Lipolyse. Auch eine erhöhte Anzahl von β-Rezeptoren wurde nachgewiesen. Möglicherweise spielen diese Effekte in Streßsituationen eine Rolle. Bei der Akromegalie konnte bisher allerdings keine Stimulation der Lipolyse gezeigt werden.

*Laktat*

Es beschleunigt die Internalisierung von Fettzelladrenozeptoren und vermindert die durch β-Agonisten stimulierte Lipolyse. Laktat wird zu einem erheblichen Teil im Fettgewebe gebildet.

*Acipimox und Nikotinsäure*

Diese Pharmaka wirken antilipolytisch, indem sie u.a. die Affinität von β-Rezeptoren für Katecholamine herabsetzen. Der damit verbundene verminderte Ausstrom von FFS kann therapeutisch beim metabolischen Syndrom genutzt werden, bei dem man hohen FFS-Spiegeln (Hyperlipidazidämie) eine wichtige Rolle bei der Entstehung des Diabetes mellitus, von Dyslipidämien und der Hypertonie zuspricht. Durch Senkung der FFS-Spiegel werden auch die Triglyzeridspiegel gesenkt.

### 6.3.3 Regulation bei Adipositas und beim metabolischem Syndrom

#### Adipositas

Die Lipolyse kann im basalen (ohne Zugabe von Regulatoren), stimulierten oder gehemmten Zustand untersucht werden. Bei Stimulation oder Hemmung kann die zu untersuchende Substanz in einer oder mehreren Konzentrationen zugegeben werden; am aussagekräftigsten ist die Erstellung von Dosis-Wirkung-Kurven. Ist die Dosis-Wirkung-Kurve nach rechts oder links verschoben ohne Änderung der maximalen Höhe, spricht man von einer Änderung der Sensitivität. Ist umgekehrt nur die maximale Höhe verändert, liegt eine geänderte Antwort („responsiveness") vor.

Die Lipolyse hängt sehr eng mit der *Fettzellgröße* zusammen. Faulhaber et al. (1969) zeigten zuerst, daß sowohl die basale als auch die katecholaminstimulierte Lipolyse mit der Fettzellgröße korreliert (Abb. 38). Östman et al. (1975) wiesen erstmals diesen Zusammenhang für die antilipolytische Wirkung von Insulin nach. Bezieht man jedoch die Lipolyserate auf das Fettgewicht, stellt man keinen Unterschied zwischen großen und kleinen Adipozyten fest. Auch Unterschiede zwischen Adipösen und Normalgewichtigen lassen sich durch die unterschiedliche Fettzellgröße erklären (Gries et al. 1972; Björntorp u. Smith 1976; Arner 1988). Hinsichtlich der Sensitivität und „responsiveness" bestehen zwischen Fettzellen unter-

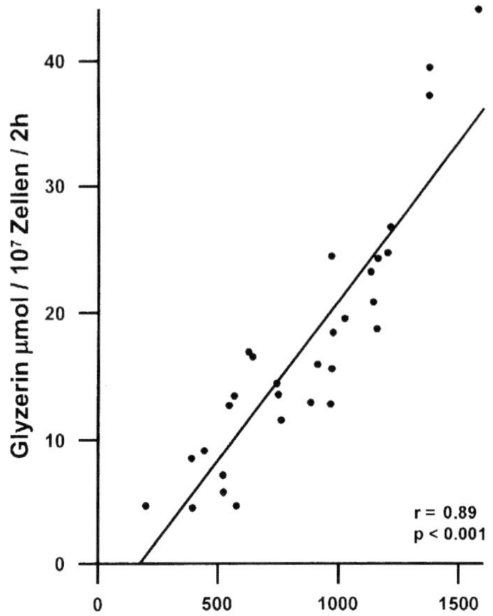


**Abb. 38.** Zusammenhang zwischen Fettzellgröße und basaler Lipolyse. (Nach Östman et al. 1975)

schiedlicher Größe keine Unterschiede. Diese Aussage trifft für die katecholaminstimulierte und die insulingehemmte Lipolyse zu. Die basale Lipolyse ist jedoch bei Adipösen – auch nach Korrektur für die Fettzellgröße – erhöht. Ursachen bzw. Mechanismen für diese Beobachtung sind weitgehend unbekannt; auch die Bedeutung der basalen Lipolyse ist umstritten. Man nimmt daher an, daß die bei Adipösen zu beobachtenden erhöhten Serumkonzentrationen von FFS zum einen durch die erhöhte basale Lipolyse und zum anderen durch eine vermehrte Fettmasse bedingt sind und nicht durch eine Dysregulation der stimulierten bzw. gehemmten Lipolyse.

#### Regionale Unterschiede

Relativ neu ist die Erkenntnis, daß im *intraabdominalen Fett* im Vergleich zum subkutanen Fett die katecholaminstimulierte Lipolyserate erhöht ist. Es wird angenommen, daß in diesem Fettgewebe ein Übergewicht der stimulierenden β-Rezeptoren gegenüber den hemmenden $\alpha_2$-Rezeptoren besteht (Wahrenberg et al. 1989). Von größerer Bedeutung ist wahrscheinlich, daß die insulingehemmte Lipolyse im intraabdominalen Fett vermindert ist, wofür Mechanismen sowohl am Rezeptor als auch auf Postrezeptorebene verantwortlich gemacht werden (Bolinder et al. 1983). Zieht man beide Mechanismen in Betracht, ergibt sich daraus eine erhöhte Freisetzung von FFS im intraabdominalen Raum mit Drainage ins Splanchnikusgebiet und erhöhter Konzentration von FFS in der Portalvene.

Auch im *peripheren Fettgewebe* zeigen sich Unterschiede. Kather et al. (1977) fanden, daß die adrenalinstimulierte Lipolyse („responsiveness") abdominal wesentlich ausgeprägter ist als femoral. Die insulininduzierte Hemmung der Lipolyse ist hingegen abdominal geringer ausgeprägt als femoral.

Für die Lipolyse lassen sich folgende regionale Unterschiede feststellen:

a) katecholaminstimuliert: intraabdominal > abdominal > gluteal-femoral,
b) insulingehemmt: intraabdominal < subkutan.

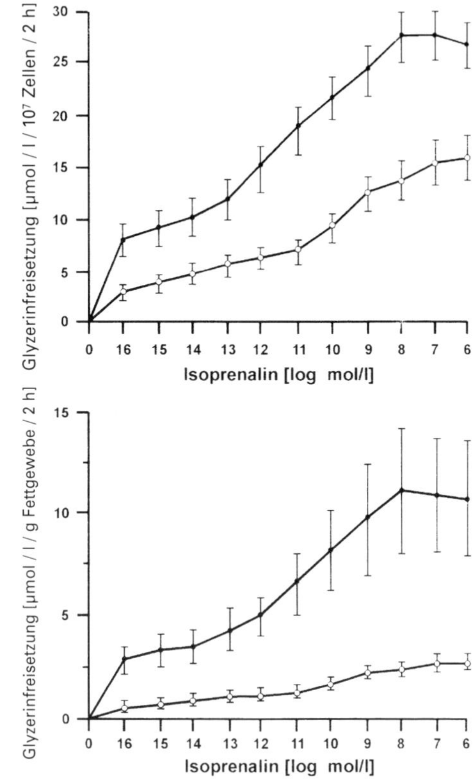


**Abb. 39.** Stimulation der Lipolyse des subkutanen abdominalen Fettes durch Isoprenalin (unspezifischer Agonist). Verglichen wurden 72jährige adipöse Männer mit Insulinresistenz (⊢○⊣) und gleichaltrige Normalgewichtige ohne Insulinresistenz (⊢●⊣). Die Glycerinfreisetzung wurde auf die Fettzellanzahl (**oben**) und auf das Fettgewicht (**unten**) bezogen. (Nach Reynisdottir et al. 1994)

## Insulinresistenz und metabolisches Syndrom

Im Unterschied zur unkomplizierten Adipositas hat man bei Präsenz einer Insulinresistenz vor kurzem multiple Defekte in der Lipolysekaskade gefunden (Reynisdottir et al. 1994), die sicherlich noch von anderen Arbeitsgruppen bestätigt werden müssen. Die Ergebnisse wurden bei älteren Männern (72 Jahre) mit leichter Adipositas (BMI 30 kg/m$^2$) erhoben. Nachgewiesen wurden 3 Defekte:

1. verminderte Anzahl von $\beta_2$-Rezeptoren (–50%),
2. Reduktion der maximalen Lipolyserate um 44% (pro Fettzelle) bzw. 75% (pro g Fett) bei Stimulation mit dem unspezifischen Agonisten Isoprenalin (Abb. 39),
3. 80fache Reduktion der Lipolysesensitivität bei Stimulation mit Terbutalin ($\beta_2$-Agonist). Wahrscheinlich ist der Defekt distal des Rezeptors auf der Ebene der HSL lokalisiert, da die Expression des Rezeptors unverändert war und eine Reduktion der Lipolyse auch bei Stimulation „unterhalb" der Adenylzyklase mit dcAMP bzw. Forskolin nachweisbar war.

Bei der Insulinresistenz und dem metabolischen Syndrom sind Defekte der Lipolyse nachgewiesen.

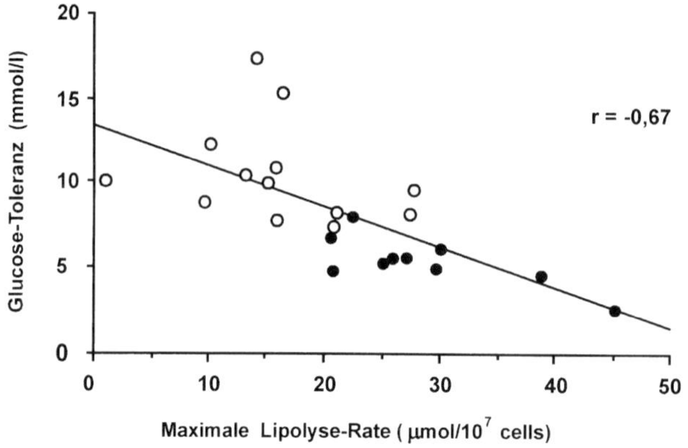


**Abb. 40.** Zusammenhang zwischen der maximalen Lipolyserate von Fettzellen in vitro und der Glukosetoleranz bei Adipösen mit Metabolischem Syndrom (○) sowie Kontrollpersonen (●). (Mod. nach Reynisdottir et al. 1994)

Da bei dieser Untersuchung auch die Insulinsensitivität in vivo mit dem Glukose-Clamp untersucht wurde, ließ sich die Beziehung zur Lipolyse untersuchen. Die maximale Lipolyserate war mit der Glukosetoleranz negativ (Abb. 40) und die Anzahl der $\beta_2$-Rezeptoren mit der Insulinsensitivität positiv ($r = 0{,}67$) korreliert. Ob die verminderte Stimulierbarkeit der Lipolyse ursächlich für die Insulinresistenz in Frage kommt, ist z.Z. noch Gegenstand der Diskussion.

## 6.4 Fettzellentwicklung

Die Kenntnisse über die Lipogenese und Lipolyse vermitteln Einsichten in die Regulation der Fettzellgröße. Es ist jedoch bekannt, daß eine Adipositas (= vermehrte Fettmasse) nicht nur durch vergrößerte Fettzellen (Hypertrophie), sondern auch durch eine Vermehrung der Fettzellen (Hyperplasie) zustandekommt; bei einem BMI >35 kg/m² sind fast immer Größe und Anzahl erhöht. Bei chronisch positiver Energiebilanz können die Fettzellen nämlich nicht unbegrenzt an Größe zunehmen. Wenn die vorhandenen Fettzellen eine kritische Größe erreicht haben, kommt es über bisher nicht näher bekannte Signale zur Neubildung von Fettzellen aus spezifischen Vorläuferzellen. Die „Präadipozyten" (Abb. 42) sind im Fettgewebe reichlich vorhanden und können in jedem Lebensalter rekrutiert werden, um zusätzlich Energie in Form von Fett zu speichern. Eine einmal angelegte Fettzellanzahl gilt als nicht reduzierbar.

> Weder eine verminderte Energiezufuhr (Reduktionskost, Fasten) noch ein vermehrter Energieverbrauch (körperliches Training) noch Pharmaka können vorhandene Fettzellen „vernichten".

### Fettgewebsentwicklung im Laufe des Lebens

Menschen, im Unterschied zu manchen Tieren, werden mit bereits entwickeltem Fettgewebe geboren. Zwischen der 14. und 24. Schwangerschaftswoche wird beim menschlichen Fötus das erste Fettgewebe sichtbar. Im letzten Trimenon ist das subkutane Fettgewebe an nahezu allen Körperstellen ausgebildet. Bei der Geburt beträgt der Fettanteil am Körpergewicht bereits ca. 12%. Im 1. Lebensjahr kommt es, auch durch einen deutlichen Anstieg der Fettzellanzahl, zu einer erheblichen Zunahme der Fettmasse (Wabitsch 1995). Am Ende des 1. Lebensjahres beträgt der durchschnittliche Fettanteil beträchtliche 28% und ist äußerlich als „Babyspeck" unübersehbar. In der Folgezeit nimmt die relative Fettmasse bis zu Beginn der Pubertät wieder ab und steigt im Durchschnitt ab dem 10. Lebensjahr bei Mädchen und ab dem 15. Lebensjahr bei Jungen bis zum Erwachsenenalter wieder an. Auch zu Beginn der Pubertät erfolgt, wie im 1. Lebensjahr, eine bevorzugte Neubildung von Fettzellen, wenngleich die Fähigkeit zur Neubildung von Fettzellen bis in das höhere Alter erhalten bleibt (Wabitsch 1995, Abb. 41). Ab der Pubertät haben Mädchen/Frauen im Vergleich zu Jungen/ Männern eine um etwa 25% größere Fettmasse.

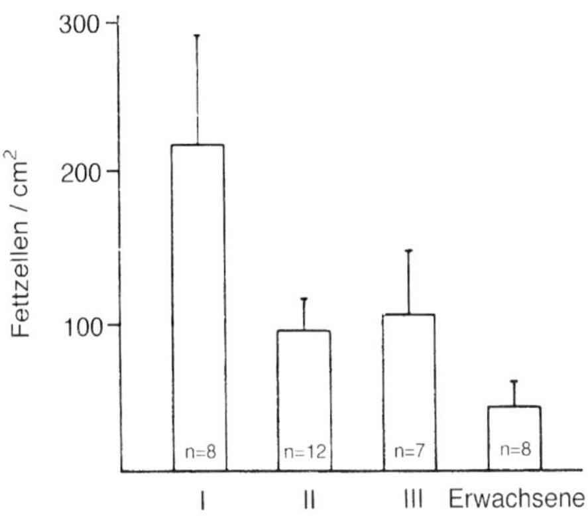


**Abb. 41.** Anzahl von neugebildeten Fettzellen in Kulturen aus subkutanem Fettgewebe in Abhängigkeit vom Alter (Gruppe I: 0–1 Jahr, Gruppe II: 1,5–5,5 Jahre, Gruppe III: 7–11 Jahre, Erwachsene 19–58 Jahre). (Nach Wabitsch 1995)

> Fettzellen können auch bei Erwachsenen noch neugebildet werden.

## Methodik der Untersuchung der Fettzellentwicklung

In den 70er Jahren wurden Techniken zur Kultivierung von Fettzellen enwickelt. Zwei verschiedene Wege wurden beschritten (Entenmann u. Hauner 1992):

1. Kultivierung von Stromazellen, also „Nichtfettzellen". Dazu werden Fettgewebsproben mit Kollagenase behandelt, wodurch die Adipozyten freigesetzt werden und aufgrund ihrer niedrigeren Dichte oben im wäßrigen Medium schwimmen. Die im Sediment verbleibenden Stromazellen, die überwiegend aus Präadipozyten bestehen, können dann kultiviert werden.
2. Kultivierung von etablierten Präadipozytenlinien wie den 3 T3-, L1- oder ob 17-Zellen.

## Entwicklungsstadien

Die genaue Herkunft von Fettzellvorläuferzellen ist unbekannt. Manche Wissenschaftler nehmen an, daß sie von Endothelzellen stammen, andere betrachten die Fibroblasten als Ausgangszellen (Ailhaud et al. 1992). Die Präkursoren entstammen wahrscheinlich einer multipotenten Stammzelle mesenchymalen Ursprungs (Abb. 42). Aus dem Adipoblasten (morphologisch den Fibroblasten ähnlich) entwickelt sich, äußerlich an einer mehr rundlichen Form erkennbar, der Präadipozyt, der bereits kleinste Lipidtröpfchen enthält und einige „frühe" Fettzellmarker wie z.B. die Lipoproteinlipase (LPL) aufweist. Von einem unreifen Adipozyten spricht man, wenn im Zytoplasma Lipide eingelagert sind und auch „späte" Marker wie der Glukosetransporter (GLUT-4) und einige Enzyme der Lipogenese und der Lipolyse nachweisbar sind. Der terminale Reifungsprozeß ist dadurch charakterisiert, daß die Lipogenese voll aktiviert ist und die Zellen auch die übrigen Merkmale von Adipozyten entwickeln.

## Regulation der Differenzierung

Die Entwicklung der Fettzellen wird durch Hormone, aber auch durch andere Faktoren moduliert; der derzeitige Kenntnisstand ist als bruchstückhaft zu bezeichnen.

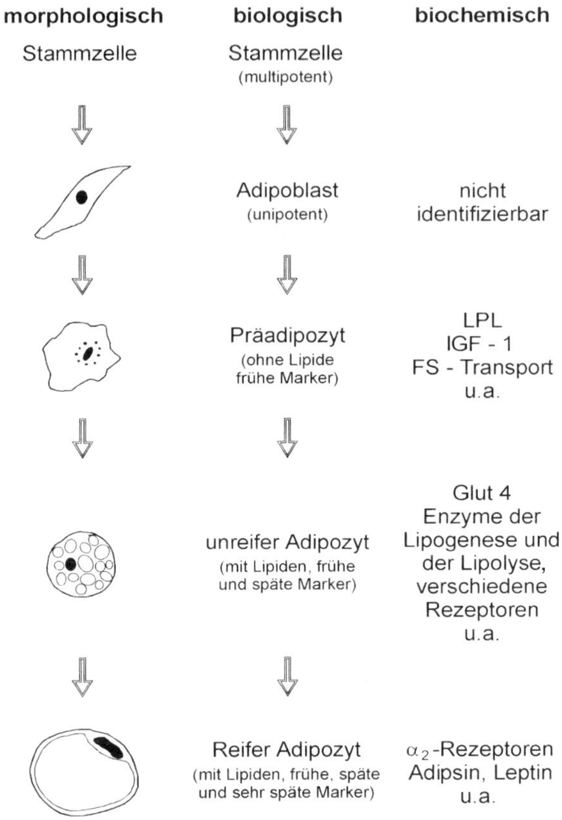


**Abb. 42.** Stadien der Fettzellentwicklung morphologisch, biologisch und biochemisch (Marker). (Mod. nach Ailhaud et al. 1992)

Insulin und Glukokortikoide nehmen eine Schlüsselrolle bei der Differenzierung ein. Ohne Insulin verharren Fettzellvorläuferzellen in der Kultur in ihrem fibroblastenähnlichen Aussehen; ähnlich ist es bei streptozotocinbehandelten Tieren. Die alleinige Zugabe von *Insulin* bewirkt eine 10- bis 20%ige Konversion von humanen Präadipozyten in reife Adipozyten (Entenmann u. Hauner 1992). Insulin steigert die Expression von GLUT-4 und LPL als Hinweis für eine stimulierte Lipogenese.

Erst die Zugabe von *Glukokortikoiden* läßt einen Großteil von Präadipozyten zu reifen Adipozyten metamorphieren, wie Hauner et al. (1989b) in Kulturen humaner Stromazellen nachweisen konnten. Glukokortikoide induzieren primär den Differenzierungsprozeß durch Steigerung der Expression fettzellspezifischer Gene, sie stumulieren aber auch in vielfacher Hinsicht die Lipogenese (s. 6.2.). Mit diesen Ergebnissen geht die klinische Beobachtung konform, daß beim M. Cushing häufig nicht nur eine Hypertrophie, sondern auch eine Hyperplasie der Fettzellen nachweisbar ist.

Eine Rolle spielen auch das Wachstumshormon, Schilddrüsenhormone und Testosteron. Bei Kindern mit Wachstumshormonmangel findet man typischerweise eine verminderte Fettzellanzahl, wenngleich das subkutane Fettdepot durch vergrößerte Fettzellen dicker ist. Wabitsch u. Heinze (1993) behandelten solche Kinder mit *Wachstumshormon* und stellten einen Rückgang des Fettzellvolumens und eine

Zunahme der Fettzellanzahl fest. Wachstumshormon stimuliert die Proliferation humaner Präadipozyten indirekt über eine Stimulierung der IGF-I-Produktion (Wabtisch 1995). Zudem hemmt Wachstumshormon die Lipogenese (den Glukosetransport) und stimuliert die Lipolyse (s. 6.3.2.).

Eine Hyperplasie von Fettzellen ist nicht nur beim Wachstumshormonmangel, sondern auch bei der Hypothyreose beschrieben worden. Zudem sind bereits eine Reihe nichthormoneller Substanzen wie verschiedene Fettsäuren, Prostaglandine ($PGE_2$), fettlösliche Vitamine, Butyrat, Aspirin, Bezafibrat u.a. beschrieben, die Einfluß auf die Entwicklung von Fettzellen nehmen können (Ailhaud et al. 1992). Eine besonders deutliche Wirkung scheint der Tumornekrosefaktor-α *(TNF-α)* zu haben, der nicht nur die Lipolyse stimuliert, sondern auch die Lipogenese hinsichtlich des Glukosetransports und der LPL beeinträchtigt sowie die Neubildung von Fettzellen supprimiert. Er induziert damit einen katabolen Zustand in der Fettzelle, der das Phänomen der Kachexie bei Tumorpatienten miterklären kann. Möglicherweise kommt dem TNF-α sogar die Rolle eines lokalen „Adipostaten" zu, der den Körper vor einer unkontrollierten Zunahme des Fettgewebes schützt (Hauner 1995b).

### Modulation durch die Ernährung

Lemonnier (1972) zeigte bereits in den 70er Jahren, daß eine hyperplastische Adipositas nicht nur durch Alter, sondern auch durch eine fett- und kohlenhydrathaltige Ernährung induziert werden kann. Mit verbesserter Zellkulturtechnik und definiertem Medium konnte dies von Löffler et al. (1993) bestätigt werden.

## 6.5 Fasten und Reduktionskost

Bei fehlender oder verminderter Zufuhr von Energie ist eine Umstellung in der Regulation des Fettgewebsstoffwechsels zu erwarten. Betroffen sind davon sowohl die Lipogenese als auch die Lipolyse.

### 6.5.1 Lipogenese

Die Lipogenese ist bisher wenig untersucht worden, was mit methodischen und interpretatorischen Schwierigkeiten zusammenhängt. Am meisten weiß man über die Regulation der Lipoproteinlipase (s. 6.2.2.).

#### Lipoproteinlipase (LPL)

Die Aktivität dieses die triglyzeridreichen Lipoproteine spaltenden Enzyms steht vorwiegend unter der Kontrolle von Insulin. Beim Fasten oder unter einer hypokalorischen Kost fällt die LPL-Aktivität ab. Theoretisch läßt sich diese Adaptation nur schwer erklären, da zum einen zwar die Insulinspiegel abfallen, zum anderen aber die Insulinempfindlichkeit gegenüber der LPL steigt (Eckel et al. 1995). Untersucht man die LPL hingegen bei stabilem Gewicht nach einer Phase der Gewichtsreduktion, stellt man nicht nur eine Aktivitätszunahme des Enzyms, sondern auch eine erhöhte Expression von LPL-mRNS fest (Schwartz u. Brunzell 1978; Kern et al. 1990). Die Zunahme der Aktivität und der Expression von LPL waren mit dem Gewicht vor der Therapie positiv korreliert (r = 0,8 bzw. 0,92; Abb. 43). Diese Befunde weisen darauf hin, daß nach einer Phase der Gewichtsabnahme die Fähigkeit des Fettgewebes steigt, vermehrt Fettsäuren aus dem Blutstrom in das Fettgewebe aufzunehmen und einzubauen; je mehr Gewicht ein Patient hat, um so ausgeprägter ist dieser Mechanismus. Eine weitere

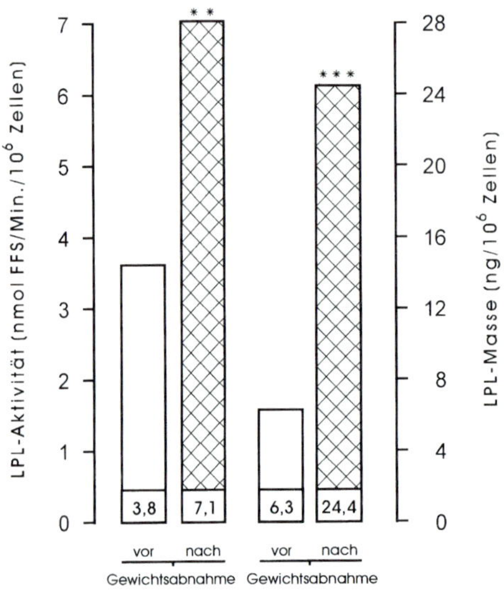


**Abb. 43.** Aktivität (links) und Expression (rechts) von LPL vor Gewichtsabnahme und bei stabilem Gewicht nach einer Phase der Gewichtsreduktion. Untersucht wurden 9 Adipöse (Durchschnittsgewicht 136 kg); die Gewichtsabnahme betrug durchschnittlich 36 kg. (Nach Kern et al. 1990)

Gewichtsabnahme ist durch diese Adaptation offensichtlich erschwert.

> Eine Ursache für die Gewichtszunahme nach einer Phase der Gewichtsreduktion ist die Aktivitätszunahme der LPL im Fettgewebe.

Auch das *„acylation stimulation protein" (ASP)* wurde während des Fastens untersucht (s. 6.2.3). Es fiel um 46% und hatte nach 2 Wochen eine ähnliche Serumkonzentration wie bei Kontrollpersonen (Cianflone et al. 1995a, b).

## 6.5.2 Lipolyse

Mißt man FFS und Glyzerin im Serum unter einer hypokalorischen Kost oder beim Fasten, stellt man einen doppelten oder 3fachen Konzentrationsanstieg fest. Dies ist offensichtlich Ausdruck einer vermehrten Mobilisation von Triglyzeriden aus den Fettdepots. Die stimulierte Lipolyse ist zur Aufrechterhaltung der Energieversorgung notwendig, weil die Glykogenvorräte mit 200–500 g nur einige Stunden reichen. Eine sog. ketogene Diät (z.B. Atkin) begünstigt aufgrund des geringen Kohlenhydratanteils und dem damit verbundenen niedrigen Insulinspiegel die Lipolyse; der hohe Fettanteil hingegen läßt diese Therapie nicht sinnvoll erscheinen (s. 8.2.2, „Außenseiterdiäten").

Die vermehrte Bereitstellung und Oxidation von FS läßt sich an einem fallenden respiratorischen Quotienten einfach feststellen. Hormonell wird die Freisetzung von FS durch abfallende Insulinspiegel und ansteigende Konzentrationen von Kortisol und Wachstumshormon begünstigt. Wenngleich diese In-vivo-Ergebnisse schlüssig sind, sind die zugrundeliegenden Mechanismen nur ansatzweise untersucht und z.T. widersprüchlich.

*Basale Lipolyse*
Zahllose Studien haben gezeigt, daß die basale Lipolyse im katabolen Zustand um das 2- bis 3fache erhöht ist. Die Ursache hierfür ist nicht ganz klar. Möglicherweise ist die Aktivität von Lipolysehemmern wie Insulin, Adenosin und Phosphodiesterase reduziert (Arner 1988).

*Stimulierung der Lipolyse*
Bei Stimulation mit Katecholaminen zeigt sich ein eigenartiger Effekt. In vielen Untersuchungen konnte nämlich nicht nachgewiesen werden, daß die Lipolyserate durch Noradrenalin und Adrenalin im fastenden Zustand – über die bereits erhöhte basale Lipolyse hinaus – weiter erhöht werden kann. Im Gegenteil, es kann sogar eine über $\alpha_2$-Rezeptoren vermittelte hemmende Wirkung auftreten (Kather et al. 1985).

*Hemmung der Lipolyse*
Oben wurde erwähnt, daß Katecholamine im katabolen Zustand – über $\alpha_2$-Rezeptoren – eine solche Hemmung ausüben, daß die Stimulation über β-Rezeptoren übertroffen werden kann. Auch die Insulinsensitivität hinsichtlich der Lipolysehemmung ist möglicherweise unter Reduktionskost und beim Fasten vermindert, wodurch die Spaltung von Triglyzeriden erleichtert wird; es sind jedoch auch gegensinnige Veränderungen beobachtet worden (Arner 1988).

Einig sind sich fast alle auf diesem Gebiet arbeitenden Experten, daß unter Reduktionskost und Fasten die Lipolyserate durch Reduktion der Hemmung und nicht durch Steigerung der Stimulation beschleunigt ist.

## 6.6 Bewegungstherapie

Bei Muskelarbeit erfolgt eine Adaptation, die komplexe nervale, humorale und lokale Mechanismen involviert. Was das Fettgewebe betrifft, sind v.a. die beiden wichtigsten Regulatoren, Katecholamine und Insulin, betroffen. Bei körperlicher Aktivität muß immer zwischen einer akuten und einer chronischen Belastung (Training) unterschieden werden, da die Regulationsmechanismen oft verschieden und mitunter gegensätzlich sind. Bei akuter Belastung steigen z.B. die Serumkonzentrationen von Katecholaminen an, die von Insulin fällt ab. Im trainierten Zustand hingegen sind die Spiegel beider Hormone erniedrigt.

### 6.6.1 Lipogenese

Trainierte Personen haben eine geringere Fettmasse aufgrund kleinerer Fettzellen. Der Frage, ob die Fettneubildung bei ihnen reduziert ist, ging man daher schon in den 70er Jahren nach. Die inzwischen vorliegenden Ergebnisse sind ziemlich schlüssig.

**Lipoproteinlipase (LPL)**
Bei *akuter Belastung* steigt die Aktivität im subkutanen Fettgewebe an (Lithell et al. 1979). Dadurch trägt das Fettgewebe, ähnlich wie die Muskulatur, zur Klärung von FS aus Blutlipiden bei; dies ist auch postprandial der Fall. Bei *chronischer Belastung* hingegen ist die LPL-Aktivität sowohl im abdominalen als auch im femoralen Fett erniedrigt (Lamarche et al. 1993; Shimomura et al. 1993). Die Adaptation durch Ausdauertraining ist in der Muskulatur gegensinnig. Dadurch wird offensichtlich die Aufnahme von FS in die Muskulatur begünstigt. Anders ausgedrückt: Durch körperliches Training erfolgt ein „switch" der FS im Blutstrom hin zur Muskulatur

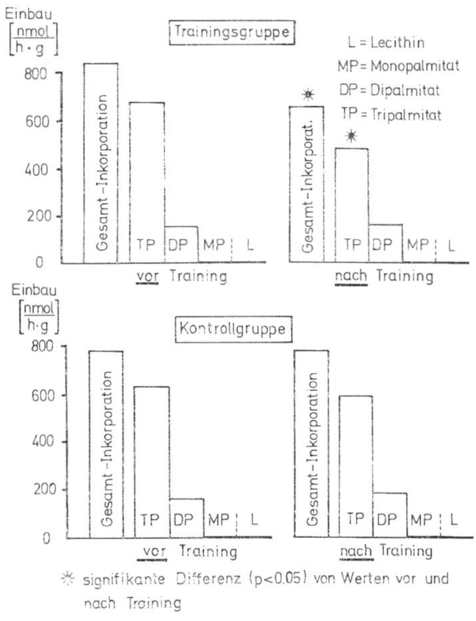


**Abb. 44.** Inkorporation von Fettsäuren in das Fettgewebe und Veresterung zu Mono-, Di- und Triglyzeriden vor und nach einem 4monatigen Ausdauertraining. (Wirth 1985)

unter Vermeidung des Fettgewebes. Für diese Sicht gibt es auch noch andere Hinweise (Wirth et al. 1985b).

### Fettsäuren (Synthese, Aufnahme, Veresterung)

Wenn die LPL-Aktivität vermindert ist, ist auch eine reduzierte Aufnahme von FS in die Zelle zu vermuten. Wir konnten das beim Menschen im subkutanen abdominalen Fettgewebe zeigen. Patienten mit einer Hypertriglyzeridämie wurden 4 Monate (ohne Gewichtsabnahme) ausdauertrainiert. Die Inkorporation von FS in das Fettgewebe wurde um 16% und die Veresterung zu Triglyzeriden um 29% reduziert (Abb. 44). Auch Enzyme des Pentosephosphatzyklus (Glukose-6-P-Dehydrogenase) sowie das „malic enzym", die Glyzerin-P-Dehydrogenase und die Acyl-CoA-Synthetase sind im Sinne einer reduzierten Lipogenese verändert (Wirth et al. 1979b; Shimomura et al. 1993).

## 6.6.2 Lipolyse

### In-vivo-Studien

Bei *akuter Belastung* steigen die Konzentrationen von Glyzerin und FFS im Serum stark an. Die Lipolyserate scheint jedoch mit der Intensität der Belastung nicht positiv, sondern negativ korreliert zu sein (Romijn et al. 1993; Abb. 45). Trainierte Personen wurden mit 25, 65 und 85% der maximalen $O_2$-Aufnahme über 30 min belastet. Dabei zeigte sich, daß bei höheren Belastungsstufen weniger FFS aus dem Fettgewebe mobilisiert wurden; auch die Fettoxidation war geringer. Kompensiert wurde der höhere Energiebedarf bei zunehmender Belastung durch den Abbau von muskulären Triglyzerid- und Glykogenspeichern. Wer durch Bewegungstherapie Fettgewebe mobilisieren und die freigesetzten FS oxidieren will, sollte sich

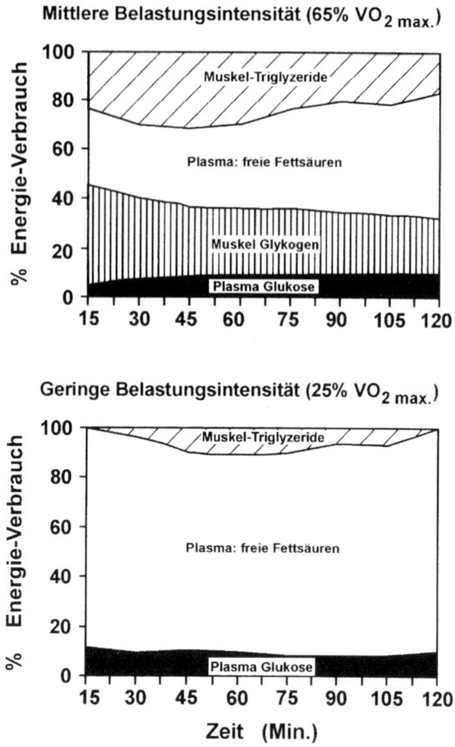


**Abb. 45.** Anteil der Lipolyse an der Energiebereitstellung bei Belastungen mit unterschiedlicher Intensität. Bei geringer Belatungsintensität ist die Mobilisation und Oxidation von Fettsäuren aus dem Fettdepot deutlich höher als bei starker Belastung. (Nach Rominjn et al. 1993)

daher mit geringer Intensität lange belasten. Bei *chronischer Belastung* findet man niedrigere Plasmakonzentrationen von FFS und Glyzerin. Ob dies Ausdruck einer erniedrigen Lipolyserate oder Folge einer erhöhten Aufnahme in die Muskulatur und andere Organe ist, ist nicht ganz geklärt (Wirth et al. 1987a).

### Mechanismen der stimulierten Lipolyse

Stimuliert man die Lipolyse in vitro mit Katecholaminen, stellt man sowohl nach *akuter Belastung* als auch nach *chronischer*

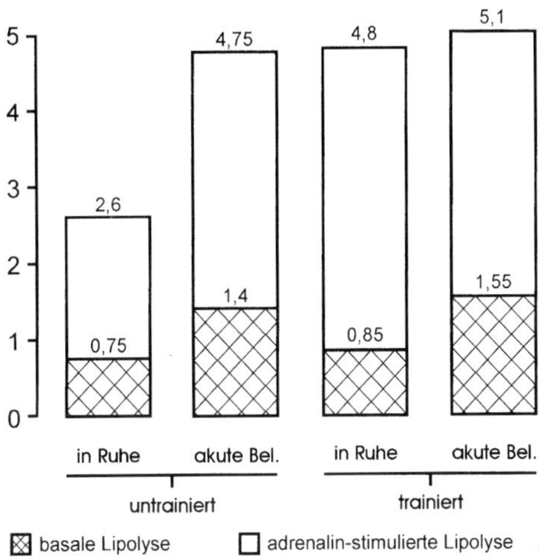


**Abb. 46.** Basale und mit Adrenalin stimulierte Lipolyse im untrainierten und trainierten Zustand. (Nach Askew et al. 1972)

*Belastung* eine Verschiebung der Dosis-Wirkung-Kurve nach rechts (Zunahme der Sensitivität) und eine höhere maximale Antwort („responsiveness") fest (Abb. 46). Erstmals wurde das 1964 von Parizkova u. Stankova (1964) beschrieben.

Die zugrundeliegenden Mechanismen wurden v.a. im trainierten Zustand von den Arbeitsgruppen Askew et al. (1972), Owens (1977), Bukowiecki et al. (1980) und Shepherd u. Bah (1988) untersucht. Verwirrend ist, daß immer wieder ein erniedrigtes cAMP (Regulator der Lipolysekaskade) gefunden wurde (Askew et al. 1972; Shepherd u. Bah 1988). Keine trainingsinduzierten Adaptationen wurden hinsichtlich der Anzahl von β-Rezeptoren (Bukowiecki 1980) und der Aktivität der Adenylatzyklase (Shepherd u. Bah 1988) gefunden. Die Phosphodiesteraseaktivität (PDE, hemmt die Lipolyse) ist erhöht, was das erniedrigte cAMP erklären kann. Da auch die Lipolyse bei Stimulation distal des Adrenorezeptors mittels des cAMP nach Training überstark reagiert, wird eine Trainingsadaptation auf der Höhe der HSL vermutet (Shepherd u. Bah 1988). Insgesamt sind die Ergebnisse jedoch bisher wenig schlüssig.

> Trainierte Personen haben u.a. deshalb eine geringere Fettmasse, weil die Lipolyse bei jeder Belastung stimuliert wird und das Fettgewebe auf Stimuli – auch in Ruhe – besser anspricht.

## Regionale Unterschiede

Arner et al. (1990) belasteten Frauen und Männer über 30 min. und bestimmten die Lipolyse in situ mittels der Mikrodialyse (s. oben) im subkutanen abdominalen und glutealen Fett. Die Lipolyserate war im abdominalen Fett ausgeprägter als im glutealen und bei Frauen deutlicher als bei Männern. Die belastungsinduzierte Lipolyse konnte durch β-Antagonisten (Propanolol) gehemmt werden; α-Blocker (Phentolamin) waren ineffektiv. Zudem schloß man aus dieser Untersuchung, daß die Lipolyse unter Belastung von β-adrenergen Mechanismen moduliert wird. Diese Beobachtung kann auch erklären, weshalb trainierte Personen eine geringere WHR aufweisen.

## Reveresterung

Wie oben erwähnt, können durch Lipolyse freigesetzte Fettsäuren im Adipozyten reverestert werden (Abb. 46). Dieser Vorgang ist energieverbrauchend und wird auch als „futile cycle" bezeichnet, von denen 14 im menschlichen Gewebe nachgeweisen sind. Unter *akuter Belastung* nimmt die Reveresterung nach Untersuchungen von Wolfe et al. (1990) von 70% in Ruhe auf 25–35% ab, steigt in der Erholungsphase auf 90% an und liegt auch noch 2 h nach Belastung bei 75%. Der Energiebedarf der Veresterung wurde während Belastung auf ca. 1% und in der

Erholungsphase auf ca. 14% beziffert. Die Autoren meinen, daß dieser Prozeß für den Energiehaushalt von Wichtigkeit sei. Bei *chronischer Belastung* ist die Reveresterung, gemessen in Ruhe, ebenfalls erhöht (Tagliaferro et al. 1990).

## 6.7 Braunes Fettgewebe

Das Fettgewebe des Menschen besteht nicht nur aus weißem Fettgewebe (bisher besprochen), sondern auch – zumindest beim Neugeborenen und beim Kind – aus braunem. Der Anteil ist jedoch äußerst gering. Lediglich perirenal und rudimentär auch abdominal, zervikal, axillär und interskapulär findet sich braunes Fettgewebe (Tabelle 24). Die Bezeichnung „braunes" Fettgewebe entspricht dem makroskopischen Eindruck. Im Unterschied zum weißen Fettgewebe weist braunes nämlich viele Blutgefäße auf; auch sympathische Nervenfasern sind zahlreicher vertreten. In einer braunen Fettzelle befinden sich mehrere Fettvakuolen, und auch die Mitochondrien sind zahlreicher.

Welche Bedeutung hat das braune Fettgewebe? Bei Nagetieren wurde in den 60er Jahren entdeckt, daß ihre Thermogenese (Wärmebildung) auch im braunen Fettgewebe erfolgen kann. Bei der Thermogenese unterscheidet man eine obligatorische und eine fakultative (s. 5.3.1). Die obligatorische Thermogenese bewerkstelligt die Aufrechterhaltung von Zell- und Organfunktionen. Die fakultative erfolgt im Muskel und im braunen Fettgewebe in Form von Wärmebildung. Die Thermogenese kann in beiden Organen durch Erhöhung der sympathischen Aktiviät bei körperlicher Belastung und nach Nahrungsaufnahme stimuliert werden. Zudem kann bei niedrigen Umgebungstemperaturen im Muskel durch Muskelzittern („shivering thermogenesis") und im braunen Fettgewebe („non-shivering thermogenesis") eine Wärmebildung induziert werden. Um Mechanismen und Pharmaka zur Stimulation der Thermogenese – zur Therapie von Adipösen – zu finden, hat die Wissenschaft ihr Augenmerk auf das braune Fettgewebe gelenkt.

*Prinzip der Thermogenese*

Das braune Fettgewebe besitzt ein einzigartiges Eiweiß, das „uncoupling protein" (UCP), das bei Stimulation durch das sympathische Nervensystem (Noradrenalin) die Wärmeproduktion von der Substratoxidation abkoppelt (Wärme entsteht bei der Oxidation; Abb. 47). Das bedeutet, daß das braune Fettgewebe ohne Stimu-

**Tabelle 24.** Unterscheidungsmerkmale von braunem und weißem Fettgewebe. (In Anlehnung an Hamann u. Matthaei 1995)

| Parameter | Braunes Fettgewebe | Weißes Fettgewebe |
|---|---|---|
| Funktion | Thermogenese (Energieverbrauch) | Energiespeicherung |
| Lokalisation | Eingeschränkt (z. B. perirenal) | Ubiquitär |
| Fettvakuole | Multiokular | Uniokular |
| Sympathische Innervation | Deutlich | Schwach |
| Vaskularisierung | Deutlich | Schwach |
| Mitochondrien | Zahlreich mit deutlichen Cristae | Wenige |
| Fettsäurestoffwechsel | Oxidation | Speicherung, Abgabe ins Blut |
| „Uncoupling protein" | Große Mengen | Nicht vorhanden |
| Adrenozeptoren | Dominanz von $\beta_3$-, $\beta_1$-, $\alpha_1$- und wenige $\alpha_2$-Rezeptoren | $\beta_1$-, $\beta_2$-, $\beta_3$-, $\alpha_2$- und wenige $\alpha_1$-Rezeptoren |
| Wachstum | Chronische Stimulation des sympathischen Nervensystems | Denervierung |

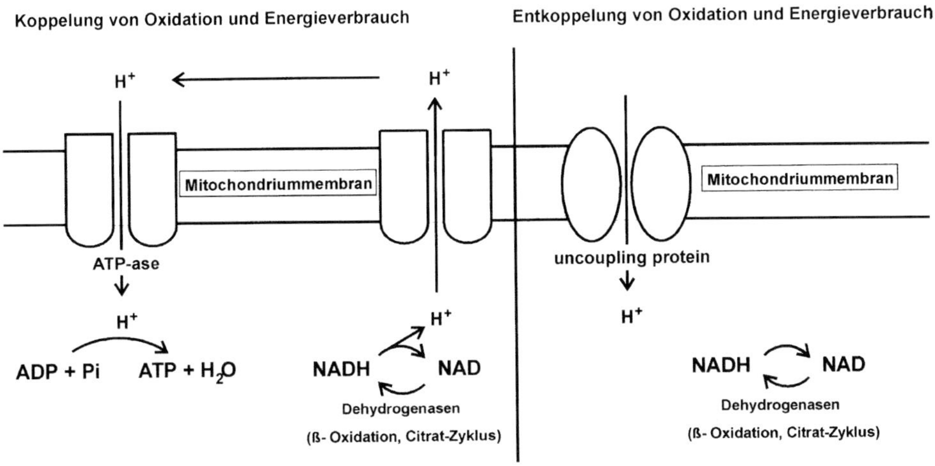


**Abb. 47.** Braunes Fettgewebe: Kopplung und Entkopplung (bei Stimulation durch das sympathische Nervensystem) von Wärmeproduktion und Substratoxidation

lation durch das sympathische Nervensystem (SNS) unter Umgehung von UCP und bei Stimulation des SNS mit Einschluß der UCP Substrate (vorwiegend Fettsäuren) oxidiert. Den Reaktionsablauf, gekoppelt an den Energiebedarf bzw. entkoppelt davon, stellt man sich wie folgt vor:

*Ohne UCP*
Die Oxidation von Fettsäuren hängt von der Reoxidation reduzierter Koenzyme wie Nicotinamid-Adenin-Dinukleotid (NADH) und Flavin-Adenin-Dinukleotid ($FADH_2$) ab. Diese Vorgänge wiederum hängen vom Protonengradienten der Mitochondrienmembran, der das Enzym ATP-Synthase stimuliert, ab. Die ATP-Synthase bewerkstelligt die Synthese von ATP aus ADP und Phosphat (oxidative Phosphorylierung). Der Protonengradient wird durch die bei der Oxidation von reduzierten Koenzymen freigesetzten Energie aufrechterhalten. Wieviel ATP gebildet wird, bestimmt die Verfügbarkeit von ADP und Phosphat, d.h. der Verbrauch von ATP. Die ATP-Synthese ist somit an den Elektronentransport gekoppelt und damit an die Substratoxidation. Anders ausgedrückt: die Oxidation von Fettsäuren – und damit die Thermogenese – ist an den Energiebedarf der Zelle gekoppelt (Abb. 47).

*Mit UCP*
Bei Stimulation des SNS wird die UCP im braunen Fettgewebe aktiviert. Sie transloziert Protonen von der äußeren zur inneren Mitochondrienmembran. Dabei wird kein ATP zur Aufrechterhaltung des Protonengradienten generiert. Das hat zur Konsequenz, daß die Oxidation von reduzierten Koenzymen durch den Elektronentransport nicht länger gezügelt, sondern akzelleriert ist. Es werden mehr reduzierte Koenzyme für den Elektronentransport zur Verfügung gestellt mit der Folge stimulierter Oxidation und vermehrter Wärmeproduktion. Die protonentranslozierende Funktion des UCP wird wahrscheinlich durch die intrazelluläre Fettsäurenkonzentration (Stimulation) kontrolliert. ATP und ADP binden an UCP und hemmen dessen Funktion. Die UCP operiert nur, wenn sie durch steigende Fettsäurenkonzentration oder Entfernung von gebundenem ATP und

ADP aktiviert wird. Die Umschaltung von einem gekoppelten zu einem entkoppelten Status verlagert den Protonentransport von der ATP-Synthase zum UCP (Einzelheiten bei Himms-Hagen 1992; Abb. 47).

> Das Faszinierende am braunen Fettgewebe ist die Fähigkeit, Thermogenese und Energiebedarf entkoppeln zu können

*„Uncoupling protein" (UCP)*
Das UCP in Mitochondrien des braunen Fettgewebes wurde gereinigt und einer Aminosäurensequenzanalyse unterzogen; das zugehörige Gen wurde kloniert. UCP ist eine kleines Molekül mit 306 Aminosäuren und einer Masse von 32 kD. Auf der zytosolischen Seite sind Purinnukleotide gebunden.

*Stimulation durch Katecholamine*
Wie oben erwähnt, wird die Entkopplung der Thermogenese (Oxidation) vom Energiebedarf durch Noradrenalin (Stimulation des SNS) induziert. Noradrenalin wird nicht nur an $\beta_1$-, $\beta_2$- und $\alpha_1$-Rezeptoren gebunden, sondern auch an $\beta_3$-Rezeptoren, dem dominierenden Subtyp im braunen Fettgewebe.

FS aktivieren UCP. Der intrazelluläre Anstieg von FS wird durch Noradrenalin über mehrere Mechanismen bewerkstelligt:
1. Stimulation der Lipolyse sowohl intrazellulärer (braunes Fettgewebe) als auch extrazellulärer (weißes Fettgewebe) Triglyzeriddepots,
2. Steigerung der Lipoproteinlipasesynthese mit vermehrter Hydrolyse von Lipoproteinen im Blut
3. Stimulation der De-novo-FS-Synthese.

Eine zunehmende Konzentration von FS aktiviert die UCP. Hinzu kommt, daß Noradrenalin direkt die Genexpression von UCP stimuliert. Die Wirkung von Noradrenalin wird zusätzlich verstärkt durch Aktivierung einer nur im braunen Fettgewebe vorhandenen Thyroxin-5'-Dejodinase (TD), die Thyroxin ($T_4$) in Trijodthyronin ($T_3$) umwandelt. $T_3$ verstärkt die Wirkung von Noradrenalin auf die Bildung von UCP-mRNS um ein Mehrfaches. Diese Wirkungskette verdeutlicht, daß die Entkopplung der Thermogenese vom Energieverbrauch durch Stimulation des SNS mit Noradrenalinanstieg und vermehrtem Angebot von FS initiiert wird (Hamann u. Matthaei 1995).

*Tiermodelle*
Im wesentlichen existieren 3 verschiedene Kategorien:
1. Die Thermogenese wird durch Nahrungsaufnahme nicht stimuliert. Das trifft z.B. bei der fa/fa-Ratte und nach Läsion des ventromedialen Hypothalamus zu.
2. Die Thermogenese „läuft" nur bei sehr niedrigen Temperaturen wie z.B. bei ob/ob-Mäusen.
3. Das braune Fettgewebe fehlt weitgehend wie bei transgenen Mäusen. Letzere entwickeln eine Insulinresistenz mit Ausbildung eines metabolischen Syndroms (Hamann et al. 1994).

*Bedeutung beim Menschen*
Den größten Anteil an braunem Fettgewebe findet man beim Menschen bei der Geburt; bis zum Erreichen des Erwachsenenalters verschwindet es möglicherweise ganz. Es ist daher unwahrscheinlich, daß es eine Bedeutung für die Thermogenese hat. Bisher entwickelte $\beta_3$-Sympathomimetika sind beim Menschen weitgehend unwirksam. Bleibt zu hoffen, daß wirksamere Pharmaka gefunden werden.

## 6.8 Fazit

- ▷ Untersuchungen vom Fettgewebe liegen vorwiegend als in-vitro-Ergebnisse – mit entsprechenden Einschränkungen – vor.
- ▷ Das Fettgewebe steht unter genetischer und hormoneller Kontrolle: Insulin, Katecholamine, Kortison, Wachstumshormon und IGF-I sind die hauptsächlichen Regulatoren.
- ▷ Die Fettsäuresynthese im Fettgewebe spielt eine untergeordnete Rolle.
- ▷ Die Aktivität der Lipoproteinlipase ist bei Adipösen stimuliert, ebenso die Veresterung von Fettsäuren zu Depottriglyzeriden.
- ▷ Die Lipolyserate (basal, stimuliert, gehemmt) hängt im wesentlichen von der Fettzellgröße ab.
- ▷ Die Lipolyse wird über das cAMP geregelt. Die Hauptmodulatoren sind die Katecholamine (Stimulation) und das Insulin (Hemmung).
- ▷ Bei der Adipositas besteht – abgesehen von der erhöhten basalen Lipolyse – keine Dysregulation der Lipolyse. Die vermehrte Freisetzung von Fettsäuren ist v.a. durch die erhöhte Fettmasse verursacht.
- ▷ Die lipolytische Aktivität in verschiedenen Körperregionen ist unterschiedlich. Am aktivsten ist das intraabdominale Fett, gefolgt – mit Abstand – vom abdominalen und femoralen subkutanen Fett.
- ▷ Bei Insulinresistenz/metabolischem Syndrom liegen wahrscheinlich mehrere Defekte in der Lipolysekaskade mit reduzierter Stimulation vor.
- ▷ Eine Vermehrung der Fettzellanzahl (hyperplastische Adipositas) ist auch im Erwachsenenalter noch möglich.
- ▷ Einmal angelegte Fettzellen bleiben lebenslang erhalten.
- ▷ Eine hypokalorische Kost vermindert die Lipogenese und stimuliert die Lipolyse; letzteres durch Beseitigung hemmender Mechanismen.
- ▷ Durch körperliches Training wird die Lipogenese gehemmt und die Lipolyse gesteigert; letzteres vorwiegend abdominal.
- ▷ Die Besonderheit des braunen Fettgewebes besteht darin, daß Thermogenese und Energieverbrauch durch Stimulation des sympathischen Nervensystems entkoppelt werden können. Vermittelt wird dies durch das „uncoupling protein"(UCP). Beim Menschen hat das eine unwesentliche Bedeutung.

Kapitel 7

# Assoziierte Krankheiten 7

Die Adipositas ist mit einer Reihe von kardiovaskulären Erkrankungen verknüpft, was im wesentlichen die erhöhte Mortalität erklärt. Wie in 4.2 ausgeführt, steigt die Sterblichkeit bereits bei geringem Übergewicht an. Bei einem Gewicht von 20% über dem Normalgewicht ist die Mortalität um ca. 20% erhöht, bei 50% allerdings schon um das Doppelte (Pooling Project 1978). Die Exzeßmortalität ist vorwiegend durch den Herzinfarkt, weniger durch den Apoplex oder andere Herz-Kreislauf-Krankheiten bedingt. Für die Entstehung des Herzinfarktes sind alle adipositasassoziierten Krankheiten verantwortlich, die einen kardiovaskulären Risikofaktor darstellen: Insulinresistenz mit Hyperinsulinämie bzw. metabolisches Syndrom, Diabetes mellitus Typ II, erniedrigtes HDL-Cholesterin, Hypertriglyzeridämie, Hyperfibrinogenämie, Hypertonie und die abdominale Fettansammlung. Für all diese Krankheiten wird eine genetische Disposition angenommen. Die Erkrankungen werden in der Regel nur dann manifest, wenn begünstigende Lebensumstände oder höheres Alter vorliegen.

Über die pathogenetischen Zusammenhänge zwischen Adipositas und Herz-Kreislauf-Krankheiten existieren wegen der Komplexizität nur teilweise klare Vorstellungen. Wie führt eine erhöhte Körperfettmasse zu kardiovaskulären Problemen? Weshalb ist v.a. das Vorhandensein von intraabdominalem Fett gesundheitsschädlich? Es ist unmittelbar einsichtig, daß das Fett an sich wohl keine gesundheitlichen Schäden bewirkt, sondern daß sie über eine Kaskade von Ereignissen zu erklären sind. Daran beteiligt sind sowohl hämodynamische als auch metabolisch-endokrinologische Faktoren.

## 7.1 Adipöse Kardiomyopathie

### 7.1.1 Morphologische Veränderungen

Bereits vor über 60 Jahren haben Smith u. Willius (1933) von der Mayo Clinic in einer sorgfältigen Studie bei 136 Adipösen mit einem durchschnittlichen Übergewicht von 32 kg gravierende klinische Symptome festgestellt; 9 von ihnen litten offensichtlich an einer Herzinsuffizienz. Autoptisch fanden die Autoren bei 95% exzessiv epikardiales Fett, das z.T. in den rechten Ventrikel penetrierte. Bei vielen sahen sie eine fettige Infiltration des Myokards und schlossen, daß diese Veränderungen Ursache für die Symptomatik waren. Heute wissen wir, daß die zu Beginn dieses Jahrhunderts häufig diagnostizierte und in vielen Büchern noch oft erwähnte *Lipomatosis cordis* mit fettiger Myokardinfiltration und Umwandlung des interstitiellen Bindegewebes in Fettgewebe nur bei ca. 3% der Adipösen vorkommt.

Häufiger hingegen wird eine Hypertrophie mit oder ohne Dilatation des linken, manchmal auch des rechten Ventrikels beobachtet. Warnes u. Roberts (1984) sezierten 12 massiv Adipöse mit mehr als 136 kg und fanden eine Hypertrophie bei allen Herzen (Gewicht 380–990 g). Verdickt waren die Wände sowohl des linken als auch des rechten Ventrikels. Eine Dilatation des rechten Ventrikels war in allen Fällen, eine Dilatation des linken bei 11 Herzen nachweisbar. Diese Beobachtungen sind inzwischen vielfach bestätigt worden.

Hypertrophie und Dilatation der Herzkammern hängen sowohl mit dem Ausmaß des Übergewichts als auch mit dessen Dauer zusammen; sie sind bei Frauen und Männern gleichermaßen feststellbar. Ob diese Adaptationen allein Folge der Fettvermehrung oder auch durch eine Zunahme der fettfreien Masse bedingt sind, ist nicht geklärt. Eine Hypertonie ist nicht Bedingung für diesen Zustand.

## 7.1.2 Hämodynamische Adaptationen

### Systolische Funktion und Hypertrophie

Die wichtigste kardiale Anpassung mit klinischer Bedeutung ist die linksventrikuläre Hypertrophie. Wie man sich ihre Pathogenese vorstellt, ist in Abbildung 48 und Tabelle 25 dargestellt. Bedingt durch die deutlich vermehrte Körpermasse (Fett plus Muskel) steigt die $O_2$-Aufnahme. Zur Erinnerung: bei 10 kg Gewichtszunahme nimmt die Muskelmasse ebenfalls um 3–4 kg zu. Mit zunehmendem $O_2$-Bedarf erhöht sich die Erythrozytenmasse und damit das Blutvolumen; das intravaskuläre Volumen expandiert. Da die Herzfrequenz und die arteriovenöse $O_2$-Differenz unverändert sind, muß sich das Schlagvolumen erhöhen, um den gesteigerten $O_2$-Bedarf zu decken. Bei einem Gewicht von 170 kg sind

**Tabelle 25.** Veränderung kardiovaskulärer Parameter bei adipöser Kardiomyopathie

| Parameter | Adipositas |
|---|---|
| **A) Linker Ventrikel:** | |
| LV-enddiastolischer (Durchmesser) | ↑ |
| LV-endsystolischer (Durchmesser) | ↑ |
| Interventrikuläres Septum (Dicke) | ↑ |
| LV-Muskelmasse | ↑ |
| Verkürzungsfraktion | ↓ |
| Ejektionsfraktion | ↓ |
| LV-Austreibungszeit | ↑ |
| Schlagvolumen | ↑ |
| Herzminutenvolumen | ↑ |
| Transmitraler Fluß: E/A-Quotient | ↓ |
| **B) Rechter Ventrikel:** | |
| Pulmonalarteriendruck | ↑ |
| Pulmonalkapillärer Druck | ↑ |
| Widerstand im kleinen Kreislauf | – |
| **C) Peripheres Gefäßsystem:** | |
| Widerstand im großen Kreislauf | ↓–↑ |
| Flußgeschwindigkeit in großen Gefäßen | ↑ |

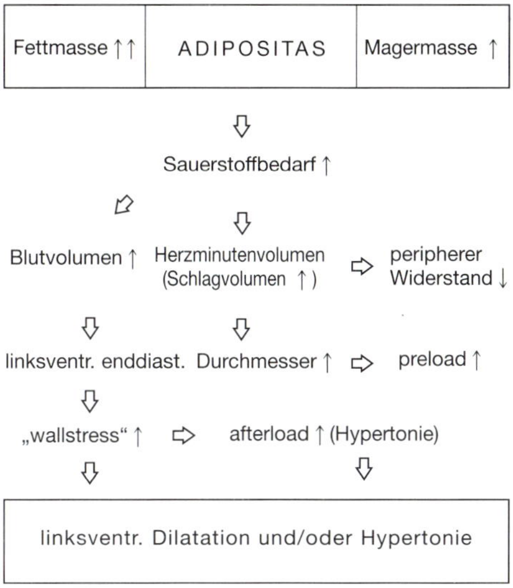


**Abb. 48.** Pathogenese der adipösen Kardiomyopathie mit Entwicklung einer linksventrikulären Dilatation mit eingeschränkter Pumpfunktion und Hypertrophie

Blut- und Herzminutenvolumen etwa doppelt so hoch wie bei einem 70 kg schweren Menschen. Viele Adipöse haben dennoch einen normalen Blutdruck, was adaptativ durch einen niedrigeren peripheren Widerstand ermöglicht wird. Die Zunahme des Volumens und damit der Füllung des Ventrikels sowie des Schlagvolumens bedingt eine „Verschiebung" auf der Frank-Starling-Kurve nach links, was langfristig häufig zu einer Dilatation führt; das linksventrikuläre enddiastolische Volumen nimmt zu und damit die „preload". Eine Expansion des linksventrikulären Volumens wiederum erhöht den „wallstress" und die Kontraktilität.

Bei langandauernder Adipositas ist der periphere Widerstand meist erhöht; möglicherweise sind kardiale Adaptationen mit endokrin-metabolischer Auswirkung dafür verantwortlich. Die Folge davon ist eine Erhöhung des Blutdrucks, der „afterload". Wie bei der Hypertonie ist die kardiovaskuläre Reserve durch eine Zunahme der

Muskelmasse gewährleistet; es hat sich eine Hypertrophie ausgebildet. Im Unterschied zur hypertensiven Herzkrankheit ist jedoch das Verhältnis von Wandstärke zum Ventrikeldurchmesser nicht erhöht. Was die Häufigkeit der LV-Hypertrophie betrifft, kann man davon ausgehen, daß bei mehr als 50 % aller Adipösen eine Hypertrophie besteht, wenn sie mehr als 50 % Übergewicht haben (Alexander 1991).

> Die Adipositas führt häufig zur linksventrikulären Dilatation und Hypertrophie – auch ohne Hypertonie.

Die besten Daten zur Hypertrophie bei Adipositas stammen von der Framingham-Studie (Lauer et al. 1991; Abb. 49). 3922 normotensive Männer und Frauen im Alter zwischen 30 und 62 Jahren wurden echokardiographisch (M-Mode) untersucht. Es zeigte sich, nach Korrektur für Alter und Blutdruck, daß der BMI ein unabhängiger Prädiktor sowohl für die linksventrikuläre Muskelmasse als auch für die linksventrikulären Dimensionen und Wandstärken war. Die Korrelation von BMI und Muskelmasse betrug 0,41 für Männer und 0,52 für Frauen; für den enddiastolischen linksventrikulären Durchmesser lag die Korrelation bei 0,27 und 0,36 und für die linksventrikuläre Wanddicke (Septum + Hinterwand) bei 0,37 und 0,42. Nimmt der BMI um 10 kg/m² zu, erhöht sich die linksventrikuläre Myokardmasse um ca. 25 g/m bzw. um 25 % (Abb. 49). Der BMI war mit der linksventrikulären Muskelmasse deutlicher korreliert als mit dem Blutdruck und dem Alter.

Ein vermehrtes Körpergewicht führt bereits bei *Kindern* zu kardialen Veränderungen. In der Bogalusa Heart Study (Urbina et al. 1995), einer Longitudinalstudie, korrelierte die LV-Muskelmasse deutlich mit dem Gewicht bei Kindern und Jugendlichen im Alter von 9–22 Jahren. Übergewicht führte zu einer größeren Zunahme der LV-Masse als aufgrund des Wachstums angenommen worden war.

Hämodynamische und morphologische Unterschiede existieren jedoch nicht nur in Abhängigkeit vom Körpergewicht, sondern auch von der Fettverteilung (Nakajima et al. 1989). Adipöse mit vorwiegend viszeralem Fett (viszerales/subkutanes Fett > 0,4) hatten im Vergleich zu Patienten mit viel subkutanem Fett nicht nur ein erhöhtes Schlagvolumen, sondern auch einen größeren linksventrikulären endsystolischen und enddiastolischen Durchmesser.

Nicht nur Körpergewicht, Körperfettmasse und viszerales Fett vergrößern die Herzhöhlen und erhöhen die LV-Muskelmasse, sondern auch die Insulinresistenz.

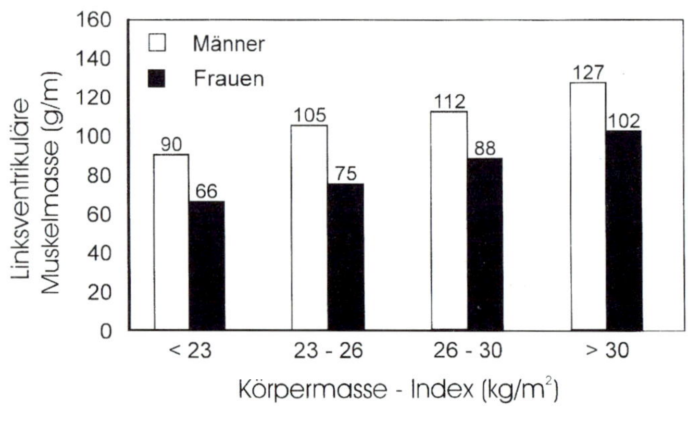


**Abb. 49.** Linksventrikuläre Muskelmasse (echokardiographisch bestimmt) und BMI in der Framingham Studie bei Frauen und Männern. (Nach Lauer et al. 1991)

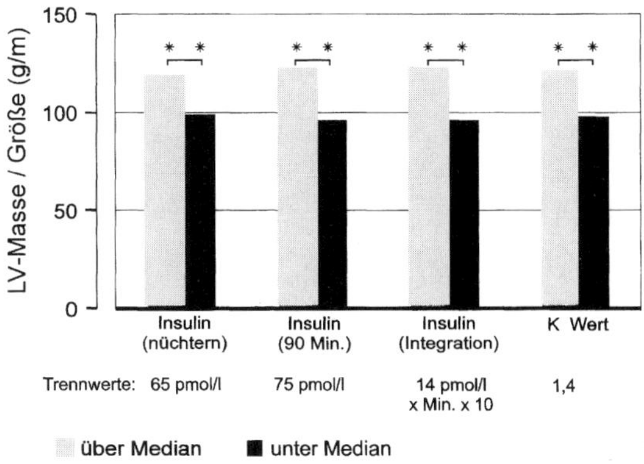


**Abb. 50.** Linksventrikuläre Muskelmasse (echokardiographisch bestimmt) und Plasmainsulin sowie K-Wert aufgrund einer i.v. Glukosebelastung. Untersuchung an 40 normotensiven, nichtdiabetischen, übergewichtigen und adipösen Personen. (Nach Sasson 1993)

Sasson et al. (1993) untersuchten 40 normotensive, nichtdiabetische, übergewichtige und adipöse Personen echokardiographisch und mit Hilfe einer i.v.-Glukosebelastung. Parameter des Insulins und der Glukoseverwertung korrelierten positiv mit der LV-Masse (Abb. 50). Das Plasmainsulin und der K-Wert erklärten 50% der Varianz der LV-Masse.

## Diastolische Funktion

Neuere Untersuchungen geben Hinweise dafür, daß die ventrikuläre Dysfunktion bei Adipösen möglicherweise weniger aufgrund der systolischen als vielmehr der diastolischen Funktion zu sehen ist. Oben wurde erwähnt, daß die Vermehrung des Blutvolumens eine Erhöhung der Vorlast („preload") mit Anstieg des Drucks im pulmonalen Kreislauf zur Folge hat (Tabelle 26). Dies führt zu einer veränderten Hämodynamik in den Lungenvenen, was sich mit Hilfe der transösophagealen Echokardiographie untersuchen läßt. Parameter zur Füllung des linken Ventrikels wurden untersucht. Stoddard (1992) fand dopplerechokardiographisch eine schnellere frühe Füllung des linken Ventrikels („early filling"); das sog. E/A-Verhältnis war erniedrigt. Was besonders auffiel, war eine deutliche Verlängerung der isovolumetrischen Relaxationszeit (+47%). Alpert et al. (1995) bestätigten das verminderte transmitrale E/A-Verhältnis (r = –44) und wiesen eine verlängerte E-Wellendezellerationszeit mit zunehmendem Gewicht nach (r = 0,51). Offensichtlich besteht bei Adipösen eine veränderte Füllung des linken Ventrikels, die langfristig zur LV-Hypertrophie und LV-Dysfunktion führt. Eine zunehmende LV-Masse vermag synergistisch die LV-Füllung zu beeinträchtigen. Die genannten Veränderungen sind vom Ausmaß und der Dauer des Übergewichts abhängig und auch bei normalem Blutdruck nachweisbar.

> Eine Störung der systolischen Füllung steht vermutlich oft am Anfang der Herzkrankheit.

## Rechter Ventrikel

Eine rechtsventrikuläre Dilatation oder Hypertrophie ist selten singulär vorhanden, sondern tritt meist zusammen mit linksventrikulären Veränderungen auf. Bereits in den 70er Jahren wurden Rechtsherzkatheteruntersuchungen in Ruhe und unter körperlicher Belastung durchgeführt. Backman et al. (1973) und Devitis et al. (1981) fanden den enddiastolischen rechtsventrikulären und diastolischen Pulmonalarteriendruck erhöht. Auch der pulmonalkapilläre Verschlußdruck war angehoben; in Ruhe betrug er im Mittel 14 und bei stärkerer Belastung 27 mmHg. Da der pulmonalarterielle und pulmonalkapilläre Druck unter Belastung ähnlich anstiegen, konnte auf einen unveränderten transpulmonalen diastolischen Gradienten (Widerstand im kleinen Kreislauf) geschlossen werden. Gründe für diese Veränderung liegen zum einen in der Anpassung im linken Ventrikel. Wie oben erwähnt, erhöht sich linksventrikulär bei Adipositas der enddiastolische Druck; die Drucksäule wirkt sich „rückwärts" über den linken Vorhof, die Lungenvenen und die Lungenstrombahn auf die Pulmonalarterien und den rechten Ventrikel aus. Hinzu kommt eine Volumenexpansion durch eine Zunahme des Blut- (vermehrt Erythrozyten) und des Plasmavolumens (Abb. 48).Ähnlich wie beim linken Ventrikel führen Volumen- und Druckbelastung zur Hypertrophie und diastolischen Funktionsstörung.

Eine Dysfunktion des rechten Ventrikels kann jedoch auch in einer alveolären Hypoventilation und Hyperkapnie mit Vasokonstriktion der Lungenstrombahn bedingt sein. Eine Hypoventilation ist bei morbid Adipösen nur bei ca. 5% vorhanden. Insbesondere wenn sie mit einer Schlafapnoe verbunden ist, können die kardialen Probleme gravierend sein (s. 7.9.2).

Die pathophysiologischen Grundlagen des Herzens beim Adipösen entsprechen dem Konzept „cardiomyopathy of overload" von Katz (1990). Die chronische Volumenbelastung des Herzens kann im Laufe von Jahren zu einer Dilatation und/oder Hypertrophie führen (Abb. 48). Ungeklärt ist, ob sich primär eine exzentrische Hypertrophie entwickelt, oder ob die Hypertrophie zunächst Septum und Hinterwand betreffen kann im Sinne einer konzentrischen Hypertrophie (Lauer et al. 1991). Alexander (1991) hält die pathophysiologischen Zusammenhänge zwischen Körpergewicht und Myokardfunktion bzw. Myokardmorphologie inzwischen für soweit abgeklärt, daß er den Begriff „adipöse Kardiomyopathie" für gerechtfertigt hält.

### 7.1.3 Reduktionskost

Eine Gewichtsabnahme führt zu einer deutlichen Verbesserung der kardialen Funktionsparameter. Nach einer vertikalen Gastroplastik haben Alpert et al. (1985) massiv Adipöse nach einer Gewichtsabnahme von 135 auf 79 kg echokardiographisch untersucht. Die LV-Dimensionen nahmen deutlich ab, und die Verkürzungsfraktion verbesserte sich von 22 auf 31%.

Eine hypokalorische Kost ist eine sinnvolle Maßnahme, um eine Regression der adipositasbedingten kardialen Veränderungen zu bewirken. Gut beeinflußbar sind die *LV-Dimensionen.* Die Beurteilung wurde früher röntgenologisch, heutzutage sollte sie mit der M-Mode-Echokardiographie durchgeführt werden. Der endsystolische Durchmesser nimmt unter einer Reduktionskost meist mehr ab als der enddiastolische, auch wenn primär keine Dilatation bestand. Die Verringerung der LV-Durchmesser ist mit der Gewichtsabnahme korreliert, nicht jedoch mit der Abnahme des Blutdrucks. Dies legt die Vermutung nahe, daß nicht die Afterload-Reduktion für diese Veränderung verantwortlich ist, sondern andere Mechanismen in Frage kommen (z. B. metabolische). Liegt eine Pumpschwäche vor, ist die Abnahme des endsystolischen Diameters in der Regel wesentlich ausgeprägter als die Veränderung des enddiastolischen; die Folge davon ist eine Zunahme der *Verkürzungsfraktion* (Alpert et al. 1985).

Empfindlicher als die echokardiographischen Größen hinsichtlich der LV-Funktion sind wahrsc´heinlich die *systolischen Zeit-*

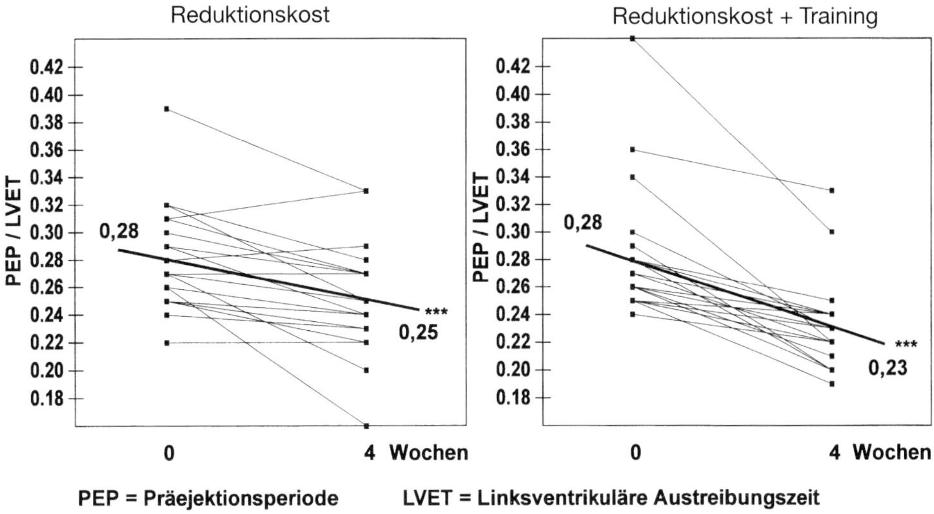


**Abb. 51.** Herzfunktion, beurteilt anhand der systolischen Zeitintervalle *PEP/LVET* bei Adipösen mit einer Grenzwert- bzw. Belastungshypertonie vor und nach einer 4wöchigen Gewichtsreduktion mittels einer Reduktionskost (800 kcal/Tag) bzw. in Kombination mit einem Ausdauertraining (*PEP* = Präejektionsperiode, LVET = linksventrikulär Austreibungszeit). (Wirth u. Kröger 1995b.)

*intervalle.* Unter Reduktionskost kommt es insbesondere zu einer Verkürzung der Präejektionsperiode (PEP), die linksventrikuläre Austreibungszeit (LVET) verlängert sich unwesentlich. Durch diese Veränderungen verkleinert sich der Quotient PEP/LVET, ein Maß für die Kontraktivität. (Kinner et al. 1985; Wirth u. Kröger 1995b; Abb. 51). Die *LV-Wandstärken* verringern sich, prozentual jedoch weniger als die LV-Durchmesser. Wenn die LV-Durchmesser und LV-Wandstärken abnehmen, schwindet die *LV-Muskelmasse;* der Haupteffekt ist der Größenabnahme des linken Ventrikels zuzuschreiben. Die Reduktion der LV-Masse ist ausgeprägter bei deutlicher Hypertonie; sie ist sowohl mit der Abnahme des Blutdrucks als auch des Gewichts korreliert (MacMahon et al. 1986;). Pro kg Gewichtsabnahme nimmt die LV-Masse um ca. 4 g ab. Auch die *„preload"* wird bei Gewichtsabnahme vermindert, wenn man den diastolischen pulmonalarteriellen Druck zugrunde legt.

### 7.1.4 Reduktionskost plus Ausdauertraining

Aufgrund physiologischer Kenntnisse ist denkbar, daß ein Ausdauertraining günstige Auswirkungen auf das durch Adipositas belastete Herz hat. Wir fanden im Vergleich zur alleinigen Reduktionskost eine deutlichere Abnahme der *LV-Diameter* bei einer 4wöchigen Therapie (Wirth u. Kröger 1995b; Abb. 52); sowohl der endsystolische als auch der enddiastolische Durchmesser wurden deutlicher reduziert. Das führte auch zu einer verstärkten Abnahme der *LV-Muskelmasse* (Abb. 61). Zudem verbesserte sich der Quotient *PEP/LVET* unter kombinierter Therapie deutlicher als unter alleiniger hypokalorischer Kost (Abb. 51). Es ist daher auch aus kardiologischen Gründen ratsam, eine Reduktionskost mit einem körperlichen Training zu kombinieren.

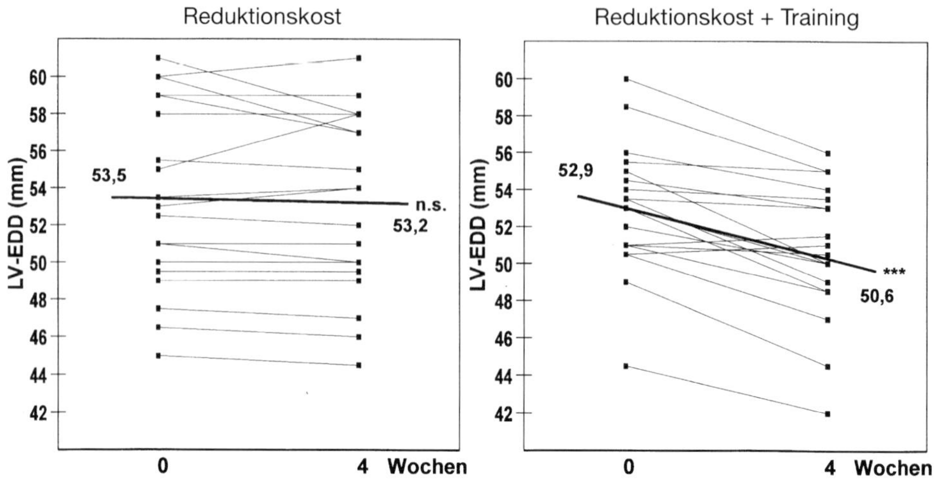


**Abb. 52.** Linksventrikulärer enddiastolischer Durchmesser bei Adipösen vor und nach Gewichtsreduktion (EDD enddiastolischer Diameter). (Wirth u. Kröger 1995b)

### 7.1.5 Fazit

▷ Nicht selten besteht bei der Adipositas linksventrikulär eine Dilatation, eine verminderte Pumpfunktion und eine Hypertrophie; man spricht von einer adipösen Kardiomyopathie.
▷ Diese Veränderungen können auch ohne eine Hypertonie auftreten.
▷ Die Vorlast kann ebenfalls erhöht sein.
▷ Eine diastolische Funktionsstörung besteht häufig in Form einer verlängerten isovolumetrischen Relaxationszeit und einer Veränderung der Compliance.
▷ Durch Gewichtsreduktion sind diese Veränderungen reversibel.

## 7.2 Arterielle Hypertonie

Der Bluthochdruck ist die häufigste Begleitkrankheit der Adipositas. Da die Hypertonie eine relativ hohe Krankheitspotenz aufweist, ist diese Komplikation v. a. ad vitam von Bedeutung.

Mögliche Folgen der arteriellen Hypertonie:
a) linksventrikuläre Hypertrophie,
b) linksventrikuläre Dilatation (meist mit Hypertrophie),
c) diastolische Funktionsstörung,
d) Rhythmusstörungen,
e) Arteriosklerose.

Ein nicht unerheblicher Teil der erhöhten Morbidität und Mortalität bei Adipositas geht daher zu Lasten der arteriellen Hypertonie.

### 7.2.1 Häufigkeit

#### Kinder

Bereits bei Kindern und Jugendlichen ist die arterielle Hypertonie mit dem Gewicht korreliert. Von 7411 Kindern und Jugendlichen im Alter zwischen 6 und 18 Jahren war bei Adipösen eine Hypertonie 18mal häufiger (Inzidenz 4,6 %) als bei Normalgewichtigen (Inzidenz 0,26 %). Betrachtete man die Gruppe mit Hypertonie, so waren 58 % davon adipös, bei den Normotonikern jedoch nur 7% (Murata 1985). Adipöse Kinder weisen höhere Plasmainsulinspiegel und eine verminderte Glukosetoleranz im Vergleich zu normalgewichtigen Gleichaltrigen auf. In einer Studie mit 50 Kindern bestand zwischen dem Plasmainsulin und dem systolischen Blutdruck eine positive Korrelation (r = 0,45; Craig u. Zipf 1991).

### Erwachsene

Der Blutdruck ist, das zeigen große epidemiologische Untersuchungen, mit dem Alter und dem Körpergewicht assoziiert. Etwa jeder 2. Adipöse weist nach Kriterien der WHO eine Hypertonie auf; die Indzidenz liegt damit ca. 3mal höher als bei Normalgewichtigen. Der Zusammenhang zwischen Gewicht und Blutdruck ist bei Frauen und jüngeren Personen deutlicher ausgeprägt als bei Männern und älteren Menschen. Erfolgt eine Gewichtszunahme von 20% über dem Gewicht mit der niedrigsten Sterblichkeit, ist die Entwicklung einer Hypertonie nach der Framingham-Studie 8fach erhöht (Hubert et al. 1983). In der Nurses' Health Study (Colditz 1992 Abb. 53) sowie in der Düsseldorf-Studie (Berchtold et al. 1981) kam diese Beziehung klar zum Ausdruck:

a) Mit jeder höheren BMI-Klasse stieg der systolische Blutdruck an.
b) Die Abhängigkeit vom Körpergewicht war bei Frauen deutlicher ausgeprägt als bei Männern.
c) Bei Jüngeren spielte das Gewicht eine größere Rolle als bei Älteren.

## 7.2.2 Pathogenese

Die Hypertonie bei Adipositas wird nach Empfehlungen der Deutschen Liga zur Bekämpfung des hohen Blutdrucks als „essentielle Hypertonie" bezeichnet. Essentiell bedeutet, daß über die Ätiologie Unklarheit herrscht. Diese Charakteri-

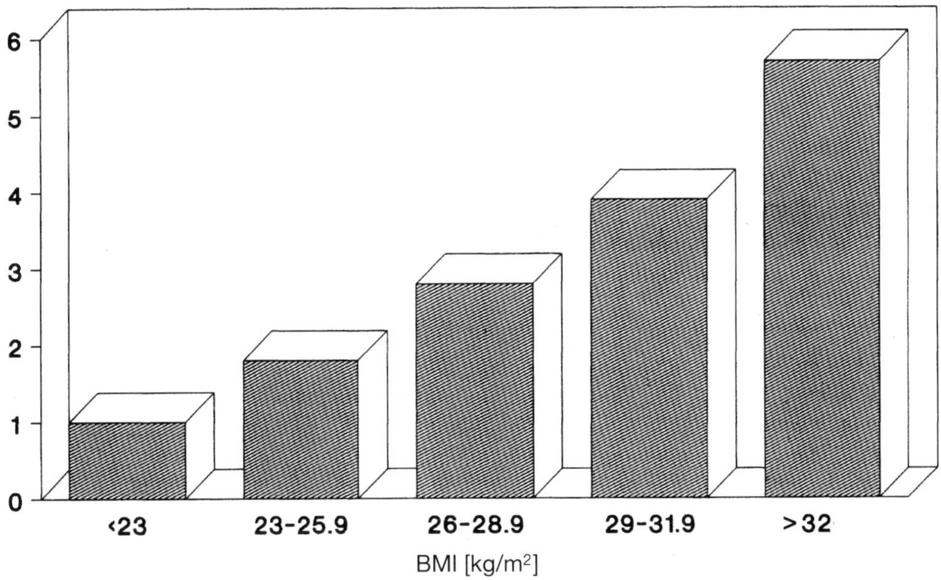


**Abb. 53.** Hypertonierisiko (relatives) bei 111686 Frauen der Nurses' Health Study im Alter von 30–55 Jahren in Abhängigkeit vom BMI. (Nach Colditz 1992)

sierung wird inzwischen von vielen bezweifelt (Ritz u. Bühler 1991). In den letzten Jahren haben sich viele Arbeitsgruppen mit dem Phänomen Hypertonie bei Adipositas beschäftigt. Die Forschungsergebnisse lassen nicht den Schluß zu, die Genese der Hypertonie bei Adipositas sei geklärt; sie sind z.T. auch widersprüchlich. Es sind jedoch viele Mechanismen eruiert worden, die inzwischen ein relativ umfassendes ätiologisches Bild von der Hypertonie ergeben. Um diesen Erkenntnissen gerecht zu werden, wird von einigen der Begriff „adipöse Hypertonie" oder „metabolische Hypertonie" verwendet.

Die Adipositas ist in der BRD die häufigste Ursache für eine Hypertonie.

## Hämodynamische Veränderung

Mit zunehmendem Körpergewicht steigt das Blutvolumen und das Herzminutenvolumen, letzteres vorwiegend aufgrund eines erhöhten Schlagvolumens (s. 7.1.2). Diese Hyperzirkulation kann auch peripher gemessen werden. Dopplerechokardiographisch zeigt sich bei Adipösen in der A. brachialis eine höhere Flußgeschwindigkeit als bei Normalgewichtigen (Raison et al. 1988). Der Blutdruck ist bei diesem Zustand jedoch meistens noch nicht erhöht, weil gleichzeitig der periphere Widerstand erniedrigt ist. Durch verschiedene Anpassungsmechanismen kann sich mit der Zeit ein Bluthochdruck entwickeln (Tabelle 26 sowie Abb. 48 und 54).

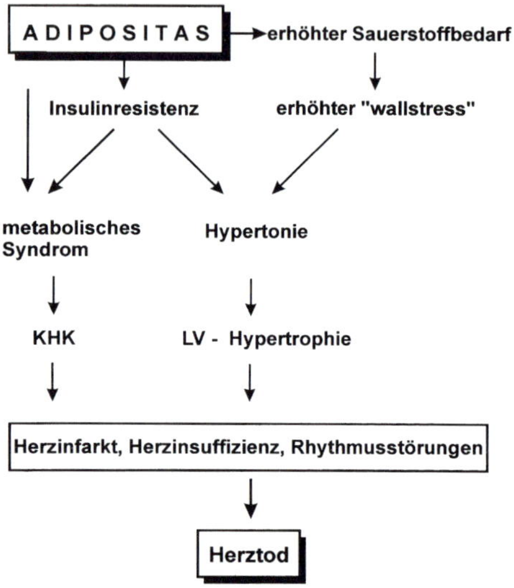


**Abb. 54.** Zusammenhang zwischen Adipositas und Hypertonie sowie koronarer Herzkrankheit und Rhythmusstörungen

**Tabelle 26.** Hämodynamische und morphologische Unterschiede der Hypertonie mit und ohne Adipositas

| | Adipöse Hypertonie | | Essentielle Hypertonie | |
|---|---|---|---|---|
| | zu Beginn | später | zu Beginn | später |
| Blutvolumen | ↑ | ↑ | – | – |
| Schlagvolumen | ↑ | ↑ | – | ↓ |
| Herzminutenvolumen | ↑ | ↑ | – | ↓ |
| Kontraktilität | (↓) | ↓ | ↑ | (↓) |
| peripherer Widerstand | ↓ | ↑ | ↑ | ↑ |
| Hypertrophie | (häufig exzentrisch) | | konzentrisch | exzentrisch |
| „Preload" | ↑ | ↑ | – | – |
| „Afterload" | – | ↑ | ↑ | ↑ |
| Linksventrikulärer Durchmesser | (–) | ↑ | – | (↑) |
| Dicke des Septums | (↑) | (↑) | ↑ | ↑ |
| Dicke der Hinterwand | (↑) | (↑) | ↑ | ↑ |

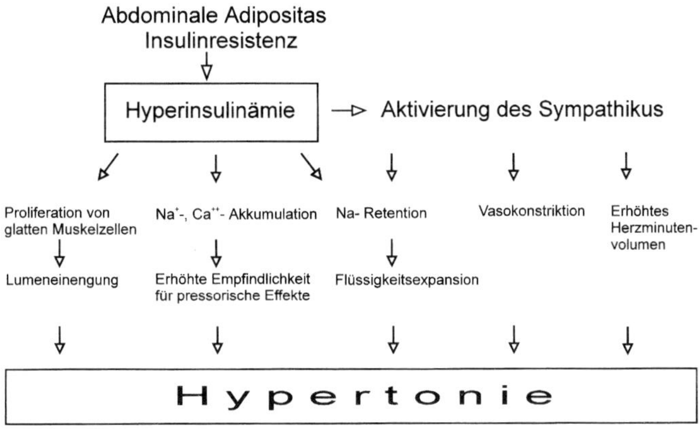


**Abb. 55.** Insulinvermittelte Mechanismen der Entstehung einer Hypertonie bei abdominaler Adipositas bzw. einer Insulinresistenz

### Insulinresistenz und Hyperinsulinämie

Von allen endokrinen und metabolischen Faktoren kommt wahrscheinlich dem Insulin hinsichtlich der Genese der Hypertonie bei Adipositas die wichtigste Rolle zu. Diese Vermutung wurde bereits in den 60er Jahren von Dieterle et al. (1967) geäußert, erst 1987 haben Ferrannini et al. (1987) den Beweis für eine Insulinresistenz mit konsekutiver Hyperinsulinämie erbracht. Folgende insulinvermittelte Mechanismen erklären die Hypertonie:

1. erhöhte Natriumretention,
2. Natrium- und Kalziumakkumulation,
3. Hypertrophie der Gefäßwand,
4. Vasokonstriktion,
5. erhöhtes Herzminuntenvolumen (Abb. 55).

Dieses Konzept wurde mehrfach in Frage gestellt, da ein Insulinom üblicherweise nicht zu einer Hypertonie führt, die akute Applikation von Insulin eine Blutdrucksenkung bewirkt und die Langzeitwirkung von Insulin weitgehend unbekannt ist (Hall et al. 1992, 1994).

*Plasmainsulin*

Umfassende Daten über Plasmainsulin und Blutdruck liegen in der San Antonio Heart Study (Mitchell et al. 1990) vor. 2930 Männer und Frauen wurden hinsichtlich kardiovaskulärer Risikofaktoren gescreent, u.a. wurde eine orale Glukosebelastung herbeigeführt. Eine Hyperinsulinämie wurde angenommen, wenn die Insulinkonzentration nüchtern >30 μU/ml und 2 h posprandial >200 μU/ml lag. Personen mit einer Hyperinsulinämie wiesen doppelt so häufig eine Hypertonie auf wie solche mit einer Normoinsulinämie. Zu einem ähnlichen Ergebnis kommt man mit Hilfe einer i.v.-Glukosebelastung. Pollare et al. (1990) verglichen 3 Gruppen: normotensiv-normalgewichtige, hypertensiv-normalgewichtige und hypertensiv-adipöse. Die hypertensiv-adipöse Gruppe hatte die höchsten basalen und glukosestimulierten Insulinspiegel, aber auch die hypertensiv-normalgewichtige Gruppe hatte erhöhte Insulinkonzentrationen im Vergleich zur normontensiv-normalgewichtigen.

> Die chronische Hyperinsulinämie trägt wesentlich über mehrere Mechanismen zur Hypertonie bei.

*Insulinresistenz*

Ferrannini et al. (1987) führten die wegweisende Untersuchung auf diesem Gebiet durch. Sie zeigten mittels euglykämischer Clamp-Technik und simultaner indirekter

Kalorimetrie, daß normalgewichtige Hypertoniker eine verminderte periphere Glukoseaufnahme aufgrund eingeschränkter nichtoxidativer Prozesse (Glykogensynthese, Glykolyse) aufweisen. Kurze Zeit später gelang der Nachweis, daß die Insulinresistenz bei adipösen Hypertonikern noch deutlicher ausgeprägt ist als bei normalgewichtigen Personen mit Bluthochdruck (Pollare et al. 1990). Vergleicht man Normalgewichtige mit hypertensiven Adipösen, stellt man eine Reduktion der Glukoseverwertung um 41% fest. Zwischen dem systolischen Blutdruck und der Glukoseverwertung ergab sich eine Korrelation von r = -0,42.

*Abdominale Adipositas*

Vague (1947) war der erste, dem auffiel, daß Adipöse mit einer männlichen Fettverteilung häufiger unter einer Hypertonie leiden. Diese Beobachtung wurde vielfach insbesondere durch Ermittlung der „waist-to-hip ratio" (WHR) bestätigt. Der systolische und diastolische Blutdruck waren sowohl mit dem subkutanen (r = 0,21) als auch mit dem Körperfett (r = 0,33) korreliert. Die WHR ist in vielen Studien mit dem Blutdruck, allerdings nur bei Männern, nicht jedoch bei Frauen, assoziiert (Després u. Marette 1994). Inzwischen konnte auch durch Bestimmung des intraabdominalen Fetts mittels Computertomographie gezeigt werden, daß das abdominale Fett mit dem Blutdruck in Beziehung steht (Grauer et al. 1984). Mechanismen zur Erklärung der Hyperinsulinämie bei abdominaler Adipositas sind in 7.5.3 angeführt.

*Natriumretention*

Es ist seit langem bekannt, daß der Gesamtkörpernatriumgehalt bei Diabetikern und Adipösen erhöht ist. Zudem weiß man seit Jahrzehnten, daß die Zufuhr von Kohlenhydraten zu einer Natriumretention führt; Fasten vermindert den Natriumgehalt und senkt den Blutdruck. Auch bei Diabetikern im Insulinmangelzustand kommt es zu einer Natriumflut. Es ist das Verdienst von Defronzo u. Ferrannini (1991), die renalen Wirkungen von Insulin eruiert und Insulin in den Mittelpunkt dieser Adaptation gestellt zu haben (Abb. 55). Insulininfusionen führen zu einer verstärkten Rückresorption im diastalen Nierentubulus und damit zu einer Natriumretention mit Volumenexpansion und konsekutiver Hypertonie.

*Intrazelluläre Akkumulation von Natrium und Kalzium*

Insulin hat einen Einfluß auf verschiedene transmembranöse Austauschprozesse, die das intrazelluläre Elektrolytmilieu regeln; die Wirkung erstreckt sich sowohl auf apolare Zellen (z.B.glatte Muskelzellen) als auch auf polare Zellen (z.B. renale Tubuluszellen). Eine Hyperinsulinämie führt durch Akkumulation von Natrium und Kalzium in den glatten Muskelzellen zu einer Sensibilisierung für pressorische Effekte von Noradrenalin und Angiotensin II. Die Folge davon ist eine Vasokonstriktion mit Erhöhung des peripheren Widerstandes und Blutdruckanstieg (DeFronzo u. Ferrannini 1991).

*Die $Na^+$-$K^+$-ATPase* ist ein insulinreguliertes Enzym und bewirkt den Einstrom von Natrium in die Zelle im Austausch mit Kalium im Verhältnis 3:2. Bei Insulinresistenz kommt es zu einer intrazelluären Natriumakkumulation (Weidmann u. Ferrari 1991). Insulin stimuliert auch den *$Na^+$-$H^+$-Gegentransport.* Diese Regulation unterliegt nicht der Insulinresistenz, so daß eine Hyperinsulinämie zu einer intrazellulären Natriumakkumulation und zu einer Alkalose führt (DeFronzo u. Ferrannini 1991). Eine Alkalose erhöht die Kontraktilität der glatten Muskelzellen und stimuliert das Wachstum in Gefäßwandzellen. Zu einer intrazellulären Kalziumanhäufung kommt es, da Insulin die *$Ca^{2+}$ -$Mg^{2+}$-ATPase* hemmt.

*Wachstumsfaktoren*
Insulin begünstigt die Hypertrophie der Gefäßwand mit Lumeneinengung durch seine mitogene Wirkung. Es stimuliert die Proliferation von glatten Muskelzellen; die Wirkung ist dosisabhängig (Pfeifle u. Ditschuneit 1981). Dieser Effekt wird möglicherweise über den „insulin-like growth factor“ (= IGF-I) vermittelt; IGF-I-Rezeptoren sind in Blutgefäßen nachgewiesen. IGF-I erhöht den Gehalt von DNS, Kollagen, Protein und die Anzahl von Monozyten (DeFronzon Ferrannini 1991).Eine Rolle spielt wahrscheinlich auch der „platelet derived growth factor“ (= PDGF). PDGF wird aus Thrombozyten freigesetzt und bindet ebenfalls an einen spezifischen Rezeptor an der Gefäßmuskelzelle (Müller-Wieland et al. 1990).

## Renale Hämodynamik

Neuere Untersuchungen sprechen dafür, daß auch die renale Funktion und Hämodynamik bei der adipositasassoziierten Hypertonie verändert ist. Beim Vergleich von 64 Adipösen mit 20 Schlanken wurde festgestellt, daß der effektive renale Plasma- und Blutfluß (Tc-99m DTPA und $^{I}$131 Hippur) besonders bei den zentral Adipösen erniedrigt und die Plasmareninaktivität erhöht war (Scaglione et al. 1995). Der renale vaskuläre Widerstand war bei Adipösen mit abdominaler Fettakkumulation jedoch höher als bei peripherer Fettverteilung oder bei schlanken Personen. Durch eine multiple Regressionsanalyse konnte gezeigt werden, daß der renale vaskuläre Widerstand mit der WHR und Plasmareninaktivität korrelierte, nicht jedoch mit Insulin und dem Schlagvolumen (Echokardiographie). Die glomeruläre Filtrationsrate und die Filtrationsfraktion waren durch die Adipositas unbeeinflußt. Die Autoren schlossen aus dieser Untersuchung, daß möglicherweise bereits in einem frühen Stadium der adipositasinduzierten Hypertonie renale Mechanismen eine Rolle spielen.

> Bei der Entstehung der adipösen Hypertonie spielen nicht nur metabolische, sondern auch hämodynamische Faktoren eine Rolle.

## Sympathisches Nervensystem

Für die Entstehung einer Hypertonie bei Adipositas wurde vielfach eine erhöhte sympathische Aktivität verantwortlich gemacht. Insbesondere Landsberg u. Young (1985, 1986) haben umfassende Untersuchungen durchgeführt, deren Ergebnisse in Abbildung 56 zusammengefaßt sind: Die Adipositas, inbesondere die abdominale Form, ist mit einer Insulinresistenz und Hyperinsulinämie assoziiert. Die Hyperinsulinämie stimuliert das sympathische Nervensystem und damit gleichzeitig die Thermogenese; der erhöhte Energie-

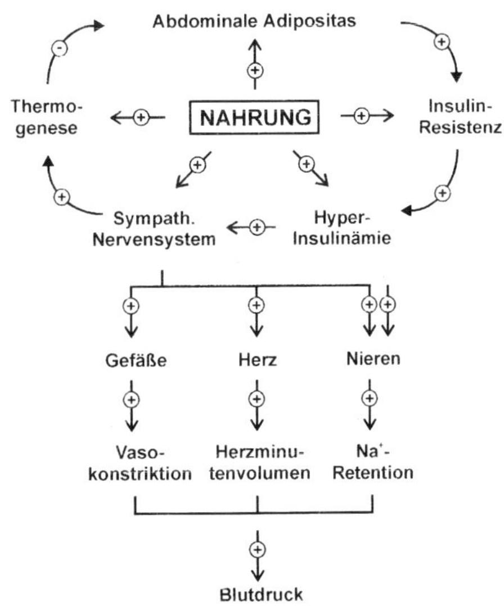


**Abb. 56.** Sympathisches Nervensystem: Zusammenhänge zwischen Nahrungsaufnahme, Insulinresistenz, Hyperinsulinämie, Thermogenese und Herz-Kreislauf-Wirkungen

verbrauch begrenzt eine weitere Gewichtszunahme und stellt ein neues Energiegleichgewicht her. Die erhöhte sympathische Aktivität führt zu einer Gefäßkonstriktion und zu einer Erhöhung des Herzminutenvolumens (s. auch Abb. 55). Zur Beurteilung der sympathischen Aktivität wurden Plasmaspiegel von Noradrenalin gemessen sowie kinetische Untersuchungen durchgeführt (Landsberg 1986; Landsberg u. Young 1985).

Die Insulinresistenz bei Adipositas betrifft nicht das sympathische Nervensystem; die Hyperinsulinämie kann sich daher auswirken.

*Ernährung*
Nahrungsaufnahme, insbesondere Kohlenhydrate, erhöhen die sympathische Aktivität und den Blutdruck, Fasten und eine Reduktionskost vermindern sie hingegen. Kohlenhydrate und Fett stimulieren auch dann den Noradrenalin-Turnover, wenn ihr prozentualer Anteil in der Nahrung erhöht wird (Landsberg 1986). Die Thermogenese ist in zweierlei Hinsicht bei Nahrungsaufnahme verändert: Die $O_2$-Aufnahme ist nicht nur postprandial erhöht, sondern auch noch nach Abschluß der Verdauung. Die nahrungsinduzierte Thermogenese kann durch β-Blockade reduziert werden.

*Insulin*
Insulin stimuliert das sympathische Nervensystem via Hypothalamus. Dort geschehen u. a. insulinvermittelte Glukosewirkungen, die zu einer Stimulation des Sympathikus führen. Durch Fasten bzw. eine Hypoglykämie wird die Sympathikusaktivität supprimiert. Diese Wirkung kann durch operative Zerstörung des Hypothaluskerns verhindert werden. Andererseits erhöhen Hyperphagie und Insulininjektionen Plasmaspiegel und Turnover von Noradrenalin (Daly u. Landsberg 1991).

*Renin-Angiotensin-Aldosteron-System (RAAS)*
Wiederholt ist gezeigt worden, daß bei Adipösen eine Stimulation des RAAS vorliegt; dieses Phänomen ist bei abdomial Adipösen besonders ausgeprägt und hängt wahrscheinlich mit einem erniedrigten renalen Blutfluß zusammen (Scaglione et al. 1995). Unter Gewichtsreduktion kommt es zu einem Abfall der Reninaktivität sowie der Plasmakonzentration von Aldosteron; dieser Effekt ist möglicherweise durch die verminderte sympathische Aktivität verursacht (Daly u. Landsberg 1991).

Das Fettgewebe ist neben der Leber die Hauptquelle für die Produktion und Sekretion von Angiotensinogen; die Expression wird nutritiv reguliert. Im Fettgewebe wird Angiotensinogen in das aktive Angiotensinogen-II transformiert (Frederich et al. 1992). Die klinische Bedeutung dieser Prozesse hinsichtlich der Genese der Hypertonie ist noch unklar.

**Obstruktives Schlafapnoe-Syndrom (OSAS)**
Eine Schlafapnoe kann zur Hypertonie führen. Insbesondere bei Tagesmüdigkeit, Schnarchen, Gedächtnisstörungen, nachlassender Konzentrationsfähigkeit und fehlendem Blutdruckabfall während der Nacht sollte man an ein OSAS denken (s. 7.9.2).

### 7.2.3 Linksventrikuläre Hypertrophie

Es wurde gezeigt, daß die Adipositas nicht nur mit der Hypertonie, sondern auch mit der linksventrikulären Hypertrophie vergesellschaftet ist (s. 7.1.2). Wegweisend war hier die Framigham-Studie (Lauer et al. 1991). Bei Adipösen war eine Hypertrophie ca. 15mal häufiger als bei Schlanken feststellbar (Abb. 49). Sasson et al. (1993) zeigten später, daß auch die Insulinresistenz zu einer vermehrten linksventrikulären Muskelmasse führt (Abb. 50).

Unklarheiten herrschen bezüglich der Form der LV-Hypertrophie. Einige Gruppen berichten, daß die vermehrte Muskelmasse vorwiegend auf einer LV-Dilatation und weniger auf einer Wandverdickung beruhe. Aufgrund dieser Unterschiede berichten einige Autoren eher eine exzentrische, andere vorwiegend eine konzentrische Form (Lauer et al. 1991; Gottdiener et al. 1994). In einer großen klinischen Studie mit 692 mild bzw. mäßig Hypertensiven stellten Gottdiener et al. (1994) bei 66% der Übergewichtigen und 77% der Adipösen eine LV-Hypertrophie fest (>187 g/m). Die Hypertrophie war vorwiegend konzentrisch (18 bzw. 22%) und exzentrisch-nichtdilatiert (8 bzw. 14%) und selten rein exzentrisch (3 bzw. 2%). Die LV-Masse hing zwar vom systolischen Blutdruck ab, noch deutlicher jedoch vom Körpergewicht (Abb. 57). Der BMI war der beste Prädiktor für die LV-Muskelmasse, besser als der Blutdruck oder das Alter.

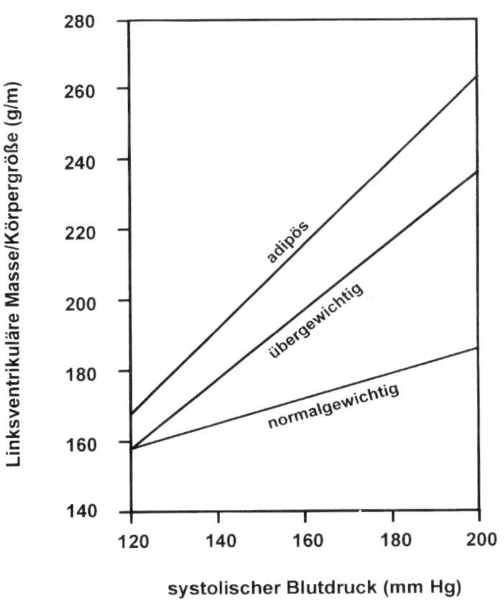


**Abb. 57.** Auswirkungen des Körpergewichtes (BMI) und des systolischen Blutdrucks auf die linksventrikuläre Muskelmasse. (Nach Gottdiener et al. 1994)

> Die linksventrikuläre Hypertrophie ist bei Adipositas häufig – sie kommt auch ohne Hypertonie vor.

## 7.2.4 Therapie

### Reduktionskost

Die Therapie der adipositasassoziierten Hypertonie besteht in erster Linie in einer Gewichtsreduktion mit Hilfe einer hypokalorischen Kost. Nur im WHO-Stadium II und III ist zunächst eine gleichzeitige Pharmakotherapie erforderlich (ca. 15% aller Hypertoniker). Zudem sollte in Erwägung gezogen werden, daß noch andere nichtmedikamentöse Behandlungsformen wie Salzrestriktion, Alkoholkarenz, Entspannung sowie vermehrte Kaliumzufuhr und körperliche Aktivität zur Verfügung stehen (Wirth 1990).

Wie mehrfach erwähnt, tritt die arterielle Hypertonie bei Adipositas in der Regel im Rahmen eines metabolischen Syndroms auf (Wirth u. Krone 1993a, b). Ziel der Behandlung ist daher nicht nur die Senkung des Blutdrucks, sondern die simultane Therapie anderer Stoffwechselstörungen, die meistens ebenfalls durch Gewichtsreduktion gebessert oder beseitigt werden können. Diese Sichtweise modifiziert jedoch auch die medikamentöse Therapie, da es wenig Sinn macht, mit Hilfe eines Pharmakons einen kardiovaskulären Risikofaktor zu vermindern und einen anderen zu verstärken. Insbesondere Diuretika und manche Betablocker induzieren nämlich einige Risikofaktoren.

*Blutdruck*

Unter einer hypokalorischen Kost oder beim Fasten nimmt der Blutdruck bereits innerhalb eines Tages ab. Dieser rasche Effekt ist wahrscheinlich auf die verminderte Nahrungs- und Salzzufuhr zurückzuführen, die Körperfettmasse nimmt in dieser Zeit unwesentlich ab. Abfallende Insulinspiegel und schwindende Glykogenspeicher führen über hormonelle Mechanismen zu einer gesteigerten Diurese mit Blutvolumenreduktion und konsekutiver Blutdrucksenkung.

Reisin et al. (1978) unterzogen 121 Übergewichtige und Adipöse mit einem unkomplizierten Hypertonus einer Gewichtsreduktion (Männer 1200 kcal/Tag, Frauen 1000 kcal/Tag). Nach 4 Monaten hatten die Patienten 8,8 kg abgenommen. Der systolische Blutdruck sank von 157 auf 133 mm Hg (-24), der diastolische von 106 auf 86 mm Hg (-20). 75% aller Patienten waren nach der Therapie normoton, obwohl nur 64% ihr Sollgewicht erreichten. Zu ähnlichen Ergebnissen kamen auch wir unter einer extrem hypokalorischen Kost für 4 Wochen (Abb. 58, S. 160; Wirth et al. 1986b). Die Senkung des Blutdrucks ist, ähnlich wie bei Triglyzeriden, Cholesterin und Insulin, mit dem Ausgangswert positiv korreliert (Schotte u. Stunkard 1990). Aufgrund der vielen Untersuchungen zu diesem Thema kann man inzwischen die Blutdruckabnahme im Durchschnitt abschätzen: 10 kg Gewichtsabnahme reduzieren den systolischen Blutdruck um 15-25 mm Hg und den diastolischen um 10-15 mm Hg.

Die Gewichtsreduktion ist zweifelsohne die effektivste nichtmedikamentöse Therapie. In der TOHP-Studie (Trials on Hypertension Prevention; Whelton 1992) konnte bei 2182 Frauen und Männern nur durch Gewichtsreduktion der Blutdruck bei 18monatiger Beobachtung nachhaltig gesenkt werden. Eine Salzreduktion war nur zu etwa 30% so wirksam, Streßmanagement und Supplimentation mit Kalium, Magnesium, Kalzium und Fischöl waren ohne Wirkung.

*Bedeutung der Salzrestriktion*

Eine Reduktionskost beinhaltet nicht nur eine reduzierte Versorgung mit Energie, sondern üblicherweise auch mit Mineralien; beide Mechanismen können daher für den Blutdruckabfall verantwortlich sein. Bereits in den 70er Jahren wurde beboachtet, daß die Blutdrucksenkung unter Gewichtsreduktion unabhängig von der Salzaufnahme erfolgt (Reisin et al. 1978). Systematisch gingen dieser Frage Tuck et al. (1981) in einer kontrollierten Studie nach. 25 adipöse Hypertoniker erhielten 12 Wochen lang eine Formeldiät mit 320 kcal/Tag, die einen mit 120 mmol/Tag und die anderen mit 40 mmol/Tag Natrium. Die Blutdruckabnahme war nach 7 kg Gewichtsreduktion gleich. Unter Gewichtsreduktion ändert sich auch die bei Adipösen häufig erhöhte Salzempfindlichkeit; sie nimmt ab (Rocchini et al. 1989).

Durch Gewichtsreduktion sinkt nicht nur der Blutdruck, auch die linksventrikuläre Hypertrophie bildet sich zurück.

*Linksventrikuläre Hypertrophie*

Wenn unter einer Reduktionskost der Blutdruck sinkt, das Schlagvolumen abnimmt und die Herzfrequenz sinkt und damit die Herzarbeit, ist eine Abnahme der linksventrikulären Muskelmasse anzunehmen. Umfassend wurde dies von MacMahon et al. (1986) bei 41 jungen adipösen Hypertonikern untersucht. In 21 Wochen nahmen sie mit einer 1000-kcal-Kost 8,3 kg ab. Die Dicke des interventrikulären Septums und der linksventrikulären Hinterwand verminderten sich um 14% bzw. 11%; die inneren Diameter des linken Ventrikels nahmen nur in der Tendenz ab (Tabelle 27). Daraus errechnete sich eine Reduktion der Muskelmasse um 20%. Ein β-Blocker (Metoprolol 2mal tgl. 100 mg) hingegen hatte in dieser Zeit keine signifikanten Auswirkungen. Änderungen der kardialen Parameter waren mit Änderungen des Körpergewichts, nicht jedoch mit denen des Blutdrucks korreliert, was wir

**Tabelle 27.** Änderung von linksventrikulären Parametern bei adipösen Jugendlichen mit einer Hypertonie vor und nach einer 21wöchigen Therapie mit Reduktionskost oder Metoprolol (** signifikante therapiebedingte Differenz von p >0,002). (Nach McMahon et al. 1986)

| | Reduktionskost (1000 kcal/Tag) | | | Metoprolol (2mal 100 mg/Tag) | | |
|---|---|---|---|---|---|---|
| | vorher | nachher | Differenz [%] | vorher | nachher | Differenz [%] |
| Interventrikuläres Septum [mm] | 8,9 | 7,7 | - 14** | 8,9 | 8,9 | ±0 |
| Linksventrikuläre Hinterwand [mm] | 8,5 | 7,6 | - 11** | 8,5 | 8,3 | - 3 |
| Linksventrikulärer end-systolischer Durchmesser [mm] | 32,8 | 31,5 | - 4 | 30,2 | 30,1 | ± 0 |
| Linksventrikulärer enddiastolischer Durchmesser [mm] | 51,3 | 50,5 | - 2 | 49,1 | 49,1 | ± 0 |
| Linksventrikuläre Muskelmasse [g] | 193 | 155,2 | - 20** | 175,1 | 175,8 | ± 0 |

bestätigen konnten (Wirth u. Kröger 1995b). Diese Beobachtung legt den Schluß nahe, daß für die Abnahme der LV-Masse nicht die Abnahme der Afterload verantwortlich ist, sondern andere Mechanismen (z.B. Insulin, PGF-I). Man kann davon ausgehen, daß eine Gewichtsabnahme von 10 kg die LV-Muskelmasse um ca. 40 g reduziert.

*Insulin*
Unter einer Reduktionskost sinken die Plasmainsulinspiegel aufgrund einer besseren Insulinwirksamkeit (s. 7.5.4). Üblicherweise geht die Konzentration auf etwa die Hälfte des Ausgangswerts zurück. Das Verschwinden der häufig bestehenden Hyperinsulinämie hat Auswirkugen auf die Empfindlichkeit der Gefäßwand für pressorische Effekte, über eine Dämpfung des sympathischen Nervensystems werden zudem der Gefäßtonus und das Herzminutenvolumen herabgesetzt (s. oben).

*Sympathische Aktivität*
Bei unterkalorischer Ernährung und beim Fasten sinken die Noradrenalinspiegel, wie schon Landsberg u.a. Young (1985) in den 70er Jahren gezeigt haben. Die Plasmaspiegel nehmen u.a. deshalb ab, weil die Clearance erhöht ist (O'Dea et al. 1982). Niedrige Plasmaspiegel führen zu einer sog. „up regulation" der β-Rezeptoren; deren Anzahl nimmt zu, die Bindungsaffinität wird jedoch nicht beeinflußt (Wirth 1987a). Die Dämpfung der sympathischen Aktivität erklärt nicht nur die Blutdrucksenkung, sondern auch die Abnahme der Herzfrequenz unter Reduktionskost.

*Renin-Angiotensin-Aldosteron-System*
Die Aldosteronkonzentration im Plasma und die Reninaktivität nehmen unter Reduktionskost ab. Die Abnahme der Reninaktivität ist positiv mit der Gewichtsabnahme korreliert ($r = 0{,}58$), sie sinkt auf etwa die Hälfte der Ausgangskonzentration (Tuck et al. 1981).

Viele Autoren gehen heute davon aus, daß die hormonelle Adaptation unter Reduktionskost mit Besserung bzw. Beseitigung der Hyperinsulinämie, des Hyperaldosteronismus und Dämpfung der sympathischen Aktivität die Hauptmechanismen der Blutdrucksenkung sind.

## Reduktionskost plus Ausdauertraining

*Ruheblutdruck*
Da ein körperliches Training, insbesondere ein Ausdauertraining, eine ähnliche Wirkung auf die Insulinresistenz wie eine

Reduktionskost (Koivisto et al. 1986; Wirth 1985a) hat, ist bei kombinierter Therapie eine additive Wirkung hinsichtlich der Blutdruckreduktion zu erwarten. Eine Gewichtsreduktion von 9 kg reduzierte den systolischen Blutdruck um 14, den diastolischen um 4 mm Hg. Wurde gleichzeitig ein Ausdauertraining durchgeführt, sank der systolische Blutdruck um 17 und der diastolische um 11 mm Hg (Abb. 58).

*Belastungsblutdruck*
Klinische Bedeutung hat nicht nur der Blutdruck in Ruhe, sondern auch der bei körperlicher und psychischer Belastung. Erfolgt eine Belastung auf dem Fahrradergometer, zeigt sich insbesondere bei kombinierter Reduktionskost-Trainings-Therapie eine Abnahme des Blutdrucks; bei 100 W für Frauen und 150 W für Männer war der systolische Blutdruck um 39 mm Hg reduziert (Wirth et al. 1986b; Abb. 59). Auch das sog. Doppelprodukt aus Herzfrequenz und systolischem Blutdruck – ein Maß für den myokardialen $O_2$-Verbrauch – war nach Reduktionskost + Training um 22% niedriger, bei alleiniger Reduktionskost trat keine Änderung ein (Abb. 60). Wenngleich der Blutdruck unter Reduktionskost bzw. Reduktionskost + Training sinkt, tritt keine Dysregulation im Sinne einer Orthostase im Stehversuch auf (Wirth et al. 1986b).

*Linksventrikuläre Hypertrophie*
Da bei Leistungssportlern nicht selten eine LV-Hypertrophie vorkommt, sollte man durch eine Bewegungstherapie keine

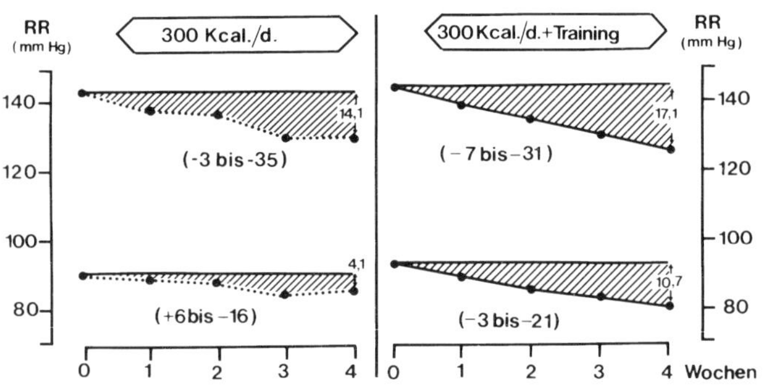


**Abb. 58.** Abnahme des Blutdrucks in Ruhe unter einer 4wöchigen Reduktionskost ohne *(links)* und mit *(rechts)* Ausdauertraining; die Gewichtsabnahmen betrugen 9,4 bzw. 10,7 kg. (Wirth et al. 1986b)

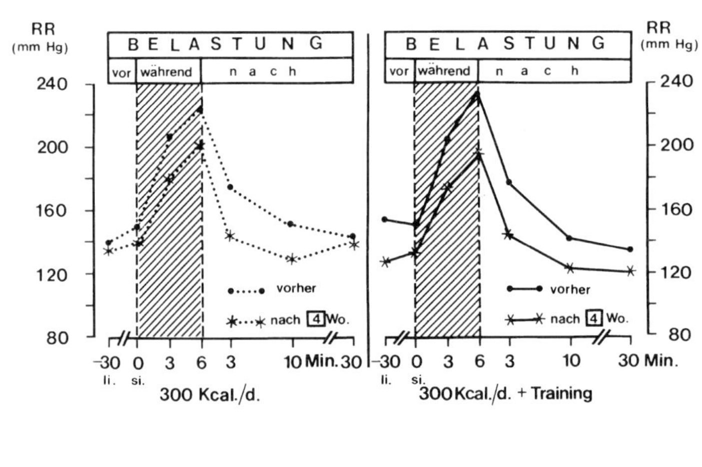


**Abb. 59.** Abnahme des systolischen Blutdrucks bei fahrradergometrischer Belastung (Stufentest) unter einer 4wöchigen Reduktionskost ohne *(links)* und mit *(rechts)* Ausdauertraining. (Wirth et al. 1986b)

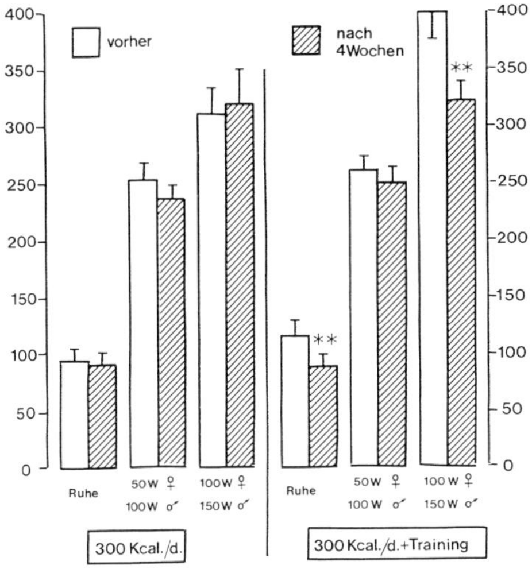


**Abb. 60.** Doppelprodukt (systolischer Blutdruck x Herzfrequenz) in Ruhe und bei fahrradergometrischer Belastung unter einer 4wöchigen Reduktionskost ohne *(links)* und mit *(rechts)* Ausdauertraining. (Wirth et al. 1986b)

Abnahme der linksventrikulären Muskelmasse (LVM) erwarten. Ein Ausdauertraining in Form von Ergometerbelastung, Walking, Schwimmen, Spielen und Gymnastik in Kombination mit einer Reduktionskost vermindert jedoch überraschenderweise die LVM (Abb. 61). Eine Reduktionskost reduzierte die LVM lediglich um 5 %, kombiniert mit einem Ausdauertraining war eine Verminderung von 20 % festzustellen. Unter Kombinationstherapie war ein positiver Effekt bei 13 von 17 Patienten nachweisbar (Wirth u. Kröger 1995b). Der Blutdruck sank bei gleichzeitigem Ausdauertraining nur unwesentlich stärker. Es ist daher zu vermuten, daß für die Abnahme der LVM nicht die Reduktion der Afterload, sondern Stoffwechseleffekte verantwortlich waren.

## Pharmakologische Aspekte

Brauchbare pharmakologische Studien zur Behandlung der adipositasassoziierten Hypertonie sind kaum vorhanden. Die meisten beziehen sich auf Nebenwirkungen hinsichtlich anderer kardiovaskulärer Risikofaktoren. In Anbetracht der Tatsache, daß insbesondere bei der abdominalen Adipositas in der Regel ein metabolisches Syndrom (s. 7.5.3) vorliegt, ist eine differenzierte Pharmakotherapie angebracht. Eine

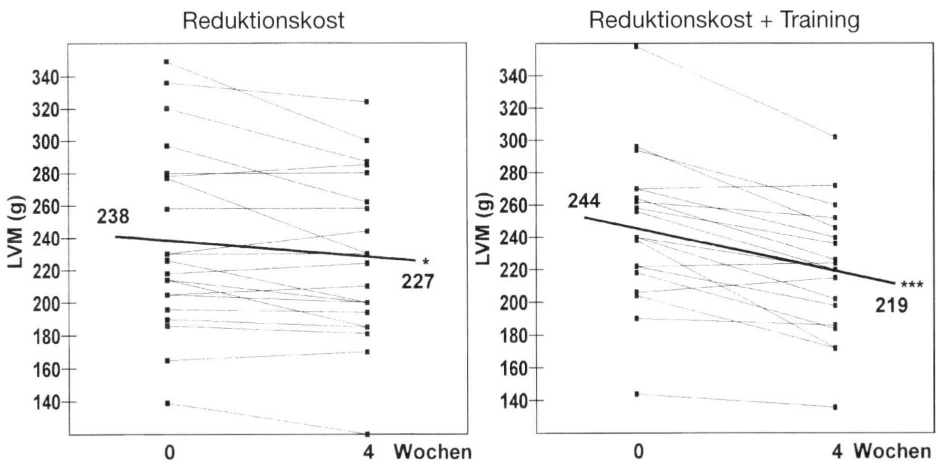


**Abb. 61.** Linksventrikuläre Muskelmasse (*LVM*, Echokardiographie) bei Adipösen mit einer Grenzwert- bzw. Belastungshypertonie vor und nach einer 4wöchigen Gewichtsreduktion mittels einer Reduktionskost (800 kcal/Tag, *links*) bzw. Reduktionskost plus Ausdauertraining *(rechts)*. (Wirth u. Kröger 1995b)

Reihe von Antihypertonika beeinflussen insbesondere den Kohlenhydratstoffwechsel negativ oder verschlimmern die Insulinresistenz. Wünschenswert wäre ein Pharmakon, das nicht nur den Blutdruck senkt, sondern auch die Insulinresistenz verbessert.

*Diuretika*

Insbesondere Thiazide haben negative Auswirkungen hinsichtlich der Insulinresistenz. Pollare (Pollare et al. 1988a) führte nach 4monatiger Behandlung mit 40 mg Hydrochlorothiazid eine Clamp-Studie durch und stellte fest, daß die insulinstimulierte Glukoseaufnahme um 11% reduziert und die Plasmaspiegel von Insulin als Ausdruck einer zunehmenden Insulinresistenz um 31% erhöht waren. Was die Lipide betrifft, werden vorwiegend die Triglyzeride und das HDL-Cholesterin negativ beeinflußt (Krone u. Nägele 1988a). Schleifendiuretika haben möglicherweise auf den Stoffwechsel weniger ungünstige Nebenwirkungen.

*β-Blocker*

β-Blocker mit als auch ohne intrinsische Aktivität verschlechtern die Insulinwirkung (Tabelle 28). Eine 6wöchige Behandlung mit 2mal tgl. 100 mg Metoprolol und 2mal tgl. 25 mg Atenololum reduzierte die periphere Glukoseaufnahme 20% bzw. 13%, die basalen Insulin- und Glukosespiegel waren erhöht, ebenso das $HbA_1$. Die Triglyzeride in der VLD- und LDL-Fraktion waren erhöht und HDL-Cholesterin erniedrigt (Pollare 1989). Die Veränderungen können erklären, weshalb in manchen β-Blockerstudien keine Verminderung der kardiovaskulären Mortalität gefunden wurde. β-Blocker mit Hemmung der $\alpha_1$-Rezeptoren zeigen diese negativen Auswirkungen wahrscheinlich nicht. Hinzu kommt, daß β-Blocker zur Gewichtszunahme aufgrund mehrerer Mechanismen führen (s. 5.4.2)

*Kalziumantagonisten*

Sie sind wegen ihrer Stoffwechselneutralität eher geeignet als β-Blocker. Ihre Wirksamkeit ist jedoch bei Adipösen im Vergleich zu den β-Antagonisten geringer. Schmieder (1993) behandelte 42 adipöse Hypertoniker über 6 Wochen entweder mit 2mal tgl. 50–100 mg Metoprolol oder 2mal tgl. 2,5–5 mg Isradipin. Der Blutdruck sank unter β-Blocker deutlicher (24/18 mm Hg) als unter dem Kalziumantagonisten (18/10 mm Hg). Diesen Unterschied

**Tabelle 28.** Effekte verschiedener antihypertensiver Therapien auf kardiovaskuläre Risikofaktoren (++ sehr guter Effekt, + guter Effekt, ± kein Effekt, – negativer Effekt)

| | Antihypertensive Pharmaka | | | | | | |
|---|---|---|---|---|---|---|---|
| | Diuretika | β-Blocker | $\alpha_1$-Blocker | Kalziumantagonisten | ACE-Hemmer | Reduktionskost | Reduktionskost + Ausdauertraining |
| Blutdruck | + | + | + | + | + | + | + |
| Glukosetoleranz | – | – | (+) | ± | (+) | + | ++ |
| Plasmainsulin | – | – | (+) | ± | (+) | + | ++ |
| Insulinresistenz | – | – | + | ± | + | ++ | ++ |
| HDL-Cholesterin | – | – | + | ± | ± | ± | + |
| Triglyzeride | – | – | + | ± | ± | ++ | ++ |
| LDL-Cholesterin | – | ± | (+) | ± | ± | + | + |
| Linksventrikuläre Hypertrophie | ± | + | + | + | + | ++ | ++ |
| Körperliche Leistungsfähigkeit | ± | – | ± | ± | ± | (–) | + |

kann man sich physiologisch erklären. Adipöse haben, hämodynamisch betrachtet, einen erhöhten Blutdruck aufgrund eines erhöhten Herzminutenvolumens bei gleichzeitg erniedrigtem peripheren Widerstand. β-Blocker senken den kardialen Antrieb, Kalziumantagonisten senken den ohnehin oft erniedrigten Widerstand in der Peripherie.

Einige Kalziumantagonisten erhöhen wahrscheinlich den Blutzucker und verschlimmern die Insulinresistenz; mit ziemlicher Sicherheit kann man das nur vom Nifedipin annehmen (Charles et al. 1981). Erklärt werden können diese Veränderungen mit einer Stimulation des sympathischen Nervensystems, was zur Hyperglykämie führt und eine Stimulation der Insulinsekretion zur Folge hat.

*ACE-Hemmer,* $\alpha_1$-Blocker

Captopril steigert die insulinstimulierte Glukoseaufnahme um ca. 20%, was vorwiegend durch eine beschleunigte Aufnahme in die Skelettmuskulatur zu erklären ist (Pollare 1989; Rett et al. 1988). Der Effekt ist möglicherweise darauf zurückzuführen, daß lokal freigesetzte Kinine vermindert abgebaut werden. Eine Verbesserung der Insulinsentivität ist auch für die $\alpha_1$-Blocker Bunazosin und Doxazosin nachgewiesen; bei Diabetikern lassen sich klinisch auch Blutzuckersenkungen und Abnahmen des $HbA_1$ feststellen (Pollare et al. 1988b).

In der TAIM-Studie (*T*rial of *A*ntihypertensive *I*nterventions and *M*anagement Study), einer Multicenterstudie an 697 Patienten mit einer milden Hypertonie und Übergewicht bzw. Adipositas, wurden 9 verschiedene Therapien über 6 Monate untersucht: Antihypertensiva (Plazebo, Chlothalidon, Atenolol) und Diäten (Normalkost, salzarme bzw. hypokalorische Kost) entweder als Monotherapie oder kombiniert (Pharmakon + Diät). Der blutdrucksenkende Effekt war bei den Antihypertensiva ähnlich, jedoch deutlicher in Kombination mit einer Diät. Die Reduktionskost war der salzarmen Kost überlegen, obwohl die Patienten nur 4,7 kg abnahmen. Das kardiovaskuläre Risikoprofil wurde am besten durch die Kombination Atenolol/Reduktionskost beeinflußt, am wenigsten durch Chlorthalidon/Normalkost. Die Lebensqualität stieg v.a. unter Reduktionskost, sexuelle Probleme verstärkten sich unter Chlorthalidon/Normalkost. Die Untersucher schlossen aus der Studie, daß beide Medikamente in Kombination mit einer Reduktionskost empfehlenswert seien; eine Salzrestriktion hingegen habe wenig positive Auswirkungen (Wassertheil-Smoller et al. 1991).

*Schlußbemerkungen*

Die effektivste Therapie der adipösen Hypertonie besteht in einer Kombination aus Reduktionskost plus Ausdauertraining und – falls erforderlich – einem Pharmakon mit positiven Auswirkungen auf das Gewicht und auf Begleitkrankheiten.

Aus dem Gesagten ergibt sich, daß die Behandlung von adipösen Hypertonikern grundsätzlich mit einer Reduktionskost in Kombination mit einem β-Blocker erfolgen sollte, sofern kein metabolisches Syndrom vorliegt. Auch der Einsatz von Kalziumantagonisten ist nicht mit Sicherheit stoffwechselneutral. Bei Hinweisen auf eine Insulinresistenz sind $\alpha_1$-Antagonisten und ACE-Hemmer zu bevorzugen, was häufig zutrifft. Was die Höhe der Blutdrucksenkung betrifft, kann eine Gewichtsreduktion mit einem potenten Antihypertensivum durchaus mithalten. Bei milden Hypertonikern reduzierte bereits eine Gewichtsabnahme von 8,3 bzw. 7,4 kg sowohl den systolischen als auch den diastolischen Blutdruck um etwa $^1/_3$ ausgeprägter als Metoprolol in einer Dosis von 2mal

100 mg/Tag (MacMahon et al. 1986, 1985). Ähnliches trifft für die linksventrikuläre Hypertrophie zu.

### 7.2.5 Fazit

- ▷ Jeder 2. Adipöse leidet an einer Hypertonie.
- ▷ Die Hypertonie bei Adipositas ist sowohl durch hämodynamische als auch durch metabolische Veränderungen bedingt.
- ▷ Eine zentrale Rolle in der Genese spielen wahrscheinlich Störungen im Insulinstoffwechsel und im sympathischen Nervensystem.
- ▷ Bei jedem 2. adipösen Hypertoniker besteht eine linksventrikuläre Hypertrophie.
- ▷ Eine linksventrikuläre Hypertrophie kann bei Adipösen auch ohne Hypertonie auftreten.
- ▷ Durch Gewichtsreduktion läßt sich die Hypertonie fast bei jedem Adipösen vermindern; bei jedem 2. verschwindet sie gänzlich.
- ▷ Ausdauertraining in Kombination mit Reduktionskost hat vorwiegend günstige Auswirkungen auf den Belastungsblutdruck, die linksventrikuläre Hypertrophie und die kardiale Funktion.
- ▷ Die Pharmakotherapie bei adipöser Hypertonie ist modifiziert: bei Präsenz eines metabolischen Syndroms sind v. a. $\alpha_1$-Blocker und ACE-Hemmer indiziert.

## 7.3 Koronare, zerebrale und periphere Arteriosklerose

### 7.3.1 Koronare Herzkrankheit und Herzinfarkt

Die Assoziation der Adipositas mit kardiovaskulären Risikofaktoren läßt vermuten, daß die koronare Herzkrankheit (KHK) gehäuft vorkommt. Andere Ursachen für die Exzeßmortalität wie Apoplex, Schlafapnoe, Karzinome, Lungenembolie oder Erkrankungen der Gallenblase und der Gallenwege treten dabei weit in den Hintergrund.

#### Adipositas als unabhängiger kardiovaskulärer Risikofaktor

In der Framingham-Studie wurde erstmals eruiert, daß die Adipositas ein unabhängiger kardiovaskulärer Risikofaktor ist. In einer Beboachtungsphase von 26 Jahren an 2252 Männern und 2818 Frauen im Alter zwischen 28 und 62 Jahren trat bei 870 Männern und bei 688 Frauen eine KHK auf (Hubert et al. 1983). Das Gewicht wurde als sog. „Relatives Metropolitan-Gewicht" angegeben; es ist das Verhältnis von gemessenem Gewicht zum Gewicht mit der niedrigsten Sterblichkeit nach Tabellen der Metropolitan Life Insurance Company von 1959 (Society of Actuaries 1959; Abb. 62). Die prädiktive Bedeutung des Gewichtes hinsichtlich der KHK war bei Männern unabhängig vom Alter, Cholesterin, systolischen Blutdruck, Rauchen, linksventrikulärer Hypertrophie und Glukoseintoleranz (multivariate Regressionsanalyse). Bei Frauen, insbesondere bei jüngeren, war das Gewicht positiv und unabhängig mit der KHK, dem Apoplex, der Herzinsuffizienz und dem kardiovaskulären Tod korreliert. Nur Bluthochdruck und Alter waren für die Entwicklung einer KHK bedeutender als das Gewicht.

Zu ähnlichen Ergebnissen kam die Nurses' Health Study (Manson 1990) mit einem Kollektiv von 115886 Personen im Alter von 30–55 Jahren und einer Beobachtungsdauer von 8 Jahren. Der Anstieg des BMI von >21 kg/m² auf 25–29 kg/m² (Übergewicht) erhöhte die KHK-Rate von 1,0 auf 1,8 und bei >29 kg/m² (Adipositas) auf 3,3. Auch hier war der Risikofaktor Gewicht unabhängig von familiärer Belastung, Rauchen, Blutdruck, Hypercholesterinämie und Diabetes nachweisbar. Was die erwähn-

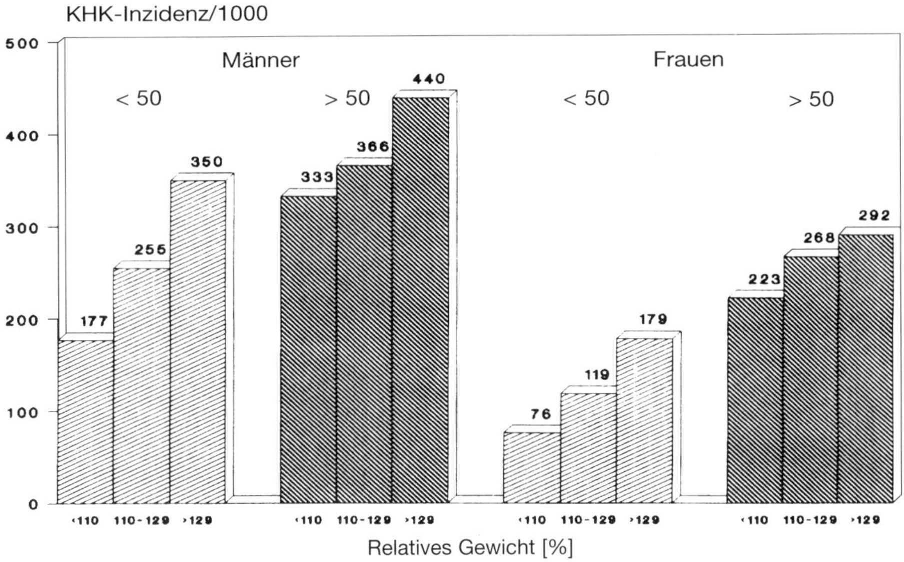


**Abb. 62.** Inzidenz (Neuerkrankungsrate) der koronaren Herzkrankheit in Abhängikeit vom Körpergewicht und Alter bei Frauen und Männern in einer 26jährigen Verlaufsbeobachtung der Framingham Studie. (Mod. nach Hubert et al. 1983)

ten anderen Risikofaktoren betraf, so stieg die KHK-Inzidenz mit zunehmendem Gewicht besonders deutlich bei den Rauchern und den Diabetikern an. Tabelle 29 listet alle bisherigen Studien auf, in denen das Körpergewicht als unabhängiger Risikofaktor ausgemacht wurde (Wolfram 1990).

## Faktoren der Adipositas bei koronarer Herzkrankheit

*Geschlecht*
In der Framingham-Studie konnte aufgrund der langen Beobachtungszeit ein Vergleich hinsichtlich der Abhängigkeit vom Geschlecht gemacht werden (Hubert et al. 1983). Wenngleich die Inzidenz der KHK bei Männern etwa doppelt so hoch lag wie bei Frauen, war die Abhängigkeit vom Gewicht bei Frauen stärker ausgeprägt als bei Männern; das traf sowohl für die <50jährigen als auch für die >50jährigen zu (Abb. 62). Bei jüngeren Frauen war die Inzidenz der KHK und des Herzinfarktes bei Adipösen im Vergleich zu den Schlanken um das 2- bis 3fache erhöht; bei Männern betrug die Differenz „nur" knapp das Doppelte.

In der „Norwegian Experience" (Waaler 1984) war die positive Korrelation zwischen Gewicht und KHK ebenfalls nachweisbar, der Zusammenhang bei Männern und Frauen ähnlich. Bei einer Adipositas mit einem BMI von 37 kg/m$^2$ war bei beiden Geschlechtern die KHK-Rate gut verdoppelt.

> Die Adipositas ist nicht nur ein unabhängiger kardiovaskulärer Risikofaktor, sondern auch die Ursache für eine Reihe anderer Risikofaktoren.

*Alter*
Neben dem Geschlecht ist auch das Alter ausschlaggebend dafür, ob sich aufgrund von Übergewicht und Adipositas eine KHK entwickelt. Umfassende Daten dazu stellte die „Norwegian Experience" mit 1717513

**Tabelle 29.** Epidemioloische Untersuchungen, deren Ergebnisse die Adipositas als unabhängigen Risikofaktor ausweisen (U = Untersuchungen, F = Fragebogen). (Nach Wolfram 1990)

| | Probandenanzahl (n) | Männlich/weiblich | Beobachtungszeitraum (Jahre) | Erfassung | Berücksichtigt: Alter | Rauchen | Blutdruck | Cholesterin | Diabetes | Endpunkt | Adipositas als unabhängiger Risikofaktor |
|---|---|---|---|---|---|---|---|---|---|---|---|
| **Los Angeles Heart Study**<br>Chapman et al. (1971) | 1503 | m | 15 | U | + | | + | + | | Herzinfarkt | + |
| **Japan/Hawaii**<br>Robertson et al. (1977) | 7705 | m | 2 | U | + | + | + | + | | Herzinfarkt, Herztod | + |
| **Manitoba Study**<br>Rabkin et al. (1977) | 3983 | m | 26 | U | + | | + | | | Herzinfarkt, Herztod | +<br>Jüngere Männer (<40 Jahre) |
| **American Cancer Study**<br>Lew et al. (1979) | 750000 | m w | 12 | F | + | + | | | + | Alle Todesfälle | + Männer und Frauen |
| **Framingham Study**<br>Hubert et al. (1983) | 2252<br>2818 | m<br>w | 26 | U | + | + | + | + | + | Herzinfarkt, Herztod | +<br>Männer und Frauen |
| **Nurses' Health Study**<br>Manson et al. (1990) | 115886 | w | 8 | F | + | + | + | + | + | Herzinfarkt, Herztod | + |
| **Harvard Growth Study)**<br>Must et al. (1992 | 508 | m w | 55 | F | + | | | | | Herzinfarkt, Herztod | + Im Jugendalter |

Personen zur Verfügung. Im Unterschied zu anderen Studien wurden Personen mit sehr unterschiedlichem Alter (15–90 Jahre) untersucht. Im Beobachtungszeitraum von 10 Jahren starben 176574 Personen. Die U-förmigen Kurven flachten ab dem 70. Lebensjahr erheblich ab; ab dem 80. Lebensjahr war weder bei Männern noch bei Frauen eine Beziehung zwischen Gewicht und Sterblichkeit nachweisbar; das traf auch für den Herzinfarkt und den plötzlichen Herztod zu. Die Abflachung der Kurven und die mangelnde Korrelation kann durch die Übersterblichkeit der Adipösen bedingt sein. Die niedrigste Sterblichkeit bzw. Infarktrate hinsichtlich des Gewichtes verschob sich jedoch unwesentlich: sie lag bis ins höhere Alter bei einem BMI zwischen 21 und 25 kg/m².

Von Bedeutung ist auch der altersmäßige Beginn der Adipositas. Beginnt das *Übergewicht in der Kindheit und Jugend,* wirkt sich das auf die Entstehung einer Koronarsklerose erheblich aus (Wolfram 1990). Hinzu kommt, daß ein hohes Gewicht in frühen Lebensjahren eine lange Dauer der Adipositas beinhaltet; es wundert daher nicht, daß gerade bei solchen Personen Organschäden besonders häufig auftreten. Im „follow up" der Harvard Growth Study (Harvard Must et al. 1992) kam das deutlich zum Ausdruck. 508 Jugendliche im Alter zwischen 13 und 18 Jahren wurden 1922–1935 in die Studie aufgenommen; nach 55 Jahren erfolgte die Nachuntersuchung. Übergewicht in der Jugend war ein wesentlich wichtigerer Risikofaktor als Übergewicht im Erwachsenenalter. Das traf für kardiovaskuläre Krankheiten bei beiden Geschlechtern zu. Bei Frauen war zudem ein deutlicher Bezug zur Arthrose, bei Männern zum Dickdarmkarzinom und zur Gicht vorhanden.

*Hospitalisationsmortalität*

Das Körpergewicht hat auch einen Einfluß auf den Verlauf des Herzinfarktes (Hoit 1987). 1760 Patienten mit einem akuten Herzinfarkt wurden entsprechend dem Gewicht in normal, übergewichtig und adipös eingeteilt. Bei den >65jährigen betrug die Sterblichkeit 30% bei Adipösen, 13% bei Übergewichtigen und 17% bei Normalgewichtigen; bei den Jüngeren konnte dieser Zusammenhang nicht nachgewiesen werden. In anderen Studien hingegen war die Hospitalitationsmortalität nicht vom Gewicht abhängig (Hubert et al. 1983).

*Gewichtsänderung*

Eine Therapiestudie zur Prävention oder Behandlung der KHK mit Hilfe einer Reduktionskost liegt nicht vor. Will man Effekte der Gewichtsänderung beurteilen, ist man daher auf epidemiologische Untersuchungen angewiesen. Die Nurses' Health Study zeigt, daß eine Gewichtszunahme von bis zu 5 kg innerhalb von 11 Jahren keinen signifikanten Einfluß auf die KHK hat (Manson 1990). Wer jedoch bis zu 20 kg zunimmt, erhöht sein Risiko um ca. 50%, und wer mehr als 20 kg zunimmt, um mehr als das Doppelte. Zu einem ähnlichen Ergebnis kommt die Framingham-Studie (Hubert et al. 1983). Gewichtszunahme erhöhte das Koronarrisiko, Gewichtsabnahme verminderte es; dieser Effekt war bei Männern deutlicher ausgeprägt als bei Frauen (Abb. 63). Eine Gewichtsreduktion von 10% verminderte bei Männern die KHK-Rate um 20%.

*Insulin*

Epidemiologische Studien zeigen, daß mit zunehmender Plasmainsulinkonzentration das Risiko für einen Herzinfarkt steigt. In der Paris Prospektive Study, einer Untersuchung an 6903 Beamten im Alter von 43–54 Jahren und 15jähriger Beobachtungszeit, konnte dies überzeugend gezeigt werden (Abb. 64).

Untersuchungen in Australien und Finnland kamen zu ähnlichen Ergebnissen; eine Korrelation mit der KHK bestand z.T. mit dem nüchternen, z.T. auch mit dem

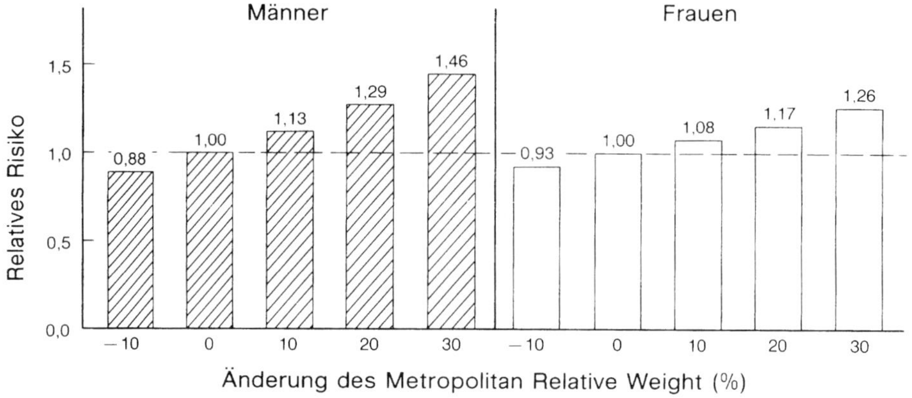


**Abb. 63.** Änderung des Risikos, eine koronare Herzkrankheit innerhalb von 26 Jahren zu entwickeln, in Abhängigkeit von der Änderung des Gewichts in der Framingham Studie (Hubert et al. 1983). (Nach Wolfram 1990)

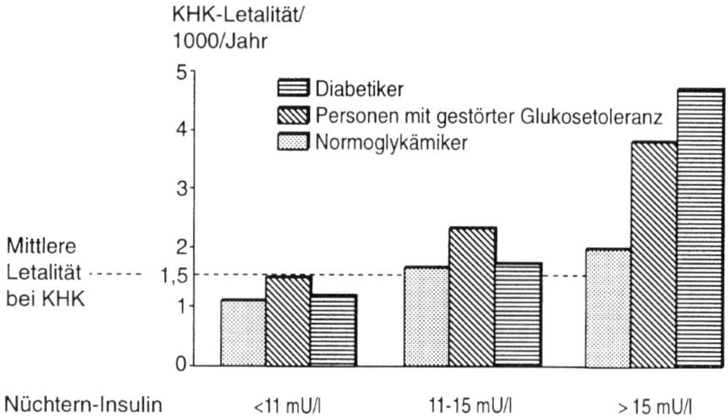


**Abb. 64.** Beziehung zwischen der Sterblichkeit an einer koronaren Herzkrankheit und dem nüchtern gemessenen Plasmaspiegel von Insulin bei Normalpersonen, Glukoseintoleranten und manifesten Diabetikern; Paris Prospective Study. (Mod. nach Fontbonne et al. 1991)

postprandialen Insulin (Pyörälä 1979; Wirth u. Krone 1988c). Pathophysiologisch läßt sich dieser Zusammenhang gut erklären.

1. Insulin stimuliert die Lipidsynthese in der Arterienwand sowie
2. die Proliferation von glatten Muskelzellen.
3. Insulin führt zur Hypertonie (s. oben), fördert
4. die Lipidsynthese in der Leber (s. 6.2.) und erhöht die Aktivität des Plasminogenaktivatorinhibitors (s. 7.7.2).

Epidemiologische, klinische und experimentelle Untersuchungen weisen somit Insulin als einen kardiovaskulären Risikofaktor aus (Wirth u. Krone 1988). Bei adipösen Personen, insbesondere bei abdominal adipösen, besteht in der Regel eine Hyperinsulinämie (Wirth u. Krone 1993a).

*Fettverteilung*
Kurz nach der „Renaissance" des Konzeptes von Vague (1947) von der klinischen Bedeutung der Fettverteilung durch Kissebah (1982) erschienen in Göteborg bereits Mitte der 80er Jahre die ersten Untersuchungen zur kardiovaskulären Morbidität und Mortalität in Abhängigkeit von der Körperzusammensetzung. In 2 Untersuchungen wurde bei Männern (Larsson

1984) und bei Frauen (Lapidus 1984) gezeigt, daß insbesondere bei einer hohen „waist-to-hip ratio" (WHR) Herzinfarkt, Angina pectoris, Apoplex und Tod häufiger vorkamen. Das Verhältnis von Hüft- zum Taillenumfang stellte sich als bester Prädiktor für die erwähnten Krankheiten und den Tod heraus; es war bei Frauen ein unabhängiger Risikofaktor, bei Männern konnte das nicht festgestellt werden. Diese Ergebnisse kamen nicht überraschend, gab es in der Zwischenzeit doch eine Vielzahl von Hinweisen, daß kardiovaskuläre Risikofaktoren mit der Fettverteilung zusammenhängen. Viel Fett im Abdominalraum führt über verschiedene Mechanismen zur Entwicklung von metabolischen Risikofaktoren (metabolisches Syndrom) und damit zur Arteriosklerose (s. 7.5.3).

Eine abdominale Adipositas mit Insulinresistenz und Hyperinsulinämie ist ein bedeutsamer Risikofaktor.

Bisher konnte in allen Studien nachgewiesen werden, daß die abdominale Adipositas mit einer Überhäufigkeit der KHK einhergeht (Wolfram 1990). Die größte epidemiologische Untersuchung zu diesem Thema ist im Honolulu Heart Program (Danahue et al. 1987) verankert. 7692 Männer wurden in die Studie aufgenommen und nach 12 Jahren nachuntersucht. Neben anthropometrischen Basisdaten und kardiovaskulären Risikofaktoren wurde auch die Hautfaltendicke gemessen. Es zeigte sich, daß die subskapulare Hautfaltendicke – Maß für eine zentrale (abdominale) Adipositas – ein starker Prädiktor für die Entwicklung einer KHK (Herzinfarkt und Herztod) war (Abb. 65). Während die KHK-Rate bei Übergewichtigen und Adipösen (BMI > 25,2 kg/m²) im Vergleich zu Schlanken (BMI < 22,4 kg/m²) um ca. 30% höher lag, betrug der Unterschied zwischen Personen mit zentraler und peripherer Adipositas das Doppelte. Auch die Risikofaktoren Cholesterin, Triglyzeride, Glukose, Blutdruck und Zigarettenrauchen waren mit der Fettverteilung korreliert.

## 7.3.2 Apoplex

Weit weniger als die KHK und der Herzinfarkt sind zerebrovaskuläre Erkrankungen in Abhängigkeit vom Körpergewicht untersucht. Da die Hypertonie mit der Adipositas eng assoziiert und die Hypertonie der wichtigste zerebrale Risikofaktor

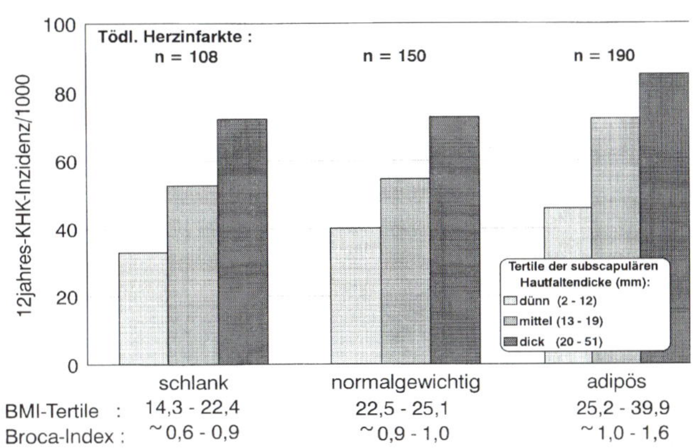


**Abb. 65.** Inzidenz der koronaren Herzkrankheit in Abhängigkeit vom Körpergewicht und der Fettverteilung (subskaspuläre Hautfaltendickemessung). Dünne Hautfalte≈periphere Adipositas; dicke Hautfalte≈zentrale Adipositas. (Nach Donahue et al. 1987)

ist, könnte man vermuten, daß auch die Adipositas ein zerebrovaskuläres Risiko darstellt. Die Frage jedoch ist bis heute nur in einigen Aspekten geklärt.

Studien, in denen das Körpergewicht bzw. Gewichtsindizes mit der Apoplexrate korreliert wurden, sind nicht einheitlich. Sie zeigen im wesentlichen einen Trend für diese Erkrankung bei Männern mit höherem Gewicht (Kannel 1983); viele Untersuchungen bestätigten auch das nicht. Als man jedoch damit begann, beim Studiendesign auf die Fettverteilung zu achten, kam man zu valideren Ergebnissen. Sie stammen v. a. von der Göteborg-Studie, in der Männer (Larsson 1984) und Frauen (Lapidus 1984) unter mehreren Aspekten mehrfach nachuntersucht wurden. Bei der 18,5jährigen Beobachtung von 792 Männern, 1913 geboren, erlitten 57 (7,2%) einen Apoplex. Die Schlaganfallrate stand klar mit dem Taille-Hüft-Verhältnis in Beziehung. Männer mit abdominaler Adipositas erlitten mehr als doppelt so häufig einen Apoplex wie schlanke Männer mit peripherer Fettverteilung. Eine Multivarianzanalyse charakterisierte die Fettverteilung neben dem Blutdruck, dem Fibrinogen und einem Schlaganfall mütterlicherseits als zerebrovaskulären Risikofaktor; für das Cholesterin, den Hämatokrit, die Glukose, das Rauchen die KHK und den BMI allein traf das nicht zu (Welin 1987).

### 7.3.3 Periphere arterielle Verschlußkrankheit

Adipöse weisen häufiger periphere Durchblutungsstörungen (AVK) auf als Nichtadipöse. Dieser Unterschied ist jedoch durch begleitende kardiovaskuläre Risikofaktoren wie Diabetes, Dyslipidämie und Hypertonie erklärbar (Vogelberg 1975). Auch in anderen Untersuchungen konnte die Adipositas nicht als eigenständiger Risikofaktor für die arterielle Verschlußkrankheit ausgemacht werden (Hubert et al. 1983). Diese Ergebnisse weisen – wie verschiedene andere Phänome – darauf hin, daß das arterielle Strombett in den Extremitäten etwas anderen pathophysiologischen Mechanismen unterworfen ist als das kardiale und zerebrovaskuläre. Ob jedoch abdominal Adipöse eine Präferenz für die AVK zeigen, ist nicht untersucht.

### 7.3.4 Fazit

- ▷ Die Adipositas ist ein unabhängiger kardiovaskulärer Risikofaktor.
- ▷ Die KHK ist stärker mit der Fettverteilung als mit der Fettmasse korreliert.
- ▷ Eine abdominale Adipositas im Verbund mit einem metabolischen Syndrom gilt als Risikofaktor allererster Ordnung.
- ▷ Gewichtsänderungen verringern bzw. vergrößern das koronare Risiko erheblich.
- ▷ Die Adipositas begünstigt die Entstehung eines Apoplexes und einer peripheren arteriellen Verschlußkrankheit; ein unabhängiger Risikofaktor ist sie wahrscheinlich nur für den Apoplex.
- ▷ Bei der Entstehung eines Apoplexes ist die Fettverteilung wichtiger als die Fettmasse.

## 7.4 Besonderheiten der Diagnostik bei kardiovaskulären Erkrankungen

### 7.4.1 Elektrokardiographie

Das EKG liefert bei Adipositas nicht sehr häufig klinische Ergebnisse. Wegen der Einfachheit und generellen Verfügbarkeit sollte jedoch routinemäßig eine elektrokardiographische Untersuchung mit den üblichen Extremitäten- und Brustwandableitungen erfolgen. Auf folgendes sollte man achten (Frank et al. 1986, Drenick u. Fischer 1988):

- *Rhythmus:* Vorhofflimmern ist sehr selten, wenn auch häufiger als bei Normalpersonen. Sinusbradykardien werden in ca. 20 % der Fälle beobachtet. Sinustachykardien sind extrem selten, ebenso AV-Knotenrhythmen (<1 %).
- *Ventrikuläre Extrasystolie:* Ventrikuläre Ektopien kommen v. a. beim dilatierten und/oder hypertrophierten Herz vor, insbesondere dann, wenn beide kombiniert präsent sind (exzentrische Hypertrophie). Messerli (1987) beobachtete bei Adipösen mit einer exzentrischen Hypertrophie 30mal häufiger ventrikuläre Extrasystolien als bei Schlanken, bei der konzentrischen Hypertrophie war die Ektopieneigung weniger stark ausgeprägt.
- *Herzfrequenzvariabilität:* Dieser für die Prognose wichtige Parameter wurde bisher kaum untersucht. Bei Stimulation des Parasympathikus (tiefes Atmen) war eine verminderte Variabilität hinsichtlich des R-R-Abstands zu sehen, nicht jedoch bei Stimulation des Sympathikus durch Handgriparbeit (= Belastungstest; Zahorska-Markiewicz et al. 1993). Die Depression der parasympathischen Aktivität mag Bedeutung für die Übersterblichkeit Adipöser haben.
- *Herzfrequenz:* Mit zunehmenden Gewicht steigt die Frequenz geringgradig an, bei 15 kg um ca. 1 Schlag/min. Der Anstieg ist unabhängig von Blutdruck, Alter und Geschlecht. Bei Gewichtsreduktion nimmt die Frequenz ab; bei Kindern und Jugendlichen mit durchschnittlich 5,7 kg Gewichtsabnahme verminderte sich die Frequenz im Langzeit-EKG von 84 auf 75 Schläge/min (Zwiauer et al. 1989):
- *P-Welle:* Diese ist oft betont, selten jedoch über 0,3 mV in Ableitung II. Auch Verbreiterungen kommen vor (<5 %). Möglicherweise hängen diese Veränderungen mit der Volumenbelastung des Herzens bzw. einer gestörten Ventrikelfüllung zusammen (Alexander 1991).: Diese Zeitdauer steht ebenfalls mit dem Gewicht in einer leichten Beziehung. Intraventrikuläre Leitungsverzögerungen (0,1–0,12 s) treten in ca. 5 % der Fälle auf, komplette Schenkelblöcke (< 0,12 s) sind extrem selten.
- *QRS-Vektor und QRS-Amplitude:* Bei Adipösen besteht häufig eine Deviation nach links, weniger als –30° kommt selten vor. Die Summe von S in $V_3$ und R in $V_5$ ist mit dem Gewicht positiv korreliert. Man sollte jedoch nicht von einem „positiven Links-Sokolow“ auf eine linksventrikuläre Hypertrophie schließen; es besteht zwar eine hohe Spezifität, aber eine geringe Sensitivität. Die Diagnose einer Linkshypertrophie sollte echokardiographisch und nicht elektrokardiographisch gestellt werden. Überschätzt wird die Häufigkeit einer Niedervoltage; sie ist nur bei 4 % der Adipösen zu beboachten.
- *Endstreckenveränderungen:* ST- und T-Veränderungen sind bei ca. 10 % aller Adipösen nachweisbar. Rückschlüsse auf eine linksventrikuläre Hypertrophie oder Dilatation, KHK oder nichttransmurale Infarkte sind – wie bei Normalgewichtigen – in der Regel nicht zulässig.
- *QT-Intervall:* Eine Verkürzung ist ganz selten, eine Verlängerung (> 0,42 s) dagegen häufig (25 %). Ursache und Bedeutung dieser Adaptation sind unklar.

Alle diese Ergebnisse zeigen, daß mit Hilfe des EKGs klinisch wenig bedeutsame und selten sichere pathologische Befunde bei Adipösen festgestellt werden können. Das EKG gehört zur Basisdiagnostik, aufgrund der geringen Spezifität liefert es oft Anhaltspunkte zur vertieften Diagnostik.

### 7.4.2 Blutdruck

Oben wurde erwähnt, daß jeder 2. Adipöse eine arterielle Hypertonie in Ruhe aufweist; unter Belastung ist der Blutdruck bei $^2/_3$

erhöht. Betroffen sind sowohl der systolische als auch der diastolische Blutdruck. Diese Anpassung ist nicht durch methodische Fehler zu erklären, da auch transmissionsplethysmographische Blutdruckmessungen (Finapress) und blutig vorgenommene Meßmethoden zu diesem Ergebnis kommen.

Berücksichtigen muß man bei Adipösen allerdings den größeren Oberarmumfang. Ab einem Umfang von 40 cm ist nicht mehr die übliche (13 cm breite), sondern eine 16–20 cm breite und 60–80 cm lange Stoffmanschette mit einem entsprechend größeren Gummiteil zu verwenden (Oberschenkelmanschette). Bei Kindern werden schmalere Manschetten benutzt, die etwa $^{2}/_{3}$ der Oberarmlänge bedecken (Empfehlung der Deutschen Liga zur Bekämpfung des hohen Blutdrucks). Eine Messung mit üblichen (schmalen) Manschetten und nachfolgender Korrektur anhand von Tabellen kann fehlerhafte Ergebnisse liefern. Mit zu schmalen Manschetten wird die Blutdruckhöhe überschätzt; eine Hypertonie wird in ca. $^{1}/_{3}$ der Fälle falsch-positiv diagnostiziert (Binder 1993).

> Mit einer normalen Blutdruckmanschette wird bei Adipösen der Blutdruck überschätzt.

### 7.4.3 Ergometrie

Mit Hilfe der Ergometrie können Herzfrequenz, Blutdruck und Leistungsfähigkeit beurteilt werden; zudem können mit ca. 75%iger Sicherheit Hinweise für eine Belastungskoronarischämie erhalten werden (Hardinghaus u. Wirth 1989). Die Herzfrequenz ist bei Adipösen unter Belastung nur geringfügig höher als bei Normalgewichtigen.

Die Leistungsfähigkeit des Adipösen übersteigt die eines Normalgewichtigen, was durch eine erhöhte Muskelmasse begründet ist. Wird die Leistungsfähigkeit jedoch in W/kg Körpergewicht ausgedrückt, wie das in manchen Labors der Fall ist, sind Adipöse weniger leistungsfähig; die Wahl dieser Einheit macht keinen Sinn. Geeigneter ist daher eine Orientierung an der Muskelmasse. Für klinische Zwecke empfiehlt sich die Impedanzmethode (s. 3.4.4).

Insbesondere bei der abdominalen Adipositas mit metabolischem Syndrom oder gar bei Angina-pectoris-Beschwerden sollte mit Hilfe der Ergometrie gezielt nach einer KHK gesucht werden. Ob die Ergometrie bei Adipösen im Vergleich zu Normalgewichtigen spezifischer oder sensitiver ist, ist nicht bekannt.

### 7.4.4 Echokardiographie

Jeder Adipöse sollte bei jahrelangem Übergewicht echokardiographiert werden. Die linksventrikuläre Dilatation verläuft zu Beginn oft ohne Symptomatik. Besteht eine Dyspnoe, wird dieses Symptom meistens der vermehrten Körperfülle und nicht einer systolischen oder diastolischen Funktionsstörung zugeschrieben. Die linksventrikuläre Hypertrophie wirkt sich prognostisch ungünstig aus und kann auch ohne Hypertonie vorkommen. Die verstärkte subkutane Fettschicht verhindert oft eine befriedigende Abbildung der intrakardialen Strukturen. Es sollten daher nur niedrigfrequente Schallköpfe mit 2,5 MHz – oder noch besser 2,0 MHz – zum Einsatz kommen. Damit gelingt zumindest bei 90% der Patienten eine brauchbare Darstellung. Bei unbefriedigender transthorakaler Anlotung und dringender Indikation wird man die transösophageale Echokardiographie anwenden. Die Diagnose „adipöse Kardiomyopathie" ist im wesentlichen eine echokardiographische (s. 7.1).

*M- und B-Mode*
Beurteilt werden v.a. die Diameter und die Wände des linken Ventrikels. Zur Beurteilung sollten Größen verwendet werden, die sich an der Körperoberfläche orientieren, wann immer das sinnvoll ist. Bei Verdacht auf KHK oder abgelaufenen Myokardinfarkt sollte die Wandbeweglichkeit beurteilt werden, evtl. unter Belastung (Streßechokardiographie).

Eine Echokardiographie sollte bei jedem Adipösen mit einer Hypertonie oder kardiovaskulären Symptomen/Beschwerden durchgeführt werden.

*D-Mode*
Die Dopplertechnik erlaubt eine Messung der linksventrikulären Füllung, indem Flow-Charakteristika über der Mitralklappe bestimmt werden. Insbesondere das Verhältnis der frühen (E) zur späten (A) Füllung (E/A-Quotient) kann zugunsten der A-Füllung verschoben sein, was auf einen erhöhten Druck im kleinen Kreislauf bzw. eine Erhöhung der Preload hinweist (Alpert et al. 1995). Von Bedeutung ist auch die isovolumetrische Relaxationszeit, die sich durch simultane Anlotung der Mitral- und Aortenklappe bestimmen läßt. Insbesondere bei gleichzeitig bestehender Hypertrophie ist die Zeit vom Schluß der Aortenklappe bis zur Öffnung der Mitralklappe als Hinweis auf eine Relaxationsstörung verlängert (>100 ms).

### 7.4.5 Röntgenthorax

Eine Röntgenuntersuchung des Herzens in konventioneller Technik hat in Anbetracht der Echokardiographie erheblich an Bedeutung verloren; man sollte sie zur Primärdiagnostik daher nicht durchführen. Auch die röntgenologische Herzvolumenbestimmung ist durch die Ultraschalltechniken obsolet geworden. Nur bei unverwertbaren echokardiographischen Bildern, was bei der morbiden Adipositas nicht selten der Fall ist, wird man eine Röntgenuntersuchung bei Verdacht auf eine Herzinsuffizienz in Erwägung ziehen.

## 7.5 Diabetes mellitus und Glukoseintoleranz

Von allen mit der Adipositas assoziierten Krankheiten ist der Zusammenhang mit dem Diabetes am eklatantesten. Dies trifft nur für den Typ-II-Diabetes, die insulinunabhängige Form, zu, nicht für den Typ I (Insulinmangel). Die Beziehung zwischen Körpergewicht und Typ-II-Diabetes sind hinsichtlich Prävalenz, Genese und Therapie so eng, daß man feststellen kann: das Schicksal eines Typ II Diabetikers hängt im wesentlichen mit seinem Gewicht zusammen (Müller-Wieland et al. 1990)

### 7.5.1 Häufigkeit

*Glukoseintoleranz*
Seit Anfang des Jahrhunderts ist klar, daß nach einer oralen oder intravenösen Glukosebelastung bei Adipösen erhöhte Blutglukosespiegel gemessen werden. Je nach Alter, Ausmaß der Adipositas und der Fettverteilung liegt eine Glukoseintoleranz bei 20–80% dieser Personen vor (Gries et al. 1976). An 528 Probanden mit unterschiedlichem Gewicht zeigten Haupt et al. (1981), daß Übergewichtige und Adipöse eine verminderte Glukosetoleranz aufweisen (Abb. 66). Die verminderte Glukoseverwertung ist mit deutlich erhöhten Plasmainsulinkonzentrationen vergesellschaftet. Die Insulinsekretion setzt nach Glukosebelastung verzögert ein, weist später aber

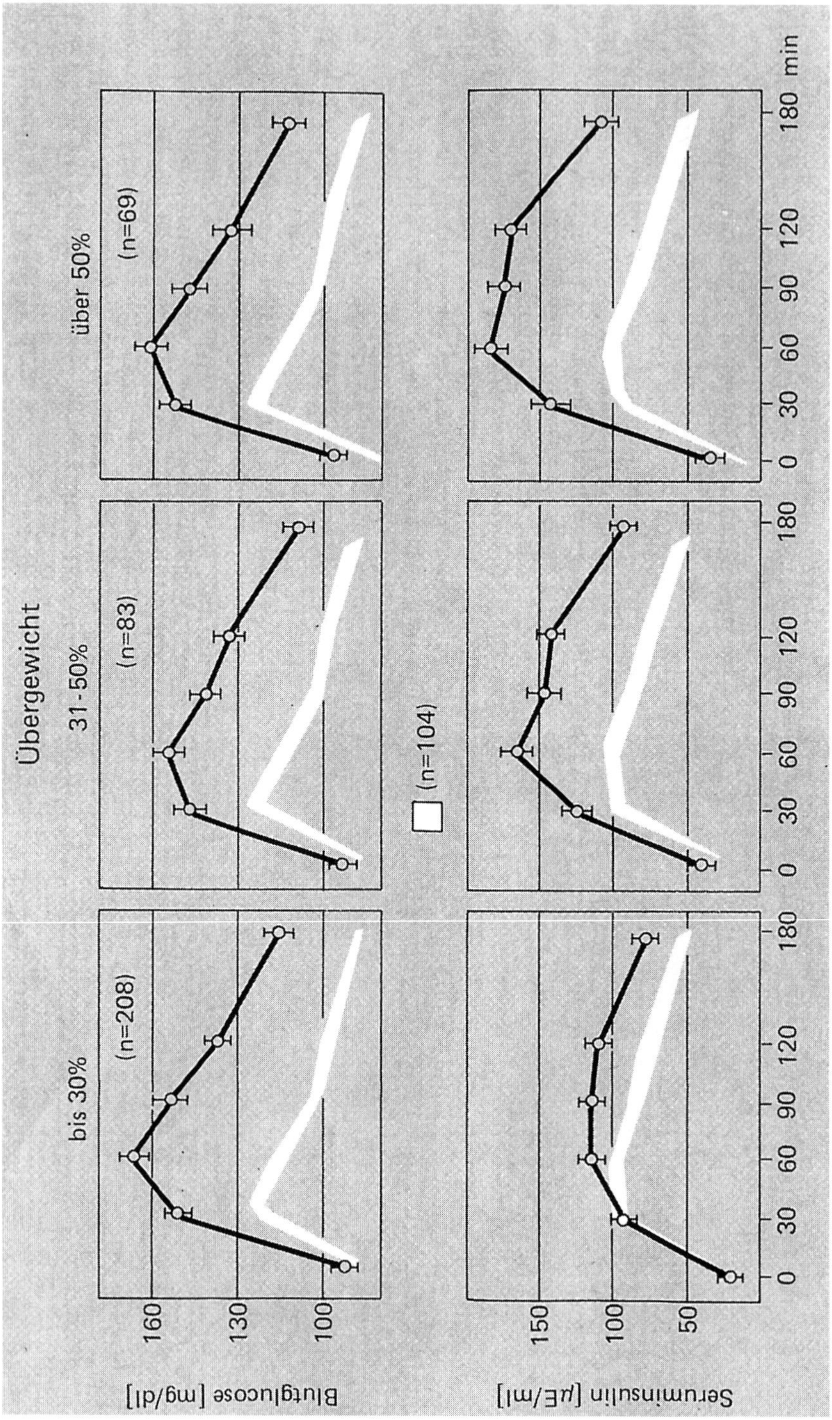


**Abb. 66.** Blutglukose- und Seruminsulinkonzentration beim oralen Glukosetoleranztest bei Übergewichtigen bzw. Adipösen (*schwarz*) im Vergleich zu normalgewichtigen Kontrollpersonen (*weiß*). (Nach Haupt et al. 1981)

einen überschießenden Anstieg und Gipfel sowie einen verzögerten Abfall auf. Patienten mit einer Glukoseintoleranz werden häufiger diabetisch als solche ohne diese Störung. Die Wahrscheinlichkeit liegt bei ihnen 6- bis 8mal höher als bei Gesunden (Sasaki etal. 1982; Felber 1992).

> Keine Krankheit ist mit der Adipositas so eng vergesellschaftet wie der Diabetes.

*Diabetes mellitus*
Etwa 80% aller Typ-II-Diabetiker sind adipös (Mehnert 1984a, b). Jeder 2. Mann und jede 3. Frau über 50 Jahre muß im Lauf des Lebens mit der Manifestation eines Diabetes mellitus rechnen, falls eine Adipositas besteht (Gries et al. 1976). Die Häufigkeit des Diabetes mellitus ist ab einem BMI >30 kg/m² etwa doppelt so häufig wie bei Übergewichtigen und ca. 10mal so häufig wie bei Normalgewichtigen (Abb. 14, S. 48). Noch deutlicher zeigt sich der Zusammenhang zwischen Körpergewicht und Diabetes bei der Inzidenz. Bei 113861 US-amerikanischen Frauen im Alter von 30–55 Jahren trat innerhalb von 8 Jahren bei leicht Adipösen (BMI 30–35 kg/m²) etwa 30mal häufiger ein Diabetes auf als bei schlanken Personen; bei sehr adipösen Personen (BMI >35 kg/m²) war das relative Risiko, in dieser Zeit manifest diabetisch zu werden, sogar 60fach erhöht (Nurses' Health Study; Abb. 67).

## 7.5.2 Insulinresistenz

Heutzutage sind sich nahezu alle Stoffwechselexperten einig, daß das Bindeglied zwischen Adipositas und Diabetes mellitus in der Insulinresistenz zu sehen ist. Diese pathogenetische Vorstellung hat sich in den 80er Jahren endgültig durchgesetzt; erstmals zeigten jedoch Rabinowitz u. Zierler bereits 1962 an den Unterarmen von

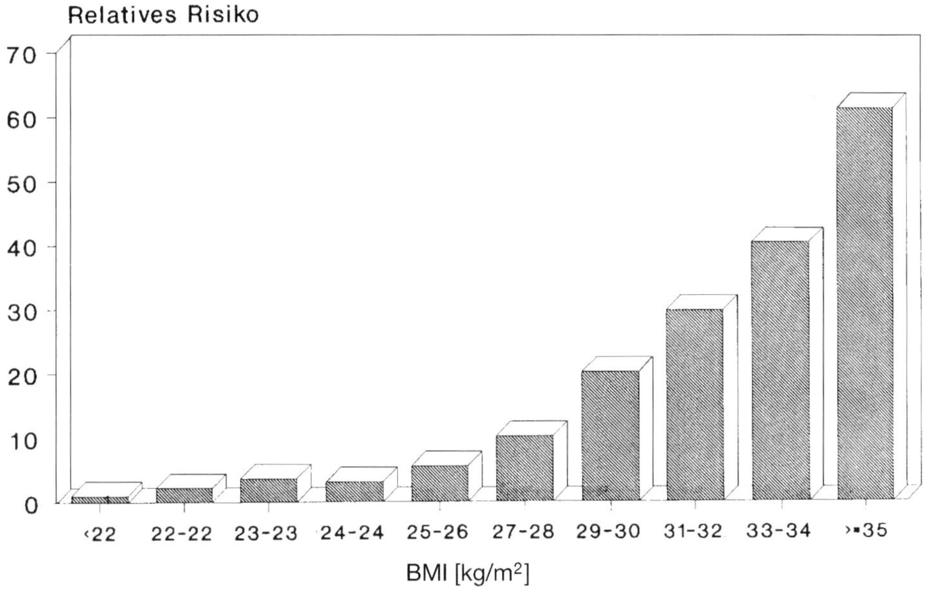


**Abb. 67.** Neuerkrankungsrate hinsichtlich eines Diabetes mellitus in der Nurses' Health Study in Abhängigkeit vom Körpergewicht innerhalb von 8 Jahren. (Nach Colditz et al. 1990)

Adipösen eine verminderte insulinstimulierte Glukoseaufnahme.

## Definition und Diagnose

Unter Insulinresistenz versteht man die verminderte Wirksamkeit von Insulin am Zielorgan. Gemeint ist üblicherweise die reduzierte Wirkung hinsichtlich des Glukosestoffwechsels, insbesondere der Glukoseverschwinderate bei Glukosezufuhr; es können jedoch auch andere Insulineffekte gemeint sein (z.B. antilipolytische Wirkung). Was den Glukosestoffwechsel betrifft, sind die Organe Leber, Skelettmuskulatur, Fettgewebe u.a. betroffen, nicht jedoch das Gehirn oder die Blutkörperchen.

Die Insulinresistenz ist v.a. mit der viszeralen Adipositas vergesellschaftet. Aber auch andere Faktoren wie körperliche Inaktivität, hoher Fettkonsum und eine genetische Disposition spielen eine Rolle (Deprés u. Marette 1994); eine Genmutation wurde bisher nicht entdeckt.

Die Insulinresistenz geht mit Krankheitsstörungen wie Diabetes mellitus, Dyslipidämie, Störungen der Fibrinolyse, Hyperurikämie und Hypertonie einher (= metabolisches Syndrom). Das „metabolische Syndrom" ist ein klinischer, die „Insulinresistenz" ein pathophysiologischer Begriff; inhaltlich gehören sie zusammen.

Die exakte Ermittlung einer Insulinresistenz ist aufwendig und schwierig. Als Beweis gilt gewöhnlich, daß mit Hilfe der Glukose-Clamp-Technik eine verminderte Glukoseverschwinderate nachgewiesen wird. Dies ist üblicherweise beim Typ-II-Diabetes und der Glukoseintoleranz der Fall. Für epidemiologische Studien werden in der Regel ein erhöhter Plasmainsulinspiegel oder eine Glukoseintoleranz als Kriterium einer Insulinresistenz herangezogen. Diese vereinfachte Diagnostik folgert aus dem pathophysiologischen Zusammenhang, daß eine verminderte Insulinempfindlichkeit zu ansteigenden Glukose- und schließlich erhöhten Insulinkonzentrationen führt. Die Glukosebelastung erfuhr daher zu Recht für klinische Belange eine Renaissance.

## Faktoren der Insulinresistenz

Die zellulären Mechanismen der Insulinresistenz sind nicht genau bekannt. Viele Experten gehen davon aus, daß erhöhte Konzentrationen von FFS bei der Adipositas eine zentrale Rolle für die Genese der Insulinresistenz spielen. Bei Adipösen sind die Serumkonzentrationen von FFS erhöht, die Umsatzrate ist gesteigert; besonders deutlich ist das bei der abdominalen Adipositas (Jensen et al. 1989). Vorwiegend im Einstromgebiet der Portalvene kommt es zu einer verstärkten Anflutung von FFS. Da die hepatische Aufnahme konzentrationsabhängig ist, ist verständlich, daß sich daraus vielfältige Wirkungen in der Leber ergeben können (Abb. 68). Aber auch am Skelettmuskel sind vielfältige FFS-Wirkungen nachgewiesen worden, die die Insulinwirkungen beeinträchtigen.

**Insulinresistenz bei Adipositas**

1. Vererbung:
   - ob-Gen (Leptin),
   - $\beta_3$-Adrenorezeptoren,
   - TNF-$\alpha$.
2. Zirkulation
   - freie Fettsäurekonzentration erhöht,
   - Plasmainsulin erhöht,
   - Glukose erhöht,
   - Geschlechtshormone erhöht,
3. Morphologie
   - oxidative Muskelfasern erniedrigt,
   - viszerale Fettmasse erhöht,
   - Kapillardichte erniedrigt,
   - muskulärer Blutfluß erniedrigt,
   - Insulinrezeptor:
     - Tyrosinkinase erniedrigt,
     - Anzahl erniedrigt.

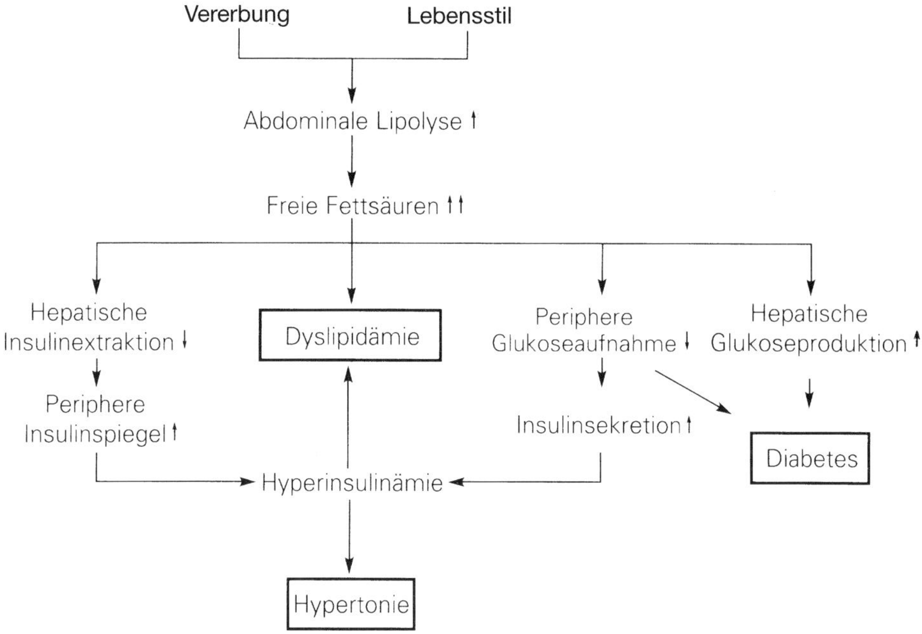


**Abb. 68.** Fettsäurehypothese zur Erklärung des metabolischen Syndroms

*Leber*

FFS hemmen die hepatische Insulinbindung, -extraktion und -degradation (Svedberg et al. 1990, 1991). Auf diese Weise wird weniger des vom Pankreas sezernierten Insulins hepatisch entnommen; es resultiert eine periphere Hyperinsulinämie (Abb. 68).

Zudem besteht eine beschleunigte hepatische Glukoseproduktion durch vermehrte Glukoneogenese; das führt direkt zur Hyperglykämie (Abb. 69). Ursache hierfür ist zum einen die vermehrte Produktion von sog. Präkursoren der Glukose (z.B. Laktat, Aminosäuren), was nicht nur beim Diabetes, sondern auch bei Adipositas nachgewiesen ist (Bonadonna u. DeFronzo 1993). Zum anderen bedingen hohe Serumkonzentrationen von FFS eine hohe Oxidationsrate, was zur intrazellulären Vermehrung von Acetyl-CoA führt. Acetyl-CoA stimuliert die Pyruvat-Carboxylase, ein Enzym, das die Glukoneogenese aus Präkursoren einleitet. Diese Stoffwechselsituation wurde vor mehr als 30 Jahren erstmals beschrieben und ist Teil des Randle-Zyklus (Randle et al. 1963). Schließlich wurde nachgewiesen, daß FFS mit dem Insulinrezeptor an Hepatozyten interagieren und die Bindung sowie die Wirkung von Insulin beeinträchtigen (Svedberget al. 1990). Besteht bereits eine Insulinresistenz, spielt der Faktor Glukoneogenese eine noch wichtigere Rolle bei der Genese der Hyperglykämie, weil Insulin normalerweise diesen Stoffwechselprozeß hemmt.

Vermittelt durch die Leber kommt es bei der Adipositas somit über 3 Mechanismen zur Hyperglykämie:
1. vermehrte Bereitstellung und
2. beschleunigten Einbau von glukoneogenetischen Präkursoren,
3. Hemmung der Insulinwirkung durch FFS.

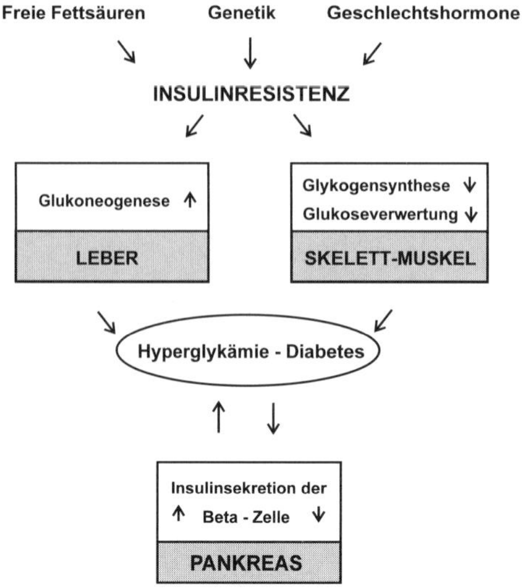


**Abb. 69.** Erkärung des Diabetes mellitus Typ II durch Insulinresistenz, erhöhte hepatische Glukoneogenese und verminderte muskuläre Glukoseverwertung; nach Jahren kann eine reduzierte Insulinsekretion hinzukommen

*Skelettmuskel*

Die Insulinresistenz der Muskulatur, die 70–80% der Glukose metabolisiert, hat mehrere Ursachen, die v.a. durch eine „substrate competition" zwischen Glukose und FFS bedingt sind (Brunetti u. Bolli 1992).

Auch hier haben Randle et al. wesentlich zum Verständnis der involvierten Mechanismen beigetragen (1963). Ein vermehrtes Angebot von FFS inhibiert einige Enzyme der Glykolyse:

1. Eine beschleunigte Oxidation von FFS bewirkt – wie in der Leber – eine Akkumulation von Acetyl-Co, einem potenten Inhibitor der Pyruvat-Dehydrogenase.
2. Eine erhöhte Oxidationsrate von FFS vermehrt NAD/NADH, wodurch der Krebs-Zyklus gehemmt wird.
3. Das führt zur Akkumulation von Zitrat, einem Inhibitor der Phosphofruktokinase. Diese Veränderungen haben zur Folge, daß Glukose über die Glykolyse vermindert oxidiert wird.
4. Die Folge davon ist die Anhäufung von Glukose-6-Phosphat, einem potenten Inhibitor der Hexokinase, und der
5. Uridine-Diphosphoglukose, einem Substrat für die Glykogensynthese.

Die erwähnten Mechanismen erklären, wie über ein vermehrtes Angebot von FFS die Glukoseoxidation und Glykogensynthese gehemmt werden (Bonadonna u. DeFronzo 1993).

Differenzierte Studien zur Glukoseverwertung bei abdominal Adipösen (Pedersen et al. 1993) und Diabetikern (Shulman et al. 1990) zeigten, daß die Glukoseverschwinderate nur zum geringen Teil aufgrund einer verminderten Oxidation, sondern hauptsächlich durch nichtoxidative Mechanismen, d.h. die Glykogensynthese, gestört ist. Ursache für die gehemmte Glykogenbildung, die auf der Ebene der Glykogensynthase nachgewiesen ist, ist möglicherweise der verminderte Abbau von Glykogen, d.h. die Glukoseverwertung; wird weniger Glukose oxidiert, wird auch weniger Glykogen „nachgeliefert". Glykogen unterliegt einer feinen enzymatischen Regulation, wobei der Abbau über die Glykogenphosphorylase katalysiert wird.

Felber et al. (1987) fanden, daß die gestörte Glykogensynthese direkt mit der Lipidoxidation zusammenhängt. Sie kamen zu dieser Erkenntnis, indem sie die Glukose-Clamp-Technik mit der indirekten Kalorimetrie verbanden, wodurch nicht nur Angaben zur Glukoseaufnahme, sondern auch hinsichtlich ihrer weiteren Verwertung gewonnen wurden. Sie fanden eine positive Korrelation zwischen der Lipidoxidation und der Körperfettmasse (Felber 1992). Die vermehrt oxidierten Lipide bei Adipösen entstammen weniger den im Plasma verfügbaren FFS, sondern vielmehr den von intramuskulären Triglyzeridspeichern freigesetzten. Offensichtlich oxidiert der Adipöse – wie der Typ-II-Diabetiker – weniger Glukose und dafür vermehrt FFS; es ist ein „shift" hinsichtlich der Energieverwertung von Glukose zu FFS zu verzeichnen (Abb. 70). Bei oraler bzw. i.v.-Glukosestimulation wird die Lipidoxidation bei Adipösen weniger supprimiert als bei Normalpersonen; die FFS-Spiegel fallen bei Adipösen aufgrund einer Insulinresistenz weniger ab (Reynisdottir et al. 1994). Zudem konnte Felber zeigen, daß bei Hemmung der Lipolyse und Verminderung der FFS-Konzentration mit Hilfe von Nikotinsäure nicht nur die Lipidoxidation vermindert, sondern auch die Insulinsensitivität durch Stimulation der Glykogensynthese erhöht wird. Wird hingegen die Lipidkonzentration durch Intralipidinfusion erhöht, sinken Glukoseaufnahme und -speicherung (Felber 1992).

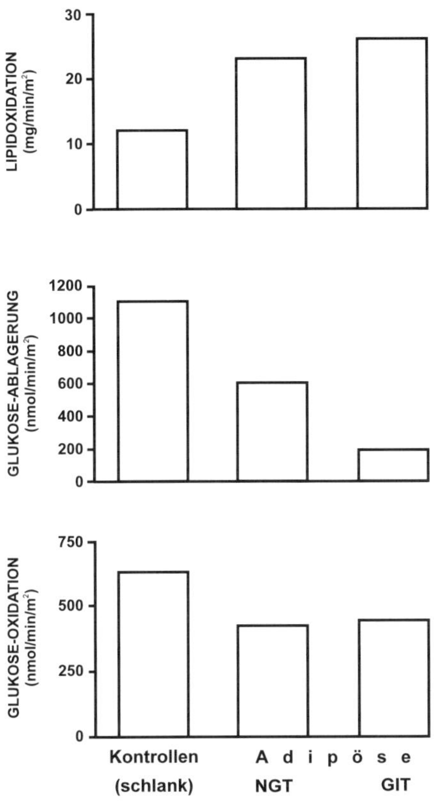


**Abb. 70.** Lipidoxidation, Glukoseoxidation und Glukoseablagerung (Glykogenspeicherung) während eines euglykämischen Glukose-Clamp bei Schlanken sowie Adipösen mit undohne Glukoseintoleranz (**GII** Glukoseintoleranz, **NGT** normale Glukosetoleranz). (Nach Felber 1992)

> Die Insulinresistenz manifestiert sich vorwiegend am Skelettmuskel.

Wahrscheinlich spielt nicht nur die Biochemie, sondern auch die Morphologie des Skelettmuskels eine Rolle bezüglich der Genese der Insulinresistenz. Ein hoher Anteil an *Typ-I-Fasern* mit hoher oxidativer Kapazität und eine hohe Kapillardichte sind positiv mit der Insulinwirkung korreliert (Lillioja et al. 1987). Oxidative Fasern enthalten auch mehr Glukosetransporter (GLUT4) als glykolytische Fasern (Typ II). GLUT4 ist der wichtigste Glukosetransporter und bedeutend für die Transduktion der Insulinwirkung (s. unten).

*Hyperglykämie*

Glukose steht im Verdacht, eine Insulinresistenz verursachen zu können. Glukose wirkt möglicherweise direkt oder indirekt über Metabolite „toxisch" auf Mechanismen der Glukoseverwertung. Es wurde nachgewiesen, daß Glukose den insulinstimulierten Glukosetransport beeinträchtigt, entweder durch Verminderung der Anzahl oder der Aktivität des Glukosetransporters GLUT4 (Klip 1994). Glukose schädigt offenbar auch die $\beta$-Zellen und induziert so eine Verminderung der $\beta$-Zellmasse mit reduzierter Insulinsekretion (Leahy et al. 1988).

*TNF-$\alpha$*

Die Expression von TNF-$\alpha$ („tumor necrosis factor-$\alpha$") ist in Fettzellen bestimmter adipöser Tiere mit Insulinresistenz erhöht. TNF-$\alpha$ vermindert die insulinstimulierte Glukoseaufnahme durch Suppression von Glukosetransportern und durch Stimulation der Lipolyse mit Erhöhung der FFS (Dépres u. Marette 1994; Hauner et al. 1995).

*Geschlechtshormone*
Möglicherweise spielen auch Geschlechtshormone eine Rolle bei der Entstehung einer Insulinresistenz. Abdominal adipöse Männer haben überlicherweise verminderte Testosteronspiegel. Durch Substitution verbessert sich die Insulinwirkung (Marin et al. 1992a).

*Insulinrezeptor und Glukosetransporter*
Nach dem heutigen Verständnis vermittelt Insulin seine Wirkung an Zielorganen wie folgt: Insulin wird an einen spezifischen Rezeptor, ein transmembranöses tetrameres Protein, gebunden. Daraufhin erfolgt eine Aktivierung über die Tyrosinkinase mit Signalübertragung auf die sog. Postkinasesignaltransmitter, die das Insulinsignal an die eigentlichen Effektorsysteme in der Zelle weiterleiten. Wesentliche Effektorsysteme sind das Glukosetransportsystem und die Glykogensynthetase (Häring 1993). Durch Insulin erhöht sich die Transportgeschwindigkeit von Hexose durch die Membran in Muskel- und Fettgewebe erheblich; dieser Effekt wird von sog. Glukosetransportern (GLUT4) vermittelt (Joost et al. 1992). Wie 1980 erstmal von Cushman u. Wardzala (1980) beschrieben, bewirkt Insulin eine Translokation der Glukosetransporter aus einem intrazellulären Kompartiment in die Plasmamembran.

Im Unterschied zum MODY-Diabetes („maturity-onset diabetes of the young") ist bei Adipösen keine Mutation in dieser Wirkungskaskade bekannt. Die Anzahl der Insulinrezeptoren ist bei Adipösen aufgrund einer sog. Down-Regulation wegen erhöhter Insulinspiegel erniedrigt (Gavin et al. 1974). Insulin reguliert, wie alle Peptidhormone, die Anzahl der eigenen Rezeptoren. Die reduzierte Rezeptorenzahl erklärt jedoch die Insulinresistenz unzureichend, da noch eine deutlich verminderte Anzahl ausreichend Effekte vermitteln kann. Die Thyrosinkinaseaktivität ist bei Adipösen und Typ-II-Diabetikern ebenfalls erniedrigt (Caro et al. 1987), ein Zustand, dem Bedeutung hinsichtlich der Insulinwirkung zugemessen wird. Zudem ist die Expression und insulinstimulierte Translokation von GLUT4 zur Plasmamembran im Tiermodell mit Insulinresistenz gestört (Dépres u. Marette 1994). Ob Letzteres auch für den Menschen zutrifft, ist noch umstritten.

*$\beta_3$-Adrenorezeptoren*
$\beta_3$-Adrenorezeptoren werden im Fettgewebe exprimiert. Sie stimulieren im braunen Fettgewebe, vermittelt durch cAMP, die Lipolyse und die Thermogenese (s. 6.7). Wenngleich beim Mensch kaum nennenswerte Mengen von braunem Fettgewebe vorhanden sind, mag dennoch die Thermogenese über $\beta_3$-Rezeptoren moduliert werden. Bei homozygoten Mutationsträgern trat ein Diabetes 4 Jahre früher auf als bei Personen mit einer heterozygoten Merkmalsausprägung (Walston et al. 1995). Der Grundumsatz und die Glukoseaufnahme sind bei Präsenz der Mutation geringer und die Glukosespiegel, WHR und Blutdruckwerte höher.

*Zusammenfassung*
Bei Adipösen gibt es 5 Defekte bei folgenden Schritten des Glukosestoffwechsels:
- Insulinrezeptor,
- Hemmung der Glykolyse,
- Glukosetransport,
- Glykogensynthese,
- direkte Schädigung der β-Zellen des Pankreas durch Glukose.

Es wurden 3 mutmaßliche genetische Defekte ausfindig gemacht:
- ob-Gen,
- TNF-α,
- $\beta_3$-Adrenorezeptoren.

## Von der Insulinresistenz zum manifesten Diabetes

Bisherige Untersuchungen zeigen, daß beim Übergang von der Insulinresistenz zur Hyperglykämie eine weitere Verschlechterung der Insulinsensitivität eintritt. Zudem kann die Insulinsekretion mit dem Insulinbedarf nicht mehr Schritt halten, so daß es zu ansteigenden Blutzuckerspiegeln kommt. Überzeugend wurde das von Felber (1992) in einer Untersuchung an Personen mit unterschiedlicher Dauer der Adipositas nachgewiesen (Abb. 71). Bis etwa zum 20. Jahr der Adipositasdauer nimmt die Insulinkonzentration nüchtern und nach Glukosestimulation zu. Danach nimmt sie ab und liegt sogar unter dem Altersdurchschnitt. In Anbetracht einer Insulinresistenz wird somit verständlich, daß mit zunehmender Adipositasdauer ein relativer und später auch ein absoluter Insulinmangel besteht. Die Untersuchung erklärt auch, weshalb adipöse Diabetiker später insulinbedürftig werden können. Zudem zeigt sie, daß ein Insulinmangel dem Diabetes nicht vorausgeht, sondern Folge der lange bestehenden Adipositas und/oder des Alters ist.

Die zweite „Schiene" hängt mit der antagonistischen Wirkung der FFS zusammen, wovon sowohl die Glukoneogenese (vorwiegend in der Leber) als auch die Glukoseverwertung (vorwiegend in der Skelettmuskulatur) betroffen ist (s. oben).

> Beim Übergang von der Insulinresistenz zum manifesten Diabetes spielt oft eine nachlassende Insulinsekretion eine Rolle.

Die klinische Bestätigung dieser pathophysiologischen Zusammenhänge wurde kürzlich von Martin et al. (1992) erbracht. Sie untersuchten 155 Personen (beide Eltern diabetisch) von 86 Familien mit Hilfe einer

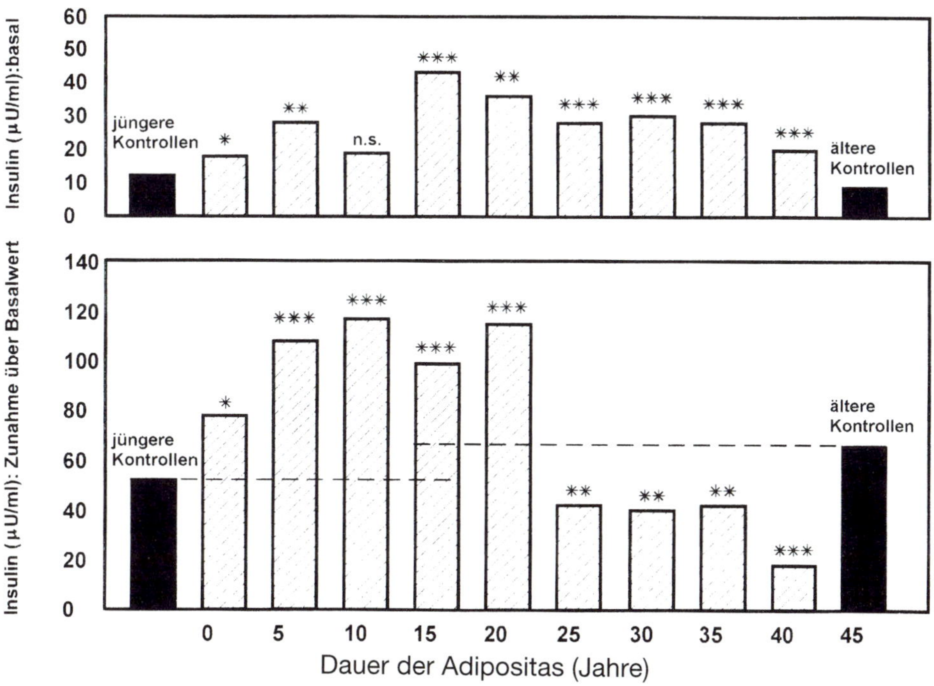


**Abb. 71.** Insulinkonzentration nüchtern (**oben**) und nach Glukosestimulation (**unten**) bei Adipösen in Abhängigkeit von der Dauer der Adipositas. Nach ca. 20 Jahren beobachtet man eine deutliche Abnahme der Insulinsekretion; die anfängliche Hyperinsulinämie geht in eine Hypoinsulinämie über. (Nach Felber 1992)

Glukosebelastung unter simultaner Bestimmung von Glukose sowie Insulin und errechneten Größen der Insulinsensitivität, der Glukoseverwertung sowie der frühen und späten Insulinsekretion. Bestanden sowohl eine verminderte Insulinsensitivität als auch eine eingeschränkte Glukoseverwertung, wurden innerhalb von 25 Jahren 76% der Probanden diabetisch; die Störungen bei der Glukoseverwertung und der Insulinwirkung gingen der Diabetesmanifestation 10 Jahre voraus. Lagen hingegen weder eine Glukoseverwertungstörung noch eine Insulinresistenz vor, trat in keinem Fall ein Diabetes auf.

## 7.5.3 Metabolisches Syndrom

### Koinzidenz von Stoffwechselkrankheiten

Unter dem metabolischen Syndrom versteht man eine Krankheitsentität aus folgenden Gesundheitsstörungen:

- abdominale Adipositas,
- Glukoseintoleranz bzw. Typ-II-Diabetes,
- Dyslipidämie,
- Störungen der Fibrinolyse,
- Hyperurikämie,
- Hypertonie.

Zwischen diesen einzelnen Krankheiten besteht eine hohe Koinzidenz, so daß man schon lange nach einem gemeinsamen pathogenetischen Merkmal suchte. Während z.B. eine Hypertonie bei 15–20% der Bevölkerung vorkommt, ist sie bei der abdominalen Adipositas und beim Typ-II-Diabetes bei jedem 2. Patienten anzutreffen. Ein Diabetes ist bei Hypertonikern doppelt so häufig wie bei Normotonikern und eine Dyslipidämie wiederum bei Diabetikern 3mal so häufig wie in der Normalbevölkerung. Diese Darstellung zeigt, daß die einzelnen Krankheiten des metabolischen Syndroms häufig als Cluster vorkommen (Wirth 1993b; Abb. 72).

### Pathogenetisches Merkmal

Die pathogenetische Gemeinsamkeit des metabolischen Syndroms, das „missing link", ist die Insulinresistenz. Verfeinerte Methoden zur Messung der Insulinsensitivität ließen erkennen, daß bei den erwähnten Stoffwechselkrankheiten eine verminderte Insulinwirksamkeit besteht. Zuletzt hat man das Mitte der 80er Jahre bei der Hypertonie verifiziert, wenngleich Dieterle et al. schon 1967 bei Hypertonikern eine Glukoseintoleranz und Hyperinsulinämie feststellten. Dieses Syndrom wird auch „Syndrom X" genannt (Reaven 1988), was zu Mißverständnissen führt, da diese Bezeichnung schon seit langer Zeit für eine mikrovaskuläre Durchblutungsstörung des Herzens verwendet wird. Hanefeld verwen-

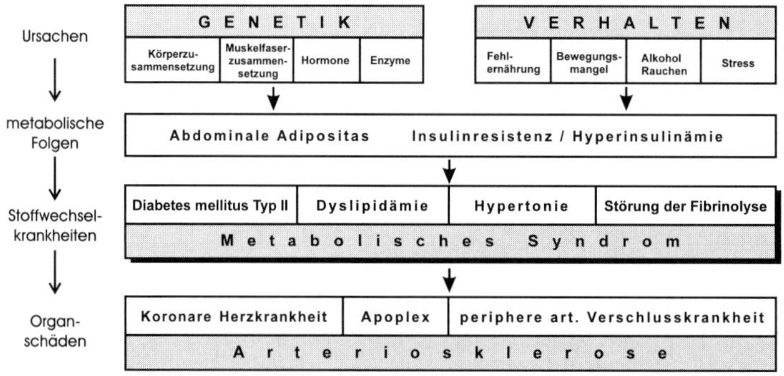


**Abb. 72.** Metabolisches Syndrom: Ursachen, metabolische Folgen. Stoffwechselkrankheiten und Organschäden

dete bereits 1980 den Begriff „metabolisches Syndrom“, Mehnert sprach vor Jahren schon vom „Wohlstandssyndrom“ und Kaplan (1989) aufgrund der Gefahr von arteriosklerotischen Folgekrankheiten von einem „deadly quartet“. Ursachen des metabolischen Syndroms sind vorwiegend genetische Faktoren, abdominale Adipositas, Rauchen und Bewegungsmangel (Abb. 72).

Pathogenetisches Merkmal des metabolischen Syndroms ist die Insulinresistenz.

### Klinische Manifestation

Die dominierende Gesundheitsstörung beim metabolischen Syndrom ist die abdominale Adipositas; ohne sie besteht selten eine Insulinresistenz, ohne sie kommt es selten zur Ausbildung anderer assoziierter Krankheiten. Wie oben erwähnt, ist für eine Reihe von Störungen im Leber-, Fett- und Muskelstoffwechsel die erhöhte Plasmakonzentration und Oxidation von FFS verantwortlich (Abb. 68 und 70). FFS fluten vermehrt im Splanchnikusgebiet und in der Peripherie an, da die viszerale Fettmasse erhöht, die Stimulation der Lipolyse empfindlicher und die Hemmung der Lipolyse aufgrund der Insulinresistenz vermindert ist.

*Lipidstörungen*

Verschiedene mit dem metabolischen Syndron vergesellschaftete Fettstoffwechselstörungen sind damit erklärbar. FFS werden konzentrationsabhängig in die Leber aufgenommen und dort in VLDL-Lipoproteine („very low density“) eingebaut; die Folge davon ist eine Hypertriglyzeridämie. Über eine Hemmung der Lipoproteinlipase läßt sich das erniedrigte $HDL_2$-Cholesterin erklären (s. 7.6.4). Die erhöhte hepatische FFS-Aufnahme führt auch zur erhöhten Sekretion von Apolipoprotein B; da gleichzeitig auch die Degradation vermindert ist, ist die Serumkonzentration erhöht (Deprès u. Marette 1994). Was den Fettstoffwechsel betrifft, sind damit die typischen Veränderungen beim metabolischen Syndrom erklärbar: Hypertriglyzeridämie, erniedrigtes HDL-Cholesterin sowie leicht erhöhtes LDL-Cholesterin und Apolipoprotein B.

*Hyperinsulinämie*

Für die Entstehung einer Hyperinsulinämie sind FFS in 2facher Hinsicht verantwortlich (Abb. 68). FFS vermindern konzentrationsabhängig die Insulinaufnahme und -degradation in der Leber (Svedberg et al. 1991). An isolierten Hepatozyten wurde zudem nachgewiesen, daß FFS auch die Insulinbindung hemmen (Svedberg et al. 1990). Die genannten Mechanismen bewirken, daß ein größerer Prozentsatz des vom Pankreas sezernierten Insulins die Leber passiert und in die Peripherie gelangt. Die Rolle der Leber in der Regulation von Insulinplasmaspiegeln darf nicht unterschätzt werden, eliminiert sie doch ca. $^2/_3$ der Insulinmenge. Der andere Weg zur Hyperinsulinämie führt über die reduzierte muskuläre Glukoseverwertung (s. oben). Wird weniger Glukose muskulär aufgenommen und oxidiert, steigen die peripheren Glukosespiegel an. Glukose ist ein empfindlicher Stimulator der Insulinsekretion; die Folge ist eine Hyperinsulinämie aufgrund einer Sekretionssteigerung (Abb. 68). Die Hyperinsulinämie ist demnach ein Resultat gesteigerter Synthese und verminderter Clearance von Insulin.

*Diabetes mellitus*

Die insulinvermittelte Glukoseverwertungsstörung im Skelettmuskel mag die Hauptrolle bei der Entstehung eines manifesten Diabetes spielen. Ursächlich kommen hierfür eine verminderte Phosphorylierung des Insulinrezeptors und eine Hemmung der Glykogensynthese in Frage.

**Mechanismen, die den Übergang von der Insulinresistenz zum manifesten Diabetes Mellitus erklären**

1. Abnahme der glukosestimulierten Insulinsekretion,
2. Zunahme der hepatischen Glukoseproduktion:
   a) Stimulation der Glukoneogenese durch vermehrte FS-Oxidation,
   b) erhöhte Anflutung von Präkursoren der Glukose
3. Abnahme der insulinvermittelnden Glukoseverwertung im Skelettmuskel:
   a) Hemmung der Glykogenolyse durch vermehrtes FS-Oxidation,
   b) Hemmung der Glykogensynthese,
   c) Hemmung der Tyrosinkinaseaktivität des Insulinrezeptors.

Über Mechanismen, die kaum bekannt sind, nimmt mit der Zeit die glukosestimulierte Insulinsekretion ab, so daß die Insulinresistenz nicht mehr durch eine Hypersekretion kompensiert werden kann (Abb. 69). Es entsteht ein relativer Insulinmangel und letzlich eine Hyperglykämie.

*Hypertonie*
Mechanismen, die zum Bluthochdruck führen, hängen nach dem derzeitigen Verständnis vorwiegend mit der Hyperinsulinämie zusammen (s. 7.2.2). Insulin hemmt die renale Natriumreabsorption, was zur Volumenexpansion und konsekutiv zur Anhebung des Blutdrucks führt. Insulin stimuliert aber auch das sympathische Nervensystem und erhöht über Beeinflussung des intrazellulären Kalziums den Gefäßtonus (peripherer Widerstand). Schließlich stimuliert Insulin als Wachstumsfaktor die Proliferation von glatten Muskelzellen mit Einengung der Gefäßquerschnitts (Abb. 55).

*Gerinnungsstörung*
Insulin korreliert positiv mit dem Fibrinogenspiegel und dem Plasminogenaktivatorinhibitor (PAI). Die Beziehung dieser Parameter zur Insulinresistenz ist nur teilweise gesichert.

## 7.5.4 Therapie

### Reduktionskost

*Harnzucker, Blutzucker und $HbA_1$*
Nahezu alle Patienten zeigen unter Reduktionskost einen Abfall dieser Parameter. Besonders bei insulinspritzenden Patienten ist eklatant, daß die Blutzuckerspiegel fallen und die Insulindosis reduziert werden muß (Abb. 73). Capani et al. (1992) werteten 24 Studien aus und stellten fest, daß bei 87% der Patienten eine Verbesserung des Blutzuckerspiegels auftrat. Das Ausmaß der Blutzuckersenkung hängt vom Ausmaß der Hyperglykämie und der Gewichtsreduktion ab. Bezüglich der Korrelationen von Gewichtsreduktion und Blutzuckersenkung wurden Korrelationskoeffizienten zwischen 0,5 und 0,97 gefunden.

Wing et al. (1994), die sich in vielen Verlaufsbeobachtungen mit diesem Problem sowohl unter akuter Gewichtsreduktion als auch unter Gewichtskonstanz nach Gewichtsabnahme beschäftigten, kamen zu dem Schluß, daß in erster Linie das Energiedefizit entscheidend für die Senkung des Blutzuckers ist. Alter, Geschlecht, Dauer des Diabetes, Zusammensetzung der Reduktionskost und Lipide scheinen keine Determinanten der Blutzuckersenkung zu sein (Capani et al. 1992). Ähnlich wie der Blutzuckerspiegel verhält sich das $HbA_1$ (Henry et al. 1986). Die Blutzuckerkonzentrationen sind auch unter Glukosebelastung nach Gewichtsreduktion niedriger.

Berger et al. (1976b) stellten in einer 5jährigen Verlaufsstudie an 70 Adipösen fest, daß bei einer Gewichtsreduktion von

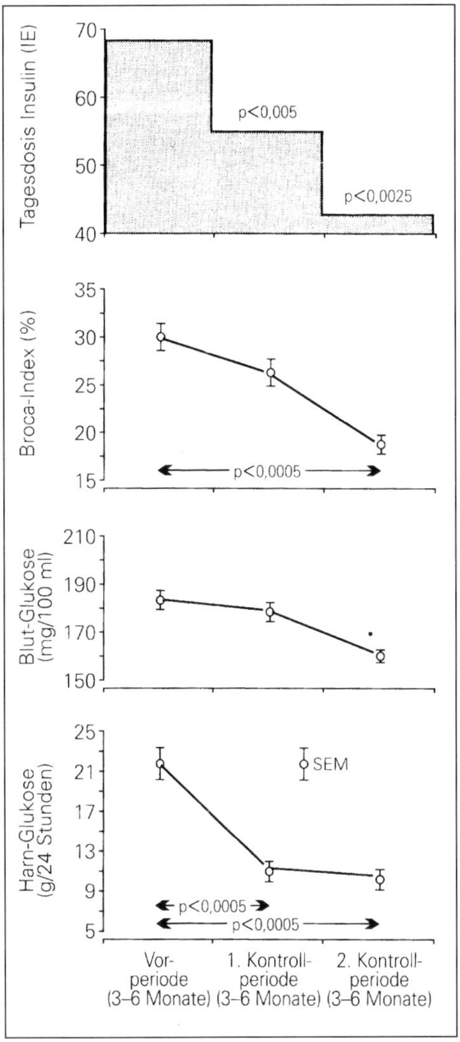


**Abb. 73.** Senkung des Blutzuckers, des Harnzuckers und des Insulinbedarfs bei adipösen insulinspritzenden Diabetikern unter Reduktionskost. (Nach Kunkel et al. 1973)

mindestens 20 % und nachfolgender Gewichtserhaltung die Glukosetoleranz normalisiert war.

*Plasmainsulin und C-Peptid*

Die Plasmakonzentration von Insulin nimmt sowohl beim Fasten als auch unter Reduktionskost ab; diese Adaptation ist bei Diabetikern und Nichtdiabetikern in der Regel feststellbar (Wirth et al. 1987; Weck 1989). Der Abfall ist bei Männern deutlicher ausgeprägt als bei Frauen und setzt sich in der Phase der Gewichtskonstanz nach Gewichtsreduktion fort (Wing u. Jeffery 1995). Weck (Weck u. Hanefeld 1995) fand, daß das Plasmainsulin bei nichtinsulinabhängigen Diabetikern mit einer Hyperinsulinämie deutlicher (−40 %) gesenkt wird als bei solchen mit einer Normoinsulinämie. Da C-Peptid weniger reduziert wird als Insulin, ist der Abfall des Insulins nicht nur auf eine verminderte Sekretion, sondern auch auf eine stimulierte Clearance zurückzuführen. Die Plasmainsulinkonzentration wird aber nicht in jedem Fall vermindert; das hängt vom Stadium des Krankheitsgeschehens ab. Besteht eine Insulinsresistenz seit längerer Zeit, so kann, verursacht durch verschiedene Mechanismen (s. oben), eine Normo- oder gar Hypoinsulinämie vorliegen; die Insulinsekretion wird dann durch eine Reduktionskost nicht reduziert.

*Insulinrezeptor*

Das inverse Verhältnis von Plasmainsulin zu Insulinbindung zeigt sich auch unter einer Reduktionskost. Es wurde eine Zunahme der Insulinrezeptoren und/oder eine erhöhte Affinität der Insulinbindung nachgewiesen; die Ergebnisse sind nicht einheitlich. Auch der wichtigste Schritt der Rezeptoraktivierung, die Phosphorilierung der Rezeptorkinase, ist unter einer Reduktionskost gesteigert (Kahn u. White 1988).

*Insulinsensitivität*

Bereits Anfang der 70er Jahre, als man die Mechanismen der Insulinresistenz bei der Adipositas und beim Diabetes intensiv zu studieren begann, zeigte sich, daß eine Reduktionskost vielfältige Auswirkungen auf die Insulinwirkung hat. Abfallende

Insulinspiegel führen zu einer erhöhten Insulinbindungskapazität an allen insulinsensitiven Körperzellen; betroffen sind davon sowohl die Rezeptorenanzahl („up regulation“) als auch die Bindungskapazität (Archer et al. 1975).

Wichtiger als Veränderungen an der Rezeptorbindung sind solche „hinter“ dem Rezeptor (Postrezeptoreffekt). Nach Gewichtsreduktion sind der Glukosetransport und die Glukoseoxidation in isolierten Zellen gesteigert (Henry et al. 1986). Diese Erkenntnis wurde lange Zeit dadurch verwirrt, weil Fasten mit einer Ketoazidose z. T. gegensinnige Wirkungen zeigt (Pedersen et al. 1982). Mit der zunehmenden Verbreitung der Glukose-Clamp-Technik wurde jedoch wiederholt nachgewiesen, daß die periphere Glukoseaufnahme unter einer hypokalorischen Kost steigt.

Henry et al. (1986) reduzierten bei 8 Adipösen mit insulinpflichtigem Diabetes das Gewicht mit einer VLCD um 17 kg. Der Blutzucker sank um 55%, das HbA1 um 37%. Die periphere Glukoseaufnahme verbesserte sich beim euglykämischen Clamp mit unterschiedlichen Insulinkonzentrationen um 135–165% (Abb. 74).

Eine Reduktionskost ist erwiesenermaßen die effektivste Maßnahme zur Beseitigung der Insulinresistenz. Es ist nicht sicher bekannt, ob die Zusammensetzung einer Reduktionskost einen Einfluß auf die Insulinwirkung hat.

*Glukoseproduktion*

Eine Hyperglykämie bei Typ-II-Diabetikern ist nicht nur durch eine gestörte periphere Glukoseaufnahme, sondern auch durch eine gesteigerte hepatische Glukosebildung bedingt (s. oben). Eine Reduktionskost, noch ausgeprägter totales Fasten, reduzieren die Glukoseproduktion in der Leber. Eine Gewichtsreduktion von 17 kg war mit einer Abnahme von 37% nüchtern und unter Insulininfusion von 80% verbunden (Abb. 75, Henry et al. 1986).

Eine Reduktionskost verbessert alle Parameter des Kohlenhydratstoffwechsels; der Diabetes verschwindet nach Gewichtsnormalisierung bei 3 von 4 Diabetikern.

*Insulin- und Antidiabetikabedarf*

Der Insulinbedarf sinkt sowohl bei Typ-I- als auch bei Typ-II-Diabetikern unter Gewichtsreduktion (Abb. 73). Mehnert (1984a) unterzog 20 Diabetiker (14 Frauen und 6 Männer) im Alter von 38–69 Jahren mit unterschiedlicher Therapie innerhalb eines Jahres einer Gewichtsreduktion. 2 Patienten unter einer Monotherapie mit Sulfonylharnstoffen und 5 von 8 unter einer Kombination von Sulfonylharnstoffen und Biguaniden konnten anschließend ausschließlich mit Diät behandkelt werden. Von den 10 insulinspritzenden Patienten benötigten 2 weniger Insulin, 6 konnten auf eine orale Therapie umgestellt werden und bei 2 genügte eine Diät.

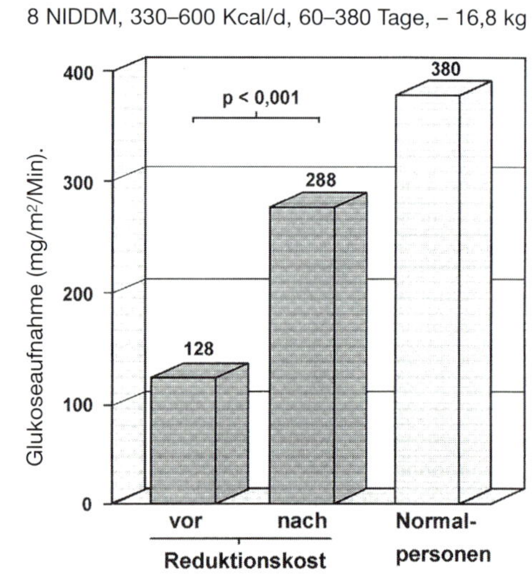


**Abb. 74.** Insulinsensitivität hinsichtlich der peripheren Glukoseaufnahme (euglykämischer Clamp) bei adipösen Patienten mit nichtinsulinabhängigem Diabetes mellitus. (Nach Henry et al.1986)

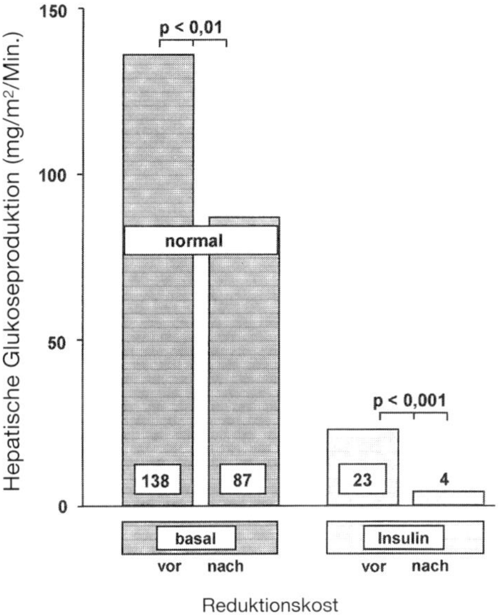


**Abb. 75.** Hepatische Glukoseproduktion nüchtern und unter euglykämischem Glukose-Clamp bei adipösen nichtinsulinabhängigen Diabetikern. (Nach Henry et al. 1986)

## Bewegungstherapie

*Plasmainsulin*

Björntorp et al. (1970) waren die ersten, die eine trainingsbedingte Senkung des Insulinspiegels bei Adipösen um ca. 50% zeigten (Abb. 76) Diese Beobachtung erregte schon damals Aufsehen, da man hinter hohen Insulinkonzentrationen eine Insulinresistenz vermutete. In der Folgezeit eruierte man Mechanismen, die die Verminderung der Insulinspiegel erklären. Zunächst wurde im Tierversuch gezeigt, daß Insulin im trainierten Zustand sowohl Folge einer verminderten pankreatischen Sekretion als auch einer gesteigerten peripheren Clearance ist (Wirth et al. 1980b); für die verminderte Clearance wiederum ist vorwiegend die Leber verantwortlich, die bei Normalpersonen ca. 50% des sezernierten Insulins extrahiert und degradiert (Wirth et al. 1982). Der Insulinstoffwechsel kann in vivo durch die simultane Bestimmung von Insulin und C-Peptid beurteilt werden. Hierbei zeigte sich, daß beim Menschen die trainingsinduzierte periphere Hypoinsulinämie durch eine verminderte Sekretion und beschleunigte Clearance zu erklären ist. Zu Beginn eines Trainings ist wahrscheinlich die gesteigerte Clearance der entscheidende Mechanismus, nach einigen Wochen stellt sich eine verminderte Sekretionsrate ein (Wirth et al. 1981b; Tremblay 1990).

*Glukosetoleranz*

Diese kann sowohl durch Ausdauer- als auch durch Kraftsport verbessert werden; bei Adipösen ist die Wirkung nach einem Training unter oraler Glukosezufuhr gering (Björntorp et al. 1970). Deutlicher wird ein Trainingseffekt sichtbar, wenn eine intravenöse Belastung durchgeführt wird. Das hängt damit zusammen, daß bei intravenöser Applikation die Skelettmuskulatur einen größeren Prozentsatz an Glukose aufnimmt. Bei Adipösen ist die Insulinresistenz hauptsächlich in der Muskulatur

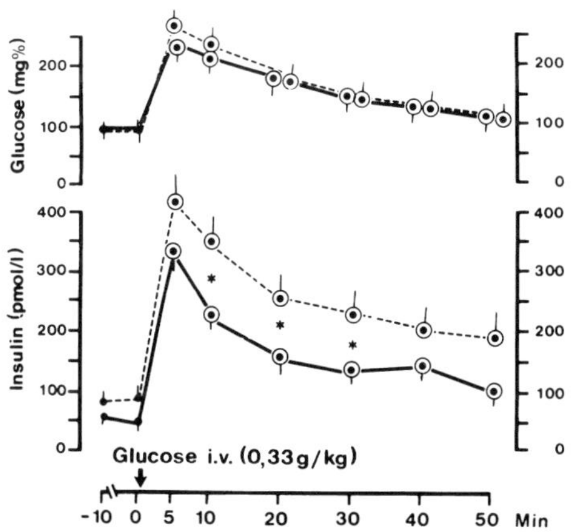


**Abb. 76.** Glukose (**oben**) und Insulin (**unten**) bei intravenöser Glukosebelastuing vor *(gestrichelt)* und nach *(durchgezogen)* körperlichem Training ohne Gewichtsreduktion. (Wirth 1987a)

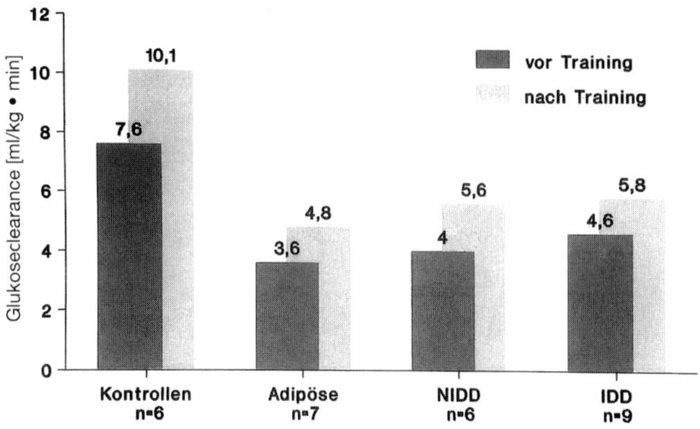


**Abb. 77.** Glukoseaufnahme vor und nach einem 6wöchigen Training bei Normalpersonen, Adipösen, nichtinsulinabhängigen (NIDD) und insulinabhängigen (IDD) Diabetikern. (Nach Koivisto et al. 1986)

lokalisiert; auch die Trainingseffekte manifestieren sich ebenfalls vorwiegend hier (Wirth 1987a).

*Insulinsensitivität*
Da durch Training die Plasmainsulinspiegel sinken und die Bindung von Insulin an Körperzellen zunimmt (Wirth und Koch 1994b), ist von einer verbesserten Insulinwirkung auszugehen. Dies konnten Koivisto u. DeFronzo (1986) bei Adipösen nach einem 6wöchigen Training (ohne Gewichtsabnahme) feststellen, indem sie sowohl einen euglykämischen als auch einen hyperglykämischen Glukose-Clamp durchführten. Die Glukoseaufnahme pro sezernierter Insulineinheit (Sensitivität) stieg um 38%; auch die Fähigkeit des Insulins, die hepatische Glukoseproduktion zu reduzieren, nahm zu. Einen ähnlichen Trainingseffekt erreicht man auch bei insulinabhängigen und nichtinsulinabhängigen Diabetikern (Abb. 77).

*Prävention des Diabetes*
Die günstigen Auswirkungen auf den Insulinspiegel, die Glukosetoleranz und die Insulinsensitivität lassen vermuten, daß regelmäßige Muskelarbeit einen protektiven Effekt auf die Entstehung des Diabetes hat. Inzwischen wurde das in 3 Studien nachgewiesen. Eine Untersuchung an 5990 Universitätsabsolventen mit 14jähriger Beobachtung ergab eine deutliche Senkung der Neuerkrankungsrate bei körperlich Aktiven (Helmrich 1991; Abb. 78). Dieser

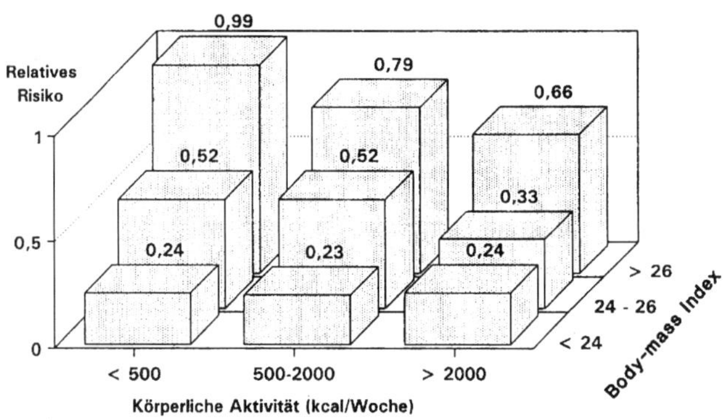


**Abb. 78.** Diabetesinzidenz in Abhängigkeit von der körperlichen Aktivität (Kalorienverbrauch pro Woche) und dem BMI. (Nach Helmrich 1991)

Effekt war unabhängig vom Körpergewicht, der familiären Disposition, dem Blutdruck und dem Alter nachweisbar. Ein Energieverbrauch von 1000 kcal/Woche reduzierte die Diabetesinzidenz um 15%, bei sportlich sehr Aktiven wurde das Risiko sogar um 50% gesenkt.

*Behandlung des manifesten Diabetes*
Da eine Bewegungstherapie ähnliche – wenn auch quantitativ geringere – Auswirkungen auf den Kohlenhydratstoffwechsel wie eine Reduktionskost hat, sollte sie integrativer Bestandteil der Therapie bei jedem Diabetiker sein, falls keine Kontraindikationen bestehen (Wirth 1994b). Das therapeutische Hauptproblem in der Diabetologie ist heutzutage nicht mehr der insulinspritzende Typ-I-Diabetiker, sondern der adipöse Typ-II-Diabetiker mit Insulinresistenz; ca. 75% aller Diabetiker sind diesem Typus zuzuordnen. Es ist daher unverständlich, daß in Deutschland – v.a. im Unterschied zu den USA und Schweden – die Bewegungstherapie auch von bekannten Diabetologen kaum erwähnt wird.

> An die hervorragenden Auswirkungen einer Bewegungstherapie bei Diabetikern wird häufig nicht gedacht.

Neben Auswirkungen auf den Insulin- und Kohlenhydratstoffwechsel hat die Bewegungstherapie positive Effekte auf weitere kardiovaskuläre Risikofaktoren: es senkt das Gesamt- und LDL-Cholesterin, erhöht das HDL-Cholesterin, erniedrigt den Blutdruck, verbessert die Herzfunktion bei Adipösen und Hypertonikern und verbessert die Fibrinolyse. Es wundert daher nicht, daß Ausdauertrainierte nur halb so häufig an einer KHK erkranken. Seit man auch in der Behandlung des Diabetikers nicht nur auf die Blutzuckereinstellung achtet, sondern die Vermeidung von mikro- und makrovaskulären Schäden als Haupttherapieziel erkannt hat, hat sich auch der Stellenwert der Bewegungstherapie geändert. Hinzu kommt, daß Trainierte eine bessere Lebensqualität durch eine gesteigerte körperliche Leistungsfähigkeit und Streßtoleranz haben. Einzelheiten der Bewegungstherapie bei Diabetikern, auch bei Typ-I-Diabetikern, sind in Übersichtsarbeiten dargestellt (Wirth 1994c).

## Reduktionskost plus Bewegungstherapie

Da beide Therapieformen ähnliche Auswirkungen auf den Insulin- und Kohlenhydratstoffwechsel haben, ist zu erwarten, daß sich die Effekte bei kombinierter Behandlung addieren.

*Plasmainsulin und Insulinsensitivität*
Die Insulinspiegel werden bei kombinierter Therapie deutlicher gesenkt als bei alleiniger Diät- oder Bewegungstherapie. Hierfür sind sowohl eine deutliche Reduktion der Insulinsekretion als auch der Insulinclearance verantwortlich (Wirth 1987b). Diese Veränderungen sind Folge einer verbesserten Insulinwirkung. Wie Horton (1986) nachweisen konnte, steigerte ein 12wöchiges Ausdauertraining in Kombination mit einer Reduktionskost die periphere Glukoseaufnahme um 29% (Abb. 79); eine alleinige Reduktionskost führte nur zu einer marginalen Verbesserung.

*Blutglukose, Glukosetoleranz und $HbA_1$*
Eine kombinierte Therapie verstärkt auch die Behandlungserfolge bezüglich des nüchternen und postprandialen Blutzuckers. Hierzu existieren leider keine Studien mit großer Probandenanzahl; genaue quantitative Angaben können daher nicht gemacht werden. Aufgrund der vorliegenden Ergebnisse wird geschätzt, daß sich durch eine Kombinationstherapie der Glukosestoffwechsel bei allen Typ-II-Diabetikern und bei der

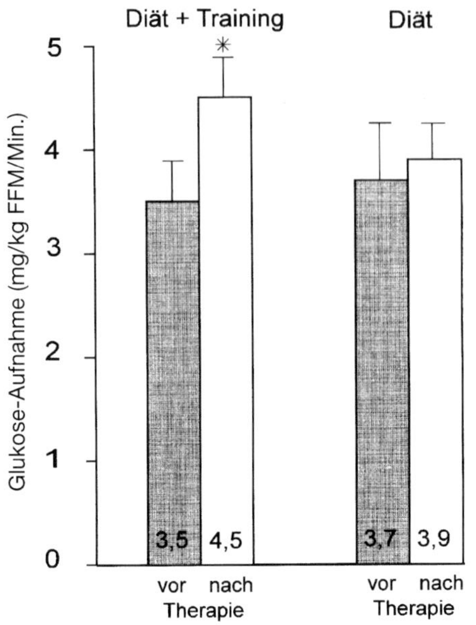


**Abb. 79.** Insulinsensitivität hinsichtlich der Glukoseverwertung vor und nach einer 12wöchigen Gewichtsreduktion durch Reduktionskost bzw. Reduktionskost plus körperlichem Training. (Nach Horton 1986)

Mehrheit der Typ-I-Diabetiker bessert. 80–90% aller Typ-II-Diabetiker sind wahrscheinlich nach Gewichtsnormalisierung mit kombinierter Behandlung nicht mehr diabetisch.

### 7.5.5 Fazit

- ▷ Der Diabetes (Typ II) ist die Begleitkrankheit, die am engsten mit der Adipositas verknüpft ist.
- ▷ Ursache hierfür ist in erster Linie eine Insulinresistenz, die insbesondere bei der abdominalen Adipositas vorliegt.
- ▷ Die Insulinresistenz kann durch Vererbung und/oder den Lebensstil verursacht sein.
- ▷ Die Hyperinsulinämie (Folge der Insulinresistenz) ist ein kardiovaskulärer Risikofaktor.
- ▷ Beim metabolischen Syndrom sind neben der Insulinresistenz klinische Auswirkungen feststellbar: Diabetes mellitus, Dyslipidämie (erhöhte Triglyzeridspiegel und erniedrigte HDL-Cholesterinspiegel), Hypertonie, Hyperurikämie, Hyperfibrinogenämie und erhöhter Plasminogenaktivatorinhibitor.
- ▷ Eine Reduktionskost vermindert die Insulinresistenz; die Folge davon ist eine Senkung des Blutzuckers, des $HbA_1$ und des Insulins.
- ▷ Durch Gewichtsnormalisierung bessern sich die Glukosespiegel bei allen Patienten, der Diabetes verschwindet bei 3 von 4 Patienten.
- ▷ Ähnlich wie eine Reduktionskost verbessert auch körperliches Training die Insulinwirkung mit Senkung des Blutzuckers.
- ▷ Eine Kombinationstherapie aus Reduktionskost plus Bewegungstherapie ist die effektivste Behandlung und sollte nach Möglichkeit bei jedem Diabetiker praktiziert werden.

## 7.6 Fettstoffwechselstörungen

Die Beziehung zwischen Körpergewicht und einzelnen Parametern des Lipidstoffwechsels sind nicht so evident wie beim Diabetes bzw. der Hypertonie und wurden in der Vergangenheit oft kontrovers diskutiert. Mehrerere Gründe tragen zur erschwerten Beurteilung von Lipidparametern bei:

1. Fettstoffwechselstörungen sind v.a. bei der abdominalen Adipositasform anzutreffen, bei pheripherer Fettakkumulation sind sie seltener.
2. Das klinische Interesse galt vor einigen Jahren v.a. dem Gesamt- und LDL-Cholesterin. Bei der Adipositas sind jedoch v.a. das HDL-Cholesterin und die Triglyzeride verändert. Erst seitdem wiederholt nachgewiesen wurde, daß eine Konstellation mit hohen Triglyzeriden

und niedrigem HDL-Cholesterin ein potenter atherogener Faktor ist (Assmann u. Schulte 1992; Manninen et al. 1992), erfuhren die Fettstoffwechselstörungen bei Adipositas vermehrte Aufmerksamkeit. Diese Konstellation ist zudem charakteristisch für die Insulinresistenz und das metabolische Syndrom (Müller-Wieland u. Krone 1995).

## 7.6.1 Epidemiologische Untersuchungen

In allen großen Surveys wird ein Zusammenhang zwischen Lipidparametern und dem Körpergewicht gefunden. In der Heidelberg-Studie (Arab et al. 1982) war eine Hypertriglyzeridämie (>200 mg%) bei Personen mit einem Broca-Index von >1,1 13mal (Männer) bzw. 3mal (Frauen) häufiger als bei Schlanken. Auch das Gesamtcholesterin lag bei schlanken Personen um ca. 30 mg% niedriger als bei Übergewichtigen und Adipösen.

Differenzierter wurden die Lipide in der Procam-Studie (Assmann u. Schulte 1992) untersucht. Die Daten wurden von 12063 männlichen und weiblichen Betriebsangehörigen im Alter von 20–59 Jahren gewonnen. Gesamt- und LDL-Cholesterin waren nur geringgradig vom BMI abhängig. Hinsichtlich der Triglyzeride und dem HDL-Cholesterin war jedoch eine Beziehung zum Körpergewicht vorhanden (Abb. 80). Die Triglyzeride lagen bei Adipösen (BMI >30 kg/m²) um ca. 30 mg% höher als bei Normalgewichtigen (BMI <25 kg/m²). Eine Hypertriglyzeridämie (TG >200 mg%) war insbesondere bei jüngeren adipösen Frauen (20–49 Jahre) 6mal so häufig wie bei normalgewichtigen Gleichaltrigen; bei Männern war der Adipositaseffekt etwa 4fach ausgeprägt.

Hinsichtlich des HDL-Cholesterins war bei Männern eine Erniedrigung (HDL-Cholesterin <35 mg%) etwa 3mal häufiger als bei Frauen. Ein erniedrigtes HDL-Cholesterin trat bei Adipösen ca. 3mal häufiger als bei Normalgewichtigen auf; der Adipositaseffekt war weitgehend unabhängig vom Alter (Abb. 81).

## 7.6.2 VLD-Lipoproteine, Chylomikronen und Triglyzeride

*VLD-Lipoproteine*

Die erhöhten Triglyzeride bei Adipösen erklären sich durch erhöhte VLD-Lipoproteine („very low density"). Es handelt sich dabei, wie der Name vermuten läßt, um Partikel mit geringer Dichte sowie hohem Triglyzeridhalt (60–70%) und wenig Cholesterin (ca. 10%) sowie Proteinen (ca. 10%). Zur Erinnerung: Triglyzeride gelangen ins Plasma entweder über die Lymphe in Form von Chylomikronen

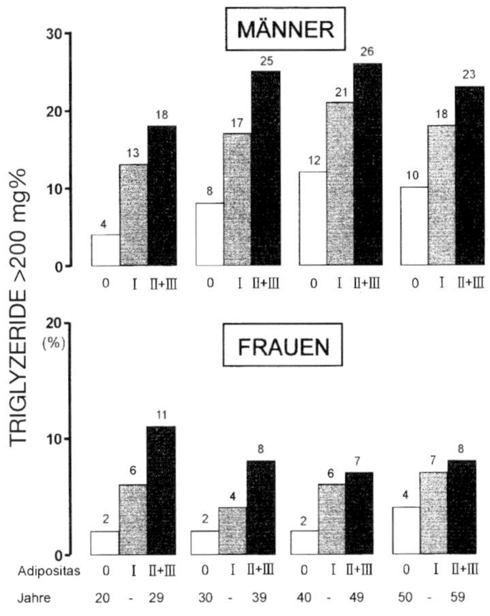


**Abb. 80.** Häufigkeit der Hypertriglyzeridämie (> 200 mg %) bei Frauen und Männern mit unterschiedlichem Körpergewicht (Adipositasgrad 0: BMI <25, I: BMI 25–30, II + III: BMI >30 kg/m²). (Nach Assmann u. Schulte 1992)

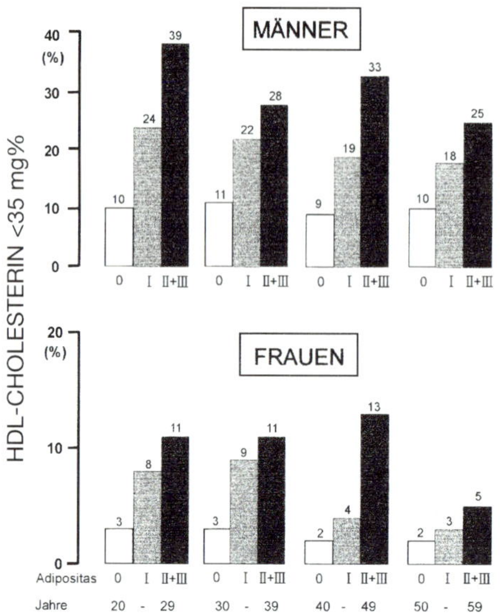


**Abb. 81.** Häufigkeit von erniedrigtem HDL-Cholesterin (< 35 mg %) bei Männern und Frauen mit unterschiedlichem Körpergewicht. (Nach Assmann u. Schulte 1992)

(exogen) oder aus der Leber als VLD-Lipoproteine (endogen); die Regulation dieser Lipoproteine ist verschieden. Bei der Adipositas ist die Sekretion von VLD-Lipoproteinen gesteigert und deren Abbau reduziert (Robertson et al. 1973; Krone et al. 1993). Erklärt wird die erhöhte VLDL-Produktion v.a. durch ein vermehrtes Substratangebot von freien Fettsäuren und Glukose in der Portalvene sowie eine gesteigerte Fettsäuresynthese (s. 6.2.1).

Eine abdominale Adipositas geht häufig mit erhöhten Triglyzeridwerten einher.

Bei der Insulinresistenz sind Morphologie und Komposition der VLDL verändert; sie sind größer, triglyzeridreicher und weisen Veränderungen der Apoproteine C und E auf. Diese werden jedoch zu einem geringeren Grad zu LD-Lipoproteinen katabolisiert und aus der Zirkulation entfernt (Howard 1987; Steinmetz u. Utermann 1988 Abb. 84).

*Chylomikronen*
Nahrungslipide werden in der Dünndarmmukosa mit Apolipoproteinen komplex gebunden. Es entstehen Chylomikronen (TG-Gehalt >90%), die über die Lymphe und den Ductus thoracicus in das venöse Blut gelangen. Ihr Triglyzeridanteil wird durch die LPL abgespalten. Die Überreste („remnants" werden über einen membranständigen Rezeptor in die Leber aufgenommen. Chylomikronen und Chylomikronen-„remnants" sind bei der Adipositas und Insulinresistenz vermehrt (Müller-Wieland u. Krone 1995).

*Abdominale Adipositas*
Vor knapp 50 Jahren hat bereits Vague (1947) festgestellt, daß eine männliche Fettverteilung mit erhöhten Triglyzeriden einhergeht, ein Befund, der Anfang der 80er Jahren von Kissebah et al. (1982) und Krotkiewski et al. (1983) bestätigt und seitdem differenzierter untersucht wurde (Deprés 1991). Bei einem Subkollektiv der Fels Body Composition Study (Baumgartner et al. 1987) wurden Lipide und Lipoproteine in Beziehung zu Parametern der Fettverteilung gesetzt. Die Triglyzeride waren bei abdominaler Adipositas deutlich höher als bei peripherer (Abb. 82). Erhöhte Triglyzeride sind meist nur dann nachweisbar, wenn eine abdominale Fettverteilung mit einer Adipositas einhergeht; man nimmt daher einen sog. „permissive effect" des Körperfetts zur Entstehung einer Hypertriglyzeridämie an (Deprés 1991). Mechanismen für dieses Phänomen werden unten diskutiert (Abb. 84).

### 7.6.3 LD-Lipoproteine und Cholesterin

*Cholesterin*
Wie erwähnt, ist das Gesamtcholesterin bei Adipösen im Mittel nur geringfügig höher im Vergleich zu Normalgewichten

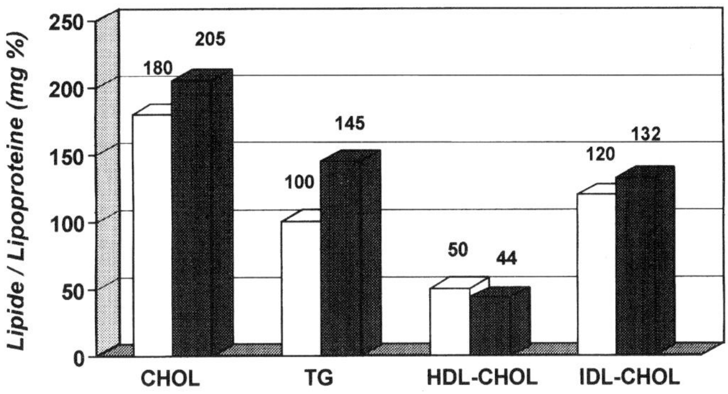


**Abb. 82.** Lipide und Lipoproteine bei Männern mit peripherer und abdominaler Fettverteilung *(hell:* periphere, *dunkel:* abdominale Adipositas). (Nach Baumgartner et al. 1987)

oder Schlanken (Assmann u. Schulte 1992; Filipiak 1993). Die Hauptunterschiede zwischen Adipösen und Normalgewichtigen liegen weniger in der Konzentration, sondern in der Zusammensetzung der LD-Lipoproteine; bei deutlicher Insulinresistenz und Diabetes sind jedoch das Gesamtcholesterin und LDL-Cholesterin erhöht (Müller-Wieland u. Krone 1995).

*Low-density-Lipoproteine (LDL)*
Sie transportieren etwa $^3/_4$ des Cholesterins im Plasma und haben somit eine Schlüsselfunktion in der Regulation des Cholesterins. LDL entstehen aus VLDL über Intermediate-density-Lipoproteine (IDL) durch katabolische Prozesse, insbesondere durch die Lipoproteinlipase (LPL). 70 % des LDL-Cholesterin wird via LDL-Rezeptoren durch die Leber aus dem Plasma entfernt, der Rest durch extrahepatische Parenchymzellen.

Bei Adipösen sind die Morphologie, Komposition und Funktion der LD-Lipoproteine verändert; dies läßt sich jedoch nur bei Insulinresistenz und bei abdominaler Fettverteilungsform nachweisen. Die Kompositionsänderung betrifft 3 Größen:

1. *Triglyzeridanreicherung:* Harris Peeples et al. (1989) konnten zeigen, daß abdominal Adipöse LDL-Partikel mit verminderter Größe und erhöhter Dichte, sog. *„dense LDL"*, aufweisen, eine Veränderung mit wahrscheinlich erhöhtem arteriosklerotischem Risiko. Die Änderung der Morphologie ist im wesentlichen durch einen erhöhten Triglyzeridgehalt bedingt. Triglyzeridreiche LDL-Partikel zeigen eine geringere Rezeptorbindung und werden somit verzögert abgebaut (Krone et al. 1993).
2. *Glykosylierung:* Sie wird durch eine Hyperglykämie und somit vorwiegend bei manifestem Diabetes hervorgerufen. Glykosylierte LDL-Partikel werden vermindert an LDL-Rezeptoren gebunden.
3. *Oxidierung:* Oxidierte LDL werden bevorzugt von Makrophagen aufgenommen und in Form von „Schaumzellen" in atherosklerotischen „fatty streaks" und Plaques abgelagert.

## 7.6.4 HDL-Cholesterin

Die High-density-Lipoproteine (HDL) repräsentieren eine heterogene Gruppe von Lipoproteinen, die sich in 2 wichtige Subgruppen, die HDL2 und HDL3, auftrennen lassen. Die Bedeutung der einzelnen HDL-Fraktionen für den Stoffwechsel ist noch unklar. HD-Lipoproteine werden z.T. in der Leber gebildet (naszierende HDL). Diese diskoidalen HDL-Präkursoren nehmen freies Cholesterin auf, das durch die LCAT verestert wird; so entstehen sphärische Partikel. Die Bildung von HDL ist mit dem enzymatischen Abbau von triglyzeridreichen Lipoproteinen verknüpft, insbesondere dem von VLDL (Assmann 1982). Die klinische Bedeutung der HDL besteht wahrscheinlich hinsichtlich des Cholesterinrücktransports. Darunter versteht man die Aufnahme von freiem Cholesterin aus nichthepatischen Zellen durch Vermittlung der LCAT und Abbau in der Leber als cholesterinbeladene und Apo-E-reiche Partikel ($HDL_E$).

Bei Adipösen findet man häufig niedrige HDL-Cholesterinkonzentrationen (Abb. 81 und 82). Zum Körpergewicht besteht eine relativ enge Korrelation; bei Frauen ist der Effekt ausgeprägter als bei Männern (Assmann u. Schulte 1992). HDL-Cholesterin ist eng mit dem Plasmainsulin und der Blutglukose nach Glukosebelastung korreliert (r = -0,68 bzw. -0,60; Cominacini et al. 1988).

Typisch für die Adipositas ist ein erniedrigtes HDL-Cholesterin.

*Abdominale Adipositas*
Die Bedeutung der Adipositas zeigt sich erst, wenn man nur die viszerale Fettverteilungsform betrachtet. Mit Hilfe von CT-Scans hat Deprés (1991) in mehreren Studien nachgewiesen, daß vorwiegend die intraabdominale Fettmasse und nicht die Gesamtkörperfettmasse entscheidend für die HDL-Cholesterinkonzentration ist. Die HDL-Partikel sind in ihrer Komposition verändert: sie haben einen höheren Triglyzeridgehalt. Bei der Insulinresistenz und Hyperinsulinämie ist die Abbaurate von HDL-Partikeln erhöht (Krone et al. 1993). Untersucht man das $HDL_2$-Cholesterin, stellt man zur Hüfte-Taille-Relation eine enge Korrelation fest (Abb. 83). 41% der Varianz des $HDL_2$-Cholesterins sind durch die Hüfte-Taille-Relation, das Plasmainsulin und die Glukosetoleranz erklärbar (Ostlund et al. 1990).

### 7.6.5 Apolipoproteine

Apolipoproteine, kurz auch oft „Apoproteine“ genannt, dienen vorwiegend der Stabilisierung und dem Transport von Lipidemulsionen. Ohne sie können Lipide weder sezerniert noch in Zellen und Organe aufgenommen werden. Zudem sind Apolipoproteine Kofaktoren für Enzyme des Lipoproteinstoffwechsels.

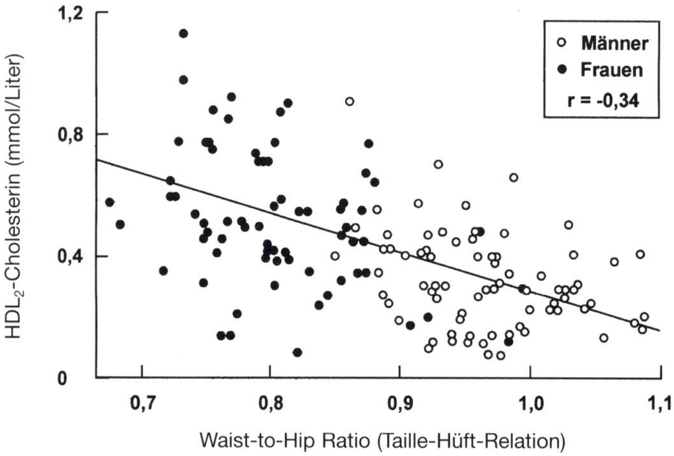


**Abb. 83.** Korrelation von $HDL_2$-Cholesterin mit der Taille-Hüfte-Relation bei Männern und Frauen. (Nach Ostlund et al. 1990)

*Apo A-I und A-II*
Beide Apoproteine finden sich hauptsächlich in den HDL; am Gesamtmolekül haben sie einen Anteil von ca. 50 %. Apo A-I ist ein Aktivator des Enzyms Lecithin-Cholesterin-Acyl-Transferase (LCAT); es katalysiert die Reaktion Lecithin + Cholesterin zu Lysolecithin + Cholesterinester (s. unten). Apo A-II scheint die HTGL zu aktivieren (s. unten). Apo A-IV spielt im Metabolismus TG-reicher Lipoproteine und der HDL eine noch nicht ganz geklärte Rolle. Die enge Beziehung zum HDL macht verständlich, daß Änderungen von HDL-Cholesterin und Apoprotein A-I und A-II meist parallel gehen. Ein niedriges A-I ist ein ähnlicher Indikator für ein erhöhtes Arterioskleroserisiko wie ein niedriges HDL-Cholesterin.

Die vorliegenden Ergebnisse zur Adipositas sind z. T. widersprüchlich. Cominacini et al. (1988) fanden keine Konzentrationsänderung bei Adipösen. Weisweiler (1984) stellte bei 10 adipösen Frauen ein um 10 % erniedrigtes Apo A-I fest; $HDL_2$-Apo A-I war um 17 % und $HDL_3$-ApoA-I um 13 % niedriger im Vergleich zu Normalgewichtigen. Deprés et al. (1989) unterzogen 52 Frauen vor der Menopause einer umfassenden Analyse, bei der Apo- und Lipoproteine nicht nur zum BMI und der Gesamtkörperfettmasse, sondern auch zur WHR und zur viszeralen Fettmasse (CT-Bestimmung) in Beziehung gesetzt wurden. Apo- und Lipoproteine waren zwar nicht mit der Gesamtkörperfettmasse und dem BMI, wohl aber mit der viszeralen Fettmasse korreliert. Das Apo A-I hatte einen Korrelationskoeffizienten von -0,30, für HDL-A-I/LDL-B wurde 0,29 ermittelt. Frauen mit gleicher Gesamt- aber unterschiedlicher viszeraler Fettmasse unterschieden sich ebenfalls deutlich. Er schloß daraus, daß für Apo- und Lipoproteine die Fettverteilung und die viszerale Fettmasse unabhängig vom Ausmaß der Adipositas entscheidend sind.

*Apoprotein B*
Apo B-100 ist das einzige Apolipoprotein der LDL; Apo B-48 ist das aminoterminale Ende des Apo B-100. Inzwischen ist erwiesen, daß Apo B nicht nur für die Resorption von Lipiden aus der Nahrung und die Sekretion von Triglyzeriden erforderlich ist, sondern auch als Ligand (Apo B-100) für den LDL-Rezeptor. Schließlich spielt Apo B auch eine Rolle als Kofaktor bei der LCAT-Reaktion. Personen mit hohem Apo B-Gehalt weisen häufiger arteriosklerotische Krankheiten auf als solche mit niedrigem.

Bei Adipositas ist das Apo B, ähnlich dem LDL-Cholesterin, gewöhnlich leicht erhöht (Deprés 1991). Abdominal Adipöse haben etwas höhere Apo B-Konzentrationen als peripher Adipöse (91 vs. 78 mg%).

## 7.6.6 Enzyme des Fettstoffwechsels (LPL, HTGL, LCAT)

Die Regulation der Lipide und Liproteine unterliegt weitgehend einer enzymatischen Steuerung; die Enzyme sind im Plasma, zellständig oder intrazellulär, lokalisiert.

*Lipoproteinlipase (LPL)*
Dieses Enzym katalysiert den Abbau von triglyzeridreichen Lipoproteinen (Chylomikronen, VLD-Lipoproteinen). Es läßt sich im basalen Zustand im Plasma, aber auch in verschiedenen Geweben wie z. B. im Fettgewebe messen (s. 6.2.2); nach Heparininjektion erfolgt eine Ausschwemmung ins Plasma. Die LPL trägt wesentlich zur Höhe der Triglyzeridkonzentration im Plasma bei. Abgesehen davon ist es das „rate limiting enzyme“ für die Lipogenese im Fettgewebe (Abb. 36, s. S. 120). Richelsen et al. (1993) fanden, daß die basale LPL-Aktvität im Skelettmuskel bei adipösen Frauen negativ mit dem BMI und der WHR korreliert war. Zu den Triglyzeriden bestand ebenfalls eine negative ($r = -0{,}48$)

und zum HDL-Cholesterin eine positive Korrelation (r = 0,58).

*Hepatische Triglyzeridlipase (HTGL)*
Dieses Enzym hat verschiedene Funktionen, die letztlich noch nicht ganz geklärt sind. Die HTGL ist bei der Umwandlung von Lipoproteinen beteiligt. Bei Adipösen ist die Aktivität dieses Enzyms gesteigert (Cominacini et al. 1993; Deprés u. Marette 1994); es ist positiv mit dem BMI korreliert. Aufgrund einer oralen Glukosebelastung mit Insulinbestimmung gelangten Cominacini et al. (1993) zu der Schlußfolgerung, daß die Insulinresistenz verantwortlich für diese Adaptation sei.

*Lecithin-Cholesteryl-Acyl-Transferase (LCAT)*
Dieses Enzym, inzwischen kloniert, katalysiert Cholesterinester. Der wichtigste Kofaktor für diese Reaktion ist das Apo A-I. LCAT spielt eine wichtige Rolle bei der Konversion von $HDL_3$ zu $HDL_2$. Bei Adipösen ist die LCAT-Aktivität erniedrigt (Deprés 1991). Erklärt wird damit das erniedrigte $HDL_2$-Cholesterin.

## 7.6.7 Kinder und Jugendliche

Über Blutfette bei Kindern und Jugendlichen gibt es, verglichen mit Erwachsenen, vergleichsweise wenige Untersuchungen. Kalker et al. (1993) fanden bei 3- bis 16jährigen Kindern und Jugendlichen hinsichtlich Triglyzeriden, Gesamt- und LDL-Cholesterin sowie des Atheroskleroseindexes LDL-Cholesterin/HDL-Cholesterin eine Beziehung zur Adipositas, nicht jedoch zur Fettverteilung (WHR). Letzteres war nur bezüglich des HDL-Cholesterins der Fall. Betrachtete man nur die Jugendlichen, hatte die Fettverteilung ebenfalls eine Bedeutung für die Lipidkonzentration. Sie schlossen aus diesen Beobachtungen, daß die Bestimmung der Fettverteilung erst nach der Pubertät klinisch bedeutsam ist.

## 7.6.8 Synopsis: Fettstoffwechselstörungen und abdominale Adipositas

Die abdominale (viszerale) Adipositas (Abb. 84) geht in der Regel mit einer Insulinresistenz einher. Es besteht eine vergrößerte und lipolytisch aktivierte abdominale (subkutan und viszeral) Fettmasse; die insulininduzierte Hemmung der Lipolyse ist vermindert. Daraus resultiert ein erhöhter Ausstrom von freien Fettsäuren (FFS) aus diesen Fettdepots in das Splanchnikusgebiet und schließlich in die Leber. Die vermehrte hepatische Aufnahme von FFS hat eine erhöhte Produktion von VLDL sowie Apo B und einen verminderten Abbau von Apo B zur Folge. Die reduzierte Insulinextraktion und die Insulinresistenz führen zur Hyperinsulinämie und zur gesteigerten Glukoneogenese. Aufgrund der beschleunigten VLDL-Synthese und der verminderten LPL-Aktivität entsteht eine Hypertriglyzeridämie. Dieses Phänomen trägt zum gesteigerten Austausch von Triglyzeriden und Cholesterinestern unter den einzelnen Lipoproteinen bei, was zu triglyzeridreichen LDL- und HDL-Partikeln führt.

Triglyzeridreiche Lipoproteine sind bevorzugte Substrate für die HTGL; es resultieren kleine, dichte LDL-Partikel und weniger $HDL_2$. Sogenannte „dense LDL" werden reduziert aus der Zirkulation eliminiert und bevorzugt in Gefäßen abgelagert, was die Atherogenese begünstigt. $HDL_2$ wird aber auch vermindert gebildet, weil die Enzyme LPL und LCAT weniger aktiv sind und HDL an Fettzellen gebunden und somit der Zirkulation entzogen werden.

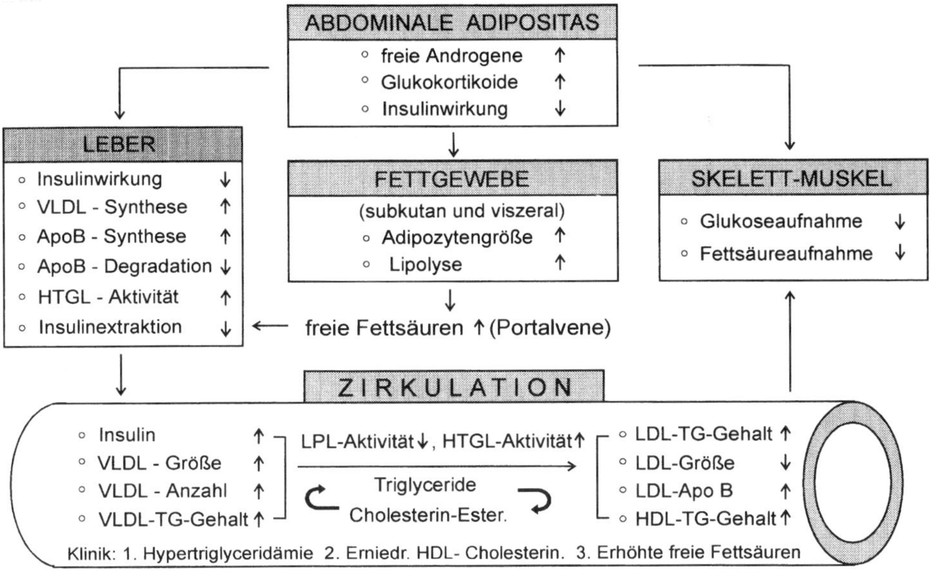


**Abb. 84.** Synopsis der Zusammenhänge zwischen abdominaler Adipositas und Fettstoffwechsel. Fettgewebe, Leber und Muskulatur sind im Intermediärstoffwechsel eng verknüpft und regulieren Lipide und Lipoproteine in der Zirkulation. Näheres s. Text. (Nach Deprés 1991 u. Deprés u. Marette 1994)

## 7.6.9 Therapie

### Reduktionskost

Veränderungen von Lipiden unter einer Reduktionskost sind ähnlich umfassend dokumentiert und wissenschaftlich geklärt wie die des Kohlenhydratstoffwechsels. Lipidkonzentrationen können durch diätetische Maßnahmen ohne Gewichtsreduktion oft nur geringfügig verändert werden; das hat in Anbetracht potenter Lipidsenker bei vielen Ärzten zu einer Geringschätzung der Ernährungsumstellung schlechthin geführt. Ist eine Gewichtsreduktion möglich, sehen die quantitativen Veränderung jedoch ganz anders aus. Beim Vorliegen einer Dyslipidämie in Kombination mit Übergewicht und Adipositas sollte daher die Gewichtsreduktion die erste Maßnahme sein; Lipidsenker sind meist nur bei familiären oder sekundären Formen des Fettstoffwechsels notwendig.

*Gesamt- und LDL-Cholesterin*

Wird das Körpergewicht mit Hilfe einer Reduktionskost um 10 kg vermindert, was in vielen Studien mit ca. 4wöchiger Dauer der Fall war, sinken Gesamt- und LDL-Cholesterin um 25–30% (Tabelle 30; Wechsler 1981b; Wirth 1986b). Die Verwendung von Formeldiäten beinhaltet eine extreme Fettreduktion, der Einsatz von Mischkost meist nicht nur eine Fettreduktion, sondern auch eine Fettmodifikation. Versucht man durch unterschiedliche Diätformen den spezifischen Effekt des Energiedefizits zu eruieren, kommt man zu dem Schluß, daß der Gewichtsverlust einen Anteil von etwa 50–70% am Abfall vom Gesamt- und LDL-Cholesterin hat (Leenen et al. 1993).

*HDL-Cholesterin*

Veränderungen des HDL-Cholesterins unter einer Reduktionskost waren lange Zeit verwirrend und widersprüchlich berichtet worden, bis man einen bipha-

**Tabelle 30.** Kardiovaskuläre Risikofaktoren vor und nach einer 4wöchigen Therapie mit Reduktionskost (700 kcal) bzw. Reduktionskost + Training (1 h/Tag). Signifikante Differenzen (* = p <0,05, ** = p <0,01). (Wirth et al. 1989)

| | Reduktionskost (R) | | | Reduktionskost + Training (R+T) | | | R vs. R+T |
|---|---|---|---|---|---|---|---|
| | vor Therapie | nach Therapie | Änderung | vor Therapie | nach Therapie | Änderung | |
| Gesamtcholesterin [mg %] | 223 ± 43 | 168 ± 25** | - 24% | 233 ± 44 | 176 ± 36** | - 25% | n. s. |
| LDL-Cholesterin (mg %) | 148 ± 42 | 108 ± 23** | - 27% | 153 ± 37 | 113 ± 33** | - 26% | n. s. |
| HDL-Cholesterin (mg %) | 43 ± 10 | 38 ± 8* | - 13% | 43 ± 13 | 43 ± 8 | ± 0% | < 0,05 |
| Triglyzeride (mg %) | 160 ± 104 | 108 ± 43** | - 32% | 190 ± 113 | 98 ± 20** | - 49% | <0,05 |
| Glukose (mg %) | 91 ± 13 | 79 ± 8** | - 13% | 98 ± 23 | 77 ± 10** | - 22% | n.s. |
| Systolischer Blutdruck (mm Hg) | 130 ± 11 | 124 ± 12** | - 4% | 135 ± 14 | 123 ± 13** | - 10% | n.s. |
| Diastolischer Blutdruck (mm Hg) | 87 ± 9 | 84 ± 8** | - 4% | 90 ± 9 | 82 ± 9** | - 9% | n. s. |

sischen Verlauf ausmachte. Beim Fasten oder unter einer hypokalorischen Kost mit einem Energiedefizit von etwa >1000 kcal/Tag fällt das HDL-Cholesterin ab (Tabelle 30). In der Phase der Gewichtskonstanz (Friedman et al. 1982; Wing u. Jeffrey 1995) oder bei geringem Energiedefizit hingegen steigt es an (Wood et al. 1988). Oft wurde beobachtet, daß Frauen und Männer divergierende Veränderungen zeigen. Liegen jedoch bei Frauen und Männern gleiche Gewichtsreduktionen vor, verschwindet die Geschlechtsdifferenz (Wirth 1995c).

*Triglyzeride*

Die meisten Autoren berichten, daß die prozentualen Veränderungen bei den Triglyzeriden im Vergleich zu anderen Lipiden am deutlichsten sind (Tabelle 30); ein Abfall auf etwa die Hälfte der Ausganskonzentration ist nicht selten (Friedman et al. 1982). Nicht nur die Konzentration der VLD-Triglyzeride nimmt ab, sondern der Triglyzeridgehalt aller Lipoproteine (Wechsler et al. 1981b). Ebenso wie beim Cholesterin ist die diätbedingte Senkung der Serumkonzentration von der Ausgangskonzentration abhängig (Tabelle 31; Olefsky et al. 1974). Es profitieren somit v. a. Personen von dieser Therapie, bei denen eine Verbesserung der Lipide besonders dringend ist. Wie bei jedem Serumbestandteil, kann die Adaptation durch eine Änderung der Sekretion oder der

**Tabelle 31.** Abnahme von Triglyceriden und Gesamtcholesterin in Abhängigkeit der Ausgangskonzentration bei 36 Patienten mit und ohne Hyperlipidämie vor und nach einer 4monatigen Reduktionskost; Gewichtsabnahme 11 kg. (Nach Olefsky et al. 1974)

| | Triglyzeride [mg %] | | | Cholesterin [mg %] | | |
|---|---|---|---|---|---|---|
| | vorher | nachher | Differenz (%) | vorher | nachher | Differenz (%) |
| 1. Quartil | 115 | 96 | - 17 | 239 | 215 | - 10 |
| 2. Quartil | 182 | 139 | - 24 | 269 | 223 | - 17 |
| 3. Quartil | 312 | 172 | - 45 | 303 | 232 | - 23 |
| 4. Quartil | 658 | 311 | - 53 | 324 | 223 | - 31 |

Elimination bedingt sein. Einig ist man sich dahingehend, daß beim Fasten oder unter einer Reduktionskost v.a. die hepatische Triglyzeridproduktion vermindert ist (Abb. 85). Auch die Elimination von Triglyzeriden wurde mit Hilfe eines Fettoleranztests unter i.v.-Gabe von Intralipid untersucht; sowohl Fasten als auch eine Reduktionskost verbessern diese (Huttunen et al. 1975).

*Lipoproteinlipase*
Für die beschleunigte Elimination von Triglyzeriden nach Gewichtsreduktion ist die Lipoproteinlipase verantwortlich. Die Enzymaktivität in einzelnen Geweben wurde früher unterschiedlich berichtet (Taskinen u. Nikkilä 1979; Huttunen et al. 1975). Neuerdings ist man sich weitgehend einig, daß durch Gewichtsreduktion eine gesteigerte Expression und Aktivität der LPL sowohl im Fettgewebe als auch im Plasma (nach Heparininjektion) vorliegt (Eckel u. Yost 1987; Kern et al. 1990). Das hat nicht nur eine verstärkte Klärung des Serums von triglyzeridreichen Lipoproteinen zur Folge, sondern auch deren beschleunigten Einbau in das Fettgewebe mit Erschwernis der Gewichtsreduktion (s. 6.5.1).

*Freie Fettsäuren und freies Glyzerin*
Bedingt durch das Energiedefizit und den beschleunigten Abbau von Depotfetttriglyzeriden zur Gewährleistung der Energieversorgung sind im Serum auch die Spaltprodukte freie Fettsäuren und freies Glyzerin erhöht. Ob es sich hierbei um einen wünschenswerten oder gesundheitsgefährdenden Zustand handelt, ist bisher nicht beurteilbar. Ketogene (kohlenhydratarme) Kostformen führen aufgrund der drastischen Abnahme des Insulins und der dadurch weitgehend ungehinderten Lipolyse zu erhöhten Plasmaspiegeln beider Substrate.

*Apoproteine*
Analog zur Abnahme des LDL-Cholesterins nimmt auch das Apoprotein B ab. Ähnlich

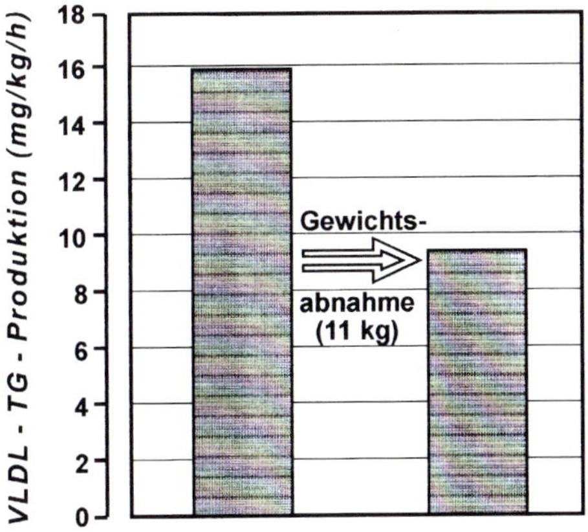


**Abb. 85.** Abnahme der Triglyzeridproduktion der Leber bei 36 adipösen nichtinsulinpflichtigen Diabetikern nach einer Gewichtsreduktion von 11 kg innerhalb von 2–10 Monaten. (Nach Olefsky et al. 1974)

verhält es sich mit dem Apoprotein $A_1$ und dem HDL-Cholesterin.

## Bewegungstherapie

Durch ein *Training* lassen sich Lipide, Lipoproteine und Apoproteine günstig beeinflussen; die Effekte sind vergleichbar mit denen bei Nichtadipösen. 47 mäßig adipöse Männer mit einem Gesamtcholesterin $<8{,}28$ mmol/l und Triglyzeriden $<5{,}65$ mmol/l joggten 1 Jahr lang 15–19 km pro Woche. Danach waren die Triglyzeride signifikant erniedrigt und das $HDL_2$- sowie das $HDL_3$-Cholesterin deutlich erhöht. Die Lipidveränderungen waren hinsichtlich Art und Ausmaß vergleichbar mit denen einer hypokalorischen Kost; diese reduzierte in der gleichen Zeit das Gewicht um 7,8 kg (Abb. 86; Wood et al. 1988).

> Die Lipidveränderungen bei Adipositas lassen sich durch eine Gewichtsreduktion fast immer beseitigen; optimal ist eine Kombination aus Reduktionskost plus Ausdauertraining.

Adipösen sollte man aufgrund ihrer reduzierten Mobilität zur Behandlung ihrer

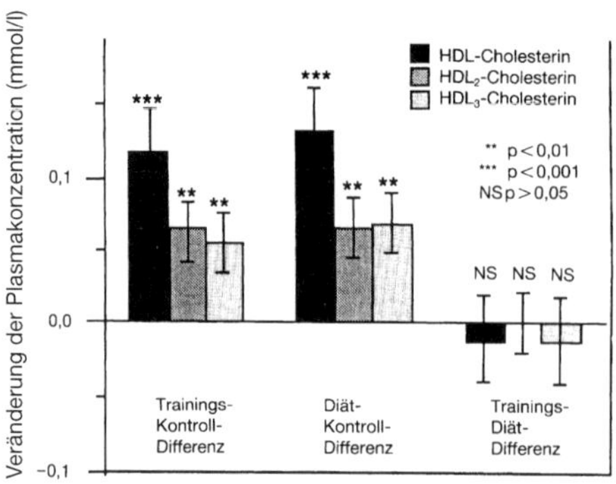


**Abb. 86.** Vergleich der Änderung von Lipiden und Lipoproteinen unter Reduktionskost bzw. körperlichem Training. (Nach Wood et al. 1988)

Fettstoffwechselstörung nicht ein Ausdauertraining allein, sondern immer kombiniert mit einer Reduktionskost empfehlen. Behandelt man Adipöse mit *Diät plus Training,* sieht man deutlichere Auswirkungen. Insbesondere stellt man fest, daß unter dieser Therapie auch das Gesamtcholesterin und LDL-Cholesterin um 20–30 % abfallen (Ratzmann et al. 1981; Wirth et al. 1986b, b; Tabelle 30). Das HDL-Cholesterin fällt üblicherweise bei unterkalorischer Ernährung ab; bei gleichzeitigem Training bleibt es auch bei rascher Gewichtsreduktion konstant (Wirth et al. 1989b; Tabelle 30). Bei längerer Behandlung steigt das HDL-Cholesterin sogar deutlich an (Wood et al. 1991).

Die inversen Veränderungen beim HDL- und LDL-Cholesterin verbessern den LDL-HDL-Quotienten, eine wichtige Determinante für die Entwicklung einer Arteriosklerose, erheblich (Wood et al. 1991; Deprés et al. 1990). Auch die – v.a. bei abdominaler Adipositas – erhöhten Konzentrationen von freien Fettsäuren werden vermindert (Ratzmann et al. 1982; Wirth 19866a). Wie so oft bei Interventionen am Stoffwechsel Adipöser, sind diese Auswirkungen bei Männern viel ausgeprägter als bei Frauen.

Zu Adaptationen kommt es auch bei den Apoproteinen. Das Apoprotein B nimmt sowohl bei alleinigem Training als auch bei mit Diät kombinierter Therapie um 5–20 % ab (Wood et al. 1991; Deprés et al. 1990). Die Konzentration von Apo A-I hingegen steigt nur bei kombinierter Behandlung signifikant an (Wood et al. 1991). Zum Lp(a) liegen keine verläßlichen Untersuchungen vor.

## Pharmaka

*Lipidsenker*

Da bei der Adipositas, insbesondere bei gleichzeitiger Insulinresistenz, weniger ein erhöhtes LDL-Cholesterin als vielmehr erhöhte Triglyzeride und ein erniedrigtes HDL-Cholesterin im Vordergrund stehen, sind Cholesterinsynthesehemmer und Ionenaustauscher gewöhnlich nicht indiziert. Nikotinsäure ist zwar wirksam zur Senkung der Triglyzeride und Anhebung des HDL-Cholesterins, verschlechtert jedoch die Glukosetoleranz. *Fibrate* hingegen gehören zur ersten Wahl bei Adipositas, insbesondere bei gleichzeitiger Insulinresistenz. Sie erhöhen die Aktivität der LPL und steigern den Abbau der VLDL-Triglyzeride; sie korrigieren damit pathologische Adaptationen bei Adipositas. Zudem kommt *Acipimox* in Frage, ein Hemmer der Lipolyse; er senkt die Plasmakonzentration der freien Fettsäuren. Einzelheiten s. Müller-Wieland u. Krone (1995).

*Antihypertensiva*

Blutdrucksenkende Medikamente haben häufig negative Auswirkungen auf den Fettstoffwechsel. Betroffen sind davon v.a. die β-Blocker und die Diuretika (s. 7.2.4.; Tabelle 29). Kalziumantagonisten und ACE-Hemmer sind im wesentlich lipidneutral, $\alpha_1$-*Blocker* senken Triglyzeride und LDL-Cholesterin leichtgradig und erhöhen das HDL-Cholesterin mäßig.

### 7.6.10
### Fazit

- ▷ Jeder 2. Adipöse und fast jeder abdominal Adipöse weist eine Fettstoffwechselstörung auf.
- ▷ Typisch für die Adipositas sind – v. a. bei gleichzeitiger Insulinresistenz – erhöhte Triglyzeride und ein erniedrigtes HDL-Cholesterin.
- ▷ Die freien Fettsäuren sind erhöht.
- ▷ Die Lipoproteine sind in ihrer Komposition verändert; es sind sog. „dense LDL" mit erhöhtem Triglyzerid- und Apo-B-Gehalt präsent.
- ▷ Enzyme des Fettstoffwechsels sind verändert: die LPL- und LCAT-Aktivitäten sind erniedrigt, die der HTGL ist gesteigert.
- ▷ Mit Hilfe einer Reduktionskost lassen sich Triglyzeride und HDL-Cholesterin bei fast allen Patienten normalisieren; bei rascher Gewichtsreduktion fällt auch das HDL-Cholesterin und steigt erst bei Gewichtskonstanz.
- ▷ Ein körperliches Training senkt Triglyzeride und erhöht HDL-Cholesterin.
- ▷ Eine Kombinationstherapie aus Reduktionskost plus Bewegungstherapie ist am effektivsten.
- ▷ Pharmakologisch kommen in erster Linie Fibrate und Acipimox in Frage.
- ▷ β-Blocker und Diuretika haben negative Auswirkungen auf den Fettstoffwechsel, Kalziumantagonisten und ACE-Hemmer sind lipidneutral, $\alpha_1$-Blocker wirken sich positiv aus.

## 7.7
## Gerinnung

Die „klassischen" Risikofaktoren wie Dyslipidämien, Hypertonie, Diabetes, Adipositas usw. erklären zwar das Zustandekommen von arteriosklerotischen Erkrankungen in der Mehrzahl, jedoch bei weitem nicht in allen Fällen. Die Gerinnung, das wurde in den letzten Jahren mehrfach nachgewiesen, spielt bei der Atherogenese vorwiegend bei der Anlagerung von Thromben an Gefäßläsionen eine wichtige Rolle. Manche Arterioskleroseforscher sprechen daher auch von einer „Atherothrombose". Auf dieser Vorstellung beruht z. B. die thrombolytische Therapie bei Herzinfarkt; die therapeutischen Erfolge bestätigen die These.

### 7.7.1
### Fibrinogen

Fibrinogen ist ein weiterer kardiovaskulärer Risikofaktor, der erst in letzter Zeit verstärkt ins Bewußtsein der medizinischen Öffentlichkeit gedrungen ist. Nachdem in der Framingham-Studie (Kannel et al. 1987) Fibrinogen erstmals als unabhängiger kardiovaskulärer Risikofaktor ausgemacht wurde, folgten eine Reihe von Untersuchungen zur weiteren Abklärung dieses Phänomens. Klar ist inzwischen, daß Gewicht, Alter, männliches Geschlecht, Diabetes mellitus, Hypertonie, Rauchen und körperliche Inaktivität Determinanten einer Hyperfibrinogenämie sind; Alkohol senkt das Fibrinogen.

Zur Hyperfibrinogenämie führende Mechanismen sind noch weitgehend unklar. Fibrinogen hat eine Reihe von Wirkungen auf die Atherogenese. Es beeinflußt die Blutrheologie (Plasmaviskosität, Erythrozytenverformbarkeit), die plasmatische Gerinnung, die Aggregation von Thrombozyten sowie die Migration und Proliferation von glatten Muskelzellen (Ernst 1991).

Der BMI ist positiv mit dem Fibrinogenspiegel korreliert; das trifft auch bei adipösen Diabetikern und adipösen Rauchern zu (Julius 1995). In der Monica-Studie Augsburg (Krobot et al. 1992), einem Kollektiv mit 4434 Personen im Alter von 25–74 Jahren, zeigte sich nicht nur zum BMI ein deutlicher Bezug, sondern auch zur

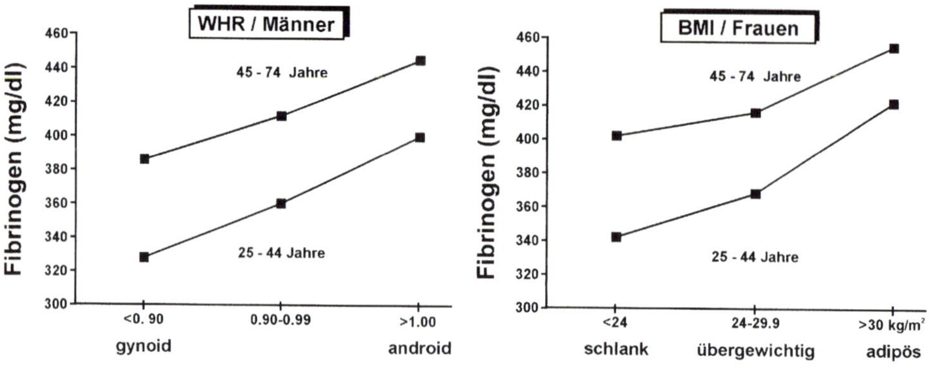


**Abb. 87.** Relation des Fibrinogenspiegels zur WHR bei Männern (links) und zum BMI bei Frauen (rechts) im Monica-Projekt Augsburg. (Nach Krobot 1992)

Fettverteilung, erfaßt in Form der Taille-Hüft-Relation (Abb. 87). Die Beziehung hinsichtlich des BMI war bei Frauen J-förmig, bei Männern linear. Drei Faktoren des Lebensstils, Gewicht, Rauchen und Alkohol, erklärten 26 % der Varianz.

Unter einer Reduktionskost sinken die Fibrinogenspiegel, wenngleich das nicht in jeder Studie nachgewiesen wurde. Reduktionen von bis zu 30 % sind berichtet worden. Unklar ist, ob die Abnahme mit der Ausgangskonzentration, dem Ausmaß der Gewichtsreduktion, der Zusammensetzung der hypokalorischen Kost usw. zusammenhängt (Ernst 1991; Primrose et al. 1992). Auch Pharmaka, v. a. Fibrate, senken die Plasmaspiegel um 10–20 %.

*Rheologische Faktoren*

Fibrinogen hat den größten Einfluß auf eine Reihe von Faktoren der Fließeigenschaften des Blutes. Es wundert daher nicht, daß bei der Adipositas folgende Parameter erhöht sind: Plasmasviskosität, Blutviskosität, Erythrozyten- und Thrombozytenaggregation. Durch Gewichtsreduktion werden sie – je nach Ausmaß – reduziert bzw. normalisiert (Primrose et al. 1992; Fanari et al. 1993).

### 7.7.2 Plasminogenaktivatorinhibitor Typ 1 (PAI-1)

Wichtiger als das Fibrinogen in der Genese der Arteriosklerose bzw. Atherothrombogenese ist möglicherweise bei Adipösen eine Störung der Fibrinolyse; die Schlüsselrolle spielt hier der Plasminogenaktivatorinhibitor (PAI-1). Zur Erinnerung die Kaskade der Fibrinolyse: Das Proenzym Plasminogen kann durch Aktivatoren wie Prourokinase, Urokinase und Gewebsplasminogenaktivator (tPA) zum aktiven Plasmin konvertiert werden, welches Fibrin zu Abbauprodukten degradiert. Die Aktivatoren können durch PAI-1, dem wichtigsten Plasminogenaktivatorinhibitor, gehemmt werden. PAI-1 korreliert mit Faktoren des metabolischen Syndroms wie Insulin, Triglyzeriden, Blutdruck, BMI und WHR (Vague et al. 1995; Potter van Loon et al. 1993; Tabelle 32). Es wurde daher vermutet, daß es auch mit der Insulinresistenz vergesellschaftet ist, was mittels eines hyperinsulinämischen euglykämischen Clamps gezeigt wurde (Potter van Loon et al. 1993).

Erhöhte Konzentrationen von Fibrinogen und PAI-1 sind bei Adipösen nicht selten.

**Tabelle 32.** Korrelation des Plasminogenaktivator-Inhibitors 1 mit Parametern der Adipositas

| Adipositasparameter | PAI-1 nach Vague et al. (1995) | PAI-1 nach Raison (1993) |
|---|---|---|
| Körpergewicht | – | 0,38 |
| BMI | 0,50 | – |
| WHR | – | 0,46 |
| Nüchterninsulin | 0,72 | 0,36 |
| Triglyzeride | 0,56 | 0,41 |

Hohe PAI-1-Spiegel lassen sich durch eine hypokalorische Kost (Mehrabian et al. 1990; Primrose et al. 1992), vermehrte körperliche Aktivität (Speiser et al. 1988) und Metformin (Vague 1995) senken. Eine operativ induzierte Gewichtsreduktion von 64 kg in 12 Monaten reduzierte das Fibrinogen (–20 %) und den PAI-1 (–70 %). tPA, von-Willebrand-Faktor, Antithrombin III, Thrombozytenfaktor 4 und Fibrinopeptid A änderten sich nicht (Primrose et al. 1992).

*Weitere Faktoren der Fibrinolyse:*
In der ECAT-Studie (1995) konnte bei 2043 Patienten während eines 2jährigen Verlaufs eine positive Korrelation von *Gewebsplasminogenaktivitator* (tPA) und kardialen Ereignissen (Herzinfarkt und plötzlicher Herztod) gefunden werden; das relative Risiko war 1,29fach erhöht. Auch der *von-Willebrand Faktor* war mit der Herzinfarktrate und dem plötzlichen Herztod korreliert (1,24fach).

### 7.7.3 Fazit

- ▷ Fibrinogen, ein unabhängiger kardiovaskulärer Risikofaktor, ist positiv mit dem BMI und der WHR korreliert.
- ▷ Der Plasminogenaktivatorinhibitor Typ 1 (PAI-1), bei Herzinfarktpatienten erhöht, korreliert positiv mit dem BMI und der WHR, aber auch mit Faktoren des metabolischen Syndroms wie Insulin, Triglyzeriden und Blutdruck.
- ▷ Durch eine hypokalorische Kost bzw. vermehrte körperliche Aktivität werden Fibrinogen und PAI-1 reduziert bzw. normalisiert.

## 7.8 Gastrointestinale Erkrankungen

Gastrointestinale Erkrankungen sind im Vergleich zu kardiovaskulären und metabolischen weniger von Interesse, wenn auch nicht seltener – zumindest was die Gallensteinhäufigkeit und die Fettleber betrifft. Die anderen Krankheiten wie Pankreatitis, Obstipation und Hernien sind von untergeordneter Bedeutung.

### 7.8.1 Gallensteine

**Häufigkeit**
Die Adipositas ist neben Geschlecht, Alter, Ernährung, Diabetes und Hypertriglyzeridämie der wichtigste Risikofaktor für Cholesterinsteine; Pigmentsteine kommen bei Adipösen nicht häufiger vor als bei Normalgewichtigen. Dies zeigte bereits die TOPS-Studie in den 70er Jahren an 62 739 Frauen (Bernstein et al. 1976). Bestätigt und erweitert wurden die Erkenntnisse v. a. durch die Nurses' Health Study (Maclure et al. 1989). Die Befragung von 88 837 Krankenschwestern zeigte eine Assoziation mit der Gallensteinhäufigkeit schon bei leichtem Übergewicht, bei deutlich Adipösen (BMI >32 kg/m²) war sie sogar

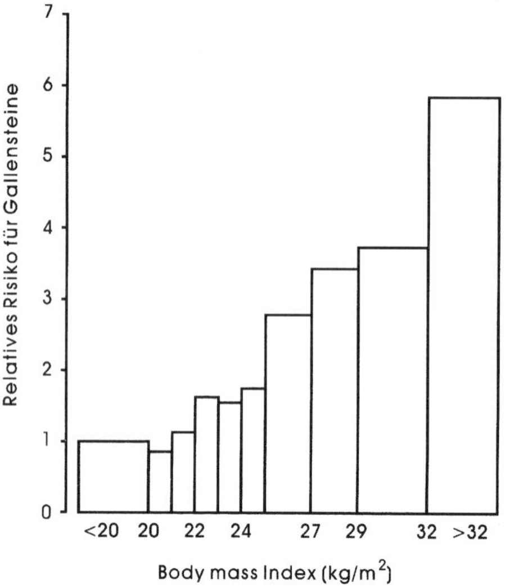


**Abb. 88.** Häufigkeit von symptomatischen Gallensteinen in Abhängigkeit vom Körpergewicht (BMI) bei 88837 US-amerikanischen Krankenschwestern. (Nach Maclure 1989)

20fach erhöht (Maclure et al. 1989, Abb. 88); ein „Schwellengewicht" konnte nicht ausgemacht werden.

Für Männer ist der Zusammenhang zum Körpergewicht weniger deutlich und konnte in einigen Studien nicht nachgewiesen werden (Everhart 1993). Möglicherweise ist bei Männern der Zusammenhang von Fettverteilung und Cholelithiasis stringenter. In einer 25jährigen Beobachtung der Zutphen Study (Moerman et al. 1994) traten signifikant häufiger Gallensteine bei den Männern auf, deren Verhältnis von subkutaner Hautfaltendicke über der Scapula zu der über dem M. triceps hoch war (Maß für zentrale Fettverteilung). Andere Studien, nicht alle, kamen zu ähnlichen Ergebnissen (Everhart 1993).

> Gallensteine sind bei Adipösen – je nach Gewicht – sehr häufig anzutreffen.

## Pathophysiologie

Die Entstehung von Cholesteringallensteinen wird bei Adipösen durch eine Hypersekretion von Cholesterin in der Galle verursacht. Die hepatische Cholesterinsynthese ist, wie üblich bei Gallensteinträgern und Adipösen, stimuliert. Ursächlich kommt möglicherweise Insulin in Frage (Krone u. Greten 1984). Ob auch eine verminderte Kontraktion der Gallenblase vorliegt, wird kontrovers diskutiert.

## Therapie

Symptomatische Gallensteine werden operativ entfernt. Da die Adipositas das perioperative Risiko erhöht, bietet sich eine laparaskopische Cholezystektomie an. Wird die Technik leicht modifiziert, sind angeblich nur die Operationszeiten gegenüber Normalgewichtigen leicht erhöht, nicht jedoch die Komplikationsrate (Nies et al. 1994). Erschwerend für den operativen Erfolg unter laparoskopischen Bedingungen sind eine kontrahierte Gallenblase im Ultraschall, eine begleitende Pankreatitis und eine frühere Laparotomie.

Cholesteringallensteine können auch unter Reduktionskost, Fasten oder nach operativen Eingriffen zur Gewichtsreduktion entstehen. Aufgrund einer Metaanalyse wurde geschätzt, daß 10–25 % aller Frauen und Männer unter einer niedrigkalorischen Kost Gallensteine entwickeln, wovon ca. $^1/_3$ symptomatisch sind (Everhart et al. 1993). Deutlich höher ist die Komplikationsrate bei ausgeprägter Gewichtsreduktion. Nach vertikaler Magenrestriktion (s. 8.6) und Gewichtsreduktionen zwischen 14 und 81 kg innerhalb von 6 Monaten entwickelten 37 % der Patienten Gallensteine. Nach 2 Jahren mußten 10 % wegen symptomatischer Gallensteine cholezystektomiert werden (Shiffman et al. 1993). Wird prophylaktisch Ursodesoxycholsäure verabreicht, kann diese Komplikation reduziert bzw. vermieden werden; über die Effektivität dieser Therapie besteht noch keine Klarheit.

### 7.8.2 Pankreatitis

Wenn die Häufigkeit von Gallensteinen bei Adipösen erhöht ist, ist auch eine gesteigerte Pankreatitisrate zu erwarten, da Gallensteine ursächlich für eine Pankreatits in Frage kommen können. Große Untersuchungen liegen zur Pankreatits bei Adipositas nicht vor. Kleinere Studien weisen auf eine höhere Erkrankungs- und Komplikationsrate hin (Funnell et al. 1993).

### 7.8.3 Fettleber und Fettleberhepatitis

Die Adipositas ist ein wichtiger Risikofaktor für die Entstehung einer Fettleber. Da auch andere Faktoren für die Genese der Fettleber in Frage kommen, die wiederum mit der Adipositas assoziiert sein können (z.B. Diabetes mellitus, Alkoholabusus), ist die Rolle der Adipositas nicht einfach auszumachen. Mitbedingt durch die unterschiedliche Definition der Fettleber, wird die Häufigkeit bei Adipösen zwischen 30 und 90% angegeben (Gries et al. 1976; Hanefeld et al. 1968; van Steenbergen u. Lanckmans 1995). Bei abdominal Adipösen ist die Verfettung häufiger und ausgeprägter als bei peripher Adipösen (Kral 1993). Unter Gewichtsreduktion bildet sich die Fettleber zurück.

Erhöhte Enzymaktivtäten der Transaminasen, γ-GT, der alkalischen Phosphatase und eine erhöhte Serumkonzentration des Bilirubins können auf eine Fettleberhepatitis hinweisen; dies ist bei Adipösen selten der Fall. Eine Umwandlung einer Fettleber in eine Fibrose oder Zirrhose kommt etwa bei jedem 12. Adipösen vor (van Steenbergen u. Lanckmans 1995).

In der Fettleber findet man eine vermehrte Ablagerung vorwiegend von Triglyzeriden als „droplets" in Leberparenchymzellen. Fettsäuren können zum einen in der Leber selbst synthetisiert werden. Sie können auch vom Plasma aufgenommen werden; dorthin gelangen sie entweder postprandial in Chylomikronen oder werden aus Triglyzeriden aus dem Fettgewebe freigesetzt (Lipolyse). In der Leber unterliegt das Schicksal der Fettsäuren einer fein abgestimmten Regulation. Sie können entweder in den Mitochondrien zur ATP-Gewinnung oxidiert oder im endoplasmatischen Retikulum zu Triglyzeriden verestert werden. Die „Wegrichtung" hängt von vielen Faktoren ab, v.a. von hormonellen.

Eine bevorzugte Veresterung und damit Akkulumation von Triglyzeriden mit Ausbildung einer Fettleber kann folgende Ursachen haben:

1. vermehrte hepatische Synthese von Fettsäuren und Veresterung zu Triglyzeriden; das ist häufig bei Zuständen von Hyperalimentation der Fall (s. 6.2),
2. verminderte Oxidation von Fettsäuren z.B. durch Äthanol oder Östrogene,
3. verminderte Abgabe von Fettsäuren in Form von „very low density lipoproteins" (VLDL) an das Plasma z.B. durch Äthanol,
4. vermehrte Freisetzung von Fettsäuren aus dem Fettgewebe, was bei Adipositas, insbesondere der abdominalen Form, der Fall ist.

Hat sich zudem ein Diabetes mit Insulinmangel eingestellt, liegen mehrfach erhöhte Serumkonzentrationen von freien Fettsäuren vor. Da die Aufnahme von freien Fettsäuren in die Leber konzentrationsabhängig ist, kann es zu einer „Überflutung" mit Fettsäuren mit verstärkter Veresterung kommen; die Kapazität für die Oxidation ist nämlich begrenzt.

Diskutiert wird, ob eine Verfettung der Leber nicht zur Insulinresistenz beiträgt. Die Leber hat einen erheblichen Anteil an der Insulinclearance und regelt damit die Plasmakonzentration. Ein hoher Triglyzeridgehalt bzw. eine Verfettung reduziert die Insulinclearance und trägt damit zur Hyperinsulinämie bei. Dieser Mechanismus ist möglicherweise unabhängig vom Körperfettgehalt und der Fettverteilung (Goto et al. 1995).

### 7.8.4 Verschiedene Krankheiten

*Obstipation*
Nicht nur Patienten mit Hypothyreose und sekundärer Adipositas, sondern auch primär Adipöse leiden häufiger unter Obstipation als Normalgewichtige; in der Düsseldorf Studie (Gries et al. 1976) waren es 34%. Ob für dieses Symptom nur mechanische Gründe (z. B. viszerales Fett) oder auch endokrin-metabolische in Frage kommen, ist ungeklärt.

*Hernien*
Hernien, sowohl Leisten- als auch Nabelhernien und Rektusdiastasen, sind bei Adipösen häufiger. Zudem entstehen bei Adipösen verstärkt Narbenhernien im Abdominalbereich. Als Ursache kommt v. a. die Drucksteigerung in der Bauchhöhle durch die Fettakkumulation in Frage.

## 7.9 Respiratorisches System

Es ist evident, daß Adipöse häufig Probleme mit der Atmung haben. Augenfällig ist das in Form einer *Dyspnoe* bei Belastung. Grund hierfür ist jedoch weniger die eingeschränkte Lungenkapazität oder sogar ein gestörter Gasaustausch als vielmehr die durch die erhöhte Körpermasse vermehrte körperliche Arbeit und nicht selten eine begleitende rechts- oder linksventrikuläre Dysfunktion.

In den letzten Jahren rückten schlafbezogene Störungen aufgrund einer Hypoxämie in den Vordergrund des Interesses, nachdem gezeigt wurde, daß eine Schlafapnoe mit einer erhöhten Hypertonie-, Myokardinsuffizienz- sowie einer plötzlichen Herztodrate einhergehen kann (Kopelman 1992; Hung et al. 1990; He et al. 1988). Um die pathophysiologischen Zusammenhänge verstehen zu können, sind einige Erläuterungen notwendig.

### 7.9.1 Beeinträchtigung der Lungenfunktion

Die vermehrte Fettmasse im Bereich der Brust, des Diaphragmas und des Abdomens beeinträchtigen die Exkursionen des Thorax bei In- und Exspiration und verändern das Muster der Ventilation. Gemindert wird dadurch die *Compliance* (Dehnbarkeit) des respiratorischen Systems, d. h. die Volumenänderung durch Druckänderung. Das führt zu einer erhöhten mechanischen Atemarbeit, die bei Adipösen um ein Mehrfaches gesteigert sein kann. Die *Muskelaktivität des Diaphragmas* ist bei Adipösen eher erhöht und verstärkt auf Kohlendioxid ansprechbar (Kopelman 1992). Spirometrisch läßt sich feststellen, daß Adipöse ein vermindertes *funktionelles Residualvolumen* im Sinne einer restriktiven Ventilationsstörung haben. Insbesondere läßt sich dies beim Übergang vom Sitzen zum Liegen nachweisen. Zudem ist die *Vitalkapazität* häufig vermindert. Der $pO_2$ ist in Ruhe im Sitzen meist normal, fällt jedoch im Liegen als Ausdruck einer alveolären Hypoventilation oft ab, insbesondere bei deutlicher abdominaler Adipositas. Die *pulmonale Ventilation* der basalen Lungenabschnitte kann insbesondere bei Zwerchfellhochstand (intraabdominale Fettakkumulation) beeinträchtigt sein, zusätzlich besteht oft eine *obstruktive Ventilationsstörung*. Eine Rolle spielt schließlich, daß bei Adipösen ein erhöhtes *pulmonales Blutvolumen* aufgrund eines generell höheren Blutvolumens (s. 7.1.2) vorliegt. Diese Adaptationen führen zu vermehrter *rechts- und linksventrikulärer Herzarbeit.*

## 7.9.2 Schlafbezogene Atmungsstörungen

### Definitionen

Es gibt eine Reihe von Begriffen und Krankheiten, die - um Unklarheiten zu vermeiden - charakterisiert werden müssen:

*Nächtliche Hypoventilation*
Sie ist innerhalb bestimmter Grenzen normal. Erkennbar ist sie an einem Anstieg des arteriellen $pCO_2$ sowie einem Abfall des arteriellen $pO_2$.

*Hypopnoe*
Reduktion des Atemflusses an Mund und Nase um >50% für >10 s. Bei einer obstruktiven Hypopnoe ist die Zwerchfellfunktion intakt, bei einer zentralen Hypopnoe zeigt das Zwerchfell eine unphysiologisch reduzierte Kontraktilität.

*Apnoe*
Sistieren des Atemflusses an Mund und Nase für >10 s.

Die *obstruktive Apnoe* ist gekennzeichnet durch Verschluß der oberen Atemwege bei intakter Zwerchfellfunktion mit konsekutiver alveolärer Hypoventilation, die *zentrale Apnoe* durch offene obere Atemwege, jedoch fehlende Zwerchfellaktivität mit konsekutiver alveolärer Hypoventilation.

*Obstruktives Schnarchen*
Partielle Obstruktion der oberen Atemwege mit Reduktion des Atemflusses von >50% sowie Abfall der $O_2$-Sättigung um >2% bei intakter Zwerchfellfunktion.

*Obstruktives Schlafapnoesyndrom (OSAS = „obstructive sleep apnoe syndrome")*
Krankheitsbild mit dem Leitsymptom einer vermehrten Tagesmüdigkeit, verursacht durch eine unphysiologische Häufung von obstruktiven Schlafapnoen mit konsekutiver alveolärer Hypoventilation sowie wiederholten nächtlichen Aufwachreaktionen mit nachfolgender Schlaffragmentation (s. unten).

*Pickwick-Syndrom*
Beschrieben von Charles Dickens in seinem Roman „The posthumous papers of the Pickwick Club" bei „little fat Joe", der offensichtlich unter Adipositas, Tagesmüdigkeit und Konzentrationsstörungen litt.

### Pathogenese der obstruktiven Schlafapnoe (OSAS)

Den pathophysiologischen Ablauf einer obstruktiven Apnoe während des Schlafs stellt man sich folgendermaßen vor: Die Einschlaflatenz von betroffenen Patienten ist im Vergleich zu Gesunden in der Regel auf <5 min verkürzt. Nach dem Schlafbeginn kommt es zu einer reduzierten Pharynxmuskelaktivität mit komplettem oder partiellem Kollaps der oberen Atemwege. Begünstigt wird dieser Kollaps durch anatomische und andere Umstände (s. unten).

Bei unvollständigem Kollaps tritt Schnarchen auf, bei komplettem Kollaps der oberen Atemwege kommt es zu einem Sistieren des Atemflusses an Mund und Nase. Dauert die Apnoe länger oder wiederholt sich in kurzen Abständen, resultiert ein Abfall des arteriellen $pO_2$ und ein Anstieg des $pCO_2$. Über zentrale Chemorezeptorenstimulation wird der Atemantrieb gesteigert, so daß es zu einer Vigilanzzunahme mit Aufwachreaktionen („arousal") kommt. Durch eine kompensatorische Hyperventilation normalisiert sich der arterielle $pO_2$ und $pCO_2$; der Schlaf tritt wieder ein. Bei Patienten mit OSAS wiederholt sich dieser Vorgang mehrmals in der

Nacht, bei manchen mehr als 100mal. Je häufiger die Schlafarchitektur unterbrochen wird, um so ineffizienter wird der Schlafablauf und um so weniger erholsam wird der Schlaf. Die Folgen sind Müdigkeit sowie Einschlafneigung am Tag (Stumpner u. Häußinger 1989).

*Adipositas*
Prädisponierend wirken anatomische Besonderheiten (Retrognathie, große Tonsillen, großes Gaumensegel, Makroglossie), Alkoholgenuß am Abend, Sedativa, Relaxanzien, Hypertonie – und die Adipositas. Diskutiert wird, ob die Fettmasse im Nacken einen Einfluß auf die Atmung hat. Wenngleich einige Untersuchungen den Nackenumfang als Prädisposition ausweisen, konnten Grundstein et al. (1993) in einer umfangreichen Studie dies zwar bestätigen, aber andere Faktoren als wichtiger darstellen. Er fand bei 1463 Männern, daß v.a. der Taillenumfang und damit das intraabdominale Fett entscheidend für die Ausbildung einer obstruktiven Schlafapnoe bei Adipositas ist. Untersuchungen mit CT-Bestimmung des viszeralen Fettes liegen nicht vor.

## Symptomatik

*Beschwerden und Symptomatik*
Die Patienten klagen über Tagesschläfrigkeit mit Einschlafneigung insbesondere während monotoner Situationen. Zudem geben sie nächtliches Erwachen, morgendliche Kopfschmerzen und einen wenig erholsamen Schlaf an. Fremdanamnestisch werden starkes, unregelmäßiges Schnarchen mit Atempausen sowie eine Reduktion der Leistungsfähigkeit mit Konzentrations- und Gedächtnisstörungen berichtet. Bei 40 % der männlichen Patienten besteht eine sexuelle Dysfunktion (Heitmann et al. 1993).

*Häufigkeit*
Die obstruktive Schlafapnoe kommt bei etwa 2 % der Frauen und 4 % der Männer vor (Young et al. 1993). Bei Patienten mit obstruktiver Schlafapnoe findet sich ein Anteil der Adipösen mit ca. 60 %; das Risiko bei Adipösen ist demnach etwa 4fach erhöht (Kopelman 1992). Bei niedrigen Apnoe-Hypopnoe-Indizes sind Übergewichtige und Adipöse nicht häufiger als in der Normalbevölkerung vertreten, bei höheren Apnoeindizes hingegen deutlich, insbesondere bei massiv Adipösen (BMI >35 kg/m²; Abb. 89). 80 % der Männer haben vermehrt abdominales Fett, erkenntlich an einer WHR > 0,94 (Grunstein et al. 1993).

> Bei Adipösen ist nicht nur eine obstruktive Schlafapnoe häufig, sondern auch die damit verbundenen Folgen für einzelne Organe.

*Hypertonie*
Häufig wird ein unphysiologischer Blutdruckanstieg während der Nacht beobachtet; üblicherweise erfolgt ein Abfall. Man nimmt heutzutage an, daß sich durch ein langjährig bestehendes OSAS eine arterielle Hypertonie entwickeln kann. Einer Hypertonie bei Adipositas liegt vermutlich nicht selten eine OSAS als Ursache zugrunde.

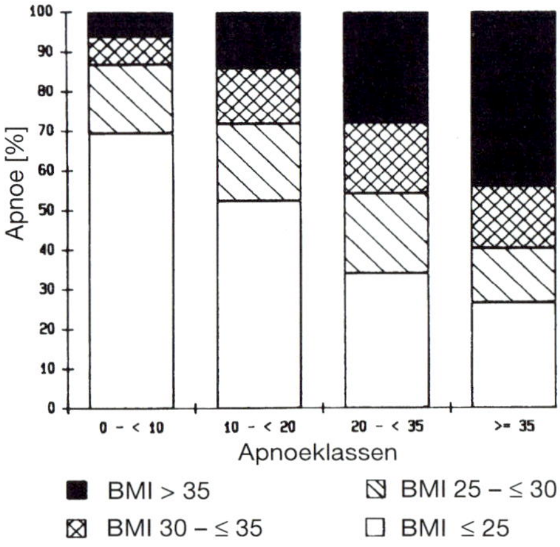


**Abb. 89.** Körpergewicht (BMI) und Apnoeindex (Apnoe-/Hypopnoe-Episoden) bei 2459 Patienten. (Nach Heitman 1993)

*Herzrhythmusstörungen*
Nächtliche Herzfrequenzbeschleunigungen sind häufig; 20% aller Betroffenen entwickeln eine pulmonal-arterielle Hypertonie. Typisch sind bradykarde Rhythmusstörungen mit SA-Blocks; es können auch AV-Blocks und maligne ventrikuläre Rhythmusstörungen auftreten (Heitmann et al. 1993; Grunstein et al. 1993).

## Therapie

*Gewichtsreduktion*
Zahlreiche Studien zeigen eine Verbesserung der Atmungsstörung nach Gewichtsreduktion; die verantwortlichen Mechanismen sind nahezu unbekannt. Durch eine Gewichtsverminderung um 26 kg verbesserte sich das exspiratorische Reservevolumen, der Apnoeindex fiel, und die $O_2$-Sättigung nahm erheblich zu (Rubinstein et al. 1988). Pasquali et al. (1990) reduzierten bei 213 Adipösen mit einem BMI von 37,5 kg/m² mit Hilfe einer Reduktionskost das Gewicht um durchschnittlich 18,5 kg. Dadurch fiel der Apnoe-Hypopnoe-Index von 66,5 auf 33,0, und die $O_2$-Sättigung nahm von 82% auf 88% zu. Letzteres war jedoch nur der Fall, wenn die Gewichtsreduktion >10 kg betrug (Abb. 90). Das Ausmaß der Gewichtsreduktion war sowohl mit der Änderung des Apnoe-Hypopnoe-Indexes (r=0,55) als auch mit der $O_2$-Sättigung (r = 0,46) korreliert. Nach Gewichtsreduktion waren etwa 1/3 der Patienten symptomfrei, 1/3 gebessert und 1/3 unverändert.

Diese Ergebnisse sprechen dafür, daß eine Gewichtsreduktion in jedem Fall angestrebt werden sollte, bei gegebener Indikation auch mit Hilfe einer restriktiven Magenoperation. Erschwert wird die Gewichtsreduktion durch die Müdigkeit und Antriebslosigkeit der Patienten. Unter Umständen ist es daher sinnvoll, bei schwerer obstruktiver Schlafapnoe parallel oder

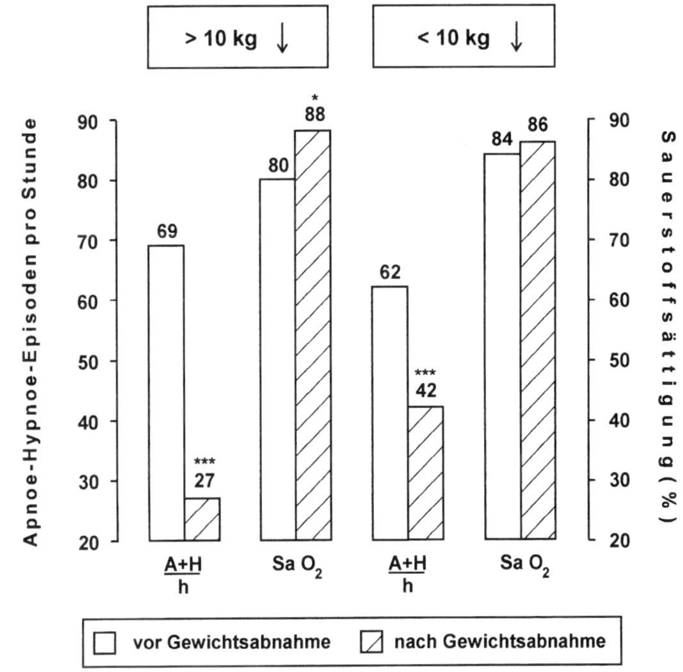


**Abb. 90.** Einfluß einer diätetischen Gewichtsreduktion auf die $O_2$-Sättigung und den Apnoe-Hypopnoe-Index bei adipösen Frauen und Männern. (Nach Pasquali 1993).

vorrangig mit einer nasalen Überdruckbeatmung zu beginnen, um den Patienten zur Änderung der Ernährung und zu vermehrter körperlicher Aktivität zu bewegen.

> Bei jedem Adipösen mit einer obstruktiven Schlafapnoe ist eine Gewichtsreduktion vorrangig.

*Andere Therapieformen*
Andere prädisponierende Faktoren wie Alkohol, Sedativa und Relaxanzien sollten eliminiert werden. Bei leichter bis mittelschwerer obstruktiver Schlafapnoe kann der Versuch mit Retard-Theophyllin in einer Dosis von 300–500 mg am Abend unternommen werden. Bei einer schweren Form hingegen kommt die nasale Überdruckbeatmung in der Nacht („nasal continous positive airway pressure" = nCPAP) mittels einer Maske in Frage. Unter einer Überdruckbeatmung kommt es bereits nach Tagen zu einer wesentlichen Besserung des Befindens und der Symptome. Die Therapie hilft dem Patienten, den circulus vitiosus mit Müdigkeit und Gewichtszunahme zu durchbrechen.

### 7.9.3 Fazit

- ▷ Eine obstruktive Schlafapnoe kommt bei Adipösen ca. 4mal häufiger vor als bei Normalgewichtigen. $^{2}/_{3}$ aller Patienten mit Schlafapnoe sind adipös.
- ▷ Die obstruktive Schlafapnoe geht oft mit Begleitkrankheiten einher, die bei der Adipositas ohnehin häufiger vorkommen wie Rhythmusstörungen, Hypertonie und Herzinsuffizienz; das kardiovaskuläre Risiko ist dadurch erheblich erhöht.
- ▷ Eine Gewichtsreduktion bessert bei $^{2}/_{3}$ bzw. beseitigt bei $^{1}/_{3}$ der Patienten die Beschwerden/Symptomatik; der Erfolg hängt vom Ausmaß der Gewichtsreduktion ab.

## 7.10 Bewegungsapparat

Die Vermutung liegt nahe, daß eine vermehrte statische Belastung des Bewegungsapparates gesundheitliche Probleme mit sich bringen kann, die die Wirbelsäule und die peripheren Gelenke betreffen. Trotz der Evidenz gibt es zu diesem Organbereich erstaunlich wenige Untersuchungen. Dieses Phänomen steht im krassen Widerspruch zur gesundheitspolitischen Bedeutung. Es mag dadurch begründet sein, daß die meisten Adipositasforscher primär aus dem metabolisch-endokrinologischen Bereich kommen und Orthopäden sich kaum für die Adipositas interessieren.

### 7.10.1 Arthrosen

*Gonarthrose*
Bei Adipösen steht die Gonarthrose im Mittelpunkt des Interesses. Viele Querschnittstudien in verschiedenen Ländern zeigen, daß die Gonarthrose mit steigendem Gewicht bei Frauen und Männern zunimmt. Daraus den Schluß zu ziehen, vermehrtes Gewicht sei ursächlich für die Gelenkdegeneration anzusehen, ist problematisch. Denkbar ist nämlich, daß primär eine Gonarthrose besteht, die eine Reduktion der körperlichen Aktivität und damit eine Adipositas induziert. Verläßliche Auskunft zu dieser Problematik geben daher nur longitudinale Beobachtungen.

In der Framigham-Studie (Felson et al. 1988) wurden 1420 Männer und Frauen mit einem durchschnittlichen Alter von 37 Jahren erfaßt und nach 36 Jahren nachuntersucht. Der Schweregrad der Gonarthrose wurde röntgenologisch mit 4 verschiedenen Stufen festgelegt. Zudem wurde zwischen symptomatischer und asymptomatischer Arthrose unterschieden. Bei der Nachuntersuchung zeigte sich, daß röntgenologische Veränderungen bei 33% vorhanden waren. Männer mit dem höchsten Gewicht (5. Quintile) hatten ein Erkrankungsrisiko von 1,51 und Frauen von 2,07 im Vergleich zu normalgewichtigen Personen. Bei Frauen war der Zusammenhang zwischen Körpergewicht und Gonarthrose deutlicher als bei Männern (Abb. 91). Insbesondere bei schweren röntgenologisch nachgewiesenen Destruktionen war die Korrelation mit dem Körpergewicht evident. Die Entwicklung einer Gonarthrose war besonders dann gegeben, wenn zum vermehrten Gewicht noch gesteigerte körperliche Aktivität hinzukam.

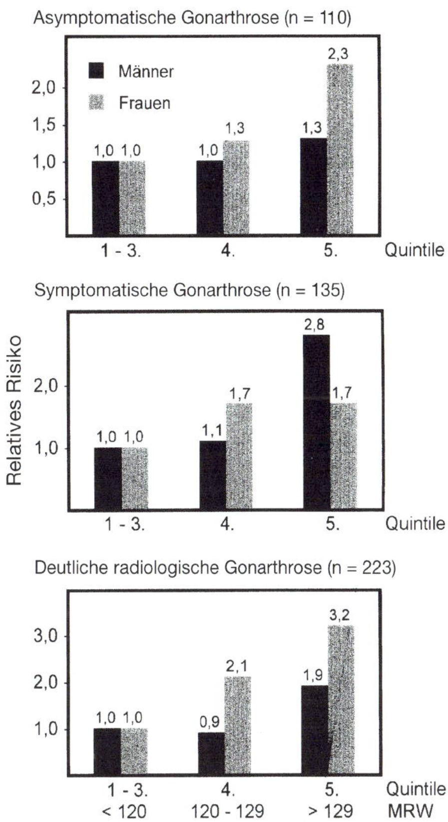


**Abb. 91.** Inzidenz der Gonarthrose bei Frauen und Männern aufgrund einer 36jährigen Beobachtung eines Subkollektivs der Framingham-Studie (Felson 1988). Von 1420 Personen entwickelten 468 eine radiologische Gonarthrose, die entweder asymptomatisch (110) oder symptomatisch (135) war; bei 223 Personen lagen fortgeschrittene röntgenologische Arthrosezeichen vor. MRW = Metropolitan Relative Weight.

> Insbesondere die Gonarthrose ist häufig die Folge einer massiven Gewichtsvermehrung.

Die Mechanismen zur Entstehung der Gonarthrose bei Adipositas sind nicht geklärt. Denkbar ist, daß durch die verstärkte Belastung der Gelenkknorpel aufgerauht und verbraucht wird, was zur Gelenkverschmälerung führt. Als Folge davon kann es zur Osteophytenbildung und zur subchondralen Knochenverdichtung kommen. Durch Knorpelläsionen kann auch eine verstärkte Steifheit von subchondralen Knochenanteilen entstehen; bei vertikalen Belastungen „federt“ der beeinträchtige Knochen weniger, was zu erhöhter Vulnerabilität des Knorpels führt (Dequeker et al. 1983). Die Entstehung einer Gonarthrose wird möglicherweise durch die bei Adipösen häufig anzutreffende Valgusstellung begünstigt. Diese Fehlhaltung hängt wahrscheinlich mit dem vergrößerten Oberschenkelumfang zusammen.

*Kniegelenkprothese*

Die Adipositas hat einen negativen Einfluß auf den langfristigen Erfolg einer Kniegelenkprothese. Adipöse Patienten sollten daher vor der Operation abnehmen, um den Operationserfolg zu sichern.

*Andere Arthrosen*

Bei Adipösen sind in Querschnittstudien auch gehäuft Fußgelenkarthrosen und Fersensporne nachgewiesen worden. Nicht überzeugend konnte bisher gezeigt werden, daß Adipöse häufiger an einer Koxarthrose oder an degenerativen Wirbelsäulensyndromen leiden.

**Tabelle 33.** Adipositas und Gonarthrose: Beeinflussung durch Änderung des Gewichts (Framingham-Studie: 12jährige Beobachtungszeit bei Frauen; Kriterien: Beschwerden und röntgenologisch nachgewiesene Veränderungen). (Nach Felson et al. 1992)

| Änderung der Inzidenz der symptomatischen Gonarthrose bei Gewichtsänderung von 5,1 kg | |
|---|---|
| Alle Frauen | Bei Gewichtszunahme + 11%,<br>Bei Gewichtsabnahme - 54% |
| Überwichtige und adipöse Frauen (BMI >25 kg/m²) | Bei Gewichtszunahme + 28%,<br>Bei Gewichtsabnahme - 49% |
| Normalgewichtige Frauen (BMI <25 kg/m²) | Bei Gewichtszunahme n.s.,<br>Bei Gewichtsabhme n.s. |

*Auswirkungen einer Gewichtsreduktion*

Dazu liegen wenige Untersuchungen vor. Eine 12jährige Beobachtung eines Subkollektivs der Framingham-Studie an 796 Frauen im Alter von durchschnittlich 66 Jahren erlaubte Rückschlüsse auf die Inzidenz der Gonarthrose bei Gewichtsänderung (Felson et al. 1992; Tabelle 33). In die Untersuchung wurden nur Frauen eingeschlossen, die sowohl Beschwerden als auch röntgenologisch nachgewiesene Veränderungen aufwiesen (symptomatische Gonarthrose). Die Gelenkveränderungen wurden auf die Änderung je einer BMI-Einheit (ca. 2,5 kg) bezogen. Eine Gewichtsreduktion von 2 BMI-Einheiten (5,1 kg) führte bei allen Frauen zu einer Reduktion der symptomatischen Gonarthrose von 54%; eine Gewichtszunahme gleichen Umfangs zu einer Inzidenzzunahme von 11%. Bei adipösen Frauen hatte die Gewichtsreduktion besonders günstige Ergebnisse; die Gewichtszunahme hatte negativere Auswirkungen als bei normalgewichtigen Frauen.

Diese Untersuchung zeigt erstmalig, daß die Entwicklung einer Gonarthrose durch Gewichtsreduktion deutlich beeinflußt werden kann. Ob auch der Verlauf einer Gonarthrose durch Gewichtsabnahme günstig beeinflußt wird, bleibt vorerst spekulativ. Klinische Untersuchungen dazu fehlen.

## 7.10.2 Osteoporose

In den letzten Jahren wurde überzeugend gezeigt, daß Adipöse eine größere Knochenmasse aufweisen als Normalgewichtige und Schlanke. Unklar ist lediglich, ob alle Knochen davon betroffen sind oder nur die gewichtsbelasteten.

Die Dichte des Knochens läßt sich mit Hilfe der Computertomographie und der Single-Photonen-Absorptionsmetrie (SPA), der Mineralgehalt mittels Dual-Photonen-Absorptionsmetrie (DPA) oder Dual-„X-ray"-Absorptionsmetrie (DXA) bestimmen.

Adipöse Frauen haben am Radius, L 2–4, Femurkopf und am Trochanter major sowohl eine höhere Knochendichte als auch einen vermehrten Mineralgehalt; die Korrelationskoeffizienten zum Gewicht liegen zwischen 0,25 und 0,5 (Dawson-Hughes et al. 1987).

Die Abnahme von Dichte und Mineralgehalt des Knochens setzt bei Frauen insbesondere nach der Menopause ein. Auch hier zeigt sich, daß eine Gewichtsvermehrung sich günstig auf diese Entwicklung auswirkt. Der jährliche Verlust an Mineralien und Dichte beträgt bei normalgewichtigen Frauen ca. 0,6%, bei Adipösen hingegen ca. 30% weniger (Dawson-Hughes et al. 1987). Der verminderte Verlust bei Adipösen und deren vermehrte Knochenmasse mag auch mit höheren Östrogenspiegeln zusammenhängen; schließlich werden bei Adipösen ca. 1/3 der Östrogene im Fettgewebe gebildet.

## 7.10.3 Knochenfrakturen

Wenn das Körpergewicht mit der Knochenmasse positiv korreliert und der Knochenverlust in der Menopause bei Adipösen geringer ist, müßten Adipöse auch seltener Wirbelkörperfrakturen aufweisen. Dies scheint inzwischen gesichert zu sein. Die Adipositas schützt demnach vor der postmenopausalen Osteoporose und ihren Folgen, während Schlankheit, Rauchen, Alkohol, Kaffee, Kortison, kalziumarme Kost und Immobilität sie begünstigen (Dawson-Huges et al. 1987)

## 7.11 Bösartige Erkrankungen

Einer erhöhten Prävalenz von Neoplasien bei Adipositas wurde bisher wenig Aufmerksamkeit geschenkt. Das hat v.a. 2 Gründe. Zum einen wurde der Zusammenhang zwischen Körpergewicht und bösartigen Krankheiten nur in wenigen Studien untersucht, wenngleich bereits 1979 von der American Cancer Society (Lew u. Garfinkel 1979; Tabelle 34) verläßliche Daten aufgrund einer Erhebung an 750 000 Männern und Frauen über einen Zeitraum von 13 Jahren (1959–1972) veröffentlicht wurden. Zum anderen sind die pathophysiologischen Vorstellungen über die Genese von Karzinomen bei Adipösen immer noch rudimentär.

Die Karzinome zeigen geschlechtspezifische Charakteristika. Bei Frauen geht es vorwiegend um Karzinome der Mamma, des Endometriums, der Zervix, des Ovars und der Gallenblase, bei Männern um Karzinome der Prostata und des Kolons sowie des Rektums. Die Geschlechtspezifität legt den Verdacht auf eine Hormonsensitivität der Neoplasien nahe. Tatsächlich unterscheiden sich Adipöse von Normalgewichtigen hinsichtlich einer Reihe von Hormonen, auch bezüglich der Fettverteilung bestehen Unterschiede (Tabelle 35).

**Tabelle 34.** Relatives Risiko von malignen Erkrankungen bei Adipositas (* Frauen >70 Jahre). (American Cancer Society, Lew u. Garfinkel 1979; Dänische Studie, Moller et al. 1994)

| | American Cancer Society (> 40% Übergewicht) | Dänische Studie (Adipöse) |
|---|---|---|
| **A) Männer** | | |
| • Prostata | 1,29 | 1,3 |
| • Kolon/Rektum | 1,73 | 1,2 |
| **B) Frauen** | | |
| • Mamma | 1,53 | 1,2* |
| • Endometrium | 5,42 | 2,0 |
| • Zervix | 2,39 | |
| • Ovar | 1,63 | |
| • Gallenblase | 3,58 | |
| **C) Männer u. Frauen** | | |
| • Ösophagus | | 1,9 |
| • Leber | | 1,9 |
| • Pankreas | | 1,7 |

**Tabelle 35.** Hormonelle Veränderungen bei Adipositas

| | |
|---|---|
| **1. Adipöse vs Normalgewichtige** | |
| • Insulin | ↑ |
| • Testosteron + Androstendion | ↑ |
| • Östrogene | ↑ |
| • „Sex hormone binding globulin" | ↓ |
| **2. Zentral Adipöse vs. Peripher Adipöse** | |
| • Insulin | ↑ |
| • Testosteron | ♂↓ ♀↑ |
| • Östrogene | ♀↑ |
| • „Sex hormone binding globulin" | ↓ |
| • Progesteron | ♀↑ |
| • Wachstumshormon (GH) | ↓ |
| • Kortisol | ↑ |

### 7.11.1 Krebsarten

*Mammakarzinom*

In der Untersuchung der American Cancer Society (Lew u. Garfinkel 1979) stellte man bei Frauen mit einer Adipositas (>40% über der Norm) ein um 1,53fach erhöhtes Krebsrisiko fest; bestand nur Übergewicht oder eine leichte Adipositas, betrug der Faktor 1,16–1,22 (Tabelle 34). Wie in einigen anderen Studien, fand sich in der Danish Study (Moller et al. 1994) eine Häufung von Mammakarzinomen nur bei älteren Frauen (>70 Jahre). Bei der zentralen Adipositas ist im Vergleich zur peripheren ein erhöhtes Mammakarzinomrisiko feststellbar (Schapira et al. 1994). Mit abfallendem Verhältnis von subkutanem zu viszeralem Fett steigt das relative Risiko auf 8,5 an. Frauen mit Mammakarzinom hatten im Vergleich zu Kontrollpersonen 45% mehr viszerales Fett.

Die Gründe für die Assoziation mit der Adipositas sind weitgehend unklar. Bekannt ist seit längerem, daß das Wachstum von Mammakarzinomen durch Östrogene stimuliert wird. Östrogene werden nicht nur im Ovar, sondern, wie vor kurzem gezeigt wurde, auch im Fettgewebe gebildet; auch Östrogenrezeptoren sind im Fettgewebe nachgewiesen (Mizutani et al. 1994). Dort wurde eine Aromatase (Cytochrom P 450) nachgewiesen, die die Umwandlung von Testosteron in Östrogene katalysiert. Bei Adipösen ist jedoch nicht nur die Produktion von Östrogenen aufgrund einer erhöhten Fettmasse gesteigert, die freien Hormonspiegel sind auch wegen niedriger Plasmakonzentrationen des „sex hormone binding globulin" erhöht (Tabelle 35).

*Endometriumkarzinom*

In der American Cancer Society Study (Lew u. Garfinkel 1979) zeigte sich zwischen Körpergewicht und Neoplasien hinsichtlich des Endometriumkarzinoms die engste Beziehung. Bei Übergewicht betrug das relative Risiko 1,4, bei morbider Adipositas jedoch 5,4. Ähnlich wie beim Mammakarzinom ist auch bei zentraler Adipositas eine höhere Morbidität feststellbar (Swanson et al. 1993); bei ausgesprochen zentraler Fettverteilung ist das Risiko 2,6fach höher als bei peripherer Fettansammlung.

*Zervixkarzinom*

Je nach Anteil des Körperfetts werden 1,4- bis 2,4mal höhere Karzinomraten festgestellt (Lew u. Garfinkel 1979; Moller et al. 1994).

*Ovarialkarzinome*

Auch hierzu liegen mehrere Untersuchungen vor (Galvao-Teles et al. 1991). Ob das Risiko – wie bei den anderen gynäkologischen Karzinomen – bei morbider Adipositas um ein Mehrfaches ansteigt, ist noch unklar.

> Adipositas erhöht die Häufigkeit von Karzinomen sowohl bei Frauen als auch bei Männern erheblich.

*Prostatakarzinome*

Adipöse Männer haben größere Prostataadenome als Normalgewichtige (Daniell 1993). Die Krankheit scheint jedoch weniger mit dem Ausmaß des Körperfetts als vielmehr mit der Fettverteilung zusammenzuhängen. Übertrifft der Bauchumfang 110 cm, sind Harnleiterobstruktion und Operationen doppelt so häufig wie bei Personen mit einem Umfang <95 cm (Giovannucci et al. 1994). Prostatakarzinome treten bei Adipösen im Vergleich zu Normalgewichtigen ca. 3mal häufiger auf (Lew u. Grafinkel 1979; Moller et al. 1994). Die pathophysiologischen Zusammenhänge sind unklar, da insbesondere viszeral adipöse Männer niedrigere Testosteron- und höhere Östrogenspiegel haben (s. oben), was die Entwicklung einer Prostatahypertrophie und eines Karzinoms eher hemmen sollte.

*Kolorektale Karzinome*

Die Häufigkeit dieser Neoplasien ist vorwiegend bei Männern erhöht; bei Frauen ist diese Tatsache bisher weniger gesichert. Bei der Genese werden bezüglich der Adipositas weniger hormonelle Veränderungen als vielmehr nahrungsabhängige Faktoren diskutiert. Möglicherweise steigern eine verminderte Aufnahme an Ballaststoffen und eine erhöhte an Fett bzw. gesättigten Fettsäuren die Karzinominzidenz; gesichert ist diese Annahme jedoch nicht. Zudem spielen bei der Genese Alkohol und Nikotin eine Rolle; beide Faktoren beeinflussen das Gewicht. Eine Reduktionskost vermindert die rektale Zellproliferation, einen Biomarker für die Karzinogenese (Steinbach et al. 1994).

*Gallenblasenkarzinom*

Eine 1,6- bis 3,6fache erhöhte Inzidenz ist bisher nur bei Frauen beobachtet worden (Lew u. Garfinkel 1979). Sollte die Genese mit der Ernährung zusammenhängen, sollte man auch bei Männern Ähnliches erwarten können.

*Ösophagus-, Leber- und Pankreaskarzinome*

Die Danish Study (Moller et al. 1994) ermittelte für diese Karzinome eine 1,7- bis 1,9fach erhöhte Inzidenz, was möglicherweise mit einem erhöhten Alkoholkonsum zusammenhängt.

### 7.11.2 Fazit

- ▷ Das Karzinomrisiko ist bei Adipösen generell um ca. 20 % erhöht.
- ▷ Bei manchen hormonabhängigen Karzinomen ist das Risiko oft mehrfach erhöht.
- ▷ Bei Frauen sind davon vorwiegend das Endometrium, die Mamma, die Zervix, das Ovar und die Gallenblase betroffen.
- ▷ Bei Männern besteht ein erhöhtes Risiko v.a. für die Prostata und für das Kolon/Rektum, möglicherweise auch für Ösophagus, Leber und Pankreas.

## 7.12 Fertilität, Schwangerschaft, Geburt

### 7.12.1 Fertilität

Die Fertilität hängt, deutlicher als allgemein bekannt ist, vom Körpergewicht ab. Dieser Zusammenhang zeigt sich nicht nur bei einer vermehrten Fettmasse wie der Adipositas, sondern auch bei vermindertem Körperfett. Seit langem ist bekannt, daß Hochleistungssportlerinnen häufig Regelstörungen aufweisen und infertil sein können; Ähnliches trifft für die Anorexia nervosa zu. Bei adipösen Frauen spielt nicht nur die Körperfettmasse, sondern auch die Fettverteilung eine Rolle. Auch bei adipösen Männern sind adipositasassoziierte hormonelle Veränderungen bekannt.

## Sexualhormone

*Östrogene*
Die Plasmakonzentrationen sind bei adipösen *Frauen* im Durchschnitt etwas höher als bei normalgewichtigen. Der Grund ist v. a. in einer Konversion von Androgenen zu Östrogenen im Fettgewebe zu suchen. Man geht davon aus, daß ca. $^1/_3$ der Östrogene in Adipozyten gebildet werden. Bei *Männern* sind ebenfalls, bedingt durch denselben Mechanismus, die Östrogenspiegel erhöht (Abb. 92, Tabelle 36). Die verstärkte Bildung von Östriol und Östradiol führt zu einem Abfall von Testosteron.

*Androgene*
Insbesondere bei Männern, v.a. beim Vorliegen einer abdominalen Adipositas, sind die Serumkonzentrationen von Gesamttestosteron erniedrigt (Abb. 92, Tabelle 36). Da gleichzeitig das zugehörige Bindungshormon, das „sex hormone binding globulin" (= SHBG) erniedrigt ist, was zu einer Erhöhung des freien Testosterons führt, besteht kein funtioneller Hypoandrogenismus (Givens 1992). Infertile adipöse Männer haben im Vergleich zu fertilen Adipösen ein niedrigeres freies Testosteron, SHBG und einen geringeren Testosteron-Östradiol-Quotienten (Jarow et al. 1993).

**Tabelle 36.** Veränderungen der Geschlechtshormone bei Adipositas im Vergleich zu Normalgewichtigen

| | Frauen | Männer |
|---|---|---|
| • Östrogene | | |
| – Östradiol | ↑↑ | ↑ |
| – Östron | ↑ | ↑ |
| • Progesteron | ↓ | |
| • Testosteron | | |
| – gesamt | ↑ | ↓ |
| – frei | ↑ | – |
| • Androstendion | –↑ | ↓ |
| • „Sex hormone binding globulin" (SHBG) | ↓ | ↓ |
| • TSH | – | – |
| • LH | – | – |
| • GnRH | (↓) | – |

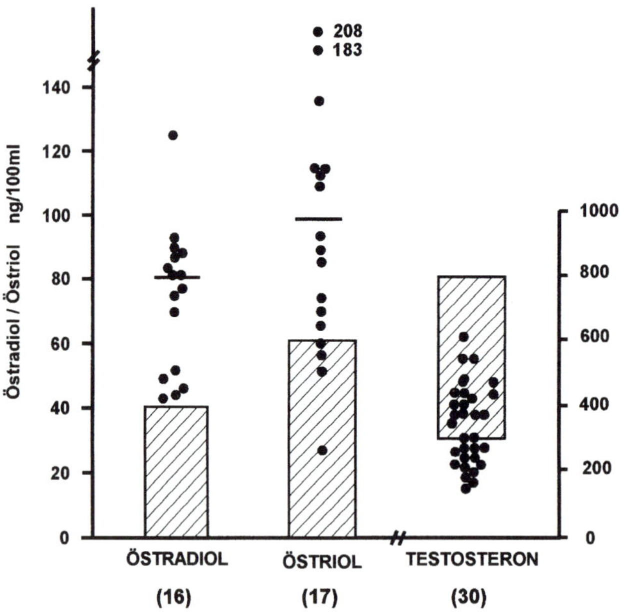


**Abb. 92.** Östradiol, Östriol und Testosteron bei adipösen und normalgewichtigen Männern (*Punkte* adipös, *schraffiert* normalgewichtig). (Jarow et al. 1993)

Kurtz (1987) fand bei adipösen, eumenorrhoischen, nichthirsuiten Frauen unwesentlich erhöhte Plasmaspiegel von Androstendion und Dehydroepiandrosteron (DHEA). Die Produktions- und Clearanceraten waren gleichermaßen von 53–94% erhöht, so daß sich im Plasma keine wesentliche Konzentrationsverschiebung feststellen ließ (Givens 1992). Die Autoren vermuten, daß die bei Adipösen nachweisbare Hyperinsulinämie für dieses Phänomen verantwortlich ist, da sowohl Insulin als auch C-Peptid mit der Produktions- und Clearancerate der Androgene korrelierten.

*„Sex homone binding globulin"*
Dieses Hormon, auch „steroid binding globulin" genannt, bindet Androgene und Östrogene sowie Progesteron. Bei adipösen Männern und Frauen ist die Serumkonzentration vermindert, insbesondere bei abdominaler Fettakkumulation. Diese Adaptation hat die Erhöhung der freien Hormone zur Folge, da weniger Geschlechtshormone plasmatisch gebunden werden.

### Ovarielle Funktion

*Menses*
Bereits 1952 zeigte Rogers (1952), daß Frauen mit Regelstörungen zu 43% adipös waren, während in der Kontrollgruppe dies nur für 13% zutraf. In einer großangelegten Untersuchung befragte Hartz (1979) 26000 adipöse Frauen. Bei Normalgewichtigen bestanden in 2,6% Regelstörungen, bei Adipösen jedoch in 8,4%. Zudem fanden sich bei den Adipösen mehr Frauen mit Menorrhagien und Hirsutismus. Der Zusammenhang mit Regelstörungen, relativer Infertilität und Hyperandrogenismus ist besonder beim Polyzystisches Ovar-Syndrom (s. 5.4.1) eklatant.

> Als Ursache für die Infertilität bei Frauen kann auch die Adipositas in Frage kommen.

*Gonadotropine*
Diese Hormone regulieren die follikuläre und die Lutealphase der Follikel im Ovarium.
Vereinfachter Regelkreis:
- Im Hypothalamus wird das „gonadotropine releasing hormone" (GnRH) freigesetzt, das die Produktion von follikelstimulierendem Hormon (FSH) und luteinisierendem Hormon (LH) in der Hypophyse anregt. FSH kontrolliert das Wachstum des ovariellen Follikels, LH die zyklische Freisetzung von Eiern aus dem Follikel.
- Im Follikel werden Östrogene und Progesteron gebildet; Östrogene bewirken eine Hemmung der Sekretion von FSH, LH sowie von GnRH (Feedback-Regulation).

Bei adipösen Frauen besteht häufig eine subnormale Sekretion von GnRH, FSH und Progesteron; man bezeichnet diesen Zustand auch als Lutealphaseninsuffizienz (Givens 1992). Unter einem Mangel an Progesteron kommt es zu einer inadäquaten Vorbereitung des Endometriums auf die Eiimplantation. Diese hormonelle Dysregulation ist wahrscheinlich der häufigste Grund einer Infertilität bei adipösen Frauen.

## 7.12.2 Schwangerschaft

Auch die Schwangerschaft, nicht nur die Geburt, ist für eine Adipöse im Vergleich zu einer Normalgewichtigen mit einem höheren Morbiditätsrisiko verbunden. Im Vordergrund stehen Komplikationen: Hypertonie/Eklampsie, Diabetes mellitus, Urogenitalinfektion und Thrombose.

*Diabetes mellitus*
Die Schwangerschaft ist ein Risikofaktor für die Entwicklung eines Diabetes melli-

tus, eines sog. Gestationsdiabetes. Da beides, Schwangerschaft und Adipositas, häufig mit einer Insulinresistenz vergesellschaftet sind, ist damit zu rechnen, daß Schwangere mit Adipositas besonders häufig einen Gestationsdiabetes entwickeln. Wertet man diesbezüglich 3 Studien mit insgesamt 994 adipösen Schwangeren und 10 789 nichtadipösen Schwangeren aus, zeigt sich bei Adipösen ein 6,6fach erhöhtes Diabetesrisiko (Kalkhoff 1992; Garbaciak et al. 1985; Edwards et al. 1978; Tabelle 37). Die Neuerkrankungsrate hinsichtlich Diabetes lag bei normalgewichtigen Schwangeren zwischen 1% und 3%, bei adipösen Schwangeren hingegen zwischen 4% und 18% (Kalkhoff 1992).

Das Risiko einer Schwangeren, einen Diabetes oder eine Hypertonie zu entwickeln, ist bei Adipösen um ein Mehrfaches erhöht.

*Hypertonie/Präeklampsie/Eklampsie*
Eine Hypertonie besteht nach einer großen Untersuchung von Kalkhoff (1992) bei 0,9% der normalgewichtigen, jedoch bei 7,0% der leicht übergewichtigen und 17,2% der deutlich adipösen Schwangeren. Für die Häufigkeit einer Hypertonie wird bei adipösen Schwangeren eine relativ große Streubreite angegeben (5–23%). Die Häufigkeit der Hypertonie und der Präeklampsie/Eklampsie ist bei Normalgewichtigen 1,9fach geringer (Abrams u. Parker 1987; Edward et al. 1978; Tabelle 37).

**Tabelle 37.** Relatives Risiko für das Auftreten verschiedener Erkrankungen bei adipösen Schwangeren (>135% des Normalgewichtes) im Vergleich zu normalgewichtigen Schwangeren. (Nach Kalkhoff 1992)

| Parameter | Relatives Risiko |
|---|---|
| Hypertonie | 5,2 |
| Präeklampsie | 1,9 |
| Diabetes mellitus | 6,6 |
| Urogenitalinfekt | 1,4 |
| Thrombose | 1,3 |

*Urogenitalinfektionen*
Urogenitalinfektionen sind sowohl bei Adipösen als auch bei Schwangeren häufiger anzutreffen als in der Normalbevölkerung. Die Wahrscheinlichkeit einer Infektion während der Schwangerschaft liegt bei Normalgewichtigen bei 4–6%, bei Adipösen bei 5–9%; ein 1,4fach erhöhtes Erkrankungsrisiko wurde errechnet (Tabelle 37).

*Beinvenenthrombose*
Hierzu liegen nur wenige Untersuchungen vor. Das Risiko soll aufgrund einer Adipositas um ca. 30% erhöht sein.

*Verschiedene Erkrankungen*
Auch die Häufigkeit von Erbrechen, Ödemen, Albuminurie und Kreuzschmerzen ist bei adipösen Schwangeren erhöht (Stegmann et al. 1964).

### 7.12.3 Geburt und post partum

Als Komplikationen stehen bei adipösen Schwangeren die Sectio („Kaiserschnitt“) und die erhöhte Mortalität im Vordergrund, beim Kind die Makrosomie und eine erhöhte Gewichtszunahme.

*Sectio*
Über die Sectiohäufigkeit geben 3 große diffenzierte Studien Auskunft (Tabelle 38). Sie zeigen unisono, daß mit zunehmendem Körpergewicht auch die Häufigkeit eines operativen Eingriffs zunimmt; das relative Risiko für diese Art der Entbindung ist bei adipösen Schwangeren ca. 1,6fach erhöht (Kalkhoff 1992). Ursache hierfür ist eine zephalopelvine Dysproportionalität, die vorwiegend durch einen

größeren Kopfumfang des Kindes bedingt ist (Isaacs et al. 1994). Die Komplikationen aufgrund einer Sectio sind bei Adipösen jedoch nur geringgradig erhöht. Sie betreffen vorwiegend die Wundheilung, Endometritis, Urogenitalinfekte und die Anämie. Auch der Klinikaufenthalt ist bei Adipösen verlängert (Isaacs et al. 1994).

Sectiorate und perinatale Morbidität sowie Mortalität sind bei adipösen Frauen erhöht.

*Makrosomie*
Die Wahrscheinlich, daß eine adipöse Schwangere auch ein Kind mit erhöhtem Gewicht (>4000 g) gebiert, ist hoch. Das konnte in verschiedenen Untersuchungen nachgewiesen werden. Das Gewicht der Mutter war hinsichtlich des Kindgewichts ein unabhängiger Risikofaktor; andere Faktoren wie z. B. Diabetes mellitus wurden ausgeschlossen. Bei makrosomalen Babys betrug die Häufigkeit der maternen Adipositas (>90 kg) 77% , die eines Diabetes mellitus nur 8%.

Auch die Gewichtszunahme während der Schwangerschaft war mit dem Kindgewicht deutlich korreliert (Hohlweg-Majert et al. 1975). Bei extrem adipösen Schwangeren war diese Beziehung jedoch kaum nachweisbar (Kalkhoff 1992); der Grund hierfür ist unklar.

Als Ursache für das überhöhte Kindgewicht wird eine Hyperinsulinämie in der Schwangerschaft angeführt. Insulin ist als Wachstumsfaktor seit langem bekannt und wird auch in der experimentellen Forschung häufig zur Stimulation des Zellwachstums eingesetzt.

*Mortalität*
Wenn die Morbidität von Schwangeren (s. oben) gesteigert und die Sectiorate erhöht ist, ist eine erhöhte natale und perinatale Sterblichkeit zu vermuten. Dies ist zum Glück nur geringfügig der Fall und tritt v. a. dann auf, wenn bereits vor der Geburt Komplikationen bestanden (Tabelle 38).

Möglicherweise ist auch die Überlebenschance des Kindes durch Übergewicht bzw. Adipositas der Mutter erniedrigt. Die Daten hierzu sind allerdings bisher kaum beweisend.

*Gewichtsentwicklung des Kindes*
Kinder von adipösen Müttern werden mit großer Wahrscheinlichkeit ebenfalls adipös (s. 5.1). Insbesondere Stunkard et al. (1986) und Bouchard (1992) haben in Zwillings- und Adoptionsstudien nachgewiesen, daß die Adipositas in 35–60% vererbt ist. Roberts et al. (1988) stellten fest, daß die Hälfte der Kinder von adipösen Müttern im

**Tabelle 38.** Häufigkeit einer Sectio caesarea und perinatale Mortalität bei adipösen Schwangeren

| | Normalgewichtig [%] | Mäßig adipös [%] | Deutlich adipös [%] |
|---|---|---|---|
| **Sectio** | | | |
| Garbaciak et al. (1985) | 10,4 | 12,4 | 19,6 |
| Abrams u. Parker (1987) | 13,3 | 16,9 | 21,5 |
| Edwards et al. (1978) | 8,6 | – | 11,0 |
| **Perinatale Mortalität** | | | |
| Ohne vorausgehende Komplikationen | 0,5 | 0,93 | 1,16 |
| Mit vorausgehenden Komplikationen | 1,19 | 3,15 | 3,76 |
| Gesamt | 0,67 | 1,66 | 2,25 |

1. Lebensjahr überstark an Gewicht zunahmen. Die Ursache sah sie nicht in einer vermehrten Energieaufnahme, sondern in einem verminderten Energieverbauch.

## 7.12.4 Fazit

- ▷ Die Fertilität ist bei adipösen Frauen deutlich, bei adipösen Männern geringgradig vermindert.
- ▷ Die Morbidität ist bei adipösen Schwangeren um ein Mehrfaches gesteigert; dies betrifft vorwiegend den Diabetes und die Hypertonie/Präeklampsie/Eklampsie.
- ▷ Adipöse Schwangere werden häufiger durch Sectio entbunden.
- ▷ Adipöse Frauen gebären Kinder mit einem höheren Gewicht; nach der Geburt ist die kindliche Gewichtszunahme oft gesteigert, was sich nicht selten lebenslang fortsetzt.

# Therapie 8

## 8.1 Therapiemanagement

Die langfristig erfolgreiche Behandlung eines Adipösen ist eine schwierige Aufgabe. Diese Tatsache wird dadurch belegt, daß viele Ärzte im Laufe ihrer Tätigkeit zu einer fatalistischen Einstellung kamen – zu Unrecht. Erklären läßt sie sich v.a. dadurch, daß Ärzten a) oft die gesundheitlichen Gefahren einer Adipositas und deren Genese unzureichend bekannt sind. Dadurch b) fehlt ihnen ein entschlossener Wille zur Behandlung sowie c) ein interdisziplinärer Therapieansatz. Sie fassen d) oft einen schnellen Therapieerfolg ins Auge und sind häufig e) wenig kompetent in der Behandlung. Erschwerend kommt hinzu, daß sie f) fast ausschließlich auf die Mitarbeit des Patienten angewiesen sind. Diese Charakteristika unterscheiden die Behandlung des Adipösen von vielen anderen Kranken; sie erklären den häufigen Mißerfolg.

Neben den Problemen, die mit dem Selbstbild des Arztes und seiner Ausbildung zusammenhängen, stehen strukturelle Probleme unseres Gesundheitssystems. Einige seien kurz genannt: Unterbewertung von chronischen Krankheiten, unzureichende Vergütung von interpersonellen Leistungen, mangelnde kommunale Voraussetzungen für langfristige Änderungen des Lebensstils sowie Überbewertung von technischen Eingriffen, die bei der Adipositastherapie eine untergeordnete Rolle spielen. Bestünden derzeitig günstige Voraussetzungen für die Adipositastherapie, ließen sich das heutige Wissen und die erprobten Möglichkeiten viel häufiger erfolgreich umsetzen.

### 8.1.1 Indikation zur Behandlung

Eine Therapie sollte nur begonnen werden, wenn es hierfür einen Grund gibt. Dieser kann nicht nur medizinischer, sondern auch psychosozialer Art sein. Dieses Statement mag banal klingen, bedarf aber der Erwähnung, da bei anderen Krankheiten üblicherweise ein Arzt die Indikation zur Behandlung stellt; bei der Adipositas hingegen wird vielfach darauf verzichtet (s. 8.8). Um medizinische oder psychosoziale Gründe für die Behandlung ausmachen zu können, bedarf es einer gründlichen und adipositasspezifischen Ananamnese sowie einer körperlichen und laborchemischen Untersuchung; zuweilen sind weitere technisch-diagnostische Maßnahmen notwendig (Kap. 3). Gemäß den Richtlinien der Deutschen Adipositas-Gesellschaft (1995) gibt es folgende Indikationen:

1. BMI > 30 kg/m²,
2. BMI 25–30 kg/m², wenn
   - übergewichtsbedingte Gesundheitsstörungen,
   - ein abdominales Fettverteilungsmuster oder

**Medizinische und psychosoziale Gründe für eine Gewichtsreduktion**

A) kurzfristig:
- präoperativ,
- zur Konzeption und Geburt,
- vor technischen Eingriffen (z.B. Koronarangiographie),
- andere medizinische Gründe (z.B. Abheilung eines Ulcus venosum),
- vor wichtigen sozialen Anlässen (z.B. Bewerbung),

B) langfristig:
- Reduktion bzw. Beseitigung von Begleitkrankheiten,
- Verminderung des Sterblichkeitsrisikos (bei Jüngeren),
- Reduktion von Beschwerden,
- Steigerung des Selbstwertgefühls, der Akzeptanz,
- Verbesserung von sozialen Chancen in Beruf, Familie und Gesellschaft

- psychosoziale Probleme bestehen bzw.
- Erkrankungen durch das vorhandene Übergewicht verschlimmert werden.

*Kurzfristige Gewichtsreduktion*
Nicht jeder Adipöse muß langfristig abnehmen (s. oben). Vor Operationen oder technischen Eingriffen kann man sich u.U. auch mit einer mehrwöchigen oder mehrmonatigen Gewichtsreduktion zufriedengeben. Therapeutisch empfiehlt sich eine deutlich hypokalorische Kost sowie eine körperliches Training, um das Risiko des Eingriffs zu minimieren.

*Langfristige Gewichtsreduktion*
Die langfristige Gewichtsreduktion ist indiziert, wenn es um die Morbidität, Mortalität und die psychosoziale Befindlichkeit geht. Im Vordergrund steht nicht die schnelle, sondern die ausgiebige und dauerhafte Gewichtsreduktion. Die Strategie zielt auf eine sichere, nebenwirkungsarme, effektive und kostengünstige Vorgehensweise, die die Rückfallprophylaxe miteinschließt. Da das Verhalten des Patienten hinsichtlich der Ernährung, des Essens und der körperlichen Aktivität verändert werden soll, sind neben Informationen, Kenntnissen und Techniken auch psychotherapeutische Interventionen notwendig.

Nicht alle Therapieprinzipien kommen immer zur Anwendung. Zur Durchführung der Therapie ist ein Team aus Arzt, Ernährungsberater, Bewegungstherapeut und klinischem Psychologen erforderlich (Perri u. Nezu 1993). Hinsichtlich dieser Voraussetzungen und Vorhaben werden die Programme für die Adipositastherapie beurteilt.

Für die langfristige Gewichtsreduktion bzw. den Gewichtserhalt sind spezielle verhaltenstherapeutische Interventionen in der Kleingruppe (8–12 Personen) erforderlich. Diese beinhalten Selbstbeobachtung und Dokumentation von Gewicht, Essen und Bewegung, Informationen, Reizkontrolltechniken, modifiziertes Eßverhalten, Verstärkungstechniken, kognitive Umstrukturierung und Rückfallprophylaxe (s. 8.4.2).

Therapieansatz:
- multifaktoriell,
- interdisziplinär,
- langfristig.

Die Therapie besteht grundsätzlich aus:
- Ernährungsumstellung,
- Änderung des Eßverhaltens
- Steigerung der körperlichen Aktivität,
- Verhaltenstraining
- Pharmaka,
- Operation (selten).

Zum Therapieteam gehören:
- Arzt
- Ernährungsberater
- Bewegungstherapeut
- klinischer Psychologe

*Patientenvorstellungen*
Patienten haben oft keine medizinischen oder psychosozialen Intentionen zur Gewichtsabnahme. Bei jüngeren Frauen spielen oft das Aussehen und die Unfruchtbarkeit eine dominierende Rolle, bei älteren Frauen Schmerzen in den Gelenken. Bei Männern führt häufig die Angst vor einem Herzinfarkt zu dem Entschluß abzunehmen. Selbstverständlich spielen auch Beschwerden wie Belastungsdyspnoe und Schwitzen nicht selten eine Rolle, oft auch der Wunsch, weniger Medikamente bei bestehendem Diabetes oder bei Hypertonie einnehmen zu müssen.

## 8.1.2 Prädiktoren für Therapieerfolg/-mißerfolg

Wir wissen auch heute noch sehr ungenügend, wer vermutlich die Therapie erfolgreich absolvieren und wer wahrscheinlich versagen wird. Grundsätzlich kann man feststellen, daß derjenige Erfolg haben wird, der die Gewichtsreduktion braucht, der sie will und der die Methoden umsetzen kann. Von Persönlichkeitsmerkmalen haben sich der Wunsch nach sozialer Akzeptanz und eine starke Selbstbehauptung als positiv herausgestellt, nicht jedoch die Selbstmotivation. Personen mit Ich-Schwäche und Impulsivität hingegen sind anscheinend weniger für die Therapie geeignet (Munro u. Stolared 1992).

*Organische Prädiktoren*
In den letzten Jahren wurden eine Reihe von organischen Faktoren für den Therapieerfolg/-mißerfolg ausgemacht.

**Ungünstige Prädiktoren – organisch:**
- höheres Alter,
- weibliches Geschlecht,
- niedriger BMI,
- hyperplastisches Adipositas,
- gynoide Fettverteilung,
- beeinträchtigte Beweglichkeit,
- genetische Veranlagung,
- Adipositas seit der Kindheit.

Unstrittig ist, daß Personen sich mit einem geringen Energieverbrauch mit der Gewichtsreduktion schwertun, da sie weit weniger Energie aufnehmen können, um eine vergleichbare Gewichtsreduktion zu erzielen wie Personen mit normaler Stoffwechselaktivität; typisch hierfür ist die kleine, ältere Frau. Verständlich ist auch, daß eine seit der Kindheit bestehende und oft genetisch bedingte Adipositas, der meist ein verminderter Grundumsatz zugrundeliegt, schwer zu behandeln ist. Relativ therapieresistent ist auch eine hyperplastische Adipositas (vermehrte Fettzellanzahl) und eine gynoide Fettverteilung mit reduzierten lipolytischen Stimuli (s. 6.3).

*Psychosoziale Prädiktoren*

**Ungünstige Prädiktoren – psychosozial:**
- niedriger Sozialstatus,
- mangelnde soziale Einbindung,
- Unverständnis im familiären und beruflichen Umfeld,
- fehlender Leidensdruck,
- Ich-Schwäche
- Persönlichkeitsstörung.

Persönlichkeitsstörungen, auch eine Bulimie, sind natürlich sehr ungünstig im Hinblick auf den Therapieerfolg, ebenfalls Indolenz und Unbekümmertheit gegenüber Krankheiten. Ein niedriger sozialer Status und eine schlechte Ausbildung sind nicht nur Prädiktoren für eine Gewichtszunahme, sondern auch für eine ungünstige Prognose hinsichtlich einer Gewichtsreduktion. Ist dann noch das persönliche Umfeld wenig unterstützend, ist ein Scheitern der Therapie fast vorprogrammiert.

### 8.1.3 Therapieziele

Je unrealistischer das Therapieziel des Patienten oder des Therapeuten ist, desto unwahrscheinlicher ist der Erfolg. Es macht keinen Sinn, einem 120-kg-Mann mit 175 cm Größe ein Zielgewicht mit der geringsten Sterblichkeit (Idealgewicht) von 71 kg vorzurechnen. Dieses Ziel ist utopisch. Realistischer hingegen ist es, bei langfristiger Therapiestrategie das Gewicht zunächst um 10–15% zu reduzieren. Ist dieses Ziel erreicht, zeigen sich in der Regel schon deutliche Verbesserungen bei Begleitkrankheiten, insbesondere bei solchen des metabolischen Syndroms. Dieser Erfolg motiviert den Patienten, mit der Therapie fortzufahren. Für dieses Ziel sind Gewichtsreduktionen von 0,5–1 kg pro Woche ausreichend; das entspricht einer

Energieaufnahme von 1500–2000 kcal/Tag bei vermehrter Bewegung. Als adjuvante Therapie kommen Pharmaka in Frage, eine Operation nur bei morbider Adipositas.

Bei einer Indikation für eine kurzfristige, schnelle Gewichtsreduktion können deutlich hypokalorische Kostformen, auch als Formeldiät, mit einem Energiegehalt von 800–1200 kcal/Tag angewendet werden; bei älteren, kleinen und weiblichen Personen auch weniger.

Ziele können auch in zeitlicher Hinsicht gesetzt werden, um die 10-%-Marke zu unterteilen oder bei ausgiebiger Gewichtsreduktion die Motivation zu erhalten. Dazu bieten sich markante Ereignisse wie Feiertage, Geburtstage oder Urlaub an.

### 8.1.4 Prinzipien des Therapiemanagements („10 Gebote")

- Unterhalte dich gründlich und unvoreingenommen mit dem Adipösen.
- Untersuche den Patienten, auch laborchemisch.
- Stelle die Indikation zur Behandlung.
- Behandle, wenn möglich, die Ursachen.
- Behandle die Begleitkrankheiten.
- Wähle einen multifaktoriellen Therapieansatz.
- Beginne eine interdisziplinäre Therapie.
- Plane eine chronische Therapie.
- Denke bereits zu Therapiebeginn an Rückfälle und deren Management.
- Empfiehl nichts, was der Patient nicht befolgen kann.

## 8.2 Diätetische Maßnahmen

Die verbreitetste und sicherlich auch die effektivste Therapie der Adipositas besteht in einer Reduktion der Energiezufuhr. Auf diese Art läßt sich, je nach Energiegehalt der Nahrung, eine negative Energiebilanz erreichen. So einfach, wie sich dieses Behandlungsprinzip theoretisch darstellt, ist seine Umsetzung in der Praxis allerdings nicht. Für die Durchführung einer Ernährungstherapie ist die Mitarbeit des Patienten eine conditio sine qua non und eine Änderung des Lebensstils unabdingbar: schwierige Voraussetzungen für eine chronische Behandlung.

In der Praxis und in der Klinik ist etwa jeder 3. Patient adipös; gesundheitlich kann man ihm oft durch Gewichtsreduktion helfen. Eine Umstellung der Ernährung greift mehr oder weniger umfassend in den Stoffwechsel ein und tangiert nicht selten das Herz-Kreislauf-System. Die Zusammenhänge sollte man – neben den verschiedenen Diäten – kennen, um sinnvoll und verantworlich therapieren zu können. Eine Reduktionskost ist nicht, wie vielfach erwähnt, eine „Allgemeinmaßnahme", sondern eine spezifische Therapie mit klaren Zielen und spezifischen Auswirkungen; sie sollte wie ein Medikament verordnet und kontrolliert werden. Schließlich können bei einer diätetischen Intervention auch Nebenwirkungen und Komplikationen auftreten. Die diätetische Therapie ist demnach eine echte ärztliche Aufgabe, die hohe Anprüche in theoretischer und praktischer Hinsicht stellt.

Diese Ausführungen sollen nicht so verstanden werden, als seien nur Ärzte für die Behandlung von Adipösen zuständig; im Gegenteil. Theoretische und praktische Kenntnisse müssen von Diätassistentinnen/Ernährungsberaterinnen vermittelt werden. Patienten mit Ernährungswissen sind erfolgreichere Patienten; wer Essen, Trinken und Eßverhalten unter kognitiver Kontrolle hat, ist noch lange kein „Kalorienzähler". Da eine Umstellung der Ernährung auch eine Umstellung des Verhaltens impliziert, sind psychosoziale Kenntnisse und Fähigkeiten in der Verhaltenstherapie gefordert. Eine Kooperation mit klinischen Psychologen ist daher optimal (s. 8.4).

Im folgenden werden prinzipielle Effekte einer Energierestriktion besprochen. Auswirkungen auf adipositasassoziierte Krankheiten, der wichtigste klinische Aspekt, sind bei den jeweiligen Krankheiten abgehandelt; das gleiche trifft für das Fettgewebe zu (siehe dort). Im folgenden werden daher nur grundsätzliche Aspekte abgehandelt.

## 8.2.1 Auswirkungen einer energiereduzierten Kost

### Substrate und Metaboliten

Sobald ein Energiedefizit entsteht, muß der Körper auf seine Energiereserven zurückgreifen. Beim Menschen sind das vorwiegend Fette, Glykogen und Proteine (Tabelle 39). Die größte Energiereserve ist im Fettgewebe in Form von Triglyzeriden lokalisiert. Aus Tabelle 39 wird ersichtlich, daß ein doppelt so schwerer Mann etwa ein 5fach größeres Energiedepot aufweist. Der Hauptunterschied ist in der enormen Fettmasse zu sehen. Berücksichtigen sollte man aber auch, daß ein Adipöser auch eine größere Muskelmasse (Eiweißreservoir) hat; pro kg Gewichtszunahme werden ca. 250 g Protein „aufgebaut". Die enorme Depotenergiemenge bei Adipösen macht verständlich, daß sie auch lange Zeit ohne Nahrung auskommen können, was phylogenetisch sicher von Bedeutung ist. Die Fähigkeit, viel Fett speichern zu können, hat sicherlich zu einer Selektion in der Menschheitsgeschichte geführt. Was vor tausenden von Jahren ein Vorteil war, verkehrt sich heute allerdings ins Gegenteil.

Im „Guiness Buch der Rekorde" ist Jon B. Minnoch (1941–1983) erwähnt, der in 2 Jahren nachweislich mindestens 419 kg abgenommen hat (von 635 auf 216 kg), was einer durchschnittlichen Gewichtsreduktion von ca. 600 g pro Tag entspricht; er muß demnach in dieser Zeit fast ausschließlich gefastet haben.

Wie ist das möglich? Man muß kein Stoffwechselexperte sein, um zu ahnen, daß sich bei einer Umstellung auf einen katabolen Zustand viele Stoffwechselveränderungen ergeben. Am besten sind sie im Zustand des totalen Fastens untersucht; graduell treffen sie auch für eine hypokalorische Kost zu. Es ist das Verdienst von Owen et al. (1967) und Cahill (1970) sowie von Hagenfeldt u. Wahren (1971), sich mit dieser Frage schon vor Jahren intensiv beschäftigt zu haben. Sie haben den Grundstock für unser heutiges Verständnis gelegt.

Im nüchternen Zustand nach einem nächtlichen Fasten verbrennt die Muskulatur in Ruhe vorwiegend Fett (freie Fettsäuren), das Gehirn dagegen fast ausschließlich Glukose; Glukose ist beim Fasten „Mangelware". Ein 1400 g schweres Gehirn hat einen Glukosebedarf von ca. 110–145 g/Tag (Cahill 1970). Die Glukoseproduktion wird vorwiegend in der Leber durch Glukosevorstufen wie Glyzerin,

**Tabelle 39.** Substratvorräte zur Energiegewinnung bei einem normalgewichtigen und einem adipösen Mann. (Nach Cahill 1990)

| | Normalgewichtier Mann (70 kg) | | Adipöser Mann (140 kg) | |
|---|---|---|---|---|
| | [kg] | [kcal] | [kg] | [kcal] |
| Fett (Triglyzeride im Fettgewebe) | 12 | 111000 | 70 | 651000 |
| Eiweiß (vorwiegend im Muskel) | 7 | 30000 | 12 | 52000 |
| Glykogen (Leber und Muskel) | 0,3 | 1200 | 0,4 | 1500 |
| | | 142200 | | 704500 |

Laktat, Pyruvat und glukoplastische Aminosäuren gewährleistet; die Tagesproduktion beträgt ca. 180 g. Die Glukosepräkursoren gelangen über den Blutstrom zur Leber und Niere, wo sie zu Glukose umgewandelt werden. Dieser Stoffwechselweg wird „Cori-Zyklus" genannt (Cahill 1970).

Bei mehrtägigem bzw. mehrwöchigem Fasten findet hinsichtlich der Glukoneogenese insofern eine Änderung statt, als die Glukoseproduktion der Leber abnimmt und die der Niere (Kortex) zunimmt. Beide Organe liefern dann zu etwa gleichen Anteilen pro Tag gemeinsam ca. 70–100 g, was jedoch für den Bedarf, insbesondere den des Gehirns, nicht ausreicht. Owen et al. wiesen bereits 1967 nach, daß das Gehirn dann ca. 40 g Ketonkörper oxidiert; die Glukoseoxidation geht auf ca. 45 g zurück. Durch diese Adaptation ist der Mensch in der Lage, auch längere Hungerperioden ohne zerebralen Schaden zu überstehen. Zudem wurde beobachtet, daß die glukoplastische Aminosäuremenge von täglich ca. 75 g auf 20 g zurückging.

Aber auch in der Muskulatur zeigen sich Veränderungen. Während nach nächtlichem Fasten sowohl in Ruhe als auch bei körperlicher Belastung noch erheblich Ketonkörper (Acetoacetat, β-Hydroxybutyrat) aufgenommen und oxidiert werden, ist das nach längerem Fasten nicht mehr der Fall, obwohl die Ketonkörperspiegel beträchtlich ansteigen. Der Energiebedarf wird dann fast ausschließlich von freien Fettsäuren gedeckt (Hagenfeldt u. Wahren 1971; Dietze et al. 1975).

Bei dieser Stoffwechseladaptation kommt der Leber eine entscheidende Rolle zu. Sie baut freie Fettsäuren aus dem Fettgewebe zu Ketonkörpern ab, um diese dem Gehirn zur Oxidation zur Verfügung zu stellen. Auf diese Weise kommt es zu einem „glucose sparing effect", wodurch v. a. Proteine im Muskel erhalten bleiben.

Es wurde somit gezeigt, daß bei kataboler Stoffwechsellage (und extrem beim Fasten) vorwiegend 2 Substrate, nämlich Triglyzeride aus dem Fettdepot und Protein aus dem Muskel, der Energiegewinnung dienen.

Folgende Stoffwechselumstellungen finden – zusammenfassend dargestellt – statt:

- Im Gehirn wird die Oxidation von Glukose teilweise durch Ketonkörper ersetzt.
- In der Muskulatur werden verstärkt freie Fettsäuren oxidiert.
- Die Proteolyse (Eiweißabbau in der Muskulatur) nimmt mit zunehmender Dauer ab.

## Hormone

*Insulin*

Die Plasmakonzentration von Insulin fällt bei verminderter oder ausbleibender Energiezufuhr durch abnehmende Glukosespiegel ab; das hat vielfältige Auswirkungen. Bedingt durch den antilipolytischen Effekt, begünstigen abfallende Insulinspiegel die Freisetzung von freien Fettsäuren aus Depottriglyzeriden, die Voraussetzung für ein Überleben im Hungerzustand. Insulin hemmt dann auch weniger die Glukoneogenese und die Glykolyse in der Leber sowie in der Niere; auf diese Weise wird die Glukoseproduktion erhöht. Auch die zelluläre Aufnahme von Aminosäuren geht zurück. Abfallende Insulinspiegel bei Reduktionskost und Fasten sind daher ein sinnvoller Vorgang und tragen wesentlich zu einem neuen metabolischen „steady state" bei.

*Glukagon*

Glukagon hat im wesentlichen antagonistische Wirkungen zum Insulin. Es steigert die Glukoneogenese und den Glykogenabbau. Bei verminderter Nahrungsaufnahme ist die Plasmakonzentration erhöht, was zur vermehrten Bereitstellung von Glukose beiträgt. Abnehmende Insulin- und ansteigende Glukagonspiegel wirken somit in mehrfacher Hinsicht synergistisch.

## Elektrolyte

*Natrium*

Bereits 1960 haben Bloom u. Mitchell nachgewiesen, daß beim Fasten in den ersten 3–5 Tagen eine stimulierte Natriurese vorliegt, die in der Folgezeit wieder zurückgeht. Diese Beobachtung wurde vielfach bestätigt und liegt auch bei hypokalorischen Kostformen, wenn auch in vermindertem Umfang, vor. Die negative Natriumbilanz läßt sich durch Kohlenhydratzufuhr reduzieren (Kolanowski 1976). Eine vermehrte Natriumausscheidung erklärt die rasche Gewichtsreduktion in den ersten Behandlungstagen: es wird vermindert Wasser durch Natrium gebunden.

Die Gründe für die verstärkte Natriurese bei hypokalorischer Kost sind vorwiegend in der Hypoinsulinämie zu sehen. Ein Insulinabfall begünstigt die Natriurese, da Insulin die Rückresorption von Natrium im Nierentubulus stimuliert (DeFronzo 1981). Proteinreiche (ketogene) hypokalorische Diäten verursachen eine besonders starke Natriurese (und damit Gewichtsreduktion) über ähnliche Mechanismen. Zur ausgeprägten Hypoinsulinämie gesellt sich eine deutliche Ketonämie, die ebenfalls die Natriurese fördert. Diese Adaptation geht mit niedrigeren Noradrenalinspiegeln einher und kann zu hypostatischen Beschwerden führen (DeHaven et al. 1980).

> Eine Reduktionskost – und erst recht Fasten – verändern Hormone und Elektrolyte tiefgreifend.

*Kalium, Phosphat, Magnesium, Chlorid*

Ditschuneit et al. (1970) zeigten in mehreren Untersuchungen, daß die Serumkonzentrationen von Natrium, Kalium, Kalzium und Chlorid beim Fasten weitgehend konstant bleiben. Serumkonzentrationen spiegeln jedoch das intrazelluläre Milieu unzureichend wider. Bei leicht hypokalorischen Kostformen ist, vom Kalzium abgesehen, eine ausreichende Zufuhr gewährleistet, bei extrem hypokalorischen Diäten ist eine Substitution erforderlich.

## Körperzusammensetzung und Stickstoffbilanz

Wenn ein Patient abnimmt, ist zu vermuten, daß die einzelnen Körperkompartimente unterschiedlich davon betroffen sind. Das Ideal, durch eine therapeutische Intervention nur Fett zu vermindern, ist in der Praxis nicht zu erreichen. Dennoch sollte jede Therapie auch danach beurteilt werden, inwieweit sie diesem Ideal nahekommt. Im Mittelpunkt des Interesses steht hierbei die Tangierung der Muskelmasse, die mit verschiedenen Methoden geschätzt oder bestimmt werden kann und mit dem Begriff „fettfreie Körpermasse“ bzw. „lean body mass“ umschrieben wird. Ein verstärkter Abbau von Eiweiß kann verständlicherweise zu unerwünschten Nebenwirkungen führen.

*Taille-Hüfte-Verhältnis (WHR)*

Das Verhältnis von Taille zu Hüfte nimmt bei Gewichtsreduktion mit Hilfe einer hypokalorischen Kost oder Fasten leicht ab; einige Autoren fanden auch keine Änderung. Wird eine Reduktionskost mit einem körperlichen Training kombiniert, schwindet der Taillenumfang deutlich mehr als der Hüftumfang. Wing u. Jefferey (1995) stellten in einer 18monatigen Beobachtung an 159 Adipösen fest, daß die WHR während der 6monatigen Gewichtsreduktion (Reduktionskost + Training) abnahm, noch mehr jedoch in den folgenden 12 Monaten der Gewichtskonstanz; in der ersten Phase waren bei Männern größere Veränderungen zu sehen, in der zweiten bei Frauen.

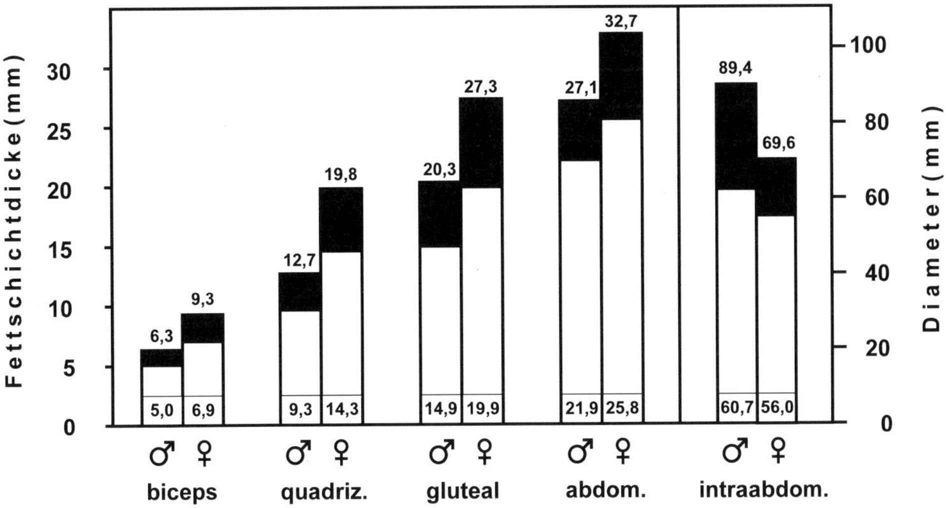


**Abb. 93.** Absolute Abnahme der subkutanen Fettschichtdicke an verschiedenen Körperregionen *(links)* sowie Reduktion des sagittalen intraabdominalen Durchmessers *(rechts)* bei Frauen (n = 15) und Männern (n = 17) mit gleicher Gewichtsreduktion von 13 kg; Bestimmung mit Ultraschall. Obere Zahl: vor Gewichtsabnahme; untere Zahl: nach Gewichtsabnahme (Wirth u. Steinmetz 1995c)

*Subkutanes Fett*

Das subkutane Fett hat mit einem Anteil von ca. 75% am Gesamtkörperfett den größten Anteil am Fettdepot. Die Dicke dieser Fettschicht ist regional unterschiedlich; zudem hängt sie vom Geschlecht, dem Ausmaß der Adipositas und dem Alter ab. Aufgrund dieser vielfältigen Determinanten wäre es verwunderlich, wenn bei Gewichtsreduktion eine absolut und relativ gleichmäßige Reduktion der Fettschichtdicke an allen Körperregionen stattfinden würde; dies ist auch nicht der Fall (s. 6.5).

Die absolute Abnahme des subkutanten Fettgewebes ist dort am größten, wo die Fettschicht am dicksten ist: v.a. am Abdomen, am Oberschenkel und suprailiakal; am wenigsten am Rücken und an den Armen (Abb. 93). Die Abnahme des subkutanes Fetts spiegelt im wesentlichen die lipolytische Aktivität wider.

Um geschlechtsspezifische Unterschiede exakt zu eruieren, untersuchten wir Frauen und Männer mit gleicher Gewichtsreduktion. Über 15 Wochen erhielten Frauen 1200 kcal/Tag und Männer 1500 kcal/Tag; sie nahmen in dieser Zeit 12,8 bzw. 13,4 kg ab; die Fettschichtdicke wurde mit Ultraschall gemessen (Wirth u. Steinmetz 1995c). Es zeigte sich, daß Frauen insgesamt (absolut) mehr an subkutanem Fett abnahmen als Männer (Abb. 93). Die Abnahme war bei ihnen insbesondere über dem Abdomen sowie an Gesäß und Oberschenkeln ausgeprägt. Die Angaben vieler Frauen, sie würden bei Gewichtsreduktion an diesen Regionen ungenügend abnehmen, entspricht nicht der Realität; sie nehmen sogar mehr ab als Männer.

*Sagittaler abdominaler Durchmesser*

Diese Größe, ein Maß für das intraabdominale Fett, untersuchten wir ebenfalls bei dem oben erwähnten Kollektiv. Vor Therapiebeginn wiesen Männer einen größeren Durchmesser als Frauen auf (89 vs.70 mm). Nach 13 kg Gewichtsreduktion hatten die Männer ihren intraabdominalen Durchmesser um 29 mm (33%) und Frauen um 14 mm (20%) reduziert (Abb. 93; Wirth u. Steinmetz 1995c).

Betrachtet man diätbedingte Veränderungen am viszeralen und subkutanen

**Tabelle 40.** Prozentuale Abnahme der subkutanen Fettschichtdicke bei Frauen und Männern mit gleicher Gewichtsabnahme (13 kg); Bestimmung mit Ultraschall. (Wirth u. Steinmetz 1995c)

| | M. biceps | M. quadriceps | M. glutaeus maximus | Abdominal | Summe aller Fettschichtdicken |
|---|---|---|---|---|---|
| Männer | 14,1 | 26,4 | 26,7 | 17,9 | 22,0 |
| Frauen | 23,6 | 25,3 | 21,0 | 14,3 | 20,4 |

Fettkompartiment, stellt man fest, daß Frauen mehr subkutanes, Männer hingegen mehr intraabdominales Fett mobilisieren (Tabelle 40).

> Frauen mobilisieren mehr subkutanes, Männer mehr intraabdominales Fett.

*Körperfettmasse*
Hauptziel der Adipositastherapie ist in erster Linie eine Reduktion der Gesamtkörperfettmasse. Jede Therapiemethode wird daher vorwiegend an diesem Effekt gemessen. In einer aufwendigen Untersuchung an 121 extrem adipösen Patienten gingen Wechsler u. Wenzel (1984) dieser Frage unter mehreren Aspekten nach. Sie wurden 28 Tage auf unterschiedliche Art diätetisch behandelt (Abb. 94):

1. totales Fasten (nur kalorienfreie Flüssigkeit),
2. 5 verschiedene Formeldiäten, die sich hinsichtlich Energie-, Protein- und Kohlenhydratgehalt, aber auch bezüglich der Eiweißzusammensetzung unterschieden.

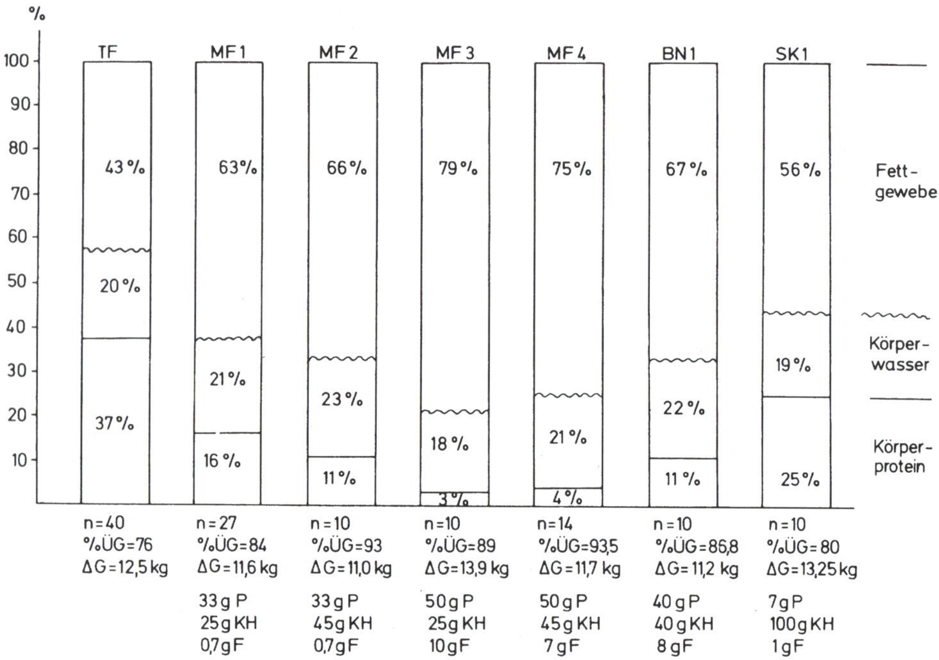


**Abb. 94.** Verlust an Körperfett, Körperprotein und Körperwasser während Gewichtsreduktion unter totalem Fasten (*TF*), verschiedenen Formuladiäten (*MF* Modifast), Formuladiät mit minderwertigerem Eiweiß (*BN*) und Schrothkur (*SK*). Die Therapiedauer betrug 4 Wochen (*ÜG* Übergewicht, *ΔG* Gewichtsreduktion, *P* Proteine, *KH* Kohlenhydrate, F Fett). (Nach Wechsler et al. 1984)

Die Reduktion des Körpergewichts war bei allen Methoden ähnlich und variierte zwischen 11,2 und 13,2 kg. Deutliche Unterschiede gab es jedoch hinsichtlich der Körperfettmasse. Beim totalen Fasten betrug der reduzierte Fettanteil an der Gewichtsreduktion nur 43%, bei der Schrothkur lediglich 56%. Wesentlich besser schnitten die proteinsubstituierten Formuladiäten ab. Die höchsten Fettreduktionen wurden mit 50 g hochwertigem Eiweiß und 25 bzw. 45 g Kohlenhydraten erreicht (Modifast); sie lagen über 70%. Dieser Vergleich zeigt überzeugend, daß ein modifiziertes Fasten der Nulldiät überlegen ist.

Zwischen Frauen und Männern gibt es auch hier Unterschiede. In der oben erwähnten Studie an 15 Frauen und 17 Männer betrug die Fettabnahme, beurteilt mit der Impedanzmessung (s. 3.4.4), bei Frauen 67% und bei Männern 57% (Wirth u. Steinmetz 1995c). Da Frauen auch absolut mehr Körperfett aufweisen, ist die Differenz hinsichtlich der absoluten Fettreduktion größer.

*Fettfreie Masse und Stickstoffbilanz*

Wie oben ausgeführt, wird das Ideal, bei Gewichtsreduktion nur das Körperfett zu reduzieren, mit keiner Therapiemethode erreicht. Neben Fett werden nämlich immer auch Proteine abgebaut, ein Vorgang, dessen klinische Bedeutung bis heute umstritten ist. Unumstritten ist jedoch, daß ein erheblicher Proteinkatabolismus aufgrund von totalem Fasten oder minderwertigem Eiweiß in Formuladiäten deletäre Folgen einschließlich Todesfällen zur Folge haben kann (Oster et al. 1977; Lantigua et al. 1980; Wechsler 1981a).

> Bei diätetischer Gewichtsreduktion wird nicht nur Fett, sondern auch Eiweiß abgebaut.

Wünschenswert ist nach dem heutigen Kenntnisstand daher ein möglichst geringer Proteinverlust. Welche Mengen sind klinisch unbedenklich, welche gefährlich? James brachte in diese Diskussion eine neue Sichtweise durch die Feststellung ein, daß Adipöse nicht nur mehr Fett, sondern auch mehr fettfreie Masse haben. Nach seinen Untersuchungen, die inzwischen unbestritten sind, hat bei Gewichtszunahme die fettfreie Masse (= FFM = Magermasse) einen Anteil von ca. 30%. Der Umkehrschluß, daß bei Gewichtsreduktion auch die FFM ca. 30% ohne Probleme abnehmen könne, liegt daher nahe, ist jedoch nicht bewiesen.

Im menschlichen Körper beträgt die Eiweißmasse etwa 5–20 kg. Eiweiß liegt in Form von Struktur- und Funktionsproteinen vor, wovon ca. 5% relativ schnell veränderlich sind (Rapoport 1977). Auch bei Gewichtskonstanz werden ständig Proteine abgebaut, was sich an der Stickstoffausscheidung im Urin nachweisen läßt. Bei eiweißfreier isokalorischer Ernährung wird am wenigsten Stickstoff aufgeschieden. Die Menge beträgt dann etwa 35 mg/kg KG oder 2,4 g/Tag; diese Menge wird auch als absolutes Eiweißminimum bezeichnet (Rapoport 1977). Vom Eiweißkatabolismus sind sowohl essentielle als auch nichtessentielle Aminosäuren betroffen. Als Ausdruck des Proteinabbaus in Organen sinkt auch das Serumalbumin unter Reduktionskost geringgradig (Ditschuneit et al. 1970; Wechsler et al. 1984).

> Um den Eiweißverlust durch eine unterkalorische Ernährung möglichst gering zu halten, sind 3 Voraussetzungen notwendig:
> 1. ausreichende Eiweißzufuhr,
> 2. Verwendung von biologisch hochwertigem Eiweiß,
> 3. ausreichende Kohlenhydratversorgung.

Beim totalen Fasten besteht hinsichtlich des Eiweißstoffwechsels ein erheblicher Katabolismus. Die Stickstoffbilanz ist in den ersten Tagen mit 8–15 g negativ, danach wird es weniger. Bei Frauen wird nach 2–3 Wochen, bei Männern nach 3–4 Wochen ein „steady state“ mit einer Negativbilanz von 2–6 g pro Tag erreicht (Howard 1981; Wechsler et al. 1984). Innerhalb von 4 Wochen summiert sich somit der Stickstoffverlust auf 150–200 g (Abb. 95a; Wechsler et al. 1984). Da der Anteil des Stickstoffs in Proteinen relativ konstant ist und gewichtsmäßig 16% beträgt, ergibt sich ein Eiweißverlust von 900–1300 g, was einem Muskelschwund von 4–6 kg entspricht; das ist erheblich.

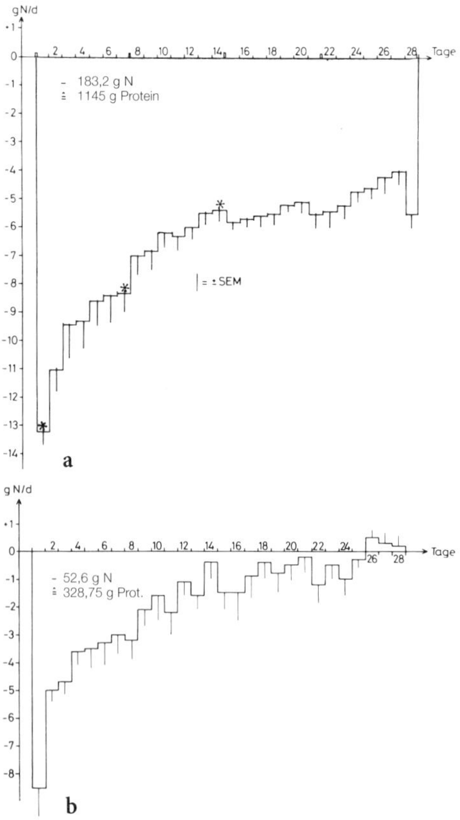


**Abb. 95a, b.** Stickstoffbilanz bei *a* totalem Fasten (n = 40) und *b* modifiziertem Fasten (n = 27) mit Modifast (33 g Eiweiß, 25 g Kohlenhydrate, 1 g Fett) bei 4wöchiger Therapie. Man sieht, daß man mit proteinsubstituiertem Fasten den Proteinverlust mehr als halbieren kann. (Nach Wechsler et al. 1984)

Bollinger et al. (1966) und Apfelbaum et al. (1967) zeigten Ende der 60er Jahre, daß man durch *Eiweißzufuhr* beim Fasten den Proteinkatabolismus reduzieren kann; die Ära des proteinsubstituierten modifizierten Fastens (PSMF) war angebrochen. In Deutschland wurde diese Therapie v.a. von Ditschuneit und seiner Arbeitsgruppe evaluiert und verbreitet (1970). Inzwischen wurde von vielen Arbeitsgruppen gezeigt, daß bei einer Eiweißmenge von 40–60 g pro Tag nach 3–4 Wochen Therapie ein Stickstoffäquilibrium erreicht wird. (Abb. 95 b; Wechsler et al. 1984; Sailer et al. 1981; DeHaven et al. 1980).

Wie wird eine Stickstoffbilanz erstellt? Die Stickstoffzufuhr in der Nahrung ($^1/_6$ der Eiweißzufuhr) wird der Stickstoffausscheidung gegenübergestellt, welche vorwiegend über den Urin erfolgt. Der Verlust im Stuhl, durch Hautabschilferungen, Nägel und Haare beträgt unter isokalorischer Kost 2–3 g pro Tag, bei deutlich hypokalorischer Kost und Fasten 1–2 g pro Tag. Ein Problem ist manchmal die unzuverlässige Kollektion des Urins. Diese Mängel werden in vielen Studien vernachlässigt, wodurch sich zu „positive“ Stickstoffbilanzen ergeben.

Der Eiweißabbau wird aber nicht nur von der Eiweißmenge, sondern auch von der *biologischen Wertigkeit der Aminosäuren* bestimmt. Grundsätzlich haben tierische Eiweiße in Eiern, Fleisch und Milch eine hohe Wertigkeit. Die höchste Wertigkeit liegt bei einer Mischung aus tierischen und pflanzlichen Eiweißen im Verhältnis von etwa 1:2 vor; Mischungen von z.B. Milcheiweiß (Kasein) und Sojabohnen oder von Kartoffeln und Eiern sind sehr hochwertig. Beim Vergleich zweier Formuladiäten mit ähnlichem Eiweiß- und Kohlenhydratgehalt, aber unterschiedlicher biologischer Wertigkeit, zeigte sich, daß bei der Verwendung von Proteinen auf Eiklarbasis (Wertigkeit 100) innerhalb von 4 Wochen die Stickstoffbilanz mit 15 g negativ war. Bestand die Proteinbasis hingegen aus

Laktalbumin (Wertigkeit 86), entwickelte sich eine kumulative negative Stickstoffbilanz von 50 g (Wechsler et al. 1984).

Von manchen Arbeitsgruppen wird jedoch die Wertigkeit der verwendeten Proteine weniger bedeutend eingeschätzt (Dwyer 1993; Brodoff 1992). Gougeon (1992) wechselte nach 3 Wochen Behandlung mit einem hochwertigen Eiweiß (Kaseinsoja, 46% essentielle Aminosäuren) für 1 Woche zu einem minderwertigen (Kollagen-Hydrolysat, 16% essentielle Aminosäuren). Die Stickstoffbilanz änderte sich dadurch nicht. Die Gesamtmenge an zugeführtem Eiweiß lag in diesem Versuch mit 93 g/Tag allerdings ziemlich hoch.

Nicht nur Art und Menge der Proteine wirken auf den Eiweißkatabolismus, auch *Kohlenhydrate* haben Einfluß auf diesen Prozeß. Bereits 1946 zeigte Gamble, daß kleine Mengen von Kohlenhydraten (100 g) einen deutlichen stickstoffsparenden Effekt beim Fasten haben. Auch Wechsler et al. (1984) fanden, daß unter einer Formuladiät die tägliche Kohlenhydratmenge von 45 statt 25 g die Stickstoffbilanz um 20 g verbesserte. Wurde bei 53 g Proteinzufuhr die Kohlenhydratzufuhr von 30 auf 87 g erhöht, verminderte sich der Stickstoffverlust pro Tag um 1,2 g; eine ausgeglichene Bilanz war ab der 2. Woche feststellbar (Davie et al.1982). Alle diese Ergebnisse belegen, daß eine Niedrigkaloriendiät nicht nur ausreichend und hochwertige Proteine, sondern auch genügend Kohlenhydrate enthalten sollte. Neben dem proteinsparenden Effekt sprechen aber auch die Schmackhaftigkeit, die Auswirkungen auf das Sättigungsgefühl und die bessere körperliche Leistungsfähigkeit für die Aufnahme von mindestens 90 g Kohlenhydraten pro Tag.

## Energieverbrauch

Eine Reduktionskost oder gar Fasten sind eingreifende Maßnahmen, die den Menschen – zumindest bei langfristiger Anwendung – gefährden können, gehen sie ihm doch regelrecht „an die Substanz". Es ist daher nicht verwunderlich, daß Adaptationen in Gang gesetzt werden. Die therapeutisch wichtigste ist sicherlich die Abnahme des Energieverbrauchs bei Gewichtsreduktion; Benedict hat das schon 1907 beobachtet. Betroffen sind alle 3 Komponenten des Energieverbrauchs: Grundumsatz, Thermogenese und körperliche Aktivität.

*Grundumsatz*

Im sog. Minnesota Experiment (Keys 1950) wurden Ende der 40er Jahre Kriegsdienstverweigerer 24 Wochen lang durchschnittlich mit 1570 kcal/Tag ernährt. In dieser Zeit verloren sie 25% ihres Körpergewichts und 40% ihrer Muskelmasse; der Grundumsatz sank in toto um 39%, bezogen auf das kg fettfreie Masse um 17%. Eine Abnahme des Grundumsatzes ist physiologisch sinnvoll, da sie dem Substanzverlust entgegenwirkt und dem Menschen in Zeiten der Nahrungsknappheit das Überleben sichert. Für die Therapie von Adipösen bedeutet es jedoch, daß sich unter Reduktionskost mit der Zeit die Gewichtsabnahme verringert und – je nach Ausmaß des Energiedefizites – sistiert. Oder anders formuliert:

> Um unter Reduktionskost langfristig die gleiche Gewichtsabnahme zu sichern, muß die Energieaufnahme immer stärker eingeschränkt werden.

Ein Therapieversagen ist somit bei einer unterkalorischen Kost ohne Kenntnis dieses Anpassungsmechanismus vorprogrammiert.

Inzwischen ist der Energieverbrauch bei Gewichtsreduktion detailliert untersucht worden. Die Studien zeigten übereinstimmend, daß der Abfall des Grundumsatzes vom Ausmaß der Gewichtsreduktion abhängt (Abb. 96). Ursächlich kommt für dieses Phänomen die Abnahme der Muskel-

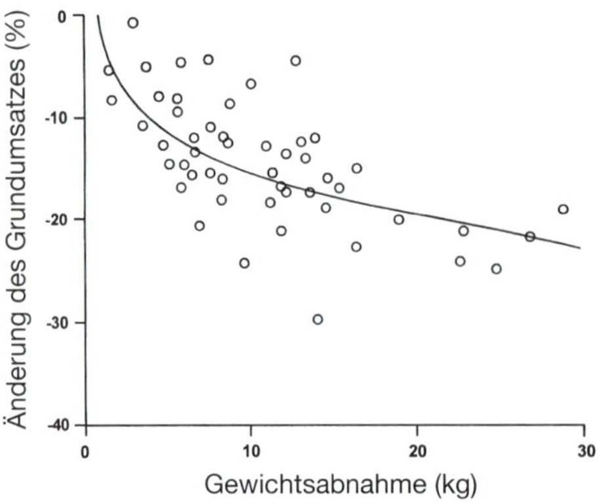


**Abb. 96.** Abnahme des Grundumsatzes unter Reduktionskost. Metaanalyse von 28 Studien. (Nach Prentice et al. 1991)

masse in Frage, da diese eng mit dem Grundumsatz korreliert (s. 5.3.1). Im Vergleich mit dem Minnesota Experiment fällt auf, daß die Abnahme des Grundumsatzes auch bei ausgeprägter Gewichtsreduktion 20–25% kaum übersteigt. Der Unterschied ist dadurch zu erklären, daß in Abbildung 96 nur Untersuchungen von Adipösen aufgeführt sind. Bei Adipösen ist die Gewichtsreduktion zu ca. 75% dem Verlust von Fett und zu 25% von Muskelmasse zuzuschreiben; Normalgewichtige (Minnesota Experiment) hingegen bauen relativ mehr Muskelgewebe ab. Dieser Vergleich zeigt auch, daß Normalgewichtige oder Übergewichtige einen stärkeren Proteinkatabolismus als Adipöse aufweisen und durch extrem hypokalorische Diäten oder gar Fasten gefährdeter sind.

Pro 10 kg Gewichtsreduktion vermindert sich der Grundumsatz um ca. 130 kcal/Tag. Aus Abbildung 96 ist ersichtlich, daß die Reduktion des Grundumsatzes nicht linear zur Gewichtsreduktion erfolgt, sondern sich mit zunehmender Gewichtsreduktion abschwächt. Dieses Phänomen wird durch eine geringere Abnahme der Muskelmasse bei fortgesetzter Reduktionskost erklärt. Die Stickstoffbilanz ist, wie oben gezeigt (Abb. 95 b), in den ersten Wochen stark negativ und nach 3–4 Wochen durch die zunehmende Synthese von Aminosäuren weitgehend ausgeglichen.

> Unter diätetischer Gewichtsreduktion werden alle 3 Komponenten des Energieverbrauchs reduziert: Grundumsatz, Thermogenese, körperliche Aktivität.

*Thermogenese*

Auch die zweite Komponente des Energieverbrauchs, die Thermogenese, nimmt unter hypokalorischer Kost ab. Jequiér (Jequiér u. Schutz 1985; Jequiér 1992) untersuchte verschiedene Gruppen von Adipösen nach Gewichtsreduktionen von 10–15 kg. Die glukoseinduzierte Thermo-

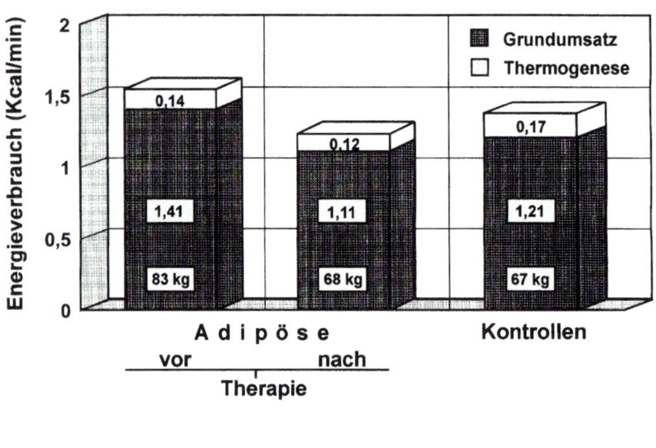


**Abb. 97.** Abnahme von Grundumsatz *(grau)* und Thermogenese (100 g Glukose oral, *weiß*) nach 17 Wochen Reduktionskost (–15 kg) mit anschließender 4wöchiger Gewichtskonstanz. (Nach Jéquier 1992)

genese sank um 3–6%. Sie war auch nach weiteren 4 Wochen Gewichtskonstanz im Vergleich zu Kontrollpersonen niedriger (Abb. 97). Ursache hierfür ist möglicherweise eine geringere sympathische Aktivität nach Gewichtsreduktion, wie Jung et al. (1979) unter Noradrenalininfusion herausfanden. Während mehrerer Zyklen der Gewichtsreduktion („weight cycling“ oder JoJo-Effekt) verlaufen Gewichtsreduktion und Grundumsatz weitgehend parallel; es kommt glücklicherweise nicht zu einer überproportionalen Abnahme des Energieverbrauchs (Prentice et a. 1991).

*Körperliche Aktivität*
Natürlich spielt auch die geringere körperliche Belastung nach Gewichtsreduktion eine Rolle; schließlich muß weniger Masse bewegt werden. Diesen Gesichtspunkt stellten Ravussin u. Swinburn (1993) aufgrund von Untersuchungen in den Vordergrund, bei denen alle 3 Komponenten des Energieverbrauchs separat beurteilt werden konnten; Jequiér u. Schutz (1988) hingegen sehen den Haupteffekt v.a. im absinkenden Grundumsatz.

*Set-point-Theorie*
Die Abnahme von Grundumsatz und Thermogenese unter Reduktionskost stützt die Theorie des „set point“, welche besagt, daß der Mensch ein „vorgegebenes“ Gewicht hat. Wird es z.B. durch eine hypokalorische Kost unterschritten, werden kompensatorische Mechanismen zur Wiederherstellung des ursprünglichen Zustands aktiviert. Eine gute Stütze dieser Theorie ist eine Studie von Leibel et al. (1995), in der 18 Adipöse und 23 Normalgewichtige so über- und unterernährt wurden, daß sich das Gewicht um 10% nach oben bzw. um 10–20% nach unten bewegte. Dabei zeigte sich, daß sich alle Komponenten des Energieverbrauchs (Grundumsatz, Thermogenese, Aktivität) unabhängig vom Ausgangsgewicht kompensatorisch verhielten: bei Gewichtszunahme stiegen sie an, bei Gewichtsreduktion fielen sie ab. Damit wird nicht nur verständlich, daß nach Gewichtsreduktion schnell wieder eine Gewichtszunahme folgen kann. Erklärt werden kann damit auch die Tatsache, daß das Gewicht vieler Menschen trotz variierender Energieaufnahme nahezu konstant ist.

## 8.2.2 Kostformen/Diäten

Man muß kein Ernährungsexperte sein, um von einer Vielzahl von Diäten zur Gewichtsreduktion gehört zu haben. Viele Adipöse, aber auch Gesundheitsbewußte und Menschen mit einem Hang zu esoterischer Lebensweise, haben Diäten studiert und ausprobiert. Grundsätzlich kann man mit jeder Kostform abnehmen, die eine Energiezufuhr unterhalb des Energieverbrauchs gewährleistet. Hinsichtlich der Auswirkungen auf die Gewichtsreduktion, die Körperzusammensetzung, Stoffwechselparameter, den Energiehaushalt, Elektrolyte und v.a. Nebenwirkungen und Komplikationen gibt es jedoch z.T. erhebliche Unterschiede. Wichtig ist v.a. der Langzeiterfolg. Man sollte daher, bevor man eine bestimmte Kostform empfiehlt, Grundzüge und Wirkungsmechanismen kennen. Voraussetzungen zum Verständnis sind die oben gemachten Ausführungen. Zudem sollte man sich darüber im klaren sein, daß die Gewichtsreduktion mittels einer hypokalorischen Kost eine eingreifende Maßnahme mit Risikocharakter ist und wie ein Medikament verordnet und kontrolliert werden sollte.

Im folgenden werden nur die Gründzüge der einzelnen Kostformen abgehandelt. Einzelheiten über Diäten mit Tagesplänen usw. sind der einschlägigen Literatur zu entnehmen (z.B. Hauner u. Hauner 1996); solche Angaben würden den Rahmen dieses Buches sprengen.

## Totales Fasten – Nulldiät

Seit den klassischen experimentellen Studien von Benedict im Jahre 1915 wurde das Fasten in Europa zunehmend verbreitet. In Deutschland haben sich mit dieser Methode vor dem 2. Weltkrieg v. a. von Mengershausen und in den 70er Jahren Ditschuneit et al. (1970, 1979) beschäftigt.

*Indikation*

Für das totale Fasten gibt es heutzutage keine klinische Indikation. Zweifelsohne kann man bei vollkommener Nahrungskarenz am meisten Gewicht abnehmen. Der Unterschied hinsichtlich der Gewichtsreduktion im Vergleich zu einer extrem hypokalorischen proteinsubstituierten Kost ist jedoch so gering, daß auch bei Indikation zur schnellen Gewichtsreduktion (z. B. präoperativ) das Fasten abzulehnen ist (Abb. 94; Ditschuneit et al 1979). Bedenkt man, daß bei einem üblichen Energiebedarf von 2500 kcal/Tag das Energiedefizit beim totalen Fasten im Vergleich zum proteinsubstituiertem Fasten (z. B. 500 kcal/Tag) nur um 20% differiert, wird verständlich, daß auch die Gewichtsreduktion beim Fasten nur geringfügig ausgeprägter ist.

Hinzu kommt, daß ein Fastender nicht lernt, seine Ernährung und sein Eßverhalten umzustellen. Ihm bleiben somit nur immer wiederkehrende Fastenkuren mit einem Auf und Ab des Gewichts; davon existieren viele Fastenkliniken. Entsprechend ungünstig sind daher auch die Langzeiterfolge (Berger et al. 1976a, b). Gegen einen Fastentag ist jedoch aus klinischer Sicht nichts einzuwenden. Wer alle paar Wochen einen Tag lang nichts ißt und ausreichend trinkt, kann Gewicht abnehmen. Die Abnahme des Körperfettes ist jedoch weit geringer, als die Waage anzeigt: In erster Linie wird ein Flüssigkeitsverlust induziert; zudem wird vorwiegend Glykogen abgebaut (ca. 400 g = 1700 kcal). Der Verlust an Fett beträgt nur ca. 150 g.

Trotz dieser Tatsache werden gerade in Deutschland noch häufig Fastenkuren, insbesondere in Sanatorien und Kurkliniken, durchgeführt. Oft werden geringe Mengen von Makronährstoffen unter bestimmten Vorstellungen verabreicht (s. unten, „Außenseiterdiäten").

*Praktische Durchführung*

Die Durchführung einer Fastentherapie ist einfach und kostengünstig. Es ist lediglich auf eine ausreichende energiefreie Trinkmenge zu achten, so daß eine Urinproduktion von 2 l/Tag gewährleistet ist; bei Hitze und körperlicher Arbeit müssen sicherlich mehr als 3 l/Tag getrunken werden. Als Getränke empfiehlt sich natürliches Mineralwasser, um der negativen Elektrolytbilanz entgegenzuwirken.

*Kontrolluntersuchungen*

Wegen vielfältiger Nebenwirkungen und möglicher Komplikationen, insbesondere bei bestehenden Begleitkrankheiten, ist eine ärztliche Überwachung bei mehrwöchiger Therapie notwendig. Folgende Kontrolluntersuchungen sollten wöchentlich durchgeführt werden:

- Blutdruckmessung,
- EKG,
- Blutgasanalyse,
- Blutzucker,
- Serumkonzentrationen von Natrium, Kalium, Kreatinin, Harnsäure und Transaminasen.

Länger als 4 Wochen sollte reines Fasten nicht dauern, auch wenn längere Perioden beschrieben werden.

*Nebenwirkungen und Komplikationen*

An *Beschwerden* werden vorwiegend Hunger, Schwäche, Müdigkeit, Schwindel, epigastrische Schmerzen und Haarausfall angegeben. Einige dieser Beschwerden verschwinden im Laufe des Fastens, da eine Adaptation eintritt. Es werden jedoch auch euphorische Zustände von Fastenden berichtet. Wahrscheinlich führt die Energieumstellung von Glukose- auf Ketonkörperutilisation im Gehirn zu psychischen Veränderungen.

*Metabolische Nebenwirkungen* sind durch Anpassungen des Stoffwechsels an die katabole Stoffwechsellage bedingt (s. 8.2.1): Ketonämie mit metabolischer Azidose, Hyperurikämie, Proteinkatabolismus und negative Bilanz von Elektrolyten, Spurenelementen und Vitaminen (Abb. 98). Erklärt werden diese Adaptationen folgendermaßen: Durch den Abbau von Depottriglyzeriden gelangen vermehrt freie Fettsäuren in die Blutbahn, die in der Leber zu Ketonkörpern metabolisiert werden. In der Zirkulation kommt es zu einem Anstieg von Aceton, Acetessigsäure und β-Hydroxybuttersäure; es entsteht eine kompensierte metabolische Azidose mit einem leichten Abfall des Blut-pH und abnehmendem Basenexzeß. Die vermehrte Ausscheidung von Ketonkörpern im Harn führt durch Hemmung der tubulären Harnsäuresekretion zur Abnahme der Harnsäureclearance. Die Folge davon sind ansteigende Harnsäurekonzentrationen im Plasma mit der Gefahr von Gichtanfällen. Trotz erhöhter Ausscheidung von Harnsäure entwickeln sich nur selten Harnsäuresteine; eine Urinmenge von > 2 l/Tag beugt dem weitgehend vor.

Ein leichter Anstieg des Serumkreatinins, der Leberenzyme und des Gesamtbilirubins sind ohne klinische Bedeutung. Ein Leberversagen ist unter Nulldiät nicht beschrieben, ein Nierenversagen nur beim Auftreten von Harnsäuresteinen. Gallensteine können v. a. dadurch entstehen, weil Nahrungsreize für eine Gallenblasenkontraktion entfallen. Die negative Natrium-

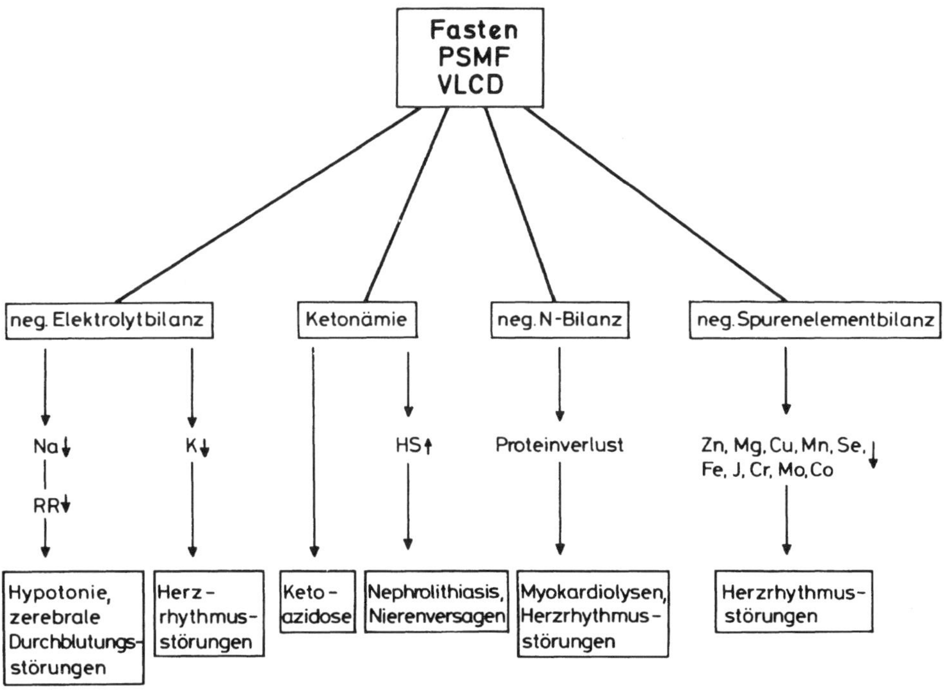


**Abb. 98.** Nebenwirkungen und Komplikationen beim Fasten sowie bei extrem hypokalorischer Kost (Nach Wechsler 1981a)

bilanz und der Flüssigkeitsverlust können nicht nur zu Schwindel, sondern auch zu Hypotonien führen (selten). Da jeder 2. Adipöse jedoch hyperton ist, ist ein Abfall des Blutdrucks nicht nur negativ zu sehen.

Eine Abnahme der *körperlichen Leistungsfähigkeit* um bis zu 50 % in den ersten Tagen geht vorwiegend auf die entleerten Glykogenspeicher und die veränderte Substratversorgung (weniger Glukose, vermehrt freie Fettsäuren und Ketonkörper) der Skelettmuskulatur zurück. Nach längerem Fasten macht sich jedoch auch der Eiweißabbau der Muskulatur negativ bemerkbar.

*Schwere Nebenwirkungen* und Komplikationen hängen vorwiegend mit Elektrolytveränderungen und dem kardialen Eiweißabbau zusammen. Die Eiweißhydrolyse, nachweisbar an der deutlich negativen Stickstoffbilanz, betrifft nicht nur die Skelettmuskulatur, sondern auch das Myokard. Sie kann sich insbesondere in Form von Rhythmusstörungen und Kammerflimmern mit Todesfolge manifestieren. Möglicherweise unterstützen auch Elektrolytverschiebungen, insbesondere Hypokaliämien, diese Komplikationen. Auch QT-Verlängerungen sind beschrieben (Wechsler 1981a). Oster (1977) beschrieb 3 transitorische zerebrale Ischämien bei 200 Fastentherapien.

> Totales Fasten (Nulldiät) ist obsolet.

*Kontraindikationen*

1. Diabetes mellitus Typ I: Im Zustand des Insulinmangels haben Typ-I-Diabetiker durch eine gesteigerte Lipolyse eine Ketonämie. Fasten fördert die Lipolyse und damit die Ketonämie und trägt somit zur Verschlechterung der Stoffwechselsituation bei, was lebensgefährlich sein kann (Ketoazidose). Auch Typ-II-Diabetiker mit primärer Insulinresistenz können, insbesondere nach mehreren Jahren Krankheitsdauer und Entwicklung eines Insulinmangels, zur Ketoazidose neigen.
2. Hyperurikämie und Gicht: Trotz medikamentöser Therapie kann eine Gicht exazerbieren, was nicht zu verantworten ist.
3. Konsumierende Erkrankungen: Dazu gehören Patienten mit malignen Tumoren oder schweren Erkrankungen. Solche Patienten haben ohnehin eine katabolische Stoffwechsellage; Fasten verschlimmert diese.
4. Herzinfarkt und Apoplex in den letzen 3 Monaten sowie Anämie: Fasten verschiebt hinsichtlich der Verbrennung das Verhältnis von Fettsäuren/Glukose zugunsten der Fettsäuren. Bei der Fettsäureoxidation wird jedoch pro generiertem mol ATP mehr Sauerstoff benötigt; im Zustand einer hämodynamisch wirksamen Stenose oder einer Anämie sollte das natürlich vermieden werden.
5. Dekompensierte Leber- und Nierenerkrankungen sowie Porphyrie und Hyperbilirubinämien: Fasten führt über Mechanismen, die nicht ganz geklärt sind, zu einer leichten Leberschädigung und Beeinträchtigung der Nierenfunktion.
6. Persönlichkeitsstörungen: Wer fastet, muß sich regelmäßiger ärztlicher Kontrollen unterziehen, Nebenwirkungen und Komplikationen rechtzeitig erkennen und ausreichend trinken; das muß gewährleistet sein.

*Beurteilung*

Fasten ist obsolet. Es gibt für das Fasten keine Indikation und keine physiologische oder pathophysiologische Begründung. Der Vorteil der schnellen Gewichtsreduktion besteht gegenüber extrem niedrigkalorischen Diäten kaum; letztere sind jedoch nebenwirkungsärmer und weitgehend komplikationslos. Oberstes Gebot für Methoden zur Gewichtsreduktion sollte sein: sie dürfen mit an Sicherheit grenzender Wahrscheinlichkeit nicht gesundheitsschädigend sein!

## Extrem niedrigkalorische Diäten („very low calory diet" = VLCD)

*Definition*
Hierunter versteht man Diäten mit einem Energiegehalt von < 800 kcal/Tag. Besprochen werden hier jedoch solche mit < 600 kcal/Tag. Diese Abweichung von der internationalen Definition ist deshalb sinnvoll, weil in Deutschland gemäß dem § 14a der Diätverordnung kommerziell nur Diäten mit mindestens 50 g Eiweiß, 90 g Kohlenhydraten und 7 g Linolsäure vertrieben werden dürfen; daraus errechnet sich jedoch ein Mindestenergiegehalt von 720 kcal/Tag. Solche Diäten sind jedoch anders einzustufen als die „eigentlichen" VLCD mit einem üblichen Kaloriengehalt von 300–450 kcal/Tag. Für diese Kostform wird auch der Begriff *„proteinsubstituiertes modifiziertes Fasten"* (PSMF) verwendet (Ditschuneit et al. 1993). Er ist zumindest für die Formuladiäten nicht ganz zutreffend, da diese auch Mineralien, Spurenelemente und Vitamine substituieren.

*Indikationen*
Ein extremes Energiedefizit sollte man nur solchen Patienten zumuten, die möglichst schnell abnehmen sollen.

**Indikationen für VLCD**
- adipöse (BMI > 30 kg/m²),
- nach mehreren frustranen Versuchen mittels einer Mischkost,
- präoperativ zur schnellen Gewichtsabnahme,
- schwerwiegende Gesundheitsstörungen (z. B. Schlafapnoe, entgleister Diabetes etc.).

**Kontraindikationen (ähnlich wie beim Fasten) für VLCD**
- Diabetes mellitus Typ I oder Typ II mit Neigung zur Ketoazidose,
- konsumiernede Erkrankung,
- akuter Herzinfarkt, Rhythmusstörungen, instabile Angina pectoris, Apoplex,
- schwere Leber- und Niereninsuffizienz,
- Laktoseintoleranz,
- Psychose, Sucht.

Wenngleich diese Diäten aufgrund ihrer Zusammensetzung eine sichere Gewichtsreduktion gewährleisten, sollte bedacht werden, daß eine Umstellung des Körpers ähnlich wie beim totalen Fasten erfolgt; schließlich beträgt die Energiezufuhr nur 10–20 % der gewohnten. Unter einer VLCD kommt es – dem Fasten vergleichbar – zu einem deutlichen Anstieg der freien Fettsäuren und der Ketonkörper, auch eine deutliche Ketonurie ist nachweisbar. Die Kohlenhydratzufuhr liegt weit unter dem Bedarf; das betrifft auch das Gehirn.

Um einem Mißbrauch vorzubeugen, wozu es in England Anlaß gab, hat eine Regierungskommission 1987 dort (Dwyer u. Lu 1993) den sog. COMA-Report („Commitee on Medical Aspects of Food Policy") veröffentlicht, in dem Richtlinien zu Indikationen, Kontraindikationen und Kontrolluntersuchungen erlassen wurden.

*Praktische Durchführung*
Es gibt zwei grundsätzlich verschiedene VLCD:

1. Auf der Basis *natürlicher Lebensmittel.* Die Mahlzeiten werden vorwiegend in flüssiger Form eingenommen wie z. B. beim Dresdner Trunk (Weck u. Hanefeld 1995), der im wesentlichen aus Magermilchpulver, Buttermilch, Weizenkleie, Gemüse, Obst, Sonnenblumenöl und

Knäckebrot besteht; hinzu kommen Salz, Gewürze und Tee. Die Diät wird durch eine Kaliumtablette und ein Multivitaminpräparat ergänzt. Obgleich diese Diät hochwertig, bekömmlich sowie preiswert ist und aufgrund der Eigenzubereitung ein Lerneffekt besteht, kann sie sich kaum durchsetzen.

2. Beliebter sind sog. *Formuladiäten* („Astronautenkost"): Das sind kommerziell hergestellte und vertriebene Instantprodukte mit verschiedener Geschmacksrichtung. Sie werden in Pulverform geliefert und sind als Getränke oder Suppen zuzubereiten; einige Firmen bieten auch Riegel und regelrechte Speisen an.

*Kontrolluntersuchungen*
Sie sind zu Beginn wie beim totalen Fasten erforderlich. Nach 4 Wochen können die Kontrollen 2wöchig durchgeführt werden. Länger als 3 Monate sollte eine VLCD nicht angewendet werden. Fast alle Patienten haben eine mit üblichen Teststreifen nachweisbare Acetonurie und können deshalb hinsichtlich der Compliance überprüft werden.

> Extrem niedrigkalorische Diäten (VLCD) haben nur bestimmte Indikationen.

*Nebenwirkungen und Komplikationen*
Aufgrund der deutlichen katabolen Stoffwechsellage können ähnliche Nebenwirkungen und Komplikationen wie beim Fasten auftreten (Abb. 98). Sie sind hinsichtlich Häufigkeit und Ausmaß jedoch viel seltener bzw. geringer, bei einer hochwertigen Kost nahezu ausgeschlossen. Nebenwirkungen lassen sich oft beeinflussen. Bei Schwindel und Schwäche aufgrund einer Hypotonie empfiehlt sich eine vermehrte Kohlenhydratzufuhr, eine vermehrte Aufnahme an Mineralien in Form von Mineralwässern mit hohem $Na^+$-Gehalt hebt ebenfalls den Blutdruck. Ein übermäßiger Anstieg der Harnsäure kann durch eine erhöhte Kohlenhydrataufnahme abgeschwächt und die Harnsäuresteinbildung durch reichlich Flüssigkeitszufuhr weitgehend verhindert werden.

*Beurteilung*
Eine VLCD hat ihren Platz bei gegebener Indikation (s. oben). Ärztlicherseits sollte die Indikation gestellt und die Therapie kontrolliert werden. Bei Verwendung einer hochwertigen Diät hinsichtlich der Makronährstoffe und einer Bilanzierung der Mikronährstoffe bestehen in der Regel keine gesundheitlichen Probleme.

Formuladiäten werden von vielen Ernährungsexperten kritisiert, da sie zum einen grundsätzlich entbehrlich sind, die verwendeten Lebensmittel einer umfassenden Verarbeitung unterliegen und eine Umstellung des Essens und des Eßverhaltens nicht erfolgt. Von den „kritischen" Befürwortern wird entgegengehalten, daß die Motivation zur Gewichtsreduktion durch einen schnellen und deutlichen Effekt unterstützt wird und gefahrlos möglich ist. Langfristig müssen jedoch, darin sind sich alle einig, Essen und Eßverhalten verändert werden. Über Langzeiterfolge gibt es widersprüchliche Berichte. Bedenken muß man, daß sich mit einer VLCD das Gesundheitsproblem „Adipositas" nicht bewältigen, sondern nur anfänglich oder zwischenzeitlich behandeln läßt. Die Umstellung auf eine hypokalorische Mischkost und ein verhaltenstherapeutisches Training müssen daher Bestandteil von Schulungsprogrammen sein (z. B. Optifast-Programm, s. 8.8.2).

### Deutlich niedrigkalorische Diäten

*Definition*
Hierunter werden Diäten mit einem Energiegehalt von 600–1000 kcal/Tag verstanden.

*Indikationen*
Es gibt im wesentlichen 2 Indikationen:

1. Eine schnelle Gewichtsreduktion ist erwünscht; der Patient kommt jedoch mit einer VLCD in Form einer Formuladiät (z.B. „Kunstprodukt", „schmeckt nicht") oder einer Mischkost („zu umständlich") nicht zurecht.
2. Mit einer üblichen hypokalorischen Kost (1000–1800 kcal/Tag) ist die Gewichtsreduktion zu gering, wie dies nicht selten bei Personen mit geringem Energiebedarf (z.B. kleine, ältere Frau) der Fall ist. Die niedrigkalorischen Diäten sind demnach keine Kostformen der 1. Wahl, sondern kommen bei Problemen mit anderen Diäten zur Anwendung.

*Praktische Durchführung*

1. Formuladiäten: In diese Energieklasse fallen alle in Deutschland ambulant anwendbaren Formuladiäten gemäß dem § 14 a der Diätverordnung. Sie enthalten 50–70 g Eiweiß, 90 g Kohlenhydrate und mindestens 9 g Fett. Sie sind bezüglich Vitaminen, Mineralien und Spurenelementen „vollwertig" und orientieren sind an den Empfehlungen der Deutschen Gesellschaft für Ernährung. Sie sind in Apotheken, Reformhäusern und „Diätzentren" erhältlich; z. T. werden sie auch postalisch vertrieben.
2. Mischkost: Die Ernährung mit dieser Kostform ist insofern schwierig, als akzeptable Mahlzeiten, insbesondere warme, mit diesem Energiegehalt kaum herstellbar sind. Dennoch sind im Handel eine Reihe von brauchbaren Rezepten erhältlich. Zu achten ist dabei auf einen hohen Gehalt an hochwertigem Eiweiß; aber auch Kohlenhydrate dürfen nicht zu knapp bemessen sein. Diese Diäten sind defizitär hinsichtlich Mineralien, Vitaminen und Spurenelementen. Eine Substitution ist daher bei mehrwöchiger Anwendung erforderlich (Multivitaminpräparat).

*Kontrolluntersuchungen*
Insbesondere bei Verwendung einer Mischkost sind zumindest 14tägig Kontrollen von Natrium, Kalium, Kreatinin, Blutzucker und Blutdruck notwendig; zudem sollte ein EKG abgeleitet werden. Unter einer Formuladiät ist eine ärztliche Kontrolle möglicherweise nicht notwendig, wenn keine Begleitkrankheiten vorliegen; Studien liegen hierzu vor. Auch bei gleicher quantitativer Zufuhr von Makronährstoffen ist die Formeldiät der Mischkost bezüglich der Stickstoffbilanz überlegen (Abb. 99); der Eiweißabbau ist unter einer Mischkost etwa doppelt so hoch (Wirth et al. 1988b). Patienten mit niedri-

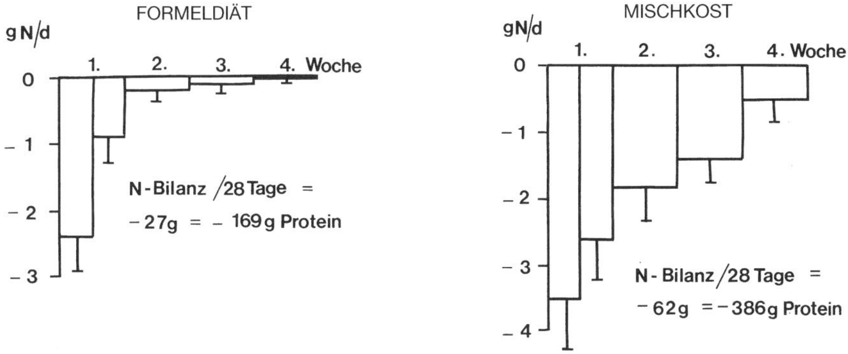


**Abb. 99.** Stickstoffbilanz bei Formuladiät und Mischkost mit je 700 kcal/Tag. Der Eiweißanteil bestand bei der Formuladiät aus Laktalbumin und Sojaeiweiß, bei der Mischkost vorwiegend aus Fleisch, Wurst und Eiern. (Wirth et al. 1988b)

gem Energiebedarf weisen keine deutliche Acetonurie auf (keine sichere Nachprüfbarkeit der Diätcompliance mit Teststreifen).

> Deutlich hypokalorische Kostformen – auch als Formuladiät – sind insbesondere bei Scheitern einer Mischkost angezeigt.

*Nebenwirkungen und Komplikationen*
Nur bei Patienten mit hohem Energiebedarf können Probleme eintreten. Sie sind hinsichtlich Häufigkeit und Ausmaß geringer als bei einer extrem niedrigkalorischen Diät (VLCD).

*Beurteilung*
Die Diskussion geht in dieser „Energieklasse" vorwiegend um die Formuladiäten (s. oben). Die Gegener führen ins Feld, daß jeder Patient auch mit einer Mischkost abnehmen könne. Die Befürworter von Formuladiäten betonen die Motivationsverstärkung aufgrund einer raschen Gewichtsreduktion und belegen die gefahrlose Durchführung.

### Hypokalorische Mischkost („low calory diet" = LCD)

*Definition*
Kostformen mit einem Energiegehalt von 1000–1800 kcal/Tag, hergestellt aus konventionellen Lebensmitteln. Die empfohlene Energiemenge richtet sich nach dem Energieverbrauch. Sinnvoll ist ein Energiedefizit von 600–1600 kcal, was zu einer täglichen Gewichtsreduktion von 80–200 g führt.

*Indikationen und Kontraindikationen*
Liegen keine besonderen Umstände vor, sollte eine Gewichtsreduktion mit dieser „üblichen" Mischkost begonnen werden. Sie kann bei allen Graden der Adipositas und auch bei bestehenden Begleitkrankheiten, ebenso bei Kindern, durchgeführt

**Grundzüge einer energiereduzierten Mischkost mit 1000–1800 kcal/Tag**

| | |
|---|---|
| 1. Eiweiß | |
| Prinzip: | 1 g pro kg Sollgewicht, hochwertig, |
| empfehlenswert: | mageres Fleisch, Wild, Fisch, fettarmer Käse, fettarme Milch, Butter- und Magermilch, Magerquark, Magerjoghurt, Sojaprodukte, |
| ungeeignet: | fette Fleisch-, Wurst-, Fisch-, Käse-, Milchsorten. |
| 2. Kohlenhydrate | |
| Prinzip: | komplexe Kohlenhydrate, ballaststoffreich, |
| empfehlenswert: | Obst, Gemüse, Rohkost, Teigwaren, Reis, Kartoffeln, Hülsenfrüchte, Vollkornprodukte, |
| ungeeignet: | Zucker, Süßigkeiten, Kuchen, Eis, Kekse, Weintrauben, Honig, Bier, Cola, Limonaden. |
| 3. Fett | |
| Prinzip: | rigorose Beschränkung, |
| empfehlenswert; | energiereduzierte Margarine, fettarme Garmethoden, |
| in kleinen Mengen: | Streichfett, |
| ungeeignet: | Mayonnaise, Schlagsahne, Eis, Fette aller Art. |

werden. Bei instabiler Angina pectoris, akuter Erkrankung unterschiedlicher Genese sowie bei schwerer Leber- und Niereninsuffizienz ist die Behandlung jedoch nicht zu vertreten.

*Praktische Durchführung*
Für diese Reduktionsdiäten sind eine Vielzahl von von brauchbaren Rezepten publiziert worden (z. B. Brigitte-Diät). Auch ohne besondere Stoffwechselkenntnisse ist eine Reduktionskost beurteilbar, wenn man bestimmte Kriterien anwendet (s. Kasten).

Eine Zufuhr von Eiweiß von etwa 1 g pro kg Sollgewicht ist ausreichend. Hochwertige Eiweiße sind in tierischen (Fleisch, Milch, Eier) und in pflanzlichen Lebensmitteln z. B. Soja) vorhanden; eine Mischung von beiden erhöht die Qualität und reduziert den Eiweißabbau. Wichtig ist die Fettreduktion. Hierbei ist nicht nur an die sichtbaren Fette wie Butter, Margarine, Schmalz, Schokolade usw. zu denken, sondern auch an die versteckten in Wurst, Käse usw. Merke: ohne Fettreduktion keine Gewichtsreduktion! Werden nur 50–70 g Eiweiß und 30–60 g Fett gegessen, bleibt für komplexe Kohlenhydrate ausreichend Raum (500–1000 kcal/Tag). Entgegen einer immer noch weit verbreiteten Meinung können nicht nur reichlich Gemüse und Obst, sondern auch bis zur Sättigung Brot, Kartoffeln, Reis und Teigwaren gegessen werden. Diese Kost ist auch ballaststoffreich. In den letzten Jahren haben Kohlenhydrate in der Reduktionskost eine regelrechte Renaissance erlebt. Kohlenhydrate werden in diesen Mengen unwesentlich in Depotfett umgewandelt. Sie sättigen, heben die Stimmung und sorgen für ausreichende körperliche und geistige Leistungsfähigkeit. Eine ausgewogene konventionelle Mischkost kann zeitlich unlimitiert gegessen werden.

Eine hypokalorische Mischkost mit mäßiggradigem Energiedefizit ist die Standardernährung zum Abnehmen.

*Kontrolluntersuchungen*
Eine ärztliche Überwachung ist bei Kostformen von > 1000 kcal/Tag grundsätzlich nicht notwendig. Kontrolliert werden müssen evtl. bestehende Begleitkrankheiten wie Diabetes, Hypertonie und kardiale sowie zerebrale Durchblutungsstörungen.

*Nebenwirkungen und Komplikationen*
Unter einer mäßig hypokalorischen Mischkost sind keine Nebenwirkungen und Komplikationen zu erwarten, wenn die Empfehlungen eingehalten werden. Nur bei einseitiger Kost, wie das leider bei den sog. Wunder- und Außenseiterdiäten oft der Fall ist, können Gesundheitsprobleme auftreten, da sie häufig Defizite aufweisen. (s. unten).

*Beurteilung*
Weltweit wird von Ernährungsexperten grundsätzlich eine hypokalorische Mischkost zur Gewichtsreduktion empfohlen. Ihre Vorteile sind: ausreichende Versorgung mit hochwertigem Eiweiß, keine Defizite hinsichtlich Vitaminen, Mineralien und Spurenelementen, bekömmlich und schmackhaft, sättigend, überall erhältlich und preiswert. Sie sind allerdings nicht spektakulär und werden daher von Therapeuten und Patienten mit Neigung zur Esoterik nicht empfohlen bzw. gemieden.

### Außenseiterdiäten

Die Palette von Sonderdiäten, meist mit besonderem Heilanspruch, ist lang und wird ständig variiert, nicht nur in Deutschland. Für Laien ist es schwierig oder gar unmöglich, sich in dieser Vielfalt zurechtzufinden. Auch für Experten ist die Beurteilung mitunter schwierig, da viele Diäten wissenschaftlich nicht evaluiert sind oder

**Tabelle 41.** Außenseiterdiäten, die in Deutschland, Österreich und der Schweiz häufig angewendet werden. (Nach Richter 1993; Liebermeister 1994; Sailer 1994)

| Diät | Prinzip | Beurteilung |
|---|---|---|
| **Apfeldiät** | Extrem energiereduzierte und eiweißarme Diät unter ausschließlicher Verwendung von Äpfeln | Mangelnde Eiweißzufuhr. Sehr eintönig, keine Ernährungsumstellung |
| **Apfel-Ei-Diät** | Extrem energiereduziert mit Eiweißsubstitution | Um eine ausreichende Eiweißzufuhr zu gewährleisten, müssen pro Tag 6 Eier gegessen werden (Cholesterin) |
| **Atkins-Diät** | Extrem kohlenhydratarm, insbesondere in den ersten Wochen; ketogen. Das Essen von Kohlenhydraten wird mit einer Sucht verglichen; nur diese können im Fettgewebe gespeichert werden. Erlaubt ohne Begrenzung sind daher u. a. Fett, Eier, Speck usw. | Störungen im Wasser- und Elektrolythaushalt und Leistungsabnahme wegen fehlender Kohlenhydrate. Die purinreiche Kost und die Ketonämie begünstigen eine Hyperurikämie. Wegen der Freigabe für Fett und Cholesterin ist diese Diät für Patienten mit Fettstoffwechselstörungen, Diabetes und arteriosklerotischen Erkrankungen nicht geeignet |
| **Beverly-Hills-Diät (Hollywood-Star-Diät)** | Extrem eiweißarme und kohlenhydratreiche Diät unter vorwiegender Verwendung von Früchten | Eiweißmangeldiät mit allen Problemen bei mehrwöchiger Durchführung: Muskelabbau, Gefahr von Herzkomplikationen |
| **Bierdiät** | Extrem eiweißarm und kohlenhydratarm unter ausschließlicher Verwendung von Bier (2 l/Tag) | Kommentar überflüssig |
| **Brotdiät (nach Prof. Menden)** | Konsum von 1200–1600 kcal/Tag, Form von Brot unterschiedlicher Mehltypen; zusätzlich Fleisch, Fisch, Gemüse, Eier, Obst und Kartoffeln | Keine Mangeldiät, wenig abwechslungsreich |
| **Buchinger-Fasten** | Versteht sich als Heilfasten und besteht aus Fruchtsäften, Gemüsebrühe und Tee mit Honig (ca. 250 kcal/Tag), kann durch Milchprodukte, Sonnenblumen- und Leinsamenöl ergänzt werden (ca. 500 kcal/Tag). Täglicher Einlauf zur Darmreinigung (Buchinger 1935). Das Fasten wird meistens weniger als 4 Wochen durchgeführt. In den Buchinger-Kliniken wird das Heilfasten durch Bewegungstherapie, Physiotherapie, Psychotherapie, Entspannung und Gesundheitsschulung ergänzt | Buchinger hat das Heilfasten primär für chronische Gelenkleiden, gastrointestinale Störungen und Stoffwechselkrankheiten entwickelt, die Adipositas war kein Hauptanliegen. Die Eiweißarmut führt zu stark negativer Stickstoffbilanz. Die Theorien über Entgiftung und Entschlackung sind wissenschaftlich nicht belegt |
| **Fischdiät** | Energiereduktion durch Verzehr von magerem Fisch für 7 Tage | Extrem kohlenhydratarme Diät, einseitig |
| **Gemüsediät** | Kohlenhydratreduktion unter Verwendung von Gemüse | Eiweißmangeldiät mit allen Folgen |
| **Gayelord-Hauser-Diät** | Kohlenhydratarme, proteinreiche Reduktionsdiät. Kohlenhydratreduktion, da diese angeblich unvollständig verbrannt und als Fett abgelagert werden | Durch reichlich Fleisch- und Milchprodukte hohe Cholesterin und Purinzufuhr. Einschränkungen dadurch ähnlich wie bei der Atkins-Diät |

**Tabelle 41.** Fortsetzung

| Diät | Prinzip | Beurteilung |
|---|---|---|
| **Dr.-Haas-Top-Diät** | Extrem kohlenhydratreiche, energiereduzierte Diät unter Verwendung von Vollkornprodukten, Obst, Gemüse, Pfeffer, Magermilchprodukten, Fischöl, Olivenöl, Nüssen und Samen | Der hohe Kohlenhydratanteil gewährleistet trotz Gewichtsabnahme eine gute Leistungsfähigkeit. Bei einem Energiegehalt < 1000 kcal/Tag besteht jedoch ein Eiweißmangel, der langfristig auch die Leistung schmälert. Ein Kohlenhydratanteil von > 60% wird allgemein als wenig schmackhaft empfunden |
| **„Hay'sche Trennkost"** | Diät mit Heilanspruch, wobei eine Entmischung der Kost gefordert wird: Fleisch *oder* Fisch, Brot *oder* Kartoffeln und insbesondere, Kohlenhydrate oder Eiweiß. Die gleichzeitige Verdauung von z.B. Kohlenhydraten und Eiweiß wird gestört, da sich die verantwortlichen Enzyme negativ beeinflussen. Das Essen besteht zu 80% aus basenbildenden Nahrungsmitteln (Obst und Gemüse) und zu 20% aus säurebildenden (Eiweiß und Kohlenhydrate) | Aufwendig hinsichtlich der Zubereitung und dem Verzehr von Mahlzeiten. Bei einer Energiezufuhr unter 1200 kcal/Tag ist die Eiweißzufuhr nicht mehr gewährleistet. Die Theorie entbehrt jeder wissenschaftlichen Grundlage |
| **Hollywood-Kur** | Kohlenhydratarme und eiweißreiche Diät. Die Kost besteht vorwiegend aus Obst, Fleisch, Fisch und Eiern | Der Mangel an Kohlenhydraten bedingt Probleme hinsichtlich des Wasser- und Elektrolythaushalts sowie der körperlichen Leistungsfähigkeit |
| **Humplik-Diät** | Schwer verdauliche Nahrungsmittel (v.a. Fleisch, Obst, Öl) sollen bei der Verdauung mehr Kalorien verbrauchen, als sie selbst beinhalten | Die verabreichten Nahrungsmittel werden, das weiß man, gut verdaut. Eine übermäßige Zufuhr führt daher nicht zur Gewichtsreduktion, eher zum Gegenteil |
| **Intervall-Diät** | Eine unterschiedliche Energiemenge in mehreren Wochen soll ein Absinken des Energieverbrauchs verhindern. Für Frauen und Männer werden verschiedene Empfehlungen gegeben | Bei Frauen ist ein Energiegehalt von 600 kcal/Tag in Form einer Mischkost nicht ausreichend bezüglich der Eiweißversorgung. Eine wissenschaftliche Basis für diese Diät gibt es nicht |
| **Kartoffel-Ei-Diät** | Kohlenhydratreiche sowie eiweiß- und fettarme Diät aus Eiern und Kartoffeln (außer Frühstück) | Langfristig führt der Eiweißmangel zum Abbau von Skelett- und Herzmuskulatur; einseitig |
| **Kern-Diät** | Energiereduziert mit freier Zufuhr von frischem Salat | Bei strenger Einhaltung des Diätplans ausreichende Zufuhr von allen Nährstoffen, Mineralien, Vitaminen |
| **Makrobiotische Kost** | Diät mit Heilanspruch aus japanischen Zen-Klöstern. Nahrungsmittel werden in *yin* (sauer, Kalium, Zucker, Früchte) und *yang* (alkalisch, Natrium, Salz, Getreide) eingeteilt. Durch Speisenzubereitung kann man „Yinisieren" (z.B. Abkühlen, Verdünnen) oder „Yangisierungen" (z.B. Erhitzen, Salzen). Das optimale Verhältnis von yin:yang ist 5:1, was in Vollkornprodukten erreicht wird. Die Diät wird in Stufen von 3–7 durchgeführt, wobei die letzte eine ausschließliche Ernährung mit braunem Reis beinhaltet | Die höheren Diätstufen führen bei längerer Anwendung zu Mangelerscheinungen wegen zu geringer Zufuhr an Eiweiß, Eisen und Vitaminen. Die verordnete geringe Trinkmenge kann renale Komplikationen mit sich bringen. Gewarnt werden muß vor dem Verzehr verschimmelter Nahrung |

**Tabelle 41.** Fortsetzung

| Diät | Prinzip | Beurteilung |
|---|---|---|
| **Mayo-Diät** | Extrem fettreduzierte Diät der Mayo-Clinic (USA) | Da relativ viel Fleisch und Eier gegessen werden dürfen, hohe Cholesterin- und Purinzufuhr |
| **F.-X.-Mayr-Kur** | Kalorienreduziert mit Heilanspruch. Diese besonders in Österreich beliebte Kur basiert auf der „Zell-Milieu-Theorie" von Pischinger und fußt auf 3 „S": Schonung (Erholung und Regeneration der Verdauungsorgane), Säuberung (Entschlackung und Entgiftung), Schulung (Eßkultur nach Mayr). Schonung beinhaltet z. B. Teefasten und Milch-Semmel-Diät mit Eiweißzulagen; eine Säuberung erfolgt durch Trinkkuren, Abführen und Bauchmassage; die Schulung zielt auf das Einüben einer Eßkultur mit kleinen Portionen, gründlichem Kauen usw. ab | Bei Durchführung durch einen Mayr-Arzt keine Probleme. Theorie über Entgiftung usw. nicht belegt |
| **Nußdiät** | Nüsse sollen stärker sättigen als Kohlenhydrate in anderen Lebensmitteln | Auch wenn verschiedene Nußsorten um andere Kohlenhydrate ergänzt werden, bleibt es eine eiweißarme, einseitige Diät |
| **Öko-Test-Diät** | Kalorienreduktion unter Bevorzugung von pflanzlichen Lebensmitteln | Bei richtiger Anwendung keine Mangeldiät; empfehlenswert. Bei Verzicht auf tierische Lebensmittel Gefahr des Eiweißmangels, insbesondere, wenn die Energiezufuhr unter 1200 kcal/Tag liegt |
| **Pritikin-Diät** | Extrem kohlenhydratreich unter bevorzugter Verwendung von komplexen Kohlenhydraten als Vollkornprodukte | Grundsätzlich empfehlenswert; da extrem fettarm, für viele nicht akzeptabel. Unterhalb von 1200 kcal/Tag ungenügende Eiweißzufuhr mit Abbau von Muskelproteinen |
| **Punktdiät** | Durch richtige Verwertung des Sauerstoffs soll der Fettablagerung in Geweben entgegengewirkt werden; kohlenhydratarm. 1 Punkt entspricht ca. 1 g Kohlenhydrate; Bereich 40 (Minimum) bis 60 Punkte (Maximum) | Übermäßige Zufuhr von Cholesterin und Purinen. Kohlenhydratmangel mit allen Folgen. Alkohol ist auch in größeren Mengen erlaubt |
| **Quarkdiät** | Es ist nur Magerquark mit einem Energiegehalt von 700–1000 kcal/Tag erlaubt | Fehlende Kohlenhydrate zur Stabilisierung des Wasser- und Elektrolythaushalts und Aufrechterhaltung der Leistungsfähigkeit; sehr einseitig |
| **Reisdiät** | 1000 kcal/Tag in Form von Reis mit Apfelmus, nach einigen Wochen auch Gemüse und Fisch | Mangeldiät hinsichtlich Eiweiß, Mineralien und Vitaminen; einseitig. Gegen einen Schalttag bestehen keine Einwände |
| **Rohkostdiät** | Ausschließlich Verwendung von Rohkost, da Erhitzen der Nahrung für den Menschen schädlich sei | Um eine ausreichende Eiweißzufuhr zu gewährleisten, sind große Energiemengen erforderlich; die Gewichtsabnahme ist dann in Frage gestellt |
| **Saftfasten** | Täglich 1–1,5 l frisch gepreßte Obst- und Gemüsesäfte; diese sollen biologisch aktive Stoffe enthalten | Extrem eiweißarm, daher Abbau von Eiweiß; sehr eintönig. Saftfasten für einen Tag ist ohne Probleme möglich |

**Tabelle 41.** Fortsetzung

| Diät | Prinzip | Beurteilung |
|---|---|---|
| **Salatdiät** | Energiereduktion unter Verwendung von Salatgerichten; zusätzlich 2 Vollkornbrötchen | Eiweißarm, evtl. auch kohlenhydratarm Kurzfristig ohne Probleme anwendbar |
| **Sunshine-Diät** | Energiereduktion durch ausschließlichen Verzehr von Orangen und Hamburgern | Keine Mangeldiät, eintönig |
| **Schnitzler-Intensivkost** | Vegetarische Kost aus „kontrolliertem" Anbau mit Heilanspruch, z. T. als Rohkost. Maximale Dauer 2 Wochen | Relativ eiweißarm; nur für Vegetarierer geeignet. Defizitär an Vitamin $B^{12}$ und Mineralien |
| **Schrothkur** | Energie- und fettreduzierte Diät mit Heilanspruch und Schwitzpackungen. Die kohlenhydratreiche Diät enthält u. a. Dörrobst, Gemüse- und Pflaumensuppe und Toast. Am kleinen Trinktag werden ca. $^1/_2$ l, am großen ca. 1 l Wein konsumiert (s. Abb. 94) | Der vorwiegend in Oberstaufen durchgeführten Kur mangelt es an Eiweiß, Mineralien und Vitaminen; der überstarke Eiweißkatabolismus ist wissenschaftlich belegt (Wechsler 1984). Hinzu kommt das Problem des hohen Alkoholkonsums. Eine deutliche Keton- und Alkoholämie sorgen für eine euphorische Stimmung |
| **Schwarzwalddiät** | Energiereduktion durch Befolgen von Menüplänen von < 1000 kcal/Tag (ohne „Kalorienzählen") | Eine Mischkost von < 1000 kcal/Tag ist nicht ausreichend hinsichtlich Eiweiß, Mineralien und Vitaminen |
| **Traubenkur** | Alleiniger Verzehr von Weintrauben | Unzureichende Eiweißzufuhr, für Diabetiker ungeeignet |
| **Warland-Kur** | Konsum von täglich 1 Pfund Kartoffeln und Sellerie; ergänzt durch Gemüsesaft, Leinsamen u. a. | Extrem kohlenhydratreich und eiweißarm; keine Abwechslung. |
| **Weizendiät** | Ersatz einer Hauptmahlzeit durch Weizenkost mit ca. 200 kcal | Ohne Einwände, einseitig |

pseudowissenschaftlich vorgestellt werden. Aufgrund der Kenntnis von pathophysiologischen Zusammenhängen kann man jedoch die Auswirkungen und die Bedeutung dieser Diäten abschätzen.

> Außenseiterdiäten („Wunderdiäten") sind spektakulär – und nicht geeignet zum langfristigen Abnehmen.

Die Ausführungen in Tabelle 41 sind umfassenden Darstellungen von Richter (1993), Sailer (1994) und Liebermeister (1994) entnommen ; Einzelheiten s. dort.

## 8.2.3 Fazit

- ▷ Eine diätetische Gewichtsreduktion führt – je nach Energiedefizit – zu erheblichen metabolischen und endokrinen Adaptationen.
- ▷ Jede unterkalorische Ernährung führt nicht nur zum Fettabbau, sondern auch zum Proteinverlust, was gesundheitsgefährdend sein kann.
- ▷ Der Proteinverlust wird durch Zufuhr von hochwertigem Eiweiß und Kohlenhydraten verringert.

- ▷ Eine diätetische Gewichtsreduktion führt zur Abnahme des Energieverbrauchs mit einer Reduktion aller 3 Komponenten: Grundumsatz, Thermogenese, Aktivität. Diese Adaptation erschwert die fortgesetzte Gewichtsreduktion (Set-point-Theorie).
- ▷ Beim totalen Fasten erfolgt eine eingreifende Umstellung des Stoffwechsels, die Komplikationen verursachen kann; Fasten ist obsolet.
- ▷ Zur Gewichtsreduktion wird grundsätzlich eine hypokalorische konventionelle Mischkost mit einem Energiegehalt von 1000–1800 kcal/Tag empfohlen.
- ▷ Beim Versagen einer Mischkost und bei einer Indikation zur raschen Gewichtsreduktion kommt auch eine Formeldiät mit einem Energiegehalt um 800 kcal/Tag in Frage.
- ▷ Nur bei besonderen Indikationen zur schnellen Gewichtsreduktion und bei Personen mit extrem niedrigem Energieverbrauch sind extrem hypokalorische Kostformen (VLCD) kurzfristig sinnvoll.
- ▷ Sowohl zur Prophylaxe als auch zur Therapie der Adipositas sollte die Kost
  - fettarm und
  - kohlenhydratreich (komplexe Kohlenhydrate) sein.

## 8.3 Bewegungstherapie

Die Bewegungstherapie wird selten in Überlegungen bei der Adipositastherapie einbezogen. Die Gründe hierfür sind wahrscheinlich darin zu sehen, daß vermehrte körperliche Aktivität kein probates Mittel zur schnellen Gewichtsreduktion und bei alten Menschen nicht anwendbar ist. Auch mit der Compliance des Patienten wird häufig erst gar nicht gerechnet. Diese Haltung ist schwer veständlich, da die Alternative, eine diätetische Gewichtsreduktion, in der Regel zu keinem langfristigen Erfolg führt.

In diesem Kapitel werden nur grundsätzliche Ausführungen zur Bewegungstherapie gemacht. Auswirkungen auf das Fettgewebe und adipositas-assoziierte Krankheiten sind dort besprochen (s. 6.6 u. 7).

Für die Rationalität einer vermehrten körperlichen Aktivität bei Adipösen gibt es mehrere Gründe:

1. Ein Hauptfaktor für die Zunahme der Prävalenz der Adipositas in Industrieländern ist der Bewegungsmangel. In den letzten Jahren haben sowohl Energieaufnahme als auch Energieverbrauch abgenommen; letzterer sank jedoch stärker, so daß es zu einer Positivierung der Energiebilanz mit steter Zunahme des BMI kam. Der Energieverbrauch nahm allein von 1965–1977 um ca. 200 kcal/Tag ab (Grilo et al. 1993).
2. Eine Negativierung der Energiebilanz ist natürlich nicht nur durch eine Einschränkung der Energiezufuhr, sondern auch durch eine Steigerung des Energieverbrauchs zu erreichen. Allein tägliches Treppensteigen statt Benutzung eines Fahrstuhls führt innerhalb eines Jahres zu einer Gewichtsreduktion von etwa 3 kg.
3. Vermehrte körperliche Aktivität reduziert adipositasassoziierte Risikofaktoren auch ohne Abnahme des Körpergewichts (Wirth 1986a).

Um eine Bewegungstherapie sinnvoll in ein individuelles Behandlungskonzept integrieren zu können, bedarf es der Kenntnis sowohl von Therapieeffekten als auch Problemen und Komplikationen bei der praktischen Durchführung. Dank einer umfassenden Forschung auf diesem Gebiet liegen heute zu vielen Aspekten gesicherte Kenntnisse vor. Grundsätzlich sind beim körperlichen Training akute und chronische Effekte zu unterscheiden; sie können sogar gegensinnig sein. Aus klinischer Sicht sind vorwiegend die chronischen Effekte (körperliches Training) interessant; die akuten Auswirkungen (körperliche Belastung) sind wichtig zum Verständnis der chronischen Effekte bzw. bedeutend für Komplikationen.

> **Positive Auswirkungen eines körperlichen Trainings bei Adipösen**
>
> **A) Gewicht und Körperzusammensetzung:**
>
> - verstärkte Gewichtsabnahme,
> - verstärkte Fettabnahme.
>
> **B) Herz-Kreislauf-System und Stoffwechsel:**
>
> - Zunahme der Leistungsfähigkeit,
> - Abnahme des Blutdrucks,
> - Abnahme der Herzfrequenz,
> - Reduktion von metabolischen Risikofaktoren:
>   - Verbesserung des Lipidprofils,
>   - Verminderung der Hyperinsulinämie,
>   - Steigerung der Insulinwirkung sowie der Glukosetoleranz.
>
> **C) Bewegungsapparat:**
>
> - Steigerung der Flexibilität, Koordination und Kraft.
>
> **D) Psyche:**
>
> - Steigerung des Selbstwertgefühls,
> - Verminderung der Depressivität,
> - „social support".

## 8.3.1 Gewichtsreduktion und Gewichtserhaltung

### Gewichtsreduktion

Die Gewichtsreduktion hängt im wesentlichen vom belastungsinduzierten Energiemehrverbrauch ab; je höher die Intensität, je größer die Häufigkeit und je länger die Dauer, desto ausgeprägter ist die Gewichtsreduktion. Leon et al. (1979) trainierten auf einem Laufband 6 mäßig adipöse Männer an 5 Tagen in der Woche, anfänglich 15, zum Schluß 90 min pro Tag unter kontrollierten Bedingungen. Der tägliche Energieverbrauch betrug ca. 1100 kcal. Nach 16 Wochen war das Gewicht von 99 auf 93 kg abgefallen. Die Gewichtsreduktion war linear, der Effekt bei allen ziemlich gleich. Eine ähnliche Beobachtung wurde bei einem 100tägigen Training mit 55% $VO_2$ (2mal 55 min/Tag) auf dem Standfahrrad gemacht; die Probanden nahmen 8 kg ab (Bouchard et al. 1990a).

Gewichtsreduktionen von 1 kg und mehr pro Monat durch vermehrte körperliche Aktivität erfordern jedoch einen erheblichen Trainingsumfang, der nur von sehr motivierten Personen befolgt wird und im alltäglichen Umgang mit Adipösen meist nicht zu realisieren ist. Am überzeugendsten wurde das in einer Untersuchung von Hagan et al. (1986) mit 96 mäßig adipösen Männern und Frauen gezeigt, die entweder nur trainierten, eine Reduktionskost einhielten oder beide Therapieformen kombinierten; eine Gruppe war ohne Behandlung. Nach 12 Wochen stellte man fest, daß das Training von 5mal 30 min täglich das Gewicht im Vergleich zur Kontrollgruppe um 1–2 kg verringerte. Die hypokalorische Kost (1200 kcal/Tag) reduzierte das Gewicht jedoch 5mal so ausgeprägt; ein zusätzliches Training zur Diät hatte einen additiven Effekt von 36%.

Aus diesen Beobachtungen ist der Schluß zu ziehen, daß die Bewegungstherapie kein probates Mittel zu raschen Gewichtsreduktion ist. Kombiniert mit einer Reduktionskost ist sie jedoch sinnvoll und trägt zur verstärkten Gewichtsreduktion in der Größenordnung von 10–40% je nach Trainingsgropramm bei (Wirth 1986a). Bei Männern ist der Gewichtsreduktionseffekt ausgeprägter als bei Frauen (Abb. 100).

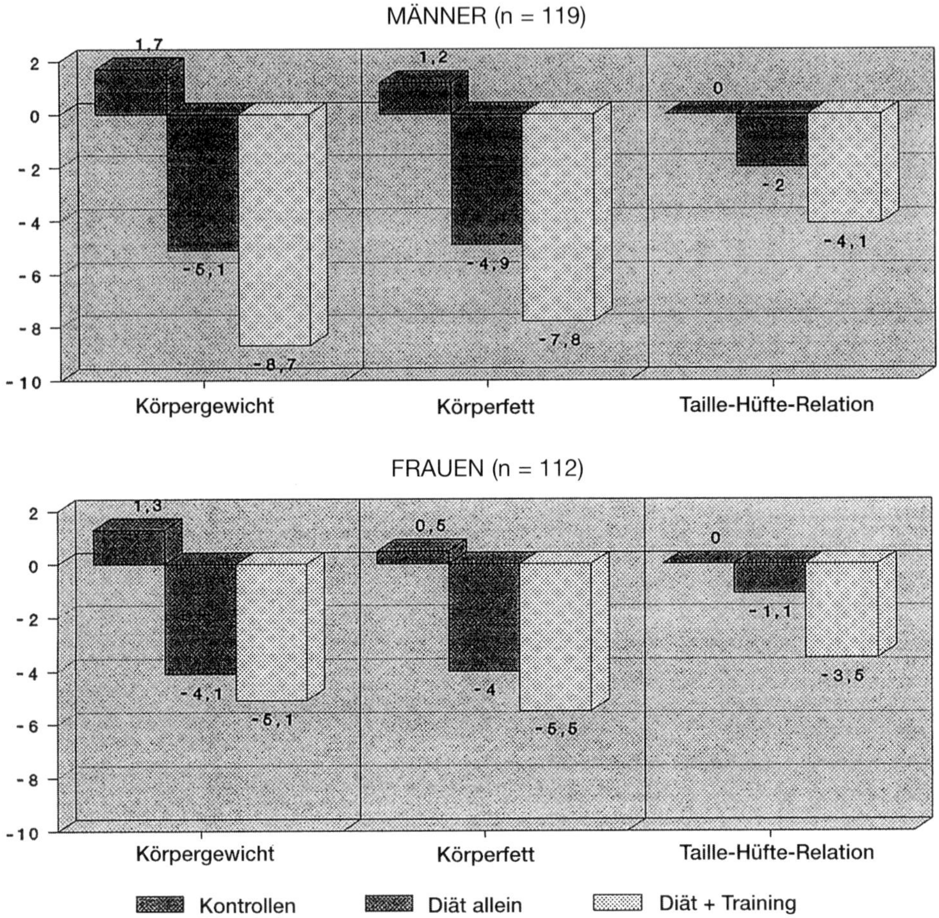


**Abb. 100.** Gewichtsreduktion, Körperfett und Taille-Hüfte-Relation unter Reduktionskost bzw. Reduktionskost plus Training nach einjähriger Therapie. (Nach Wood et al. 1991)

## Gewichtserhaltung

Das Hauptproblem einer langfristigen Gewichtsreduktion ergibt sich nicht in der Phase des Abnehmens, sondern in der Zeit danach – der Gewichtserhaltung („weight maintenance"). Dieser Einschätzung liegen zahlreiche Veröffentlichungen zugrunde, die nach Diätmaßnahmen eine Gewichtszunahme in ca. 80% der Fälle zeigen („relapse"). Ein Hauptgrund hierfür ist, wie schon mehrfach erwähnt, die Abnahme des Energieverbrauchs. Hier ergibt sich ein wesentlicher Ansatzpunkt für die Bewegungstherapie.

In einem großen Versuch mit mäßig Adipösen teilten Pavlou et al. (1989) Probanden entweder einer Diät- oder Trainigsgruppe zu (Abb. 101); die Reduktionskost bestand entweder aus einer Mischkost oder einer Formuladiät. In der Therapiephase unter Supervision nahmen Patienten mit Bewegungstherapie stärker ab als solche ohne Sport. In der Nachbeobachtungsphase (ohne Supervision) zeigte sich über-

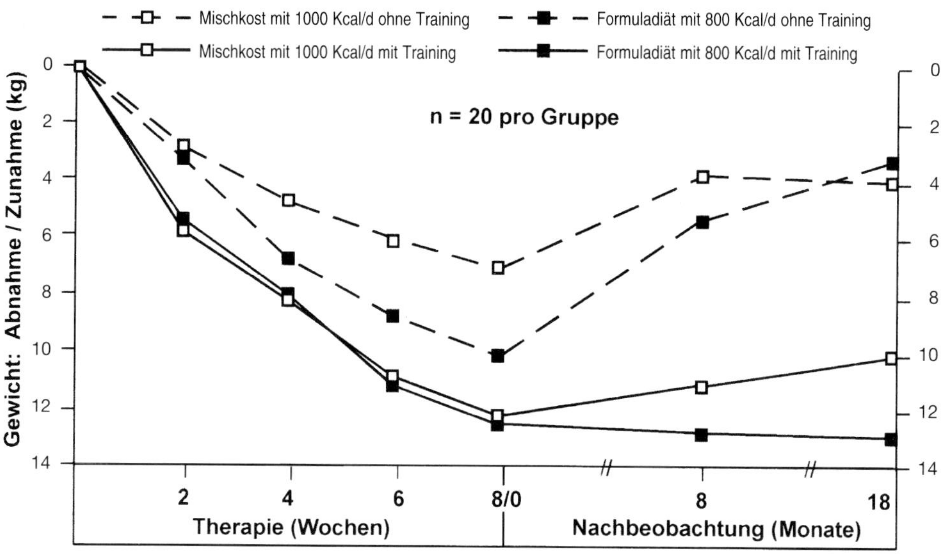


**Abb. 101.** Gewichtsreduktion und Gewichtserhaltung unter Reduktionskost (Mischkost und Formuladiät) bzw. Reduktionskost plus Training. Die Nachbeobachtung war ohne Supervision. (Nach Pavlou et al. 1989)

raschend, daß fast alle Patienten mit alleiniger Diät das zuvor verlorene Gewicht innerhalb von 18 Monaten wieder zunahmen, während trainierende Patienten in der Regel ihr Gewicht hielten.

Ebenfalls ohne Supervision in der Nachbeobachtung waren 44 Patienten von van Dale et al. (1990), die zuvor einer Therapie mit alleiniger Diät oder einer Kombination aus Diät plus Training von 12–14 Wochen Dauer unterzogen worden waren. Nach 42 Monaten hatten die Patienten der Diätgruppe 90% des zuvor vorlorenen Gewichtes wieder zugenommen; in der Trainingsgruppe waren es nur 60%. 7 Patienten der Diätgruppe begannen in der Nachbeobachtungsphase selbständig ein Training; ihre Gewichtszunahme betrug im Mittel nur 23%.

> Die Hauptbedeutung des körperlichen Trainings liegt in der Erhaltung des Körpergewichts nach einer Phase der Gewichtsreduktion.

Möglicherweise genügen wenig aufwendige Interventionen nach einer therapeutischen Phase der Gewichtsreduktion, um langfristig das Gewicht zu stabilisieren. Nach einer einjährigen Verhaltenstherapie hinsichtlich einer Ernährungsumstellung und vermehrter körperlicher Aktivität führten King et al. (1989) für ein weiteres Jahr nur minimale Interventionen durch. Die Probanden erhielten monatlich Instruktionen per Post und wurden alle 1–3 Monate telefonisch kontaktiert. Nach einem weiteren Jahr hatten die körperlich Aktiven 17%, die Diätprobanden jedoch 42% des im Jahr zuvor abgenommen Gewichtes wieder zugenommen.

Diese Untersuchungen bestätigen den Eindruck vieler, die sowohl eine Modifikation der Ernährung als auch der körperlichen Aktivität in ihrem Therapierepertoire haben, daß nach einer intensiven Phase der Gewichtsreduktion die Bewegungstherapie ein gutes Mittel zur Verhinderung der anschließenden Gewichtszunahme ist. Möglicherweise reichen postalische und telekommunikative Kontakte zur Sicherung des langfristigen Erfolges aus. Die Bewegungstherapie ist meist dann erfolgreich, wenn es gelingt, den Patienten in eine Gruppe mit sportlichen Aktvitäten im Betrieb, Sportverein, Freundeskreis oder Familie zu integrieren („social support"). Offensichtlich sprechen gerade Männer auf diese Therapieform besonders gut an. Allein die positive Einstellung der Ehefrau zum Sport führt dazu, daß 80% der Männer die Bewegungstherapie fortsetzen; ist die Einstellung der Ehefrau dagegen negativ, sinkt die Compliance der Männer auf 20% (Grilo et al. 1993).

Man darf nicht vergessen, daß gemeinsamer Sport etwas sehr Geselliges an sich hat und Kontakte auf unkomplizierte Art fördert. Bedenkt man, daß viele Adipöse depressiv und sozial isoliert sind und unter mangelndem Selbstbewußtsein leiden, wird verständlich, daß gemeinsam betriebener Sport dieses Defizit kompensiert und deshalb gut „ankommt". Die langfristige Compliance wird zwischen 50 und 68% angegeben (Grilo et al. 1993); im Vergleich zu Diätmaßnahmen ist das ein beachtlicher Prozentsatz.

## 8.3.2 Körperzusammensetzung

In den 70er und 80er Jahren war es ziemlich umstritten, ob ein körperliches Training allein oder in Kombination mit einer Reduktionskost einen Einfluß auf die Körperzusammensetzung hat. Das Interesse an dieser Fragestellung war erheblich, da es unter einer hypokalorischen Kost auch zu einer Abnahme der fettfreien Körpermasse (vornehmlich Muskulatur) kommt (Wechsler et al. 1984). Wahrscheinlich sind auch die bei rascher Gewichtsreduktion berichteten tödlichen Komplikationen mit dem Verlust an Myokardproteinen in Zusammenhang zu bringen (Wechsler 1981a). Da körperlich aktive Menschen, insbesondere Sportler, mehr Muskelmasse haben, bietet sich eine Bewegungstherapie in Kombination mit einer Reduktionskost geradezu an.

### Ausdauersport

Versuchen Adipöse, ihr Gewicht mit *Training allein* zu reduzieren, wird ausschließlich das Körperfett vermindert. In der oben erwähnten Studie von Leon et al. (1979) nahmen die Patienten in 16 Wochen 5,7 kg ab; die Fettmasse nahm um 5,9 kg ab, die fettfreie Masse erhöhte sich um 0,2 kg. Die Veränderungen sind bei Frauen und Männern gleichermaßen nachweisbar (Ballor u. Poehlman1994).

Interessanter ist die Frage, ob ein *Training in Kombination mit einer Reduktionskost* den Abbau von Muskelmasse verhindern kann. Bereits 1976 zeigten Zuti u. Golding (1976), daß bei gleichem Energiedefizit (500 kcal/Tag), induziert durch eine hypokalorische Kost, Bewegungstherapie oder eine Kombination von beidem, die Gewichtsreduktion zwar gleich war, die Muskelmasse jedoch nur unter Diät abnahm. Diese Ergebnisse wurden in der Folgezeit nur teilweise bestätigt. Die aufwendigste Untersuchung hierzu wurde von Wood et al. (1991) an 264 Frauen und Männern im mittleren Alter mit 120–150% des Idealgewichtes nach einjähriger Therapie durchgeführt. Er bestätigte, daß zwar die Fettmasse bei kombinierter Therapie stärker reduziert wird als bei alleiniger Diät, die Muskelmasse nahm jedoch auch geringfügig bei den trainierenden Männern ab. In einer Metaanalyse von 46 Studien zu diesem Thema kommen Ballor u. Poehlman (1994) zu dem Schluß, daß unter alleiniger Reduktionskost die fettfreie Körpermasse bei Frauen und Männern um 24 bzw. 28%, bei gleichzeitigem Training jedoch um weniger als

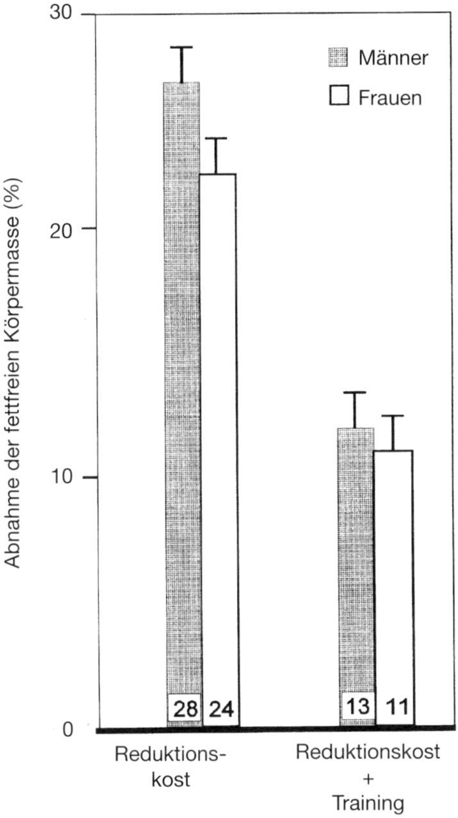


**Abb. 102.** Abnahme von fettfreier Körpermasse unter Reduktionskost bzw. Reduktionskost plus Training. (Metaanalyse nach Ballor u. Keesey 1991)

Hälfte, nämlich um 11 bzw. 13% abnimmt (Abb. 102).

> Durch ein Training in Kombination mit einer Reduktionskost wird die Muskelmasse weitgehend erhalten.

Die beim körperlichem Training zu verstärktem Fettgewebsabbau führenden Mechanismen sind bekannt. Unter einer körperlichen Belastung kommt es zu einer die Lipolyse begünstigenden Hormonkonstellation: die Plasmaspiegel der lipolytisch wirkenden Hormone Noradrenalin, Kortisol und Wachstumshormon steigen an, und das antilipolytische Insulin fällt ab. Hinzu kommt, daß die lipolytische Aktivität durch regelmäßig wiederholte Belastungen (Training) gesteigert werden kann (s. 6.6.2; Abb. 46) Die Lipogenese wird durch Training hingegen reduziert (s. 6.6; Abb. 44). Beide Mechanismen tragen zur Verkleinerung der Fettzellen und damit zur Verminderung der Fettmasse bei.

### Krafttraining

Wenngleich es plausibel erscheint, eine Reduktionskost mit einem Krafttraining zur Präservation der Muskelmasse zu kombinieren, so sind die (wenigen) bisher erschienen Untersuchungen nicht ganz überzeugend. Von Donelly wurden 40 Frauen umfassend überwacht und intensiv trainiert (Donelly et al. 1991). Alle Probanden erhielten eine Formuladiät mit 520 kcal/Tag und wurden 8 Wochen entweder einem Ausdauer-, einem Krafttraining oder einer Kombination von beiden unterzogen. Die Gewichtsreduktion war in allen Gruppen beträchtlich (16–18 kg), aber die Abnahme der fettfreien Körpermasse differierte zwischen den Gruppen nicht (4–5 kg). Diese Ergebnisse zeigen, daß ein Krafttraining einem Ausdauertraining hinsichtlich des Erhalts der Muskelmasse vermutlich nicht überlegen ist. Dies wurde kürzlich auch mit Hilfe der Kernspintomographie bestätigt (Ross u. Rissanen 1994). Vermutlich wird es in Zukunft hierzu noch mehr Untersuchungen geben, die die Rolle des Krafttrainings bei der Reduktion bzw. der Erhaltung der Muskelmasse eruieren.

### Unterschiede in den Körperregionen

Von Ausdauertrainierten ist bekannt, daß ihre *„waist-to-hip ratio"* kleiner ist als die von Normalpersonen, was auf eine geringere viszerale Fettmasse hinweist. Unter einer Reduktionskost sinkt die „waist hip ratio" leicht ab, bei gleichzeitigem Training ist diese Auswirkung jedoch doppelt so ausgeprägt (Abb. 100). Erklärt werden kann dieses trainingsinduzierte Phänomen damit, daß die Mobilisation von Depotfett unter körperlicher Belastung abdominal ausgeprägter ist als peripher (Arner et al. 1990). Die Trainingsart scheint keine Bedeutung zu haben. Ross u. Rissanen (1994) führten bei Frauen sowohl ein Ausdauer- als auch ein Krafttraining in Kombination mit einer Reduktionskost über 16 Wochen durch. Das viszerale Fett nahm in beiden Gruppen mehr ab (30 vs. 34%) als das subkutane (23 vs. 23%). Diese und ähnliche Beobachtungen weisen darauf hin, daß beim Training vorwiegend Depotfett am Stamm – bevorzugt intraabdominal – und weniger in der Peripherie mobilisiert wird.

Vermehrte körperliche Aktivität reduziert bevorzugt das viszerale Fett.

Die *subkutane Fettschichtdicke* wird über dem trainierenden Muskel stärker reduziert als über dem ruhenden. Probanden, die 5 Wochen lang ein isokinetisches Training mit einem Bein durchführten, verringerten am beanspruchten Oberschenkel die Fettschichtdicke signifikant (Krotkiewski et al. 1979a). Ein beinbetontes Ausdauertraining (vorwiegend Ergometrie) über 4 Wochen in Kombination mit einer Reduktionskost verringerte die Fettschicht über dem M. quadriceps doppelt so stark wie eine alleinige Reduktionskost (Wirth 1989).

### 8.3.3 Nahrungsaufnahme und Training

Viele glauben, daß ein erhöhter Energieverbrauch aufgrund von vermehrter Bewegung durch eine erhöhte Kalorienaufnahme wieder kompensiert wird. Denkbar ist auch, daß trainingsinduzierte metabolische oder kognitive Veränderungen zu einer Änderung der Nahrungszusammensetzung führen.

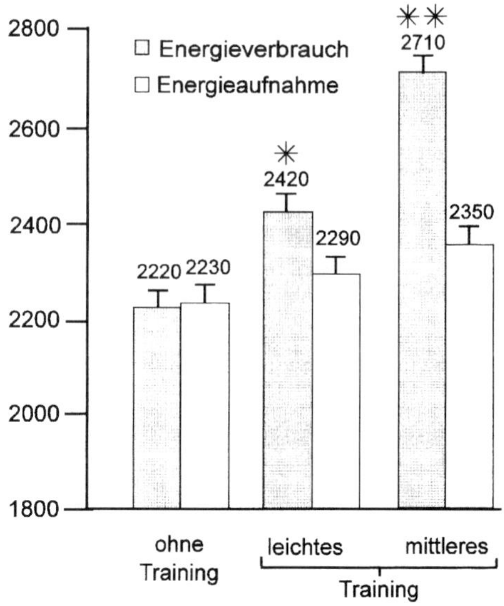


**Abb. 103.** Nahrungsaufnahme und Energieverbrauch bei keiner sowie leichter und mittlerer körperlicher Belastung. (Nach Woo 1985)

#### Kalorienaufnahme

Aufsehen haben Beobachtungen von Mayer et al. (1954) erregt, als sie bei trainierenden Ratten eine verminderte Kalorienaufnahme feststellten. Aber nur Ratten, die auf niedriger Stufe trainiert wurden, fraßen weniger; solche mit stärkerer Belastung fraßen eher mehr. Diese Ergebnisse sind beim Menschen im wesentlichen bestätigt worden, wenngleich die Studien hierzu sehr divergierend sind. Der Grund hierfür mag im Meßinstrument begründet liegen. Protokolle und Ernährungsanamnesen sind kein verläßliches Mittel, um bei einer Intervention Veränderungen zu eruieren. Geeigneter sind Methoden, die verläßlich die Nahrungszufuhr registrieren.

Woo untersuchte 6 mäßiggradig adipöse Frauen im Alter von 42 Jahren jeweils 19 Tage unter 3 verschiedenen, kontrollierten Bedingungen stationär: ihre körperliche Belastung bestand entweder aus ihrer Spontanaktivität oder einer leichten bzw.

mittleren Aktvität auf dem Laufband. Auch bei erhöhtem Energieverbrauch änderte sich die Nahrungsaufnahme nicht signifikant; es war nur eine Tendenz feststellbar (Abb. 103). Der erhöhte Energieverbrauch wurde nicht durch eine entsprechende Energiezufuhr kompensiert. Zum gleichen Ergebnis kommt man, wenn man die Nahrungsaufnahme mit einem Eß-Dispenser mißt (Durrant et al. 1982) oder protokolliert (Keim et al. 1990). Wird hingegen eine umfangreiche körperliche Belastung (> 500 kcal/Tag) durchgeführt, was für eine übliche Bewegungstherapie nicht zutrifft, steigt auch die Nahrungsaufnahme.

### Nahrungszusammensetzung

Bei jeder längeren Belastung wird Glykogen in der Muskulatur und der Leber abgebaut, um den Energiebedarf an Glukose zu decken; der Vorrat reicht für ca. 1–3 h, je nach Intensität der Belastung. Nach größeren Anstrengungen müssen daher die Glykogenspeicher wieder aufgefüllt werden. Vor einigen Jahren wurde postuliert, daß dieser Regenerationsprozeß zu einer bevorzugten Aufnahme von Kohlenhydraten bei sportlich Aktiven führt (Björntorp 1976b). Nachfolgende Untersuchungen haben diese Vermutung jedoch nur teilweise bestätigt (Keim et al. 1990).

Sowohl körperliche Aktivität als auch Essen sind nicht nur biologisch gesteuert, sondern unterliegen auch kognitiven Einflüssen. Wichtig sind daher Informationen. Jeder sporttreibende Adipöse muß dahingehend aufgeklärt werden, daß eine besondere Ernährungsweise beim Gesundheitssport nicht notwendig ist; das trifft auch für eine Substitution mit Mineralien zu. Selbst mehrere Stunden Belastung können unter einer hypokalorischen Mischkost durchgestanden werden.

## 8.3.4 Grundumsatz und Thermogenese

Der Grundumsatz sinkt mit verminderter Energiezufuhr, am deutlichsten beim Fasten. Dieses seit Anfang dieses Jahrhunderts bekannte Phänomen (Benedict 1907) wurde inzwischen vielfach bestätigt: je ausgeprägter die hypokalorische Kost, desto größer die Abnahme des Grundumsatzes (s. 8.2.1, Abb. 96). Herxheimer et al. (1926) wiesen schon vor 70 Jahren nach, daß sporttreibende Studenten nach körperlichen Belastungen einen höheren Grundumsatz hatten. Es lag daher nahe, den Effekt von Muskelarbeit auf den Grundumsatz bei Adipösen zu untersuchen.

### Steigerung des Grundumsatzes

Nach wie vor ist umstritten, ob und in welchem Ausmaß ein körperliches Training den Grundumsatz steigert. Führen Adipöse *nur* ein *Training* durch, sind divergierende, nicht jedoch gegensätzliche Beobachtungen gemacht worden. Selbst in einer aufwendigen Studie, in der 121 adipöse Männer 1 Jahr lang trainiert wurden, was zu einer Abnahme der Fettmasse um 4,1 kg bei unveränderter fettfreier Körpermasse führte, änderte sich der Grundumsatz nicht (Frey-Hewitt et al. 1990). Dies mag vordergründig im Widerspruch zu Berichten stehen, in denen bei Athleten ein höherer Grundumsatz festgestellt wurde. Bei näherer Betrachtungsweise verschwindet jedoch die Differenz, wenn man den Energieverbrauch hinsichtlich der Körperzusammensetzung korrigiert.

> Die durch eine Reduktionskost bedingte Abnahme des Grundumsatzes wird durch ein gleichzeitiges Training weitgehend kompensiert.

Mehr wissenschaftliche Aufmerksamkeit wurde der Frage gewidmet, ob *Training in*

*Kombination mit Reduktionskost* Einfluß auf den diätbedingten Abfall des Grundumsatzes hat. Aufsehen erregte eine Untersuchung von Molé (Molé et al. 1989), in der 5 Adipöse zunächst 2 Wochen 500 kcal/Tag erhielten, was zu einem Abfall des Grundumsatzes um 13% führte. In weiteren 2 Wochen absolvierten sie ein leichtes Ausdauertraining mit einem Energieverbrauch von 150–200 kcal/Tag, worunter die Abnahme des Grundumsatztes voll kompensiert wurde.

Andere Untersucher kamen nicht zu diesem positiven Ergebnis, selbst dann nicht, wenn Krafttraining zusätzlich zu einem Ausdauertraining durchgeführt wurde (Donnelly et al. 1991). Am häufigsten wurde gefunden, daß ein die hypokalorische Kost begleitendes Training die Abnahme des Grundumsatzes verringert (Nieman et al. 1988; Donahoe et al. 1984). Möglicherweise wirkt sich Training am günstigsten dann aus, wenn die Bewegungstherapie über längere Zeit, auch zur Gewichtserhaltung, durchgeführt wird. Van Dale (1989) konnte zeigen, daß zwar in der Phase der Gewichtsreduktion (16,5 kg in 13 Wochen) unter Kombinationstherapie der Grundumsatz etwas sinkt, bei Erhaltung des Körpergewichtes und fortgesetztem Training jedoch leicht ansteigt und das ursprüngliche Niveau wieder erreicht (Abb. 104). Dieses Ergebnis ist damit zu erklären, daß eine Bewegungstherapie unter Reduktionskost den Abbau von fettfreier Körpermasse reduziert. Wenn Proteine „gespart" werden, sinkt auch der Grundumsatz weniger.

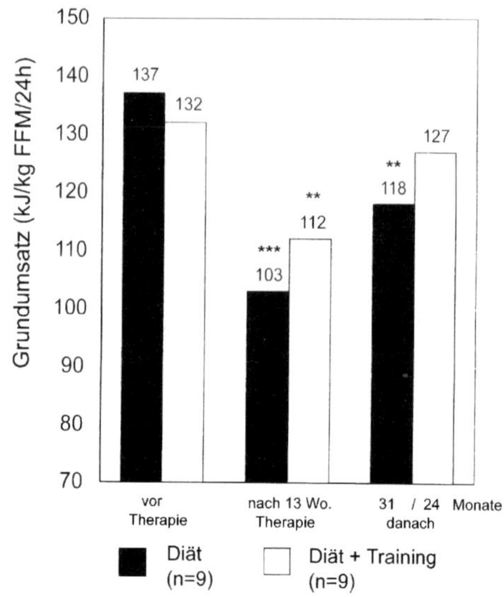


**Abb. 104.** Grundumsatz unter Reduktionskost bzw. Reduktionskost plus Training nach einer Phase der Gewichtsreduktion und während Gewichtserhaltung (1 cal = 4,18 J). (Nach van Dale et al. 1990)

### Thermogenese

Die nahrungsinduzierte Wärmebildung hat einen Anteil von ca. 10% am Gesamtenergieverbrauch. Viele nehmen daher an, daß diese Komponente zur langfristigen Gewichtsregulation erheblich beiträgt. Ob vermehrte körperliche Aktivität die Thermogenese nach Nahrungsaufnahme verstärkt, ist jedoch erheblich umstritten. Es wurden sowohl erhöhte, unveränderte als auch erniedrigte Werte nach einem Training gefunden. Eine akute Belastung allerdings erhöht die nahrungsinduzierte Thermogenese um ca. 40% (Segal et al. 1985a).

## 8.3.5 Herzfunktion und Leistungsfähigkeit

Etwa jeder 4. mäßig Adipöse und jeder 2. morbid Adipöse weist eine adipöse Kardiomyopathie mit dilatiertem linkem Ventrikel und systolischer bzw. diastolischer Funktionsstörung auf (s. 7.1). Auch eine linksventrikuläre Hypertrophie ist häufig und kann unabhängig von einer Hypertonie auftreten. Durch Gewichtsreduktion sind diese Veränderungen reversibel (Alexander 1991).

Die Auswirkungen eines alleinigen Trainings auf die *Morphologie und Funktion des Herzens* bei Adipösen wurden bisher nicht untersucht. Kombiniert mit einer Reduktionskost verringerten sich bei mäßig Adipösen ohne Hypertonie die Diameter des linken Ventrikels einschließlich der Dicke von Septum und Hinterwand zwischen 5 und 10 % innerhalb von 4 Wochen. Die linksventrikuläre Muskelmasse nahm um 10 % ab, doppelt so stark wie unter alleiniger Reduktionskost (Abb. 61, S. 161). Dieses Ergebnis war überraschend, da man bei Hochleistungssportlern oft einen vergrößerten linken Ventrikel mit erhöhter Muskelmasse beobachtet („Sportlerherz"). Gleichzeitig verbesserte sich die linksventrikuläre Funktion gemessen an den systolischen Zeitintervallen (PEP/LVET) um 18 % (Abb. 51, S. 149).

Wenn sich die Herzfunktion verbessert, ist auch mit einer Steigerung der *Leistung* zu rechnen. Selbst bei deutlich unterkalorischer Ernährung gelingt es, die Leistung zu erhöhten, wenn eine Bewegungstherapie durchgeführt wird (Völker et al. 1985; Wirth et al. 1986b). Hauptursache der Leistungssteigerung ist wahrscheinlich eine verbesserte Herzfunktion. Hinzu kommt eine gesteigerte muskuläre Leistungsfähigkeit aufgrund einer enzymatischen Adaptation. Wir konnten bei einem 4wöchigen Ausdauertraining eine Leistungssteigerung von 26 % trotz einer Gewichtsreduktion von 11 kg feststellen (Abb. 105). Durch die üblicherweise zu beobachtende Steigerung der $O_2$-Aufnahme wird der Leistungsanstieg unterschätzt, da auch motorische Grundeigenschaften wie Flexibilität, Koordination und Kraftniveau verbessert werden (Hollmann u. Hettinger 1980). Wird jedoch über mehrere Wochen eine deutlich kohlenhydratreduzierte Kost (1 % Energieanteil) verabreicht, sinkt die Ausdauerleistung (75 % $VO_{2max}$) um 51 % nach 6 Wochen (Bogardus et al. 1981). Hypoglykämien treten jedoch nicht auf. Auch

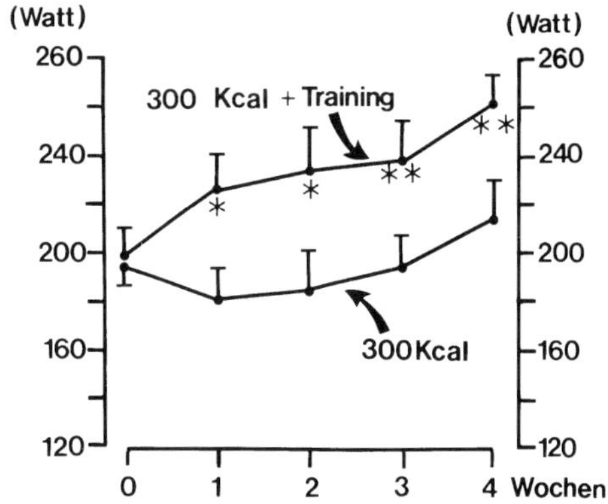


**Abb. 105.** Zunahme der Leistungsfähigkeit auf dem Ergometer bei kombinierter 4wöchiger Therapie trotz Gewichtsabnahme von durchschnittlich 10,7 kg. (Wirth et al. 1986b)

aus sportmedizinischer Sicht ist es daher sinnvoll, relativ kohlenhydratreiche Reduktionsdiäten zu empfehlen.

## 8.3.6 Praktische Gesichtspunkte

### Trainingsarten

Nicht jede Sportart ist für Adipöse geeignet. Vorteilhaft sind solche mit hohem Energieverbrauch (Tabelle 42).

Grundsätzlich sind solche Belastungsformen, bei denen das Körpergewicht ganz oder teilweise getragen wird, zu bevorzugen. Am geeignetsten ist sicherlich *Schwimmen:* es ist nicht nur gelenkschonend, dem Körper wird auch Energie in Form von Wärme entzogen. Auch der bei Adipösen schon bei leichteren Belastungen durch die erhöhte subkutane Fettschicht festzustellende Wärmestau (Schwitzen) tritt beim Schwimmen nicht auf. Adipöse fühlen sich nicht zuletzt deshalb im Wasser sehr wohl, da sie hinsichtlich dieser Fortbewegungsart nicht benachteiligt sind. Leider bieten öffentliche Schwimmbäder keine Schwimmtage für Adipöse an, so daß die soziale Stigmatisierung sie oft von dieser Bewegungsart fernhält.

**Geeignete und ungeeignete Sportarten bei Adipositas**

1. Geeignet:
   - Schwimmen,
     → Wärmeentzug,
     → gelenkschonend,
   - Radfahren,
   - Skilanglauf,
   - Rudern,
   - Tanzen.

2. Bedingt geeignet:
   - Wandern,
   - Walking,
   - Basketball,
   - Volleyball,
   - Badminton,
   - Tennis,
   - Kraftsport,
   - Ski alpin.

3. Ungeeignet:
   - Joggen,
   - Squash,
   - Fußball,
   - Fechten,
   - Boxen,
   - Gewichtheben.

**Tabelle 42.** Energieverbrauch bei Sport und anderen Tätigkeiten (80 kg schwere Person)

| Tätigkeit | Energieverbrauch | [kcal/h] |
|---|---|---|
| 1. Ausdauersport | | |
| - Schwimmen | schnell | 800 |
| | langsam | 400 |
| - Skilanglauf | schnell | 900 |
| | langsam | 400 |
| - Dauerlauf | (15 km/h) | 1000 |
| - Wandern | (5 km/h) | 450 |
| - Radfahren | (15 km/h) | 450 |
| - Kraftausdauer | Fitneßraum | 500 |
| - Aerobics | | 500 |
| 2. Andere Sportarten | | |
| - Tennis | | 500 |
| - Golf | | 350 |
| - Reiten | | 300 |
| - Gymnastik | | 250 |
| 3. Anderes | | |
| - Hausarbeit | | 150 |
| - Ruhe | | 80 |

*Radfahren* bietet ähnliche Vorteile wie das Schwimmen. Probleme bereiten oft die schmalen Sättel und die vermehrte Neigung zum Schwitzen am Gesäß. Aber auch *Spazierengehen, Wandern* und *Walking* sollten hinsichtlich des Trainingseffektes nicht unterschätzt werden. Bei diesen Bewegungsarten verbraucht der Adipöse relativ viel Energie, insbesondere bei ansteigenden Strecken.

*Spielsportarten* haben den großen Vorteil, daß sie in der Gruppe stattfinden, sich daher günstig auf die Depressivität auswirken und die soziale Isolation überwinden helfen; diese psychosozialen Aspekte dürfen nicht unterschätzt werden. Sie sind für die Compliance sehr wichtig.

Wer Sport treibt, sollte auf keinen Fall *Gymnastik* und *Stretching* vergessen. Gymnastik fördert die Flexibilität und Koordination, die bei Adipösen oft vermindert ist und ohne deren Besserung kein Training sinnvoll betrieben werden kann. Hierdurch wird auch die Verletzungsanfälligkeit reduziert.

Zur Durchführung eines Ausdauersports benötigt man auch Kraft, was man nicht vergessen sollte. *Krafttraining* steigert nicht nur das Kraftniveau, sondern auch die Ausdauer. Wenngleich bei weitem die meisten Studien bei Adipösen mit einem Ausdauertraining durchgeführt wurden, zeigt sich, daß ein Krafttraining auf die Körperzusammensetzung, das abdominale Fett und auf den Stoffwechsel ähnliche Wirkungen hat wie ein Ausdauertraining. Am besten hat sich ein Kraftausdauertraining bewährt. Dabei trainiert man mit ca. 50 % der Maximalkraft, so daß die Übungen 12- bis 20mal wiederholt werden können.

Für Patienten mit einer Hypertonie im WHO-Stadium II und III kommt natürlich ein Kraftsport ebensowenig in Frage wie bei schwerwiegenden Herzkrankheiten oder Einschränkungen von seiten des Bewegungsapparates. Auf keinen Fall sollte man morbid Adipösen *Joggen* oder andere Sportarten empfehlen, bei denen insbesondere die Fuß- und Kniegelenke stark belastet werden. Diese Gelenke sind bei Adipösen oft ohnehin statisch geschädigt.

## Trainingsintensität

Für Adipöse gelten ähnliche Richtwerte wie für Herzkranke, Diabetiker und Hypertoniker. Vor Aufnahme eines Trainings sollte eine stufenweise Ergometrie durchgeführt werden, um Kontraindikation für den Sport auszuschließen und Hinweise für die Belastbarkeit zu erhalten. Belastet werden sollte mit 70–80% der Herzfrequenz, die bei submaximaler Belastung (Herzfrequenz = 190 minus Lebensalter) erreicht wird. Diese Intensität gewährleistet, daß man sich während der Belastung noch ohne Mühe unterhalten kann und nach dem Sport keine regelrechte Erschöpfung besteht. Die Regel „Trimming 130“ macht keinen Sinn, da Jüngere damit unterfordert und Ältere gefährdet sind.

Dazu ein Rechenbeispiel: Ein 50jähriger erreicht eine submaximale Herzfrequenz von 140 (= 190 minus Lebensalter). Belastet werden sollte mit einer Herzfrequenz von 98–112.

## Trainingsdauer und -häufigkeit

Sinn der Bewegungstherapie ist es, zum einen die Körperfettmasse zu verringern und zum anderen die assoziierten Krankheiten günstig zu beeinflussen. Um Depotfett zu mobilisieren und freie Fettsäuren in nennenswertem Umfang zu oxidieren, sind langandauernde Belastungen mit relativ geringer Intensität von Vorteil. Die Abbildung 106 zeigt, daß bei Belastungen unter 15 min vorwiegend Glukose aus Glykogen oxidiert wird. Sport sollte daher länger als 30 min betrieben werden, um eine vorwiegende Verbrennung von Fett zu gewährleisten. Romijn et al. (1993) belasteten Trainierte mit 25, 65 und 85% $VO_{2max}$. Bei 25% $VO_{2max}$ war die Lipolyse am stärksten stimuliert (s. 6.6.2; Abb. 45).

> Zur Gewichtsreduktion sollte mit niedriger Intensität langandauernd trainiert werden.

Effekte hinsichtlich des kardiovaskulären Systems (Herzfrequenz, Leistung) stellen

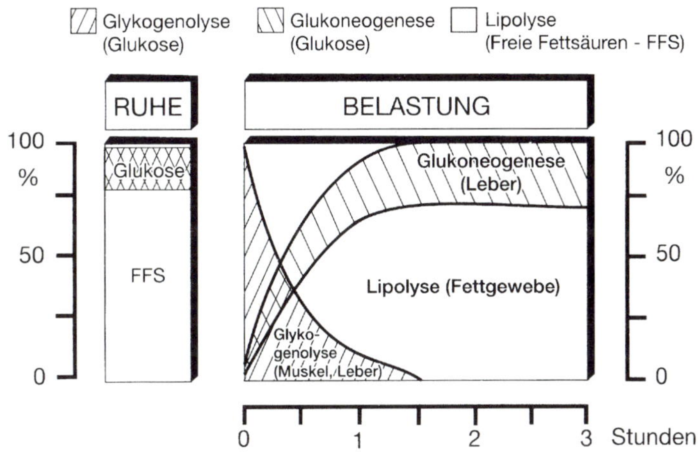


**Abb. 106.** Anteil von Substraten zur Energiegewinnung (Verbrennung) in Abhängigkeit von der Belastungsdauer

sich schon mit einem 20minüten Training 3mal pro Woche ein, Stoffwechselparameter und Körpergewicht werden meistens erst bei einem Trainingsumfang von 3mal 60 min nennenswert beeinflußt. Um Sport praktikabel zu machen, sollte er im Tagesablauf einen festen Platz haben (ca. 30 min); fällt er einmal aus, sind therapeutische Auswirkungen immer noch gewährleistet.

### 8.3.7 Bewegungstherapie für Kinder

Eine Bewegungstherapie ist wahrscheinlich für Kinder noch geeigneter als für Erwachsene. In einem ambulanten Programm mit Bewegung in der Grupppe mehrmals in der Woche und Ernährungsumstellung wurden in Freiburg bisher schon über 100 Kinder langfristig betreut. Gerade adipöse Kinder werden in der Schule häufig beim Sportunterricht diskriminiert und meiden dann körperliche Aktivitäten, wodurch sie in einen circulus vitiosus – nicht selten mit „Frustessen" – geraten. Ziel eines bewegungstherapeutischen Programms ist es, den Kindern wieder Freude an der Bewegung zu verschaffen. Nach 12 Monaten Teilnahme war der Anteil der übergewichtigen Kinder von 32% auf 17% gefallen (Korsten-Reck et al. 1993).

### 8.3.8 Fazit

- ▷ Bewegungtherapie ist für eine schnelle Gewichtsreduktion ungeeignet.
- ▷ Bewegung ist ein probates Mittel zur Gewichtserhaltung nach einer Phase der Gewichtsreduktion.
- ▷ Bei körperlichem Training kommt es ausschließlich zu einer Abnahme der Fettmasse.
- ▷ Akute und chronische Belastung beschleunigen die Lipolyse.
- ▷ Die Muskelmasse wird bei einer Kombination mit einer Reduktionskost weitgehend erhalten.
- ▷ Der Grundumsatz sinkt bei Kombinationstherapie nur in der Phase der schnellen Gewichtsreduktion leichtgradig.
- ▷ Die Nahrungsaufnahme nimmt üblicherweise bei einer Bewegungstherapie nicht zu.
- ▷ Werden Reduktionskost und Bewegungstherapie kombiniert, steigt die Leistungsfähigkeit.
- ▷ Geeignete Sportarten sind v.a. Schwimmen und Radfahren.
- ▷ Empfehlenswert sind längere und weniger intensive Belastungen.

## 8.4 Psychotherapie

Ausgehend von der Vorstellung, daß Adipöse sich in ihrer Nahrungsaufnahme im Unterschied zu Normalgewichtigen weniger kontrollieren können und seelische Fehlentwicklungen oder Probleme für diesen Kontrollverlust verantwortlich sind, bemühten sich spätestens seit den 60er Jahren ärztliche und psychologische Psychotherapeuten um diesen Bereich. Psychotherapeutische Behandlungsansätze der Adipositas legen ihren Schwerpunkt auf die Lösung innerer Konflikte oder von Verhaltensproblemen, wodurch die Patienten in die Lage versetzt werden sollen, selbstbestimmend entscheiden zu können, was, wann und wieviel sie essen.

Einige verhaltenstherapeutische Programme haben ihren Fokus fast ausschließlich auf die Energiezufuhr gerichtet (Pudel u. Westenhöfer 1991b; Tuschhoff et al. 1995). Sie lassen dabei unberücksichtigt, daß hinsichtlich des Verhaltens auch die körperliche Aktivität und damit der Energieverbrauch verändert werden soll.

Dieser Aspekt ist aus ätiologischer Sicht wichtig, da die Adipositas häufig durch Bewegungsmangel mitverursacht ist. In neuerer Zeit kommen verstärkt interdisziplinäre Ansätze zum Zuge, die eine mehrgleisige Änderung des Lebensstils der Betroffenen anstreben (Perri 1987, 1993a). Nicht vergessen darf man natürlich, daß man durch eine Psychotherapie allein keine Gewichtsreduktion erzielen kann; es muß eine Änderung des Essens, des Eßverhaltens und der körperlichen Aktvität resultieren.

Insbesondere in Deutschland spielen tiefenpsychologische Verfahren eine Rolle. Über diese Therapieart liegen eine Reihe von Erfahrungsberichten vor, jedoch keine randomisierten Studien.

### 8.4.1 Psychodynamische Therapie

Bei psychodynamischen Therapieformen ist das Hauptinteresse auf die Bearbeitung innerpsychischer Störungen gerichtet, die der Adipositas zugrunde liegen; es geht nur sekundär um die Symptombeseitigung (Gewichtsreduktion). Viele Psychotherapeuten bezweifeln, daß die Aufdeckung von unbewußten Konflikten, die im hyperphagen Verhalten zum Ausdruck kommen, zu einer Änderung des Zuvielessens oder gar einer längerfristigen Gewichtsreduktion führen. Zwar berichten einige Autoren von Gewichtsreduktionen bei psychoanalytisch behandelten Übergewichtigen, doch sind die angegebenen Fallzahlen hierbei sehr gering (Stunkard u. Wadden 1992; Wadden u. Stunkard 1993). Es ist allgemein bekannt, daß die Psychotherapie sehr von Schulen geprägt ist, die nicht selten ihr Vorgehen apodiktisch vertreten, was eine objektive Beurteilung verunmöglicht.

Die tiefenpsychologische Behandlung stellt eine sehr teure Möglichkeit der Gewichtsreduktion dar. Schließlich werden oft Einzeltherapien favorisiert, die zudem über Monate oder Jahre andauern. Ein weiteres Problem ist die Tatsache, daß die Mehrzahl der Adipösen aus niedrigen sozialen Schichten stammt. Sie können in der Regel die intellektuellen und introspektiven Anforderungen, die die Methode an sie stellt, nicht erfüllen. Nicht unwesentlich ist zudem, daß eine Psychoanalyse mit Regressionen einhergeht, was sicherlich einem aktiven Lebensstil zur Gewichtsreduktion entgegensteht. Zwar fordert Bruch (1973) ein psychoanalytisches Vorgehen, das die Intellektualisierungen und Regressionen in der Behandlung möglichst gering hält, Berichte zur Umsetzung dieser Vorgaben in der Adipositas liegen jedoch nicht vor.

Wenn auch der Erfolg eines psychodynamischen Vorgehens hinsichtlich der Gewichtsreduktion gering sein mag, so weist dies nicht zwangsläufig einen geringen positiven Effekt aus. Die Bearbeitung innerer Konflikte kann sich sehr wohl günstig auf die Lebenssituation Adipöser auswirken. So ist vorstellbar, daß der seelische Leidensdruck der Betroffenen als Reaktion auf ihr Übergewicht und ihr Aussehen durch die psychoanalytische Behandlung verringert werden kann. Wie in 4.4 näher ausgeführt, ist der psychosoziale Druck auf Adipöse erheblich. Aus klinischer Sicht muß allerdings festgehalten werden, daß Veränderungen in der Selbstwahrnehmung und im Selbstkonzept der Patienten nicht genügen, da aus gesundheitlichen Gründen eine erhebliche Gewichtsreduktion oft unverzichtbar ist (Zuber u. Kepplinger 1991).

### 8.4.2 Verhaltenstherapie

Die Verhaltenstherapie (VT) geht von der Annahme aus, daß Verhaltensstörungen zumindest teilweise erlernte Reaktionen sind. Auf der Grundlage der Lerntheorien werden die problematischen Verhaltensmuster verständlich und modifizierbar. Ein Vorteil der VT ist die konkrete Beschreibung des Vorgehens mit der Möglichkeit einer empirischen Überprüfung der Effekte der therapeutischen Interventionen. Detaillierte Beschreibungen der Vorgehensweise liegen im Standardwerk von Foreyt (1977) und in deutscher Sprache von Hautzinger u. Kaul (1978) vor.

> Die Verhaltenstherapie (VT) ist eine etablierte und effektive Methode zur Gewichtsreduktion.

Ein typisches Verhaltenstherapieprogramm besteht aus 5 Elemeten:
1. Kognitive Vorbereitung des Patienten: Erklärung der Lerngesetze, Absprache realistischer Ziele, Stärkung der Patientenmotivation zur Eigenaktivität etc.
2. Analyse der Bedingungen sowie des kognitiven, affektiven, psychischen und motorischen Verhaltensmusters, die mit dem Eßverhalten funktional zusammenhängen: Erfassen des äußeren Rahmens; Erfassen von gedanklichen Einstellungen, Gewohnheiten und Gefühlen, die mit dem Essen zu tun haben (z.B. Protokolle).
3. Veränderung der dysfunktionalen Verhaltensweisen (z.B. durch Selbstkontrolltechniken).
4. Verstärkung des neuen Verhaltens (z.B. durch Selbstverbalisation oder durch Angehörige).
5. Rückfallprophylaxe: Thematisieren möglicher Rückfälle.

### Therapieziele

Die verbreitesten Ziele der Verhaltenstherapien sind:
1. Änderung des Eßverhaltens mit Reduktion der Nahrungsenergie,
2. Steigerung der körperlichen Aktivität,
3. Bewältigung von adipositasassoziierten psychosozialen Nachteilen.

### Interventionen

**Verhaltenstherapeutische Maßnahmen zur Gewichtsreduktion**
(mod. nach Paul u. Jacoby 1989)

1. *Selbstbeobachtung*
   - Tagebuch/Tagesprotokolle führen, auf denen Zeit und Ort des Essens, Art und Menge des Essens, Gefühle, Empfindungen etc. verzeichnet sind.

2. *Reizkontrolltechniken*
   a) Einkaufsverhalten:
      - Einkaufsliste anfertigen,
      - nach dem Essen einkaufen,
      - nicht mehr Geld als für geplante Lebensmittel nötig mitnehmen.

   b) Planung des Essens:
      - Nahrungszufuhr einschränken,
      - Mahlzeiten zu festgelegten Zeiten essen,
      - kein Essen annehmen, das von anderen angeboten wird.

   c) Eßarrangement:
      - Lebensmittel aus Sichtweite entfernen,
      - Essensplatz dekorieren,
      - Reste übrig lassen,
      - nach dem Essen sofort vom Tisch aufstehen.

   d) Einladungen:
      - vorher planen, was man ißt,
      - weniger Alkohol trinken,
      - vorher eine Kleinigkeit essen.

3. *Essen*
   - Besteck zwischen 2 Bissen niederlegen,

- sorgfältig kauen vor dem Hinunterschlucken,
- immer nur Essen für eine Mahlzeit zubereiten,
- beim Essen nichts anderes tun (Lesen, Fernsehen, etc.).

4. *Verstärkungstechniken* (Belohnung)
   - Protokollbögen als Grundlage für Belohnungen nehmen,
   - bestimmte Belohnungen für bestimmte erreichte Ziele festlegen,
   - Familie und Freunde bitten, durch Lob zu unterstützen.
5. *Ernährungsinformationen*
   - Kalorienwert und Zusammensetzung von Lebensmitteln lernen,
   - weniger Fett, mehr komplexe Kohlenhydrate essen.
6. *Körperliche Aktivität*
   - Routineaktivität erhöhen,
   - Sport treiben und langsam steigern.
7. *Kognitives Umstrukturieren*
   - keine unrealistischen Ziele setzen,
   - Imperative wie „immer" und „nie" vermeiden,
   - an Erfolgen und nicht an schwierigen Phasen orientieren,
   - negativen Gedanken rationalere entgegensetzen.
8. *Rückfallprophylaxe*
   - Identifizierung risikobehafteter Situationen,
   - Erarbeitung von Problemlösungsstrategien zur Umgehung solcher Situationen,
   - Bearbeitung von Versagens- und Schuldgefühlen.

*Selbstbeobachtung*
Die Selbstbeobachtung und Dokumentation des eigenen Verhaltens stellt die Basis der Verhaltenstherapie bei Adipositas dar. Der Patient protokolliert seine Nahrungsaufnahme und seine körperliche Aktivität sowie seine damit einhergehenden Kognitionen (Anlässe, Beurteilung usw.).

*Selbstbehauptung*
Ein wichtiges Ziel der VT ist das *selbstbestimmte Essen*. Ein Adipöser soll sich Essen weder aufdrängen noch verbieten lassen. Im Rollenspiel kann das Ablehnen von angebotenen Speisen geübt werden. Viele Patienten schaffen die einfachste Form „nein danke" nicht und flüchten sich in Ausreden („Mit dem Abnehmen muß ich ja nicht heute beginnen") und Notlügen. Das Ablehnen von Speisen kann in der Gruppe geübt und besprochen werden (Tuschhoff et al. 1995).

*Reizkontrolltechniken*
Sie sind auf eine Vermeidung von Gelegenheiten zur Hyperphagie ausgerichtet. Betroffen davon sind der Einkauf von Lebensmitteln, die Planung des Essens, das Eßarrangement sowie besondere Anlässe zum Essen.

*Soziale Unterstützung*
Essen und Bewegung haben nicht nur eine physische, sondern auch eine soziale Funktion (s. 4.4). Für das Eß- und Bewegungsverhalten ist daher die soziale Unterstützung durch die Familie, die Verwandtschaft, die Arbeitskollegen und Freunde von Wichtigkeit. Probleme in diesem Umfeld werden thematisiert. Frauen z.B. verhalten sich nicht selten nach dem Motto „Liebe geht durch den Magen". Adipöse mit niedrigem Energieverbrauch müssen sich bewußt machen, daß sie nie so essen können wie Menschen ohne diese Besonderheit und daß vermehrte Bewe-

gung für sie gesundheitlich wichtiger ist als für andere.

*Verstärkungstechniken*
Ist es dem Patienten gelungen, das erwünschte Verhalten umzusetzen, setzt ein Verstärkerplan ein (Fremd- oder Eigenverstärkung). Ziele können die Gewichtsreduktion, die Konfektionsgröße, das Verschwinden oder die Besserung einer assoziierten Krankheit, die Steigerung von körperlicher oder geistiger Leistung u.a. sein. Um diese Technik sinnvoll zu nutzen, werden kleine Ziele definiert.

*Verhaltensregeln*
Bei den Vorgaben, die die dysfunktionalen Verhaltensmuster bei der Nahrungsaufnahme reduzieren, wird dem Patienten beispielsweise geraten, das Besteck zwischen den einzelnen Bissen abzulegen, gründlich zu kauen, Pausen zwischen den einzelnen Gängen einzulegen, beim Essen nichts anderes zu tun (z.B. nicht lesen oder fernsehen) und nur eine Mahlzeit zuzubereiten.

*Kognitive Umstrukturierung*
Hier geht es darum, irrationale und negative Gedanken und Gefühle durch positive und realistische zu ersetzten. Beispiele für dysfunktionale Gedanken: „Ich werde nie Gewicht abnehmen“; „Nie wieder werde ich Eis essen“; „Ich bin und bleibe fett“; „Niemand wird mich mögen“. Die kognitive Umstrukturierung erfolgt durch bestimmte Frage- und Konfrontationstechniken im therapeutischen Dialog.

Viele Adipöse haben sich eine Rechtfertigung für ihren Zustand geschaffen; eine Rechtfertigung stabilisiert. Diese kann sowohl das Körpergewicht, das Essen, das Eßverhalten als auch die körperliche Aktivität betreffen. Besonders in den unteren Sozialschichten mit körperlicher Arbeit ist eine Einstellung häufig anzutreffen, derzufolge man „stark“ sein müsse, um arbeiten zu können; die Fettmasse wird dabei als Muskelmasse verkannt. Zudem wird die mit einer Gewichtsreduktion einhergehende leichte Verminderung der körperlichen Leistungsfähigkeit überbewertet und als Schutzbehauptung gegen die Notwendigkeit einer ausgiebigen Gewichtsreduktion angeführt. Auch bezüglich der Nahrungsmittel und dem Eßverhalten gibt es viele Rechtfertigungen. Sie reichen von „Andere essen das doch auch“ bis „Ich kann doch nicht immer hungern“ oder „Einmal wird man sich doch satt essen dürfen“. Und wer wird nicht körperlich angetrieben! Die Berufsarbeit wird hinsichtlich des Energieverbrauchs meist weit überschätzt, so daß eine Bewegungstherapie als ohnehin überflüssig erachtet wird. Diese psychischen Konstrukte können z.B. in Rollenspielen bearbeitet werden.

*Wissen über Ernährung*
Im Unterschied zu früheren Jahren wird heute großer Wert auf das Vermitteln von Wissen über Nahrungsmittel hinsichtlich ihrer Makro- und Mikronährstoffe und des Energiegehaltes gelegt. Besonders wichtig ist die Empfehlung, fettreiche Speisen zu meiden und solche mit komplexen Kohlenhydraten zu bevorzugen (s. 8.2.2). Der Patient soll die ernährungsphysiologischen Wirkungen von gängigen Nahrungsmitteln so kennen, daß er selbst seine Ernährung zusammenstellen kann.

*Körperliche Aktivität*
„Increased physical activity is perhaps the single best correlate of long term weight control“ stellte Perri et al. (1993b) fest, der wohl am meisten Erfahrung mit der VT in Kombination mit Bewegunstherapie oder Reduktionskost hat. Er spricht mit diesem Satz die Möglichkeit an, alltägliche Aktivitäten wieder aufzunehmen und zu steigern sowie später ein regelmäßiges Ausdauer- und Krafttraining zu beginnen. Bewegung ist eine wichtige Komponente der Gewichtsreduktion, insbesondere hinsichtlich

der Gewichtserhaltung nach einer Phase der Gewichtsreduktion durch eine Reduktionskost (s. 8.3.1). Zudem trägt sie dazu bei, ein positives Körperselbstbild zu entwickeln und damit zu einer Steigerung der Lebensqualität zu kommen.

*Rückfallverhütung*

Die Technik der Rückfallverhütung wurde von Marlatt u. Gordon (1985) eingeführt und von Perri u. Nezu (1993a) modifiziert. Es geht darum, risikobehaftete Situationen, die einen Rückfall einleiten können, zu identifizieren. Durch Erlernen von Bewältigungsstrategien kann hier vorgebeugt werden. Patienten erleben diätetische „Ausrutscher" oft als Katastrophen und reagieren darauf mit Schuldgefühlen. Nicht selten überkompensieren sie die kurzfristige Gewichtszunahme mit Fastentagen; sie pendeln von einem rigiden Verhalten zum anderen. Diese Problematik muß thematisiert werden. Ist eine solche Situation bei einem Teilnehmer aktuell, können andere ihn von diesen Gefühlen entlasten und selbst erleben, wie einfach mit diesem Problem umgegangen werden kann. Auch bei der Nachsorge geht es um die Rückfallprophylaxe. Perri u. Nezu (1993a) zeigten in einer Reihe von Studien, daß Minimalinterventionen mittels Briefen und Telefonkontakten ausreichen, um die Rückfallquote deutlich zu senken.

Die Therapie findet meist in Gruppen mit 6–15 Personen 1- bis 2mal in der Woche für ca. 90 min statt. Die Sitzungen werden von einem in der VT Ausgebildeten geleitet. Die Dauer der Behandlung schwankt zwischen einigen Wochen und einem Jahr.

## Ergebnisse

Verhaltenstherapien sind in den letzten Jahrzehnten weltweit durchgeführt worden, so daß zahlreiche Ergebnisse vorliegen. Nach anfänglicher Euphorie über die Möglichkeiten der VT bei der Adipositasbehandlung machte sich schon bald Ernüchterung breit. Die 1967 von Stuart berichteten Ergebnisse mit 18 kg Gewichtsreduktion mittels Selbstkontrolltechniken konnten nicht wiederholt werden. Größeren Erfolg, insbesondere langfristen, scheinen verhaltenstherapeutische Interventionen zu haben, die mit anderen Maßnahmen (z. B. diätetischen, bewegungstherapeutischen, pharmakologischen) kombiniert werden. Perri (Perri 1987; Perri u. Nezu 1993a) erprobte in einer Serie Programme mit einem Rückfallprophylaxetraining, einem Ausdauertraining sowie einer Nachsorge. Die Abbildung 107 zeigt, daß nach initialer Phase der Ge-

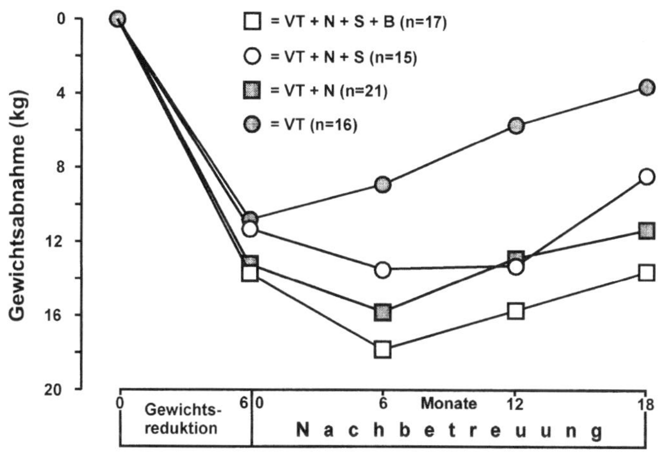


**Abb. 107.** Rückfallprophylaxe nach einer Phase der Gewichtsreduktion: Kombination von Verhaltenstherapie *(VT)* Bewegungstherapie *(B)* soziale Unterstützung („social support", *S*) und Nachsorge *(N)*. (Nach Perri 1987)

wichtsreduktion die einzelnen Gruppen ähnliche Gewichtsverluste zwischen 10 und 14 kg aufwiesen. Bereits nach 6 Monaten konnte man jedoch feststellen, daß unter alleiniger VT die Patienten wieder zunahmen, während die Gruppen mit kombinierter Therapie eine weitere Gewichtsreduktion verzeichneten. Nach 18 Monaten hatten unter alleiniger VT die Patienten nahezu 2/3 des Gewichtes wieder zugenommen, wohingegen unter der Viererkombination eine weitgehende Gewichtskonstanz zu verzeichnen war. Zudem fiel auf, daß die einzelnen Maßnahmen einen additiven Effekt hatten (Perri 1987).

### 8.4.3 Fazit

- Essen, Trinken, Eßverhalten und körperliche Aktivität sind Verhaltensweisen und daher grundsätzlich einer Verhaltenstherapie zugänglich.
- Die Verhaltenstherapie hat eine Reihe von Maßnahmen zur Verhaltensänderung entwickelt; diese sind weitgehend evaluiert.
- Am effektivsten sind Kombinationen von Verhaltenstherapie mit anderen Methoden (z.B. Reduktionskost, Bewegungstherapie, „social support“ , Nachsorge).
- Die Verhaltenstherapie sollte in ein interdisziplinäres Schulungs-/Trainingsprogramm mit Langzeitnachsorge integriert sein.
- In Einzelfällen kann eine psychodynamische/tiefenpsychologische Therapie sinnvoll sein.

## 8.5 Medikamentöse Therapie

Die medikamentöse Therapie spielte in den letzten Jahren eine unwesentliche Rolle bei der Behandlung der Adipositas. Der Hauptgrund hierfür lag in einem Mißverhältnis von therapeutischem Nutzen und gesundheitlichem Risiko. Insbesondere das gehäufte Auftreten von primär pulmonalen Hypertonien durch den Appetitzügler Aminorex (Menocil) in den 60er und 70er Jahren erschütterte die Glaubwürdigkeit in die medikamentöse Therapie in Deutschland. Wenngleich es immer noch keinen entscheidenden Durchbruch bei der pharmakologischen antiadipösen Therapie gibt, existieren inzwischen doch einige Möglichkeiten, die man kennen und nutzen sollte.

Eine medikamentöse Therapie ist nur bei der Adipositas (BMI > 30 $kg/m^2$) indiziert. Sie kann sowohl bei schneller als auch bei langfristiger Gewichtsreduktion zur Anwendung kommen. Da eine Gewichtsreduktion grundsätzlich gefahrlos mit Hilfe einer Ernährungsumstellung und/oder vermehrter körperlicher Aktivität möglich ist, muß man an die medikamentöse Therapie besondere Anforderungen stellen. Eine ideale antiadipöse Substanz sollte folgende Charakteristika aufweisen:

1. potente Gewichtsreduktion durch Verminderung der Fettdepots;
2. langfristige Wirkung ohne Toleranzentwicklung;
3. Wirkung auch in Kombination mit Reduktionskost und körperlicher Aktivität;
4. Abwesenheit von wesentlichen Nebenwirkungen auch bei langfristiger Anwendung;
5. keine negative Beeinflussung von adipositasassoziierten Krankheiten.

Möglichkeiten der pharmakologischen Intervention sind grundsätzlich hinsichtlich der Energiezufuhr als auch des Energieverbrauchs gegeben. Eine *Reduktion der Energieaufnahme und der Energieverwertung* kann auf unterschiedlichen Ebenen erfolgen; am wirkungsvollsten ist derzeit immer noch die Appetitzügelung. Eine medikamentöse Beeinflussung der Magenentleerung, der Kohlenhydratverwertung und der Fettbildung (Lipogenese)

**Pharmakologische Prinzipien der antiadipösen Therapie**

A) Reduktion der Energieaufnahme
1. Appetithemmer
   a) Serotoninagonisten (z.B. Dexfenfluramin, Fluoxetin),
   b) Sympathikomimetika (z.B. Ephedrin, Phentermin),
2. Inhibitoren der Magenentleerung (z.B. Cholezystokinin),
3. Hemmung der intestinalen Digestion/Absorption
   a) Hemmung der Fettspaltung (Tetrahydrolipstatin),
   b) Hemmung der Kohlenhydratspaltung (Acarbose),
   c) Hemmung der Proteinspaltung (Proteinaseinhibitor),
4. Hemmung der Fettsynthese,

B) Stimulatoren des Energieverbrauchs
1. Thermogenetische Substanzen
   a) Schilddrüsenhormone,
   b) Koffein, Nikotin,
   c) $\beta_3$-Agonisten.

sind bisher wenig überzeugend. Möglicherweise kommt der Absorptionshemmung von Fetten in Zukunft eine Bedeutung zu. Über eine *Erhöhung des Energieverbrauchs* wird seit einiger Zeit pharmakologisch intensiv geforscht; die Substanzen befinden sich sämtlich noch in der klinischen Erprobung.

Eine Pharmakotherapie ersetzt eine Ernährungsumstellung und eine Bewegungstherapie nicht. Patienten sollten daher über Sinn und Nutzen von antiadipösen Medikamenten aufgeklärt werden. Im folgenden werden im Handel befindliche Substanzen ausführlich, solche in der Erprobung nur marginal besprochen.

## 8.5.1 Appetithemmer

Die Verminderung der Kalorienaufnahme durch Appetithemmer stellt ein sinnvolles Therapiekonzept dar. Das trifft nicht nur für hyperphage Personen, sondern auch für Adipöse zu, die aufgrund eines verminderten Energiebrauchs die Nahrungsaufnahme reduzieren müssen; letztere müssen sie sogar unter die Norm senken. Ein Appetithemmer sollte nicht nur die Gesamtenergieaufnahme reduzieren, sondern bevorzugt die von Fetten, da die Adipositas häufig durch einen erhöhten Fettkonsum verursacht ist.

### Sympathomimetika

*Wirkungsweise*
Sympathomimetika vermitteln ihren Effekt am Zentralnervensystem, indem sie aus extragranulären Speichern adrenerger Neurone im Gehirn Noradrenalin und Dopamin freisetzen. Diese Katecholamine binden an β- und α-Rezeptoren und vermitteln ihre Wirkung über cAMP. Bei uns sind Ephedrin, Pseudoephedrin, Fenproporex, Amfepramon und Mefenorex als Antiadiposita erhältlich (Tabelle 43). Eine Differentialtherapie der einzelnen Sympathomimetika bezüglich Wirkung und Nebenwirkung ist nicht klar erkennbar (Bättig 1993). Sympathomimetika unterdrücken aufgrund der Katecholaminwirkung den Hunger im Hypothalamus und führen zu einem vorzeitigen Sättigungsgefühl (s. Tabelle 20, S. 71). Gewichtsreduktionen von ca. 1 kg innerhalb von 4 Wochen werden berichtet (Silverstone 1993).

*Nebenwirkungen*
Beschwerden und Symtpome können aufgrund der adrenergen Wirkung auftreten: Unruhe, Nervosität, Schlaflosigkeit, Kopfschmerzen, Muskeltremor, psychomotori-

**Tabelle 43.** Antiadipöse Pharmaka (unvollständig)

| Arzneistoff | Handelsname | Dosis |
|---|---|---|
| *A) Sympathomimetika* | | |
| Ephedrin | Vencipon | Einmal 12,5 mg |
| Pseudoephedrin | Mirapront | Einmal 20 mg |
| | Antiadipositum X-112 S | 2mal 15 mg |
| Phenproporex | Fenproporex | 1- bis 2mal 10 mg |
| Amfepramon | Regenon | 1- bis 3mal 25 mg |
| Mefenorex | Rondimen | 2mal 40 mg |
| *B) Serotoninagonisten* | | |
| Fenfluramin | Ponderax | 2mal 20 mg |
| Dexfenfluramin | Isomeride | 2mal 15 mg |
| Fluoxetin | Fluctin | 3mal 20 mg |
| Sibutramin | Ab 1998 im Handel | |
| *C) Absorptionshemmer* | | |
| Acarbose | Glucobay | 3mal 50–100 mg |
| Tetrahydrolipstatin | In Erprobung | |
| *D) Ballaststoffe* | | |
| Guar | Glucotard | 3mal 5 mg |
| | Guar Verlan | 3mal 6,6 mg |

sche Erregungszustände. Bei bestehenden Herzkrankheiten können Rhythmusstörungen und Angina pectoris entstehen; der Blutdruck wird leicht erhöht. Nach längerfristiger Einnahme können bei abruptem Absetzen Entzugserscheinungen auftreten; die Gefahr einer Abhängigkeit ist gegeben.

*Kontraindikationen*
Phäochromozytom, Engwinkelglaukom, Thyreotoxikose, Blasenentleerungsstörungen und Restharnbildung, koronare Herzkrankheit mit Angina pectoris und Rhythmusstörungen, Hypertonie, Schwangerschaft. Pharmaka, die die Noradrenalinkonzentration an den Nervenendigungen reduzieren (Gunanethidin, Reserpin, α-Methyldopa) antagonisieren die Wirkung, Amantadin (z.B. PK-Merz) verstärkt sie.

*Beurteilung*
Sympathomimetika senken ohne Zweifel wirksam das Gewicht, sie sind jedoch wegen ihrer Nebenwirkungen auf das Herz-Kreislauf-System und der Gefahr der Abhängigkeit problematisch. Eine Expertenkommission riet daher von ihrem Gebrauch ab (Dinnendahl et al. 1987).

## Serotoninagonisten

*Wirkungsweise*
Die Nahrungszufuhr wird durch verschiedene zentrale Neurotransmiter reguliert (s. 5.2.1); eine wichtige Rolle spielt dabei die Monoaminase Serotonin, die aus Aminosäuren gebildet wird. Serotonin (5-Hydroxy-Tryptamin) vermittelt seine hypophage Wirkung vermutlich durch Bindung an den 5-$HT_{1D}$-Rezeptor. Eine serotoninerge Stimulation führt zu einer Verminderung, eine Hemmung zu einer Steigerung des Appetits. Serotonin wirkt postsynaptisch in allen 3 Hypothalamuskernen. Fluoxetin stimuliert die Freisetzung von Serotonin in den Synapsenspalt, Fenfluramin und das rechtsdrehende Stereoisomer Dexfenfluramin hemmen zusätzlich die Wiederaufnahme von Serotonin in die Nervenendigungen (Garattini et al. 1986; Abb. 108). Dexfen-

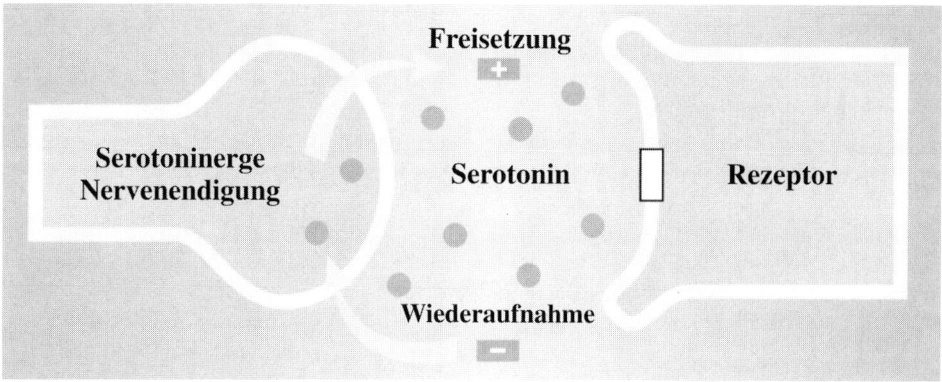


**Abb. 108.** Serotonin-Stoffwechsel im Synapsenspalt zentraler Neurone und Beeinflussung der Sekretion sowie der Wiederaufnahme durch Dexfenfluramin

fluramin, das doppelt so wirksam ist wie Fenfluramin, ist am besten untersucht. Sibutramin hemmt die neuronale Wiederaufnahme von Serotonin und Noradrenalin; es ist noch nicht im Handel. Fluoxetin ist für die Indikation Depression in der BRD zugelassen, nicht zur Behandlung der Adipositas.

*Pharmakokinetik*

Bei oraler Applikation erreicht *Dexfenfluramin* durch rasche und vollständige Resorption den Plasmapeak nach ca. 4 h; die Halbwertszeit beträgt 18 h. Durch die Lipophilie wird es rasch und ubiquitär verteilt, auch im Gehirn. Beim „first pass" gehen 20% der Wirkung verloren. Die Ausscheidung erfolgt renal. *Fluoxetin* erreicht den maximalen Plasmaspiegel nach 6 h, die Halbwertszeit beträgt 2 Tage. Fluoxetin wird vorwiegend in der Leber metabolisiert, z. T. aber auch renal eliminiert.

*Gewichtsreduktion*

Eine Gewichtsreduktion von ca. 1 kg innerhalb von 4 Wochen ist zu erwarten. In der einjährigen doppelblinden plazebokontrollierten sog. Indexstudie mit 822 adipösen Patienten zeigte sich unter *Dexfenfluramin* (2mal 15 mg) eine um 2,7 kg größere Gewichtsreduktion (Abb. 109). Das Gewicht nahm in beiden Gruppen nach 6 Monaten wieder leicht zu; der Anstieg war in der Plazebogruppe deutlicher. Mit begleitender Gruppentherapie und Reduktionskost verloren 50% der Patienten unter Dexfenfluramin mehr als 10% des Ausgansgewichtes, unter Plazebo waren es nur 21% in 6 Monaten (Schmülling et al. 1989). Auch das viszerale Fett kann reduziert werden (CT-Scan); in 3 Monaten um 28% (McTavish u. Heel 1992).

Huth u. Burkard (1993) zeigten bei 349 Adipösen mit einer Glukoseintoleranz bzw.

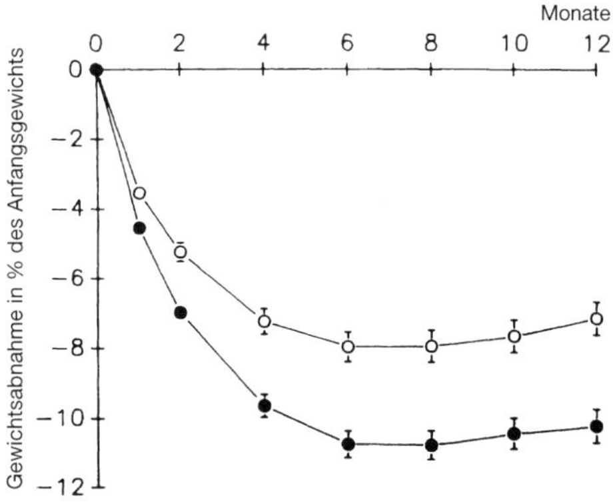


**Abb. 109.** Gewichtsreduktion bei der Indexstudie: Behandlung von 822 Adipösen mit entweder 2 mal 15 mg Dexfenflumin (-●-) oder Plazebo (-○-); beiden Gruppen wurde eine Reduktionskost verordnet. (Nach Guy-Grand et al. 1989).

einem Typ-II-Diabetes, daß 60 mg *Fluoxetin* in 52 Wochen zu einer Gewichtsreduktion von 2,8 kg im Vergleich zu 1,1 kg in der Plazebogruppe führte.

15 mg *Sibutramin* reduzierte bei 256 Adipösen innerhalb von 6 Monaten das Gewicht um 6,1 kg; in den folgenden 6 Monaten stieg das Gewicht wieder leicht an. Nach 12 Monaten betrug der Effekt noch 4,4 kg, der Nettoeffekt (minus Plazebowirkung) noch 2,8 kg (Jones et al. 1995).

*Hunger*
Alle Serotoninagonisten reduzieren den Hunger. Das wurde mit psychometrischen Tests nachgewiesen.

*Nahrungsaufnahme*
*Fenfluramin* und *Dexfenfluramin* reduzieren die Nahrungsmenge um 10–30% und die Kohlenhydrat- sowie Fettaufnahme ebenfalls um 10–30% durch Verringerung der Größe als auch der Anzahl von Mahlzeiten (McTavish u. Heel 1992; Abb. 110). Auch das

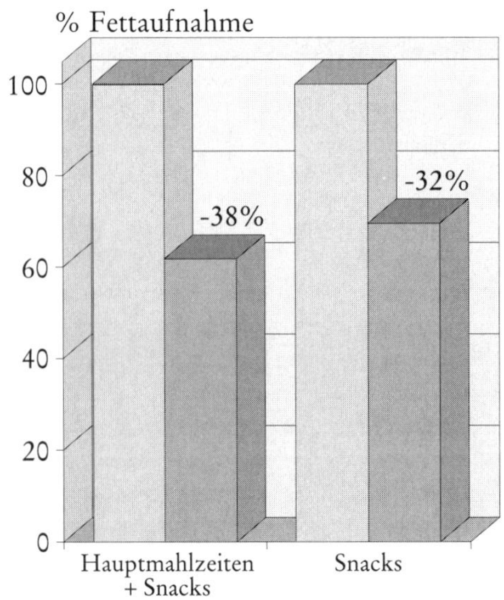


**Abb. 110.** Reduktion der Fettaufnahme sowohl bei Hauptmahlzeiten als auch bei Snacks vor (grau) und nach (schwarz) 3monatiger Behandlung mit 2 mal 15 mg Dexfenflumin. (Nach McTavish u. Heel 1992)

Verlangen, zwischen den Mahlzeiten zu essen, wird verringert.

Insbesondere wird die Kohlenhydratmenge in sog. Snacks reduziert (ca. 40%), was in Anbetracht der Tatsache wichtig ist, daß in westlichen Ländern in den letzten Jahren mehr und mehr schnell resorbierbare Kohlenhydrate und Fette – charakteristisch für Snacks und Fastfood – gegessen werden.

> Serotoninagonisten haben – unabhängig vom Effekt der Gewichtsreduktion – positive Stoffwechselwirkungen.

*Insulinsensitivität – Stoffwechsel*
*Fenfluramin* und *Dexfenfluramin* senken bei Diabetikern den Blutzucker sowie das $HbA_1$ und begünstigen die periphere Glukoseaufnahme im Sinne einer verbesserten Insulinwirkung auch ohne Gewichtsreduktion (Silverstone 1993). Bei einer 4wöchigen Behandlung nahm die Fettoxidation um 22% zu, und der RQ fiel leicht ab, was die verbesserte Insulinwirkung erklären kann (Greco et al. 1993). Darüber hinaus soll Dexfenfluramin die Triglyzeridbildung in den Fettzellen sowie die Glukoneogenese in der Leber hemmen und die Konzentration von freien Fettsäuren im Plasma senken. *Fluoxetin* in einer Dosis von 60 mg über 24 Wochen senkt bei adipösen Typ-II-Diabetikern die Insulindosis um 47% und das $HbA_{1c}$ um 16%; die Patienten hatten zudem 9,3 kg an Gewicht abgenommen (Gray et al. 1992). *Sibutramin* senkte bei 12wöchiger Behandlung mit 15 mg/Tag das $HbA_{1c}$ um 0,4%; gleichzeitig nahm das Gewicht um 2,4 kg ab (Griffiths et al. 1995).

*Kardiovaskuläre Risikofaktoren*
Serotoninagonisten verbessern atherogene Faktoren vermutlich unabhängig vom Effekt der Gewichtsreduktion. Dexfenfluramin über 12 Wochen senkte das LDL-

Cholesterin um 15%, die Triglyzeride um 22 %, das Fibrinogen um 9% und den Blutdruck um 7/5 mmHg; gleichzeitig erhöhte es das HDL-Cholesterin um 11%. Diese Auswirkungen sind durch eine Gewichtsreduktion von 2,6 kg allein nicht erklärbar (Bremer et al. 1994). Die Verbesserung hinsichtlich der Risikofaktoren und der Insulinresistenz hat insbesondere beim metabolischen Syndrom klinische Bedeutung (s. 7.5.3).

*Spezielle Indikationen für Dexfenfluramin*

1. Adipositas, insbesondere die abdominale Adipositas.
2. Patienten mit Bevorzugung von Kohlenhydraten („carbohydrate craver"; s. 5.2.1).
3. Adipöse mit prämenstruellem Syndrom. Der in der Lutealphase vermehrte Konsum von Kohlenhydraten und Fetten wird normalisiert (McTavish u. Heel 1992).
4. Saisonale Eßstörungen. Besonders im Winter und bei trübem Wetter steigt die Kohlenhydratzufuhr, die medikamentös gebremst werden kann.
5. Beim Nikotinentzug. Bei Nikotinabstinenz nimmt das Körpergewicht aus verschiedenen Gründen um ca. 4 kg zu (Flegal et al. 1995). Dexfenfluramin verhindert diesen Anstieg. Unter Dexfenfluramin nahm das Gewicht in 4 Wochen nach Rauchabstinenz um 0,8 kg ab; gleichzeitig reduzierte sich die Energieaufnahme um 170 kcal/Tag. In der Kontrollgruppe hingegen nahmen das Gewicht um 1,6 kg und die Nahrungsaufnahme um 290 kcal/Tag zu (Spring 1991; Abb. 111).

*Nebenwirkungen*

Mundtrockenheit, Übelkeit, Diarrhö und Müdigkeit können gelegentlich vorkommen; selten sind Schwindel, Polyurie und Schlaflosigkeit. Ob unter Serotoninagonisten gehäuft pulmonale Hypertonien vorkommen, ist nicht geklärt. Da sie keine

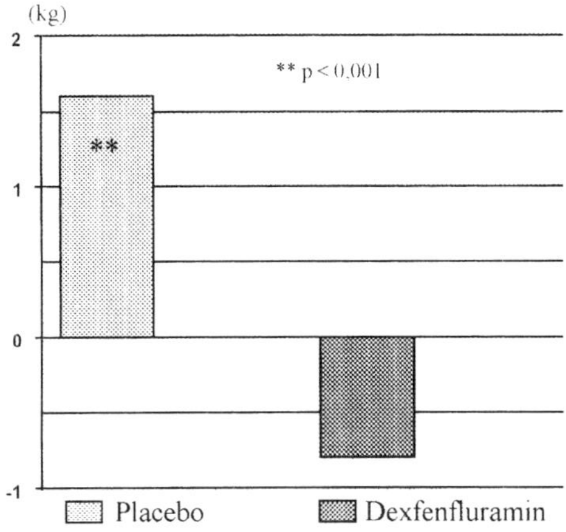


**Abb. 111.** Änderung des Körpergewichts innerhalb von 4 Wochen nach Nikotinabstinenz ohne und mit Dexfenfluramin. (Nach Spring 1991)

sympathomimetische Wirkung haben, ist dies eher unwahrscheinlich. Eine z.Z. laufende Studie wird dies klären. Die Gefahr einer psychomotorischen Stimulation oder einer Abhängigkeit besteht nicht. Die Serotoninagonisten werden in der „Roten Liste" bei den Sympathomimetika deplaziert aufgeführt, was zu Fehlbeurteilungen bei Indikationen, Kontraindikationen und Nebenwirkungen führt.

*Kontraindikationen*

Keine gleichzeitige Verabreichung von MAO-Hemmern, Neuroleptika und zentral wirkenden Appetitzüglern. Insbesondere MAO-Hemmer können zu einem exzessiven Anstieg von Serotonin im Gehirn mit Ausbildung eines Serotoninsyndroms (Verwirrtheit, leichte Manie, Unruhe, Muskelkrämpfe, Tremor Schwitzen, Fieber) führen. Keine Anwendung bei Glaukom, Mammatumoren, Anorexia nervosa, Depressivität (nicht Fluoxetin), schweren Leber- und Nierenfunktionsstörungen, bei Kindern und Schwangeren. Das Reaktionsvermögen wird durch Alkohol und Beruhigungsmittel vermindert.

*Besonderheiten*
Serotoninagonisten wirken auch unter einer Reduktionskost. Es ist nicht bekannt, daß sie adipositasassoziierte Krankheiten negativ beeinträchtigen. Im Gegenteil, die Stoffwechselwirkungen sind wünschenswerte Auswirkungen, insbesondere beim Vorliegen eines metabolischen Syndroms und eines Diabetes mellitus (Huth u. Burkard 1993). Die Behandlungskosten werden von den Kassen nicht übernommen.

*Beurteilung*
Serotoninagonisten kommen grundsätzlich als adjuvante Behandlungsmöglichkeit in Frage. Mit anderen Therapiemethoden sind sie kombinierbar. Unabhängig von ihrer anorektischen Wirkung haben sie positive Auswirkungen auf kardiovaskuläre Risikofaktoren, was möglicherweise mit einer Verbesserung der Insulinwirkung zusammenhängt. Eine fundierte Differentialtherapie existiert z.Z. noch nicht. Dexfenfluramin ist etwa doppelt so wirksam wie Fenfluramin; beide Substanzen sollten ohne Pause nicht länger als 3 Monate verabreicht werden.

## 8.5.2 Thermogenetische Substanzen

### Schilddrüsenhormone

Schilddrüsenhormone werden seit Ende des letzten Jahrhunderts zur Behandlung der Adipositas eingesetzt. Sie erhöhen nachweislich den Grundumsatz, indem sie den Turnover (Umsatz) einer Reihe von zellulären Prozessen der Glykolyse, des Protein-Turnovers und des Cory-Zyklus erhöhen. Diskutiert werden eine Entkoppelung der Atmungskettenphosphorylierung, Stimulation der $Na^+$-$K^+$-ATPase und der α-Glycerophosphat-Dehydrogenase sowie andere Mechanismen (Nathan 1992). Unter einer hypokalorischen Kost kann es zu einem geringen Abfall von $T_3$ und $T_4$ und zu einem Anstrieg von r $T_3$ im Serum kommen (Krotkiewski et al. 1981). Diese Stoffwechselanpassung könnte mit der diätetisch induzierten Reduktion des Grundumsatzes zusammenhängen. Eine Pharmakotherapie kann daher sowohl als Monotherapie als auch in Kombination mit einer Reduktionskost in Frage kommen.

Klinische Studien zeigen allerdings, daß keine oder keine wesentliche Gewichtsreduktion bei Euthyreose erzielt werden kann. Ein therapeutischer Effekt ist nämlich nur bei relativ hohen Dosen zu erwarten. Diese wiederum bergen die Gefahr einer Hyperthyreosis factitia in sich. Nebenwirkungen wie Tachykardien, Blutdruckanstieg, Stenokardien (Steigerung des myokardialen Sauerstoffverbrauchs) und Rhythmusstörungen zwingen zum Therapieabbruch, meist bevor eine nennenswerte Gewichtsreduktion erfolgte. Auch die Hoffnung, daß eine mit einer Reduktionskost einhergehende negative Stickstoffbilanz verhindert werden kann, hat sich nicht bestätigt. Die Therapie mit Schilddrüsenhormonen ist daher verlassen worden. Schilddrüsenhormone kommen bei Euthyreose zur Therapie der Adipositas nicht in Frage.

> Schilddrüsenhormone kommen bei Euthyreose zur Therapie der Adipositas nicht in Frage.

### Sympathomimetika

Sie hemmen nicht nur den Appetit, sondern stimulieren über β-Rezeptoren auch den Grundumsatz und die Thermogenese. Diese Wirkungen liegen im Bereich von 3–8 % (Bättig 1993; Silverstone 1993). Wahrscheinlich wird der Effekt über $β_3$-Rezeptoren vermittelt. Dafür spricht, daß die Wirkung von Ephedrin (stimuliert alle 3 β-Rezeptoren) durch Nadolol (blockt $β_1$- und $β_2$-Rezeptoren) nur zu ca. 60 % gehemmt werden konnte (Liu et al. 1995).

Mit einem spezifischen $\beta_3$-Agonisten wurde eine geringradige Steigerung der 24-h-Energieverbrauchs durch vermehrte körperliche Aktivität nachgewiesen (Toubro u. Astrup 1995). Die Steigerung des Energieverbrauchs spielt im Vergleich zur Reduktion der Energieaufnahme wahrscheinlich eine geringere Rolle. $\beta_3$-Agonisten werden z.Z. in vielen Labors erprobt.

*Koffein*
Es erhöht den Grundumsatz; am wirkungsvollsten ist es angeblich in Kombination mit Ephedrin (Bättig 1993). Man muß jedoch sehr viele Tassen Kaffee trinken, um einen nachweisbaren Effekt zu erzielen. Der Koffeineffekt ist nämlich nur von kurzer Dauer. Um ganztägig eine Anhebung des Grundumsatzes zu erzielen, sind daher viele Einzeldosen erforderlich. Da die Wahrscheinlichkeit einer koronaren Herzkrankheit jedoch ab 5 Tassen/Tag ansteigt, ist ein hoher Kaffeekonsum nicht empfehlenswert.

*Nikotin*
Es erhöht möglicherweise durch Stimulation von Acethylcholinrezeptoren den Grundumsatz. Eine therapeutischer Einsatz verbietet sich aufgrund verschiedener toxischer Wirkungen.

### Serotoninagonisten
Ob *Dexfenfluramin* den Energieverbrauch erhöht, ist z.Z. noch umstritten. Bei einer Testmahlzeit mit 750 kcal wurde innerhalb von 5 h die Wärmeproduktion um 51 kcal (+ 6,8%) gesteigert. In anderen Untersuchungen wurde dies z.T. nicht bestätigt (McTavish u. Heel 1992; Silverstone 1993). *Sibutramin* stimuliert möglicherweise ebenfalls die Thermogenese; dies ist jedoch bisher nur im Tierversuch nachgewiesen (Connoley et al. 1994).

## 8.5.3 Inhibitoren der intestinalen Resorption

*α-Glukosidasehemmer (Acarbose)*
Sie hemmen kompetitiv und reversibel die terminale Kohlenhydratresorption. Die Enzymhemmung betrifft vorwiegend die Disaccharide. Ihre Wirksamkeit ist u.a. an den Nebenwirkungen – z.B. Diarrhö – zu sehen. Diese Substanzen haben bei der Diabetestherapie eine gewisse Berechtigung. Daß sie wesentlich und nachhaltig auch das Gewicht reduzieren, ist bisher nicht überzeugend nachgewiesen worden (Berger 1992).

*Tetrahydrolipstatin (Orlistat)*
Da v.a. eine fettreiche Ernährung Ursache für Übergewicht ist, macht es Sinn, die Fettresorption zu hemmen. Orlistat, ein Derivat von Lipstatin, ist ein potenter Inhibitor der Magen- und Pankreaslipase sowie der pankreatischen Carboxylester-Lipase. Diese Lipasen werden irreversibel durch Umbildung in inaktive Zwischenprodukte gehemmt. Die Magenlipase triggert die Pankreaslipase, indem sie freie Fettsäuren von Triglyzeriden abspaltet. Die Pankreaslipase ist das Schlüsselenzym für die Verdauung von Triglyzeriden und Cholesterin. Die pankreatische Carboxylester-Lipase hydrolysiert Vitaminester und trägt so zur Absorption von fettlöslichen Vitaminen (vorwiegend Vitamin A und E) bei.

Bisher liegen zu dieser Substanz v.a. beim Menschen wenig Ergebnisse vor. Die Behandlung mit 3mal 50 mg Orlistat über 12 Wochen reduzierte das Gewicht um 2,2 kg mehr als unter Plazebo bei begleitender Diät (Drent u. van der Veen 1993). Die Vitamin-A-Spiegel blieben konstant, Vitamin E fiel um 12% ab. Gastrointestinale Symptome wie Bauchschmerzen, Fettstühle, Diarrhö, Flatulenz, Übelkeit und Erbrechen traten in der Verumgruppe häufiger auf als in der Plazebogruppe. Die Symptome waren jedoch geringgradig und vorübergehend. Orlistat ist noch nicht im Handel.

*Biguanide*
Sie haben neben ihrer Wirkung auf die Hyperinsulinämie, die Insulinresistenz und die Glukoneogenese auch Effekte auf die intestinale Glukoseabsorption. Zur Therapie von adipösen Diabetikern sind Biguanide sicher empfehlenswert (Mehnert 1984 b). Metformin senkt zudem das Gewicht, wohingegen Sulfonylharnstoffe zu einer Gewichtszunahme führen können (Campbell et al. 1994).

## 8.5.4 Verschiedene Pharmaka

*Ballaststoffe*
Sowohl wasserlösliche als auch wasserunlösliche Ballaststoffe sollen durch eine Verzögerung der Magenentleerung und eine Beeinträchtigung der intestinalen Absorption das Gewicht vermindern. Der klinische Beweis für diese Annahme ist bisher nicht erbracht worden, wenngleich Ballaststoffe ein sinnvolles Konzept in der Ernährung darstellen.

*Testosteron*
Hierzu gibt es bisher wenig Studien. Die Behandlung resultiert aus der Erkenntnis, das abdominal adipöse Männer verminderte Testosteronspiegel haben. Reduziert wird anscheinend nicht das Gewicht, sondern isoliert die Fettmasse. Die Behandlung von abdominal adipösen Männern mit 80 mg Testosteron über 8 Monate verminderte die Körperfettmasse sowie das viszerale Fett um 7% und den sagittalen Abdomendurchmesser um 9% (Marin et al. 1992a). Gleichzeitig verbesserten sich die kardiovaskulären Risikofaktoren einschließlich der Insulinresistenz; das Prostatavolumen nahm nur unwesentlich zu.

*Diuretika, Abführtees*
Sie führen zu einem Flüssigkeitsverlust, nicht jedoch zu einer Verminderung der Fettmasse.

*Glukagon, Choriongonatotropin*
Diese Substanzen haben keine Berechtigung bei der Behandlung von Adipösen.

*Cholescystokinin (CCK)*
Wenngleich CCK in der Regulation von Nahrungsaufnahme und Sättigung eine Rolle spielt (s. 5.2.1), ist es bisher als Pharmakon zur Therapie der Adipositas nicht einsetzbar. CCK wirkt zentral als Neurotransmitter; eine orale oder intravenöse Applikation ist deshalb ohne anorektischen Effekt.

*Olestra*
Olestra ist kein Medikament, sondern ein synthetisch hergestelltes Sucrose-Triglyzerid mit 6–8 Fettsäuren. Dieses Fett schmeckt ähnlich wie das natürlich vorkommende Fett, es hat auch ähnliche physikalische Eigenschaften. Verdaut und resobiert wird es allerdings nicht; aufgrund der veränderten chemischen Struktur wird es von Lipasen nicht angegriffen (Aggarwal et al. 1993). Die fettlöslichen Vitamine A, D, E und K sowie Karotinoide werden angeblich absorbiert. Die Unverdaulichkeit von Fetten hat naturgemäß Nebenwirkungen: Fettstühle, Diarrhö, Flatulenz und angeblich auch Tenesmen. Langzeitergebnisse beim Menschen liegen bisher nicht vor. In den USA ist es von der FDA zugelassen.

## 8.5.5 Fazit

▷ Eine medikamentöse Behandlung sollte grundsätzlich bei jedem Adipösen als adjuvante Therapie in Erwägung gezogen werden.

- In Frage kommen nur Pharmaka, die nachweislich die Fettmasse reduzieren bzw. Begleitkrankheiten bessern.
- Antiadipöse Pharmaka dürfen keine schwerwiegenden Nebenwirkungen haben, da eine Gewichtsreduktion auch durch eine Umstellung der Ernährung oder vermehrte körperliche Aktivität möglich ist.
- Sympathomimetika sind wegen der Nebenwirkungen nicht empfehlenswert.
- Empfehlenswert sind z.Z. nur Serotoninagonisten.
- Verschiedene Medikamente mit unterschiedlicher Wirkungsweise sind z.Z. in Erprobung.

## 8.6 Magenballon

*Prinzip*

Experimentell gilt als gesichert, daß man durch Dehnung der Kardia/kleine Kurvatur des Magens ein Sättigungsgefühl induzieren kann. Hervorgerufen wird dieser Effekt wahrscheinlich durch Stimulation von Dehnungsrezeptoren mit nervaler Fortleitung in das Sättigungszentrum im Nucleus ventromedialis hypothalami. Es liegt daher nahe, diese physiologische Wirkung des Speisebreis durch mechanische Manipulation zu imitieren.

*Technik*

Hennig (1979) berichtete erstmals über einen intragastralen flüssigkeitsgefüllten Ballon, den er im Selbstversuch implantieren ließ. Willmen et al. (1984) entwickelten die Methode weiter und verwendeten u.a. einen Ballon aus Silikon mit Material von Mammaprothesen. Inzwischen werden Ballons aus Latex, Silikon und Polyurethan verwendet. Silikonballons werden in der Regel mit Flüssigkeit (AHS, Biomedics, Dow Corning, Taylor), Polyurethanballons (Ballobes) mit Luft gefüllt; Latex ist weitgehend verlassen worden. Um Lage, Größe und Unversehrtheit der Ballons kontrollieren zu können, können sie mit Methylenblau und Gastrografin versetzt. Gastrografin dient der Röntgenkontrolle; bei einem Leck läuft Methylenblau aus, was den Urin blau verfärbt. Sowohl flüssigkeits- als auch luftgefüllte Ballons sind mit Ultraschall erkennbar. Die Ballons werden mittels eines Schlauchsystems oder Gastroskops implantiert und danach mit Flüssigkeit oder Luft gefüllt; sie können gastroskopisch auch wieder entfernt werden. Das Volumen kann, je nach Ballon, ca. 200–550 ml betragen, was etwa 12–40 % der Magenkapazität bei Adipösen entspricht. Der Ballon verbleibt in der Regel 3–10 Monate im Magen.

*Indikation*

Die Arbeitsgruppe für interventionelle Therapie der Adipositas der Deutschen Gesellschaft für Adipositasforschung (Wechsler et al. 1991) fordert, daß konservative Therapien mit Reduktionskost, Bewegungstherapie, Pharmaka und Psychotherapie mehrfach gescheitert sind. Nur Personen mit Gewicht von > 40 % über dem Normalgewicht sollten dieser Behandlung zugeführt werden. Voraussetzung ist zudem, daß der Patient diese Therapie möchte und drohende Komplikationen erkennen kann.

*Kontraindikationen*

Ulkuskrankheit, erosive Gastritis, Zustand nach B I- und B II-Resektion, Blutungsneigung und Markumarisierung, Schwangerschaft, Persönlichkeitsstörungen, mangelnde Compliance.

*Therapieeffekte*

Die Veröffentlichungen differieren erheblich hinsichtlich der Gewichtsreduktion; Abnahmen von 5–15 kg in 6 Monaten wurden häufig beschrieben (Kurle et al. 1993; Wechsler 1989; Geliebter 1991). Die Gewichtsreduktion ist in den ersten Wochen deutlich größer als in den nachfolgenden Monaten (Abb. 112). Dieses Phänomen hängt möglicherweise damit zusammen, daß aufgrund der Ballonimplantation eine Zunahme der Magenkapazität erfolgt, wie das v.a. bei der Ratte nachgewiesen ist. Auch beim Menschen zeigt sich, daß der Therapieerfolg vom Magenvolumen abhängt; je kleiner der Magen, desto größer die Gewichtsreduktion (r = 0,45; Gelieber 1991). Ob auch hormonelle Veränderungen dabei eine Rolle spielen, ist umstritten. Der Ballon war in vielen Studien einer Reduktionskost nicht über- sondern unterlegen, auch im doppelblinden Versuch (Mathus-Vliegen et al. 1991). Drastische Gewichtsreduktionen von 50 kg in 35 Wochen wurden allerdings auch beschrieben (Mathus-Vliegen et al. 1991).

*Nebenwirkungen/Komplikationen*

Epigastrische Schmerzen und ein Völlegefühl sind bei fast jedem Patienten zu Beginn vorhanden, bei manchen verschwinden sie nach einigen Tagen (Tabelle 44). Übelkeit und Erbrechen ist etwa bei jedem 4. Patienten vorhanden, Druckulzera und Erosionen in ca. 6% der Fälle. Refluxösophagitis und Antrumtamponade

**Tabelle 44.** Nebenwirkungen und Komplikationen beim Magenballon. Unterschiede hinsichtlich des Materials, der Größe oder der Form sind unwesentlich

| Nebenwirkung | Häufigkeit [%] |
|---|---|
| Völlegefühl | 50–80 |
| Epigastrisches Druckgefühl | 50–80 |
| Epigastrische Schmerzen | 25 |
| Übelkeit und Erbrechen | 25 |
| Druckulzera | 6 |
| Erosionen | 4 |
| Obstruktionsileus | 1–2 |
| Refluxösophagitis | 25 |

wurden ebenfalls beschrieben (Wechsler 1989). Deflatiert der Ballon, geht er intestinal ab und kann zu einem Ileus führen, was mit einer Häufigkeit von 1–2% vorkommt; eine chirurgische Intervention ist dann umgehend notwendig.

*Beurteilung*

Die Implantation eines Magenballons befindet sich immer noch im Experimentierstadium, v.a. hinsichtlich des Materials, der Form und des Volumens. Da in vielen Studien allein eine Reduktionskost und erst recht eine konservative Kombinationstherapie aus Diät, Bewegungstherapie und Pharmaka dem Ballon überlegen waren, ist die Indikation für die Therapie derzeit kaum gegeben. Die Methode sollte z.Z. nur

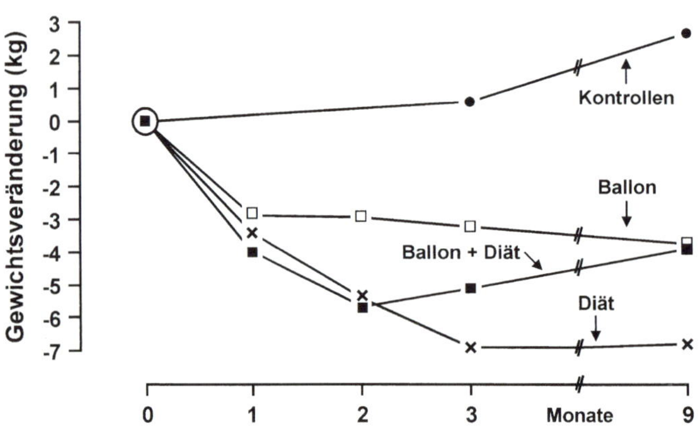


**Abb. 112.** Gewichtsreduktion nach Implantation eines Magenballons (Silikon-Gummi, 300 ml NaCl) allein oder in Kombination mit einer Reduktionskost (1000 kcal/Tag) im Vergleich zur Reduktionskost bzw. ohne Therapie. Die Therapiedauer betrug 3 Monate, die Nachbeobachtung 6 Monate. (Nach Geliebter et al. 1991)

in klinisch kontrollierten Studien Anwendung finden. Da inzwischen das Magenband auch laparoskopisch angelegt werden kann, gehen viele Zentren auf diese interventionelle Methode über (s. 8.7.3).

## 8.7 Operative Therapie

Die meisten Adipositasexperten sind sich darin einig, daß die Adipositas eine schwer zu behandelnde Krankheit ist, manche halten sie sogar für unheilbar. Die Schwierigkeiten bestehen nicht in fehlenden Therapiemöglichkeiten. Durch eine Kombination von Ernährungsumstellung, Bewegungstherapie, Verhaltenstraining und Pharmaka läßt sich bei jedem Patienten das Gewicht reduzieren – vorausgesetzt, er ist compliant. Die oft fehlende Motiviation und Kooperation ist v.a. durch den häufig fehlenden Leidensdruck bedingt; die kardiovaskulären Risikofakten verursachen nämlich in der Regel keine Beschwerden und Symptome. Ein Leidensdruck entsteht meistens erst bei Auftreten von Organkomplikationen (z.B. Herzinfarkt, diabetische Mikroangiopathie, Gonarthrose) oder aus psychosozialen Gründen.

Insbesondere bei morbider Adipositas sollte man grundsätzlich auch eine operative Therapie in Erwägung ziehen. Diese Einschätzung beruht auf der nüchternen Tatsache, daß eine Adipositas Grad III (BMI > 40 kg/m$^2$) mit konservativen Mitteln nur in Ausnahmefällen erfolgreich behandelt werden kann. Wer kennt schon Adipöse, die 50 kg und mehr auf Dauer mit konservativer Therapie abgenommen haben? Hier sind gewöhnlich Allgemeinärzte, Internisten, Psychotherapeuten, Ernährungsberaterinnen und Bewegungstherapeuten mit ihrem Latein am Ende. In den letzten Jahren haben sich neue operative Methoden mit geringen Komplikationen etabliert, so daß man Vorbehalte gegenüber Operationen kritisch überdenken sollte (Wolf et al. 1994).

### 8.7.1 Auswahl des Patienten

*Indikationen*
Über die Indikation gibt es zwar international keinen Konsens, aber auch keinen erheblichen Dissens:

- *Alter:* Ein operativer Eingriff sollte nur bei Erwachsenen, nicht bei Jugendlichen oder sogar Kindern vorgenommen werden. Nach dem 55. Lebensjahr besteht – je nach evtl. vorhandenen Komplikation – nur noch eine eingeschränkte Indikation mit erhöhtem Operationsrisiko. Bestehen lediglich kardiovaskuläre Risikofaktoren, wird man in höherem Alter eher zurückhaltend sein; für eine fortgeschrittene Gonarthrose mit drohender TEP gilt das nicht.
- *Gewicht:* mindestens 45 kg über dem Sollgewicht oder BMI > 40 kg/m$^2$. In den letzten Jahren werden von einigen Zentren jedoch auch Patienten mit einem BMI > 35 kg/m$^2$ opereriert.
- *Frustrane konservative Gewichtsreduktion:* Bevor man einem Patienten zu einer Operation rät, sollte er mindestens 2mal die Möglichkeit zur Gewichtsreduktion mit multifaktoriellem Therapieansatz einschließlich einer Schulung gehabt haben.
- *Schwerwiegende Begleitkrankheiten:* Gonarthrose, Coxarthrose, Spondylolisthesis, schwer einstellbarer Diabetes oder Bluthochdruck, insbesondere dann, wenn Organkomplikationen wie Arteriosklerose (Herzinfarkt, Apoplex usw) oder Mikroangiopathie (Retinopathie, Nephropathie) vorliegen.

*Kontraindikationen*

1. Kinder und Jugendliche, Patienten über 55 Jahre (relativ),

2. sekundäre Adipositas bei Krankheiten oder unter adipogenen Pharmaka,
3. chronische Leber-/Darmkrankheiten wie Leberzirrhose, M. Crohn usw. bei Bypass-Techniken,
4. Psychosen und Psychoneurosen, Eßstörungen,
5. fehlende Krankheitseinsicht,
6. zu erwartende mangelnde Kooperation nach der Operation hinsichtlich Ernährung und Kontrolluntersuchungen,
7. Sucht- oder Drogenproblematik,

## 8.7.2 Malabsorptionstechniken

Bei den Malabsorptionsmethoden werden Eingriffe vorwiegend am Darm, teilweise aber auch in Kombination mit einer Magenrestriktion, zur Schaffung eines „Kurzdarmsyndroms" vorgenommen. Die Techniken am Darm wurden nicht primär für die Adipositas entwickelt, sondern bei anderen Krankheiten am Darm, Magen und Pankreas. Man beobachtete aufgrund einer Malabsorption eine Gewichtsreduktion und setzte sie später auch modifiziert bei Adipösen ein. Wenngleich diese reinen Malabsorptionsmethoden effizient sind, sollten sie aufgrund ihrer Komplikationen und Nebenwirkungen nur noch von historischem Interesse sein. Da sie dennoch immer noch zur Anwendung kommen, werden sie hier kurz erwähnt.

**Chirurgische Methoden zur Therapie der morbiden Adipositas**

A) Restriktionen
   1. Magenrestriktion
      a) vertikale Gastroplastik,
      b) horizontale Gastroplastik,
      c) Magenband,
      d) andere Techniken,
   2. Ösophagusband,
   3 Kieferverdrahtung,

B) Malabsorptionstechniken
   1. jejunoilealer Bypass,
   2. Ileogastrostromie,
   3. andere Techniken,

C) Kombination von Magenrestriktion und Malabsorptionstechniken
   1. Roux-en-Y-Bypass,
   2. gastrischer Bypass („loop"),
   3. biliopankreatischer Bypass,

D) kosmetische Operationen
   1. Liposuktion,
   2. Dermolipektomie.

*Jenunoilealer Bypass*
Das proximale Jejunum wird mit dem distalen Ileum End-zu-Seit anastomisiert. Auf diese Weise wird die resorbierende Oberfläche des Dünndarms auf etwa 10 % reduziert. Teile vom Jejunum und vom Ileum enden blind („blind loop"). Das Ileum kann auch direkt mit dem Magen verknüpft werden (Ileogastrostomie).

Reine Malabsorptionstechniken sind heute obsolet.

*Komplikationen der Malabsorptionstechniken*
Diese Operationsmethoden sind hinsichtlich der Gewichtsreduktion effektiv. Die meisten Autoren berichten von einer Reduktion des überschüssigen Körperfettes um 60 % innerhalb von 1–2 Jahren, was auch nach 5 Jahren noch nachweisbar ist (Gries 1987). Diese Bypass-Methoden, von denen es noch viele Varianten gibt, haben sich dennoch nicht behauptet. Ihnen allen gemeinsam ist das Problem der zuführenden Schlinge („blind loop") mit retrograder Speisenfüllung und bakterieller Besiedelung, was sich in Beschwerden wie Druckgefühl und Schmerzen und mitunter galligem Erbrechen manifestieren kann. Bereits die akuten Kompli-

kationen (ca. 15 %) bei der Operation wie Sterblichkeit (ca. 4 %), Phlebothrombose mit Lungenembolie und Wundheilungsstörungen sind erheblich. Noch mehr jedoch überwiegen die chronischen. Die Malabsorption betrifft leider nicht nur die Hauptnährstoffe, sondern auch Vitamine, Mineralien und Spurenelemente; es können sich entsprechende Mangelkrankheiten (z. B. Hypokaliämie, Vitamin-B-Mangel usw.) entwickeln. Hinzu können toxische Leberschädigung, Megakolon und Ileus kommen, auch die Revisionsrate lag mit etwa 20 % sehr hoch (Gries 1987; Mason 1993).

## 8.7.3 Magenrestriktionen

Um die Techniken der Magenrestriktion hat sich besonders Mason (1993) verdient gemacht. Neben dem ersten gastrischen Bypass 1967 hat er 1971 die horizontale und 1976 die vertikale Gastroplastik eingeführt. Bei der *horizontalen Gastroplastik* wird am Magenfundus ein Reservoir mit nur ca. 10 % des gesamten Magenvolumens geschaffen. Dies geschieht mit Hilfe eines Abnähers, der an der kleinen Kurvatur beginnt, horizontal verläuft und an der großen Kurvatur einen Durchgang von etwa Kleinfingerdicke beläßt. Da sich der Magensack mit der Zeit ausdehnt und das vorzeitige Sättigunggefühl ausbleibt, wurde die Methode verlassen und hat nur noch historische Bedeutung.

### Vertikale Gastroplastik nach Mason („vertical banded gastroplasty" = VBG)

Die vertikale Gastroplastik ist eine häufig angewendete Methode. Es wird ein selektiver Eingriff nur am Magen durchgeführt, das Intestinum bleibt unverändert. Verbreitet sind die Methoden nach Mason sowie Eckhout (s. unten).

*Technik*

Bei der Operation wird zunächst ein rundes Fenster an der vorderen und hinteren Magenwand nahe der kleinen Kurvatur ausgestanzt (Abb. 113 a). Ausgehend von diesem Fenster wird der Magen parallel zur kleinen Kurvatur bis zum His-Winkel abgenäht. Auf diese Weise entsteht ein 20–30 ml großes Magenreservoir im Fundus. Durch das Fenster und um die kleine Kurvatur wird ein Band aus Marlex mesh gelegt; es wird so verengt, daß ein 11–12 mm breiter Durchlaß (Stoma) entsteht. Das Band wird durch Nähte fixiert und verwächst später bindegewebig.

*Wirkprinzip*

Das Magenreservoir wird auf etwa $^1/_{50}$ der vorherigen Kapazität reduziert. Bereits nach etwa $^1/_2$ Tasse Nahrung ist der „Magen" gefüllt. Dadurch ein entsteht ein Sättigungsgefühl, was die weitere Nahrungsaufnahme beendet. Vermittelt wird das Sättigungsgefühl wahrscheinlich über pressorische und Dehnungsrezeptoren sowie nervale und hormonelle Signale, die dem Hypothalamus zugeleitet werden (s. 5.2.1).

*Komplikationen*

Husemann (1992, 1994) berichtet bei 211 Operierten folgendes: Sterblichkeit 0,5 %, Thrombose 2,4 %, Lungenembolie 0,9 %, Revision 1,9 %, Auslaßstenose 1,4 %, Wundinfektion 5 %. Mason (1993) gibt die Mortalität mit 0,3 % an, die hauptsächlich durch eine Perforation (0,6 %) in den ersten beiden Wochen verursacht wird. Im Vergleich mit anderen Operationsverfahren, insbesondere den Bypass-Operationen, ist aufgrund des kleineren Eingriffs, des unveränderten Instestinums und der früheren Mobilisation die Komplikationsrate gering. Diese Tatsachen begründen die Bevorzugung dieser Methode.

*Ergebnisse*

Nicht alle, nämlich etwa 20 %, nehmen nicht ab, was entweder mit einer unzurei-

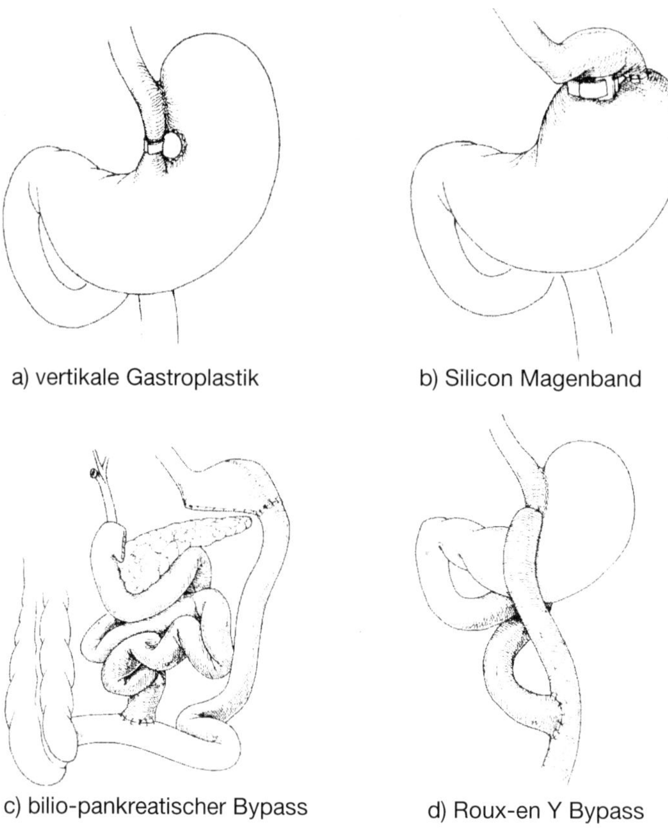


**Abb. 113 a–d.** Magenrestriktionen als Monotherapie *(a)* und *(b)* oder in Kombination mit einer Operation zur Malabsorption *(c)* und *(d)*. Die vertikale Magenplastik und das Magenband sind die z. Z. gängigen Methoden

chenden Operationstechnik oder mit einer Umgehung des Wirkprinzips durch den Patienten zusammenhängt. Durchschnittliche Gewichtsreduktionen von 30–60 kg in den ersten beiden Jahren sind die Regel. Etwa $^1/_6$ verliert mehr als 75% der überschüssigen Fettmasse, $^2/_3$ mehr als 50% (Wolf et al. 1994; Gries 1987; Mason 1993). Der Effekt ist auch noch Jahre später nachweisbar (Abb. 114). Bobachtungen über 10 Jahre und mehr fehlen noch.

*Ernährung und Eßverhalten*
Nach einer vertikalen Gastroplastik muß der Patient seine Eßgewohnheiten ändern, sonst kommt es zu Komplikationen oder fehlendem Therapieerfolg. In den ersten Tagen nach der Operation wird der Patient parenteral ernährt. Danach wird mit einer flüssigen Aufbaukost begonnen, die hinsichtlich der Hauptnährstoffe nur gering defizitär, bezüglich der Mineralien jedoch ausgeglichen sein sollte. Vitamine werden zusätzlich verabreicht. Nach ca. 4 Wochen wird auch wieder feste Nahrung aufgenommen. Grundsätzlich können alle Speisen verzehrt werden. Die Anzahl der Mahlzeiten richtet sich nach der gewünschten Gewichtsreduktion. Empfohlen werden 5 Mahlzeiten. Nimmt der Patient mehr als 1 kg pro Woche ab, sollte die Häufigkeit der Mahlzeiten heraufgesetzt werden.

Grundsätzlich werden dem Patienten folgende *Regeln* vermittelt:
1. kleine Bissen,
2. effektives Kauen,

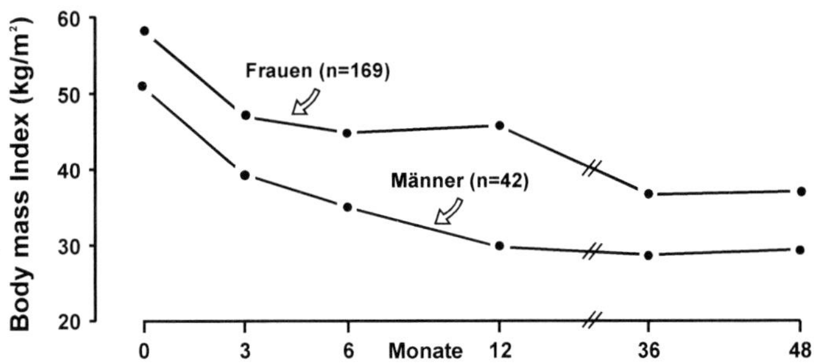


**Abb. 114.** Gewichtsreduktion durch vertikale Gastroplastik nach Mason. (Nach Husemann 1994)

3. langsames Essen,
4. kleine Mahlzeiten,
5. keine Getränke nach festen Speisen.

Werden diese Regeln mißachtet, können Bauchschmerzen, Übelkeit und Erbrechen resultieren. Das Wirkprinzip der vorzeitigen Sättigung kann durch häufige Zufuhr einer hochkalorischen Kost (z.B. Schokolade) umgangen werden.

*Besonderheiten*
Die vertikale Gastroplastik hat im Vergleich zu anderen Operationsverfahren eine Reihe von Vorteilen. Diese sind nicht nur in der geringen Kompliationsrate begründet. Bei der vertikalen Gastroplastik kann u.U. der urspürngliche Mangenzustand wiederhergestellt werden, sollte nach einiger Zeit keine Notwendigkeit mehr für die Beibehaltung bestehen. Der Magen kann auch mittels Endoskop eingesehen werden, was insbesondere bei der Abklärung von Beschwerden oder zur Erkennung von Malignomen wichtig ist. Wenngleich die langfristige Führung eines operierten Patienten einfach erscheint, ist die Deutsche Adipositasgesellschaft aufgrund der bisherigen Erfahrung der Meinung, daß eine Anbindung an ein erfahrenes Zentrum erforderlich ist (Wechsler et al. 1991).

> Bei jedem morbid Adipösen stellt sich die Frage nach einer operativen Therapie.

## Vertikale Gastroplastik nach Eckhout („silastic ring vertical banding gastroplasty" = SRVBG)

Ohne vorherige Ausstanzung eines Fensters wird eine Klammernahtreihe parallel der kleinen Kurvatur durchgeführt. Die Stomasicherung erfolgt – im Unterschied zur Operation nach Mason – durch einen Silikonring mit ventraler und dorsaler Abstützung auf der Klammernahtreihe. Vorteile dieser Modifikation sind ein relativ schnell und mit geringem technischem Aufwand durchführbarer Eingriff sowie die einfache Rerversibilität der Operation.

## Magenband („ajustable silicone gastric band" = ASGB)

Das Anbringen eines Dacronbandes um den Fundus, um eine Restriktion und damit eine vorzeitige Sättigung zu erreichen, wird schon seit vielen Jahren erprobt. Seit Kuzmak (1991) ein justierbares Magenband (Abb. 115) einführte, erfährt diese Methode eine Renaissance. Um den Fundus, knapp unterhalb der Kardia, wird ein Band aus silikonbeschichtetem Dacron gelegt (Abb. 113b). Dieses Band ist im Durchmesser auch postoperativ verstellbar, da es mit einem flüssigkeitsgefüllten Reservoir verbunden ist, das in die Bauchdecke implantiert wird. Mit Hilfe einer Spritze kann durch Volumenänderung die Stomaweite korrigiert werden. Das Magenband wurde erstmals 1993 von Cadiére laparoskopisch implantiert. Voraussetzung ist,

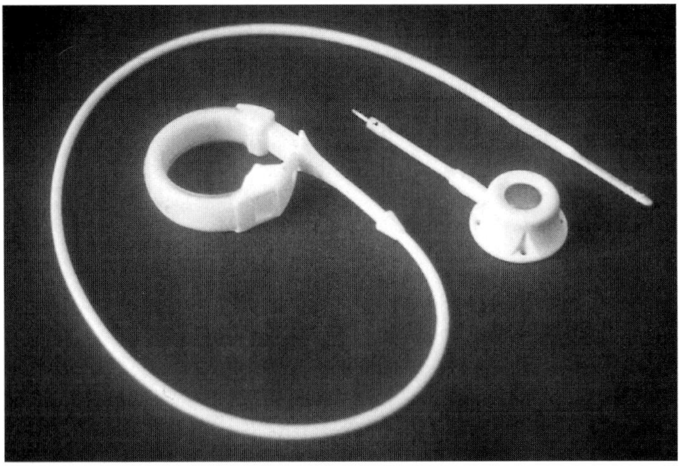

**Abb. 115.** Justierbares Silikonmagenband nach Kuzmak

daß die Kardia gut einsehbar ist und hinter dem Magen keine Probleme beim Anbringen entstehen.

Diese Methode wird z.Z. intensiv erforscht und klinisch erprobt; langfristige Ergebnisse liegen noch nicht vor. Komplikationen bei 48 Eingriffen nach Markiefka et al. (1994) ergeben sich wie folgt:

a) intraoperativ:
- 1 Splenektomie nach Läsion,
- 1 Relaparotomie nach intraabdominaler Blutung,

b) bis 4 Wochen postoperativ:
- 1 tödliche Lungenembolie,
- 4 subkutane Hämatome bzw. Abszesse,
- 1 Platzbauch,
- 1 intraabdominaler Abszeß,

c) Spätkomplikationen:
- 9 Stomastenosen,
- 3 Refluxösophagitiden,
- 3 Banddislokationen,
- 2 Umwandlungen nach Eckhout wegen ungenügender Gewichtsreduktion,
- 1 mechanischer Ileus,
- 1 Spätabszeß mit Peritonitis,
- 3 Narbenhernien.

Inzwischen ist die Methode dahingehend modifiziert worden, als das Magenband auch *laparoskopisch* implantiert wird. Sollte sich diese Technik ohne größere Komplikationen und mit guten Resultaten durchsetzen, hätte man erstmals ein Instrument zur langfristigen Gewichtsreduktion durch einen minimalen Eingriff zur Verfügung. Kunath u. Memari (1995) berichten von bewältigbaren Problemen bei diesem durchschnittlich $2\,^1/_4$ h dauernden schwierigen Eingriff. Die Kosten allein für das Magenband (ca. 1 500.– DM) sind nicht unerheblich. Eine Differentialindikation von laparoskopischer und offener Implantation zeichnet sich ab. Bei einem BMI > 42 kg/m² ist die offene Implantation zu favorisieren.

### 8.7.4 Kombination von Magenrestriktion mit Malabsorptionstechniken

Mit diesen Operationsmethoden versucht man, die Vorteile der Magenrestriktion (Restriktion der Energiezufuhr) mit denen der Malabsorption (Reduktion der Energieverwertung) zu verbinden. Es wundert daher nicht, daß sie hinsichtlich der Gewichtsreduktion am effektivsten sind.

Mason (1993) führte bereits 1967 eine *Magen-Bypass-Operation* durch, bei der er

– ähnlich wie bei der horizontalen Gastroplastik – den Fundus abnähte und eine Jejunumschlinge hochzog, in die sich der Speisebrei aus dem Fundus an der großen Kurvatur entleeren konnte („loop gastric bypass“). Bei dieser Methode stand die Billroth-II-Resektion Pate, bei der eine Jejunumschlinge an den verkleinerten Magen gelegt wird. Da sich das Magenreservoir mit der Zeit aufdehnt, ist diese Methode weitgehend wieder verlassen worden.

**Roux-en-Y-Magen-Bypass**

Diese Operationsmethode ist ebenfalls weltweit verbreitet und stellt eine Modifikation des „loop gastric bypass“ dar.

*Technik*

Ähnlich der vertikalen Magenplastik wird an der kleinen Kurvatur ein Magenreservoir mit einem Stoma geschaffen (Abb. 113d). Das Jejunum wird durchtrennt und an dieses Stoma angeschlossen; das proximale Jejunum wird End-zu-Seit an dieses Teilstück anastomisiert.

*Wirkprinzip*

Magenrestriktion sowie Malabsorption, da der Speisebrei den größten Teil des Magens sowie das gesamte Duodenum und das proximale Jejunum umgeht.

*Komplikationen*

Das operative Risiko für Früh- als auch für Spätkomplikationen ist größer als bei der vertikalen Magenplastik. Es können sich v. a. peptische Geschwüre bilden. Durch Umgehung der Dünndarmpassage kann ein Dumping-Syndrom entstehen, das sowohl durch hypertone Flüssigkeiten im proximalen Dünndarm als auch durch eine pankreozibale Asynchronie verursacht wird. Die Malabsorption kann zu Mangelzuständen (besonders Eisen und Kalzium) führen. Magenreservoir, Stoma und Jejunum können mit der Zeit dilatieren, wodurch die Wirksamkeit reduziert wird. Ein wesentlicher Nachteil im Vergleich zur vertikalen Gastroplastik ist die Tatsache, daß der distale Magenanteil diagnostisch nicht kontrollierbar ist.

*Vorteile*

Verfahren mit weitgehend gesicherter langfristiger Gewichtsreduktion.

**Biliopankreatischer Bypass**

Diese Methode umgeht das Problem von Bakteriumwachstum und Dumping im umgangenen Dünndarmsegment. Der Magen wird zu $^{2}/_{3}$ reseziert und mit einer Ileumschlinge, das Jejunum mit dem terminalen Ileum End-zu-Seit anastomisiert (Abb. 113c). Operationsrisiko und Komplikationen sind ähnlich wie beim Roux-en-Y-Bypass, gastrische Pobleme entfallen weitgehend. Eine langfristige Gewichtsreduktion ist zu erwarten. Da die Malabsorption erheblich ist und auch ein Proteinmangel entstehen kann, können erhebliche Nachsorgeprobleme auftreten (Mason 1993).

## 8.7.5 Kosmetische Operationen

Die operativen Möglichkeiten zur Körperkonturierung („body styling“, „body contouring“) haben sich in den letzten Jahren deutlich verbessert, so daß man bei bestimmten Indikationen auch an einen chirurgischen Eingriff denken sollte; Risiko und Nutzen sind dabei sorgfältig abzuwägen, wobei es beim „Nutzen“ um die psychosoziale Verfassung geht. Hinsichtlich der Indikation muß unmißverständlich klargestellt werden, daß mit kosmetischen Operationen die Fettmasse unwesentlich reduziert wird und diese Methoden das konservative oder operative Vorgehen am Magen nicht ersetzen. Dennoch sind bei Adipösen mit psychosozialen Nachteilen und Diskriminierung auch kosmetische Probleme zu berücksichtigen.

## Liposuktion

*Methode*
Mit einer ca. 12 cm langen, 4–8 mm dicken, vorn abgerundeten Kanüle und einer seitlichen Öffnung wird das Fett in Narkose abgesaugt (aspirative Lipoplastik). Durchgesetzt hat sich die Kanüle von Iliouz und eine Technik, bei der das Fett kreuzweise abgesaugt wird. Zu große und zu nahe beieinander gelegene Stichkanäle führen zu großen Seromen und Hämatomen und im Spätergebnis zu welliger Haut. Ein zurückhaltendes Vorgehen hingehen hat wenig Effekt und muß mehrmals „nachgebessert" werden. Um die Absaugung effektiver und schonender zu gestalten, können Injektionen zur Blutstillung (z.B. Adrenalin) und zur Fettlösung (z.B. Hyaluronidase) erfolgen.

*Indikationen*
Mit der Liposuktion können lokale Fettansammlungen vorwiegend an Hüften, Oberschenkeln, Abdomen, Kinn u.a. Körperteilen vorgenommen werden. Zu solchen „Fettpolstern" kommt es v.a. bei der Lipomatose und bei der gluteal-femoralen Adipositas („Reithose") oder bei der abdominalen Form („Kugelbauch"). Die Methode bewirkt bei diesen Fettansammlungen eine bessere Körperkonturierung. Die zweite, wichtigere Indikation, ist die Fettabsaugung nach erfolgreicher ausgiebiger Gewichtsreduktion. Aufgrund der enormen subkutanen Fettansammlung vor der Gewichtsreduktion hat sich die Haut ausgedehnt; sie schrumpft durch Gewichtsreduktion häufig nur ungenügend. Die Folge ist überschüssige Haut mit Resten des subkutanen Fettgewebes, was sich hauptsächlich am Abdomen („Fettschürze") zeigt; aber auch im Bereich der Oberschenkel und Oberarme kommt es zu einem Überschuß an Haut. Zumindest am Abdomen reicht die Liposuktion allein nicht aus; sie muß meistens mit einer Bauchdeckenplastik (s. unten) kombiniert werden.

*Komplikationen*
Hämatome und Serome sind, je nach Ausmaß der Plastik, zu erwarten. Das kosmetische Endergebnis ist nach 4–8 Monaten zu erwarten. In einer Sammelstatistik werden auf 100.000 Liposuktionen 3 Todesfälle, 33 Thrombosen und 11 Lungenembolien erwähnt; Hautinfektionen wurden (eigenartigerweise) nicht beobachtet (Weissleder et al. 1995). In vielen Fällen sind Nachkorrekturen nötig, was nicht immer als Komplikation zu werten ist und zum Vorgehen gehört. Die Oberfläche über dem Eingriff bleibt oft dauerhaft wellig.

## Dermolipektomie

*Methode*
Bei Durchführung der Methode im Abdominalbereich (Bauchdeckenplastik) werden vom Schambereich bis unter die Mammae Haut und subkutanes Fett reseziert. Die Schnittführung kann unterschiedlich erfolgen; bei der sog. W-Schnittführungstechnik liegt der Schnitt noch im Schambereich (Hönig 1992). Eine Muskel- und Faszienraffung ist zusätzlich möglich. Der Nabel kann reseziert und neu plaziert werden. Ähnliche Eingriffe können auch an anderen Körperstellen vorgenommen werden, z.B. am Oberschenkel.

*Indikationen*
Bauchdeckenstraffung nach erfolgter, ausgiebiger Gewichtsreduktion, wobei sich eine sog. Fettschürze entwickelt. Dies ist häufig nach einer restriktiven Magen- bzw. Darmoperation der Fall, d.h. der Patient muß u.U. mehrfach operiert werden, worüber er aufgeklärt werden sollte.

*Komplikationen*
Da es sich um größere, oft mehrstündige Eingriffe handelt, sind die Komplikationen nicht zu vernachlässigen.

### 8.7.6 Weitere Methoden

#### Kieferverdrahtung („jaw wiring")

1974 führte Garrow (1988), der mit den Ergebnissen einer Reduktionskost, Pharmaka und dem jejunoilealen Bypass nicht zufrieden war, eine Verdrahtung der Zähne durch. Die Mehrzahl der Patienten nimmt mit dieser Technik ohne größere Komplikation ab; nach Entfernung der Drähte erfolgt jedoch fast immer eine erneute Gewichtszunahme. Wenngleich die Methode sicher zu Recht als rigoros gelten darf, „umgingen" manche Patienten dennoch dieses mechanische Hindernis. Hinzu kamen Probleme mit dem Draht im Mund und Sprechschwierigkeiten, so daß sie als obsolet bezeichnet werden darf.

#### Bauchband („waist cord")

Kurze Zeit später erprobte Geliebter ein ca. 20 cm breites Bauchband; Garrow (1988) verschmälerte es auf die Breite eines üblichen Maßbandes. Das Band übt einen leichten Druck auf das Abdomen aus und macht dem Träger sein „Bauchproblem" bewußt. Nach Mahlzeiten und bei Gewichtszunahme nimmt der Druck zu; die Rückkoppelung ist direkt spürbar. Bezüglich der langfristigen Gewichtsreduktion ist die Methode umstritten.

#### Stereotaktische Elektrokoagulation

1974 führten dänische Neurochirurgen erstmals eine stereotaktische Operation im vermeintlichen Hungerzentrum durch. Sowohl der Erfolg als auch die Nebenwirkungen waren unbefriedigend, so daß die Methode weitgehend verlassen worden ist.

#### Ösophagusband

Ähnlich der Magenrestriktion mit Schaffung eines Stomas kann auch am distalen Ösophagus mit Hilfe eines Bandes eine Restriktion geschaffen werden. Die Methode ist relativ neu und wurde bisher nicht ausreichend evaluiert.

### 8.7.7 Fazit

- Bei der morbiden Adipositas sollte eine operative Maßnahme grundsätzlich in Erwägung gezogen werden.
- Favorisiert werden heutzutage die vertikale Gastroplastik und das justierbare Magenband; bei unzureichender Gewichtsreduktion kommen auch andere Operationsverfahren in Frage.
- Historische Bedeutung haben: jejunoilealer Bypass, duodenoilealer Bypass, Ileogastrotomie, gastrischer Bypass („loop").
- Jede Operation bedarf einer verantwortungsvollen Indikationsstellung, einer umfassenden Aufklärung und einer sorgfältigen Nachsorge.
- Die Fettabsaugung ist keine anerkannte Methode.
- Nach erfolgreicher Gewichtsreduktion ist oft eine Bauchdeckenplastik indiziert.

## 8.8 Programme zur Gewichtsreduktion

Im folgenden werden einige Programme zur Gewichtsreduktion in Deutschland vorgestellt, die von Instituten, Firmen und Kliniken entwickelt worden sind. Unter „Programm" wird eine Behandlung verstanden, die nicht nur eine singuläre Therapieart (z.B. Diät) beinhaltet, sondern einen multifaktoriellen Behandlungsansatz hat. Die Programme sind nur zum Teil evaluiert bzw. wissenschaftlich fundiert, wenngleich sie alle letzeres beanspruchen. Eine Beurteilung wurde aufgrund der in 8.1. definierten Kriterien vorgenommen. Die Darstellung erhebt keinen Anspruch auf Vollständigkeit.

### 8.8.1 Deutsche Gesellschaft für gesundes Leben (DGGL)

*Organisation*
Es handelt sich um eine GmbH mit ca. 80 Mitarbeitern in der Zentrale in Bickenbach. Mittlerweile bieten ca. 1000 Beratungsstellen unter der Leitung von Ärzten, Psychologen, Ernährungswissenschaftlern und Diätassistentinnen das Programm an. Diese werden in einem Fortbildungszyklus auf ihre Tätigkeit vorbereitet und in 6 Regionalbüros geschult. Neben Schulungsangeboten werden auch Forschungsprojekte zur Evaluierung durchgeführt.

*Methode*
Therapieziel ist eine Körperfettreduktion unter weitgehender Vermeidung einer negativen Stickstoffbilanz mit dauerhafter Änderung des Ernährungsverhaltens mittels einer kohlenhydratreichen und fettarmen Mischkost in einer offenen Gruppe. Die Gewichtsreduktion wird durch eine hypokalorische Kost induziert. Verabreicht wird neben einer Mischkost eine sog. Basiskost. Eine Portion der Basiskost (Pulver), zubereitet mit fettarmer Milch, enthält 170 kcal in Form von 18,7 g Eiweiß, 14,8 g Kohlenhydraten und 4 g Fett. Das Nährstoffprofil der Mischkost beinhaltet ca. 55% Kohlenhydrate, 15–20 % Eiweiß und 20–30 % Fett. Die Diät ist ausreichend mit Vitaminen, Spurenelementen und Mineralien angereichert, damit bei hypoenergetischer Ernährung kein Defizit entsteht. Getrunken werden täglich 2,5–3 l kalorienfreie Flüssigkeit; von der Firma wird „Vital Getränk" empfohlen. Zudem werden Hinweise für körperliche Aktivität und Streßmanagement gegeben.

*Programm*
Die Therapie gliedert sich in 5 Phasen:

1. *Startphase.* Sie dient der Indikationsstellung und Intentionsbildung. Den Patienten wird das Programm erklärt und die Änderung der Lebensweise verdeutlicht. Zwei Tage lang wird ausschließlich die BCM-Start-Diät verzehrt.
2. *Reduktionsphase.* Beginn der Ernährung mit einer Mischkost (Frühstück oder Mittagessen) und 2 Mahlzeiten in Form (BCM-Basiskost) einer Nahrungsergänzung kombiniert mit einem Milchprodukt. Zwischenmahlzeiten sind nicht erlaubt. In dieser ein- bis mehrmonatigen Phase werden die Patienten in offenen Gruppen zu 8–12 Personen alle 2 Wochen in der Beratungsstelle beraten und geschult. Es wird auf verändertes Eßverhalten sowie auf eine kohlenhydratreiche und fettarme Ernährung hingewirkt.
3. *Integrationsphase.* Inzwischen haben die Teilnehmer Erfahrung mit der Gewichtsreduktion und nehmen 2 Mischkostmahlzeiten ein. Schwerpunkt der Betreuung ist das Management kritischer Situationen, Stärkung des Selbstbewußtseins und der Umgang mit Fehlschlägen bei der Gewichtsreduktion.
4. *Adaptations-/Haltephase.* Mit 3 Mischkostmahlzeiten und Betreuung alle 2–4 Wochen „gewinnt der Teilnehmer Sicherheit in der eigenverantwortlichen Gestaltung seiner Ernährung und beeinflußt selbstbewußt auch seine Umgebung im Hinblick auf einen gesundheitsfördernden Lebensstil".
5. *Nachbetreuungsphase.* Auffrischung früher gegebener Informationen und Stabilisierung von Eß- und Trinkverhalten.

Vor und während der Therapie wird die Körperzusammensetzung mit Hilfe der Impedanzanalyse (s. 3.4.4) ermittelt. Gemessen werden die Resistance, die Reaktanz und der Phasenwinkel. Aus diesen Meßgrößen werden 3 Komponenten ermittelt: Körperfett, Körperzellmasse (BCM) und extrazelluläre Masse (ECM). Die BCM, der Quotient ECM/BCM sowie der Phasenwinkel dienen zur Steuerung der Gewichtsreduktion. Basierend auf diesen Größen wird ein Beratungsgespräch mit dem Programmteilnehmern durchgeführt (Abb. 116).

*Kosten*
Die Teilnehmer bezahlen für die Betreuung 35,- DM pro Monat. Die BCM Basiskost kostet für 28 Portionen 70,- DM. Bei gewerblicher Abgabe der Produkte sind verschiedene Kooperations- und Abrechnungsformen möglich.

*Beurteilung*
Die Gesellschaft ist in den letzten Jahren erheblich expandiert. Der Erfolg dürfte in der guten Betreuung der Patienten begründet sein. Zudem sind die Leiter der Beratungsstellen hinsichtlich aller Aspekte der Adipositas geschult. Motivierend dürfte sich auch der Einsatz der Impedanzanalyse auswirken. Auch die Therapieziele mit Lebensstiländerung sind vorbildlich.

Kritisch zu vermerken ist, daß wissenschaftliche Erkenntnisse zu metabolischen Auswirkungen und zur Effizienz nur ansatzweise vorhanden sind. Die Therapie beinhaltet als Behandlungsprinzip vor allem eine hypoenergetische Kost. Bewegung wird zwar empfohlen, es findet jedoch keine systematische Gruppentherapie statt und die Empfehlungen genügen kaum sportärztlichen Erkenntnissen. Die Gesellschaft will hier Verbesserungen initiieren.

Die Bestimmung der BCM, insbesondere der ECM bzw. deren Quotient, sind unter einer Reduktionskost unzureichend erforscht. Rückschlüsse auf Funktionszustände des Körpers sind vermutlich nur dann erlaubt, wenn große Compliancefehler (z.B. Eiweißmangel) vorliegen. Den Patienten werden nur 3 Mahlzeiten erlaubt, um zwischen den Mahlzeiten lange Phasen mit niedrigen Insulinspiegeln zu induzieren, damit der Fettabbau nicht gehemmt wird. Ob Fettabbau und Fettneubildung durch häufige kleine oder wenige größere Mahlzeiten günstiger beeinflußt werden, ist Gegenstand der Diskussion. Abgesehen von diesem Aspekt wird intendiert, daß bei Verringerung der Mahlzeitenhäufigkeit auch die verzehrte Energiemenge geringer ist.

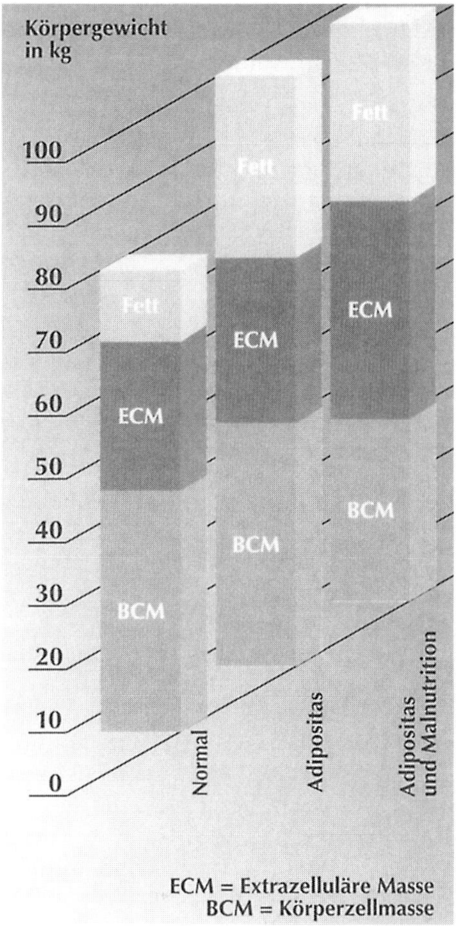


**Abb. 116.** Mit der der Impedanzmessung bestimmte Körperzusammensetzung bei Normalgewichtigen, Adipösen und Adipösen mit Mangelernährung (von der Deutschen Gesellschaft für Gesundes Leben zur Verfügung gestellt)

### 8.8.2 Optifast-Programm

Optifast 800, eine Formuladiät, gibt es seit vielen Jahren in den USA. Dort wurde ein Programm zur langfristigen Gewichtsreduktion entwickelt, das z. Z. auch in Deutschland eingeführt wird; Ende 1995 gab es 35 Zentren. Therapeutisch gesehen handelt es sich um einen interdisziplinären und multifaktoriellen Ansatz.

*Ort der Behandlung*
Das Optifast-Programm wird in sog. Optifast-Zentren durchgeführt, die Krankenhäusern angegliedert sind. Diese Maßgabe beruht darauf, daß Patienten dort gründlich untersucht werden können. Die Nähe der Klinik soll zudem Sicherheit vermitteln.

*Therapeutenteam*
Es besteht aus dem Programmleiter (Organisation, Qualitätssicherung), einem Arzt (Untersuchung, Überwachung), einem Psychologen (Gruppenleitung, Verhaltenstherapie), einer Diätassistentin bzw. Ernährungsberaterin und einem Physiotherapeuten. Das Team wird von einem Schulungsteam der Fa. Wander/Sandoz 4mal hinsichtlich des Programminhaltes geschult, hinzu kommt ein Intensivseminar. Dem Team stehen umfangreiche Handbücher, Kompendien und Broschüren zur Verfügung, in denen nahezu alle Aspekte der Adipositas abgehandelt werden. Die schriftlichen Ausführungen sind an die deutschen Verhältnisse angepaßt.

*Optifast 800*
Es handelt sich um eine Formuladiät in Pulverform mit unterschiedlichen Geschmacksrichtungen; die Anforderungen des § 14 a der Diätverordnung werden erfüllt. Die Tagesmenge enthält 70 g Eiweiß (v. a. Kasein), 14,5 g Fett (davon 7 g essentielle Fettsäuren) und 90 g Kohlenhydrate. Diese Menge entspricht einem Energiegehalt von 770 kcal. Zudem enthält die Diät ausreichend Vitamine, Mineralien und Spurenelemente. Das Pulver wird zu 5 Portionen über den Tag verteilt mit je 200 ml Wasser eingenommen.

*Indikation/Kontraindikation*
Nicht jeder übergewichte oder adipöse Patient kann an dem Programm teilnehmen. Es soll gewährleistet sein, daß dieses Programm aus gesundheitlichen Gründen durchgeführt wird und dem Teilnehmer keinen Schaden bringt. Formale Voraussetzung dazu ist ein BMI > 32 kg/m². Durch Eingangsuntersuchung und Erstgespräch wird festgestellt, ob der Patient die notwendigen persönlichen, sozialen und körperlichen Voraussetzungen für dieses Programm mitbringt.

*Programm*
Es gibt ein Kern- und ein Folgeprogramm. Das Kernprogramm umfaßt 26 Wochen und gliedert sich in 4 Phasen (s. unten). Das Folgeprogramm geht ebenfalls über 26 Wochen. Inhalte des Programms, die sowohl das Therapeutenteam als auch den Teilnehmer betreffen, werden ausführlich dokumentiert (z. B. Kenntnisse über Lerninhalte, Gewichtskurve, Protokoll für Bewegung und Ernährung).

*A) Kernprogramm:*
1. Vorbereitungsphase (1 Woche): In dieser Zeit wird die Eignung des Teilnehmers überprüft. Sie umfaßt ein psychologisches Gespräch, eine Ernährungs- und Bewegungsanamnese sowie eine medizinische Untersuchung. Letztere beinhaltet den körperlichen Status, verschiedene Laborparameter und ein EKG.
2. Fastenphase (12 Wochen): Es ist die Periode der schnellen Gewichtsreduktion mit Hilfe von OPTIFAST 800. Zusätzlich zu dieser Formeldiät, ver-

teilt auf 5 Portionen, soll der Patient mindestens 2 l kalorienfreie Getränke zu sich nehmen. Beginn der Bewegungstherapie. Es finden wöchentliche Gruppensitzungen von 60–90 min Dauer statt.

3. Umstellungsphase (6 Wochen): Schrittweise wird die Einnahme von Optifast reduziert und auf konventionelle Mischkost umgestellt. In dieser Zeit werden in den wöchentlichen Sitzungen v.a. Kenntnisse über eine energiereduzierte Mischkost vermittelt. Es stehen Menüpläne zur Verfügung, die einen Energiegehalt von 800–1600 kcal/Tag aufweisen. Die Bewegungstherapie wird mit steigender Dauer und Intensität fortgesetzt.
4. Stabilisierungsphase (7 Wochen): Hauptintention ist die Verinnerlichung der erlernten Verhaltensweisen hinsichtlich Ernährung, Eßverhalten und körperlicher Aktivität, um einen Gewichtsanstieg nach der Phase der schnellen Gewichtsreduktion zu verhindern. Die Menüpläne beinhalten 1000–2100 kcal/Tag. Die wöchentlichen Gruppensitzungen dienen vorwiegend der Auffrischung von Lerninhalten und der Prophylaxe von „Rückfällen". Das körperliche Training und die Gymnastik im Optifast-Zentrum bzw. zu Hause sind in dieser Periode besonders wichtig. Ziel ist es, auch in dieser Phase noch weiter an Gewicht abzunehmen.

*B) Folgeprogramm:*
Diese Periode umfaßt ebenfalls 26 Wochen, in denen die zuletzt in der Stabilisierungsphase begonnene Therapie fortgesetzt wird. Die Gruppentreffen finden jetzt alle 2 Wochen statt und haben ein Verhaltenstraining zum Schwerpunkt. Die edukativen und psychologischen Ziele verfolgen eine Vertiefung und Verfestigung von ernährungsphysiologischen und bewegungstherapeutischen Lerninhalten und Verhaltensweisen; Ziel ist es aber auch, nicht nur einen „Gewichtsrückfall" zu verhindern, sondern das erreichte Gewicht zu halten.

*Ernährung*
In der Fastenphase ist die Ernährung festgelegt (ausschließlich Optifast), in den nachfolgenden Phasen wird Optifast reduziert (Umstellungsphase) und schließlich gänzlich eliminiert (Stabilisierungsphase). Für diese beiden letzten Perioden des Kern- sowie des gesamten Folgeprogramms wird eine Mischkost, im wesentlichen nach dem Richtlinien der Deutschen Gesellschaft für Ernährung (DGE), empfohlen. Sie beinhaltet eine fettarme, cholesteriname, polyensäurereiche, ballaststoffreiche Kost. Zudem wird eine Frisch- und Vollwertkost empfohlen. Bei den Menüplänen kommt das sog. Siebener-Schema zur Anwendung. Dies beinhaltet Portionen tierischer Eiweißträger, Milchprodukte, Brot/Kartoffeln, Obst, Gemüse, Fett und kleine Extras, die auch ausgetauscht werden können.

*Bewegung*
Die Bewegungstherapie beginnt bereits in der Fastenphase und wird in der Folgezeit hinsichtlich Dauer und Intensität gesteigert. Sie umfaßt Gymnastik, Dehnübungen, Ausdauersport, Krafttraining und Spiele in Anlehnung an das WAGUS-Programm (Wissenschaftliche Arbeitsgruppe Gesundheit und Sport). Die Belastungsintensität wird anhand der Herzfrequenz/min (Pulsmessung) nach einer alterskorrigierten Regel festgelegt. Hauptart der Bewegung ist das Gehen. Es werden jedoch auch andere Arten der Bewegung wie Radfahren, Schwimmen, Joggen usw. empfohlen.

*Verhaltenstherapie*
Die Psychotherapie dient der Veränderung von Essen, Eßverhalten und der Steigerung körperlicher Aktivität sowie der Gewähr-

leistung eines sinnvollen Ablaufs der Gruppentreffen. Zur Anwendung kommen verhaltenstherapeutische Prinzipien, die sich bei der Behandlung der Adipositas in den letzten Jahren durchgesetzt haben (s. 8.4.2). Die Therapie wird fast ausschließlich als Gruppentherapie durchgeführt; Einzelgespräche sind jedoch auch möglich (z.B. Krisenintervention). Eine psychodynamische Therapie kommt nicht zur Anwendung.

*Ergebnisse*
Das Optifast-Programm wurde insbesondere in den USA in vielen Studien angewendet. Eine der größten Studien stammt von Kirschner et al. (1988), in der 4026 morbid Adipöse über 14 Wochen mit dem Optifast-Programm (420 kcal/Tag) abgenommen haben. Die Männer nahmen im Durchschnitt 30 kg, die Frauen 21 kg ab. Diese Gewichtsreduktion beseitigte die kardiovaskulären Risikofaktoren bei etwa $^3/_4$ aller Adipösen; beim restlichen Viertel waren Verbesserung festzustellen.

**Gewichtsreduktion durch OPTIFAST: Auswirkungen auf Risikofaktoren**
(Kirschner et al. 1988)

*Hypertonie (RR > 140/90):*

- RR normalisiert, keine Pharmaka 71%,
- RR normalisiert, weiterhin Pharmaka 12%,
- RR weiterhin erhöht 17%,

*Diabetes mellitus (Blutzucker > 140 mg %):*

- orale Antidiabetika abgesetzt 100%,
- Insulintherapie abgesetzt 87%,
- Insulindosis reduziert 10%,

*Hypercholesterinämie (> 250 mg %):*

- normalisiert durch Gewichtsabnahme 73%,
- erniedrigt, jedoch nicht normalisiert 27%,

*Hypertriglyzeridämie (> 170 mg %):*

- normalisiert durch Gewichtsabnahme 77%,
- erniedrigt, jedoch nicht normalisiert 23%.

Ähnliche Ergebnisse liegen auch vom Optifast-Programm in Deutschland vor. Bei einer Auswertung der Kernprogramms von 2490 Teilnehmern fand Jalkanen (1994), daß Frauen 21,4 und Männer 26,2 kg abnahmen. Das Cholesterin sank von 230 auf 213 mg%, die Triglyzeride von 158 auf 117 mg%, der systolische und diastolische Blutdruck von 143 auf 129 mm Hg bzw. von 94 auf 85 mm Hg und die Harnsäure von 5,3 auf 5,0 mg%; das HDL-Cholesterin blieb konstant. Positive Veränderungen waren, je nach Risikofaktor, bei 54–75% der Teilnehmer festzustellen. In einer anderen Studie mit vergleichbaren Ergebnissen stieg das HDL-Cholesterin bei ähnlicher Gewichtsreduktion von 44 auf 52 mg% an (Olschewski et al. 1992).

*Kosten*
Das Kernprogramm kostet insgesamt 4.500 DM, wobei die Krankenkassen üblicherweise 50–75% übernehmen. Der Teilnehmer bezahlt die Kosten für das Diätprodukt (1700 DM in 26 Wochen).

*Beurteilung*
Das Optifast-Programm ist auf eine langfristige Gewichtsreduktion bei Adipösen angelegt. Ob es diesem hohen Anspruch gerecht wird, ist bisher nicht bewiesen, da es keine Beobachtungen über Jahre gibt. Insbesondere kurz- und möglicherweise auch mittelfristig läßt sich mit diesem Vorgehen das Gewicht deutlich reduzieren; es ist daher v.a. vor Operationen usw. zu empfehlen. Die ausgewogene Nährstoff-

relation und die ausreichende Versorgung mit Vitaminen, Mineralien und Spurenelementen dürften Beschwerden und Komplikationen auch bei schneller Gewichtsreduktion weitgehend ausschließen. Der interdisplinäre und multifaktorielle Therapieansatz entspricht einer optimalen Behandlung. Ob die initiale Therapie mit einer Formuladiät und Übergang auf eine Mischkost sinnvoll ist, wird kontrovers diskutiert. Defizite bestehen bei der Bewegungstherapie sowohl hinsichtlich der Empfehlung (Trainingspuls) als auch der Durchführung. In der Vorbereitungsphase fehlt eine Ergometrie; diese sollte bei jedem Adipösen vor Antritt eines körperlichen Trainings durchgeführt werden (Wirth 1994a; s. 7.4.3).

### 8.8.3 Vier-Jahreszeiten-Kur

Es handelt sich um ein Programm der AOK, das in Kooperation mit der Gesellschaft für interdisziplinäre Verhaltenswissenschaft (GiV) Göttingen durchgeführt wird. Seit 1987 haben mehr als 500000 Personen daran teilgenommen; in das Programm werden auch Personen, die nicht bei der AOK versichert sind, aufgenommen. 85% der Teilnehmer sind Frauen im mittleren Alter; ihr Ausgangsgewicht liegt im Mittel bei 15% über dem Broca-Referenzgewicht.

*Ziele*
Ziel des Programms ist eine Verhaltensänderung hinsichtlich der Ernährung. Bezogen auf die individuelle Ernährungssituation soll eine bedarfsgerechte Ernährung zur Gewichtsreduktion erreicht und stabilisiert werden. Mit Grundprinzipen der Verhaltenstherapie wird versucht, über Selbstbeobachtung, Selbstbewertung und Selbstbelohnung eine Stärkung der Fähigkeit zur Selbstregulation zu erreichen. Gewichtsreduktionen bis zu 10 kg werden angestrebt.

*Teilnahme*
Personen mit einem Übergewicht bis zu 20% sind willkommen. Besteht ein größeres Übergewicht oder sind gravierende Krankheiten bekannt, wird ein Besuch beim Hausarzt empfohlen. Für spezielle gesundheitliche Probleme, die sich während der Gewichtsreduktion v.a. bei Diabetes, Hypertonie, Gicht usw. ergeben können, wird neben dem Arztkontakt eine telefonische Beratung angeboten. Die Anmeldung zur Teilnahme erfolgt mittels eines Formulars, das auch Angaben zum Gewicht und zu Begleitkrankheiten erfragt.

*Programm*
Die Teilnahme über 12 Monate gliedert sich in 5 Abschnitte. Zunächst erfolgt ein Ernährungstraining über 4 Wochen, in dem grundsätzliches Wissen über eine gesunde Ernährung und sinnvolles Eßverhalten vermittelt werden. Das Wissen ist in einem „Vier-Wochen-Kurbegleiter" festgehalten; zudem wird ein Ernährungsfahrplan verschickt. Am Ende dieser Periode erhalten die Teilnehmer einen Fragebogen zum Eßverhalten sowie ein Protokoll, um das Essen über 7 Tage zu dokumentieren.

Danach beginnt die zweite 4–6 Wochen dauernde Periode. Inzwischen wird das Ernährungstagebuch ausgewertet und in einem ca. 4seitigen Brief kommentiert. Zudem wird ein 30seitiger „Vier-Jahreszeiten-Kurbegleiter" verschickt. Die Protokollierung des Essens und die Einstellung zum Eßverhalten werden bis zum Jahresende 3 weitere Male wiederholt und jeweils brieflich kommentiert.

Die empfohlene *Ernährung* lehnt sich im wesentlichen an die Richtlinien der DGE an. Basis ist der „Lebensmittelkreis" mit Darstellung von 8 Gruppen von Nahrungsmitteln (Abb. 117).

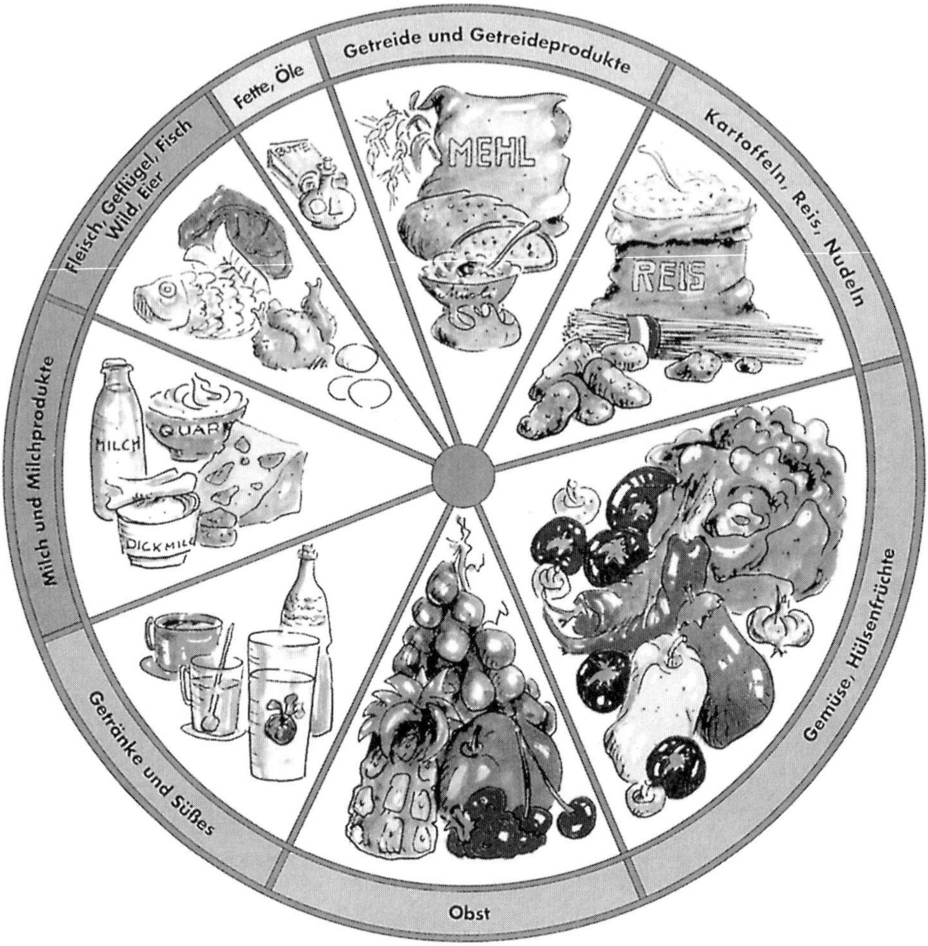


**Abb. 117.** Der Lebensmittelkreis gibt an, welche Lebensmittelgruppen in einer gesunden hypokalorischen Mischkost enthalten sein sollen. Die Größe des Kreisausschnittes symbolisiert den Anteil an der Energieaufnahme („Vier-Jahreszeiten-Kur")

Empfohlen wird eine abwechslungsreiche Kost, in der alle Lebensmittelgruppen – wenn auch mit unterschiedlichem Anteil – vertreten sind. Von einer einseitigen Diät wird abgeraten, eine fettarme und kohlenhydratreiche Kost mit komplexen Kohlenhydraten nahegelegt.

Das *Ernährungsverhalten* wird im Arbeitsbuch „Vier-Jahreszeiten-Kurbegleiter" in 11 Kapiteln zu folgenden Themen trainiert: Süßhunger, Kontrolle, Selbstsicherheit, Entspannung, Kohlenhydrate, geheime Verführer, Essen in Gesellschaft, Belohnung, Heißhunger, Gewichtsstillstand und fettarm essen. Im Mittelpunkt steht der flexible und nicht der rigide Umgang mit Lebensmitteln und Essen. Das Vorgehen orientiert sich an Grundlagen der Lerntheorie.

Die *Briefe* werden mit Hilfe der EDV erstellt, nachdem die persönlichen Daten und die des Ernährungstagesbuches eingegeben wurden. Die Software ist in der

Lage, die Daten des Betroffenen mit denen von nationalen Untersuchungs-Surveys und den Empfehlungen der DGE zu vergleichen und zu kommentieren. Die Briefe enthalten auch quantitative Angaben zu den Hauptnährstoffen und deren Energiegehalt, Vitaminen, Mineralien und Spurenelementen.

*Kosten*
Als einmalige Kosten für die Teilnahme fallen bei AOK-Versicherten 75 DM, bei anderen Teilnehmern 112 DM an.

*Beurteilung*
Mit dem Instrumentarium der Verhaltenstherapie wird versucht, das Eßverhalten mit dem Ziel der „Stärkung der Fähigkeit zur Selbstregulation" zu ändern. Hierzu steht umfangreiches Informations- und Trainingsmaterial zur Verfügung. Einfluß auf den Teilnehmer wird über Briefkontakt genommen. Die empfohlenen Nahrungsmittel entsprechen bewährten Richtlinien, auch die Gewichtung erfolgt nach wissenschaftlichen Erkenntnissen.

Das Programm wird grundsätzlich nur Übergewichtigen, nicht jedoch Adipösen empfohlen. Die Ernährungsempfehlungen basieren auf Ernährungsprotokollen, deren Aussagekraft erheblich bestritten wird. Seit einigen Jahren ist nämlich bekannt, daß quantitative Angaben von Übergewichtigen nicht brauchbar sind (sog. „under-reporting"; s. 5.2.2). Einfluß wird in dem Programm fast ausschließlich auf das Eßverhalten, nicht jedoch auf das Bewegungsverhalten genommen. Die Bewegung hat jedoch – wie das Essen – bei der Genese und Therapie von Übergewicht und Adipositas einen ähnlichen Stellenwert wie die Energieaufnahme. Der Begriff „Kur" impliziert u.a. eine kurzfristige, intensive und passive Therapie (Wirth 1995a); diese Intentionen sind bei der Betreuung von Übergewichtigen nicht angebracht.

### 8.8.4 „Weight Watchers"

„Weight Watchers" wurde 1963 in den USA gegründet; in Deutschland gibt es das Programm seit 1970. Seitdem haben mehr als 3 Mio. Personen an diesem Programm teilgenommen. Der durchschnittliche BMI bei den vorwiegend jungen (durchschnittliches Alter 39 Jahre) Frauen (96 %) liegt bei Eintritt in die Organisation bei 27 kg/m$^2$.

*Programm*
Es besteht aus Ernährung, Verhalten, Bewegung und der Gruppe (Abb. 118).

- Die *Ernährungsempfehlungen* entsprechen im wesentlichen denen der DGE. Vermittelt wird eine auf 1100–1350 kcal/Tag reduzierte Mischkost (für Frauen), die aus 6 Nahrungsmittelgruppen (Obst, Gemüse, Milchprodukte, Brot/Getreide, Fett, Eiweiß) besteht. Als Zubereitungshilfen stehen Broschüren sowie 100 Mahlzeitenvorschläge zur Verfügung. Die Richtlinien sind nicht restriktiv; es können z.B. auch Tiefkühlprodukte und Fertigdressings verwendet werden.
- Das *Verhaltensprogramm* soll den Teilnehmer beim Erkennen von Fehlern in der Ernährung und beim Eßverhalten unterstützen und Handlungshilfen sowie Problemlösungen bieten. Großer Wert wird auf die Bewältigung von besonderen Situationen (z.B. Einladungen, Feste) gelegt.
- *Bewegung* wird ebenfalls zur Gewichtsreduktion empfohlen, um Risikofaktoren zusätzlich zu mindern und die Leistungsfähigkeit zu fördern. Der Teilnehmer erhält Anleitungen für gymnastische Übungen zu Hause.
- Ein wöchentliches Treffen in der *Gruppe* erfüllt vielfältige Funktionen. Zu Beginn der Stunde wird das Gewicht durch den Gruppenleiter ermittelt und dokumentiert. Inhalte der Gruppentreffen sind vorwiegend Themen über Ernährung

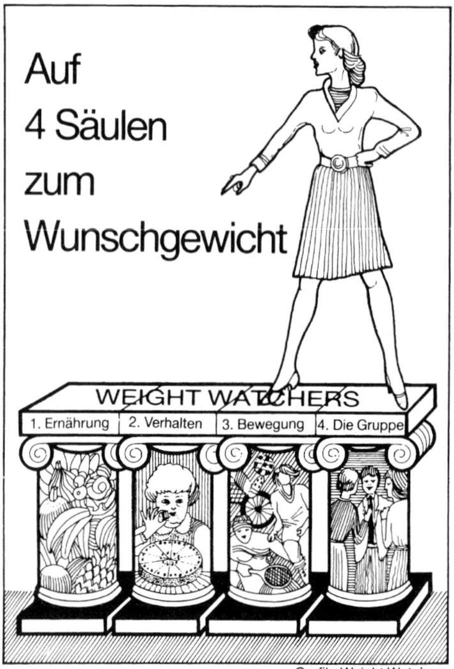
Auf
4 Säulen
zum
Wunschgewicht
WEIGHT WATCHERS
1. Ernährung
2. Verhalten
3. Bewegung
4. Die Gruppe
Grafik: Weight Watchers

**Abb. 118.** Die Therapiesäulen der „Weight Watchers"

sowie die verhaltensmäßige Umsetzung und Ritualisierung. Die Gruppenleiter sind von „Weight Watchers" ausgewählte und geschulte Laien; sie waren früher selbst übergewichtig bzw. adipös (Selbsterfahrung). In einer 3monatigen Grundausbildung werden sie zu „Trainern in Theorie und Praxis gesunder Ernährung und Verhaltenstherapie und erhalten Fähigkeiten in Rhethorik, Gruppendynamik und Präsentation". Das Gesamtprogramm wird intern als gruppenunterstützte Therapie bzw. Beratung bezeichnet (Biesalski 1992).

*Phasen der Therapie*
Es gibt 3 Phasen: Gewichtsreduktion, Gewichtserhaltung und Dauermitgliedschaft. Die Phase der Gewichtsreduktion dauert einige Wochen. In dieser Zeit soll das Ziel- bzw. Wunschgewicht durch Ernährungsumstellung erreicht werden. In der 6wöchigen Erhaltungsphase wird erlernt, das Gewicht durch ein verändertes Ernährungs/Eßverhalten sowie durch vermehrte körperliche Aktivität zu halten. Daran kann sich eine Dauermitgliedschaft anschließen mit dem Ziel, langfristig (lebenslang) das Gewicht unter Kontrolle zu halten; die Treffen in der Gruppe sind monatlich. Voraussetzung für diese Teilnahme ist, daß das Zielgewicht um nicht mehr als 1 kg überschritten wird.

*Kosten*
Die Einschreibgebühr beträgt 27 DM, die wöchentliche Gebühr 24 DM. Die Dauermitgliedschaft ist kostenlos. Einige Krankenkassen übernehmen teilweise die Kosten.

*Beurteilung*
„Weight Watchers" wird dem Anspruch, die Adipositas solle lebenslang behandelt werden, durch die Dauermitgliedschaft gerecht. Die Frage, ob eine Änderung der Ernährung, des Eßverhaltens und der körperlichen Aktivität von Laien – wie bei „Weight Watchers" – oder professionellen Therapeuten besser vermittelt und umgesetzt werden kann, ist offen. Das therapeutische Vorgehen ist, bedingt durch den Laien-Gruppenleiter, vorwiegend kognitiv und nicht psychotherapeutisch ausgerichtet; Persönlichkeitsprobleme können daher vermutlich nicht professionell bearbeitet werden. Die Bewegungstherapie findet nicht in der Gruppe, sondern – wenn überhaupt – zu Hause statt. Empfohlen wird eine Gymnastik; Körperfett kann jedoch nur mit einem Ausdauer- bzw. Kraftausdauertraining reduziert werden (s. 6.6). Bedenkt man, daß nahezu alle Adipöse Krankheiten aufweisen, vermißt man im Programm eine ärztliche Untersuchung und eine medizinische Indikation zur Gewichtsreduktion.

### 8.8.5 Programme in Rehabilitations- und Kurkliniken sowie Sanatorien

In Deutschland gibt es ca. 1200 Reha- und Kurkliniken, in denen jährlich ca. 600 000 Adipöse einer Gewichtsreduktion unterzogen werden; ihre Programme haben somit für die Therapie der Adipositas anteilmäßig die größte Bedeutung.

*Voraussetzungen für die Aufnahme*
In diesen Kliniken werden die Kosten in der Regel vom Rentenversicherungsträger (RV) oder von den Krankenkassen getragen. Der RV-Träger (z.B. BfA, LVA usw.) gewährt eine solche Maßnahme, um eine bestehende oder drohende Berufs- bzw. Erwerbsunfähgkeit abzuwenden („Reha vor Rente“) oder die Arbeitsfähigkeit wiederherzustellen. Ist der Patient nicht berufstätig (z.B. berentet, Hausfrau), kann die Krankenkasse hinsichtlich ihres Präventionsauftrags die Kosten übernehmen.

*Programme*
In diesem Bereich unseres Gesundheitssystems herrscht eine große Vielfalt. Einige Kliniken, meist Reha-Kliniken im eigentlichen Sinne, führen inzwischen multifaktorielle und interdisziplinäre Programme mit Ernährungsumstellung, Bewegungstherapie, Verhaltenstherapie und Gruppenschulung durch. Andere hingegen lassen es bei einer Diätberatung (oft auch nur in der Gruppe) und der Verordnung einer Reduktionskost bewenden. Wieder andere pflegen Außenseitermethoden hinsichtlich der Ernährung (s. 8.2.2). Die Programme sind, von wenigen Ausnahmen abgesehen, nicht evaluiert.

*Beurteilung*
1. *Zugang und Motivation:* Ein Hauptproblem dieser Maßnahmen liegt in der oft mangelnden Motivation der Patienten. Viele Patienten kommen wegen Begleitkrankheiten und erfahren häufig erst in der Klinik, daß eine Gewichtsreduktion die vorrangigste Therapie ist (z.B. bei Diabetes, Hypertonie). Einige Kliniken führen daher Motivationsprogramme zur Verbesserung des Therapieerfolges durch. Besonders schwierig ist die Situation, wenn Patienten in Erwartung einer „Kur“ mit passiven Behandlungen und Erholung in die Klinik kommen (Wirth 1995a).
2. *Kurzzeittherapie:* Naturgemäß beschränkt sich die Behandlungsdauer auf die Zeit des Klinikaufenthaltes, die zwischen 2 und 6 Wochen liegt. Sinnvoll wäre eine Nachbetreuung entweder in Kooperation mit niedergelassenen Ärzten oder der Klinikambulanz. Der RV-Träger hat hierzu keinen gesetzlichen Auftrag, die Krankenkassen erkennen vermutlich das Problem nicht in seiner Tragweite.
   An unserer Klinik wurden adipöse Patienten mit den schwierigsten persönlichen und sozialen Voraussetzung für einen langfristigen Therapieerfolg, nämlich vorwiegend Männer aus dem Arbeiter-, Handwerker- und Bauernmilieu, therapiert und nach 1 Jahr nachuntersucht (Hillebrand u. Wirth 1996). In der Klinik absolvierten 89 von ihnen eine Kombinationstherapie aus Ernährungsumstellung, Bewegungstherapie und Verhaltenstherapie in Kleingruppen mit Therapeuten der jeweiligen Fachdisziplin. Nach 1 Jahr hatten nur 21 % einen langfristigen Erfolg (Gewichtskonstanz bzw. weitere Gewichtsreduktion). Wurden die Patienten hingegen 2mal telefonisch kontaktiert und einmal zu Hause besucht, lag die Erfolgsrate bei 33 % (Abb. 119). Die Zusatzkosten für diese Intervention entsprachen dem Klinikaufenthalt von 2 Tagen. Mit einem Mehraufwand von 6 % der Gesamtkosten konnte der langfristige Erfolg um 57 % verbessert werden.

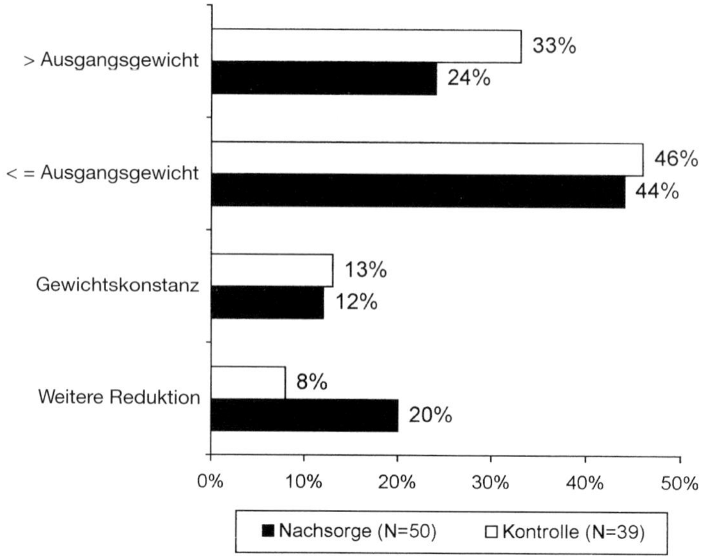


**Abb. 119.** Gewichtsveränderungen bei 89 Adipösen der unteren Sozialschicht im Anschluß an eine 4wöchige Rehabilitationsmaßnahme mit Adipositasschulung. Die Gruppe wurde im Folgejahr 2mal telefonisch kontaktiert und einmal zu Hause besucht. (Nach Hillebrand u. Wirth 1996)

In einer weiteren Studie erfolgte die Nachsorge in der Klinik. Nach 3 und 6 Monaten wurde eine „Auffrischung" von Lerninhalten und eine Besprechung des Gesundheitsverhaltens durch das Therapieteam vorgenommen (halbtägig). Die Nachsorgegruppe hatte auch nach 1 Jahr ihr Gewicht noch reduziert (– 4,5 kg), während die Kontrollgruppe das Ausgangsgewicht wieder erreicht hatte.

3. *Bewegungstherapie:* In allen Reha-Kliniken ist die Bewegungstherapie etabliert und wird differenziert durchgeführt. Reha-Kliniken sind in der BRD fast die einzigen Orte, in denen Adipösen professionell ein Ausdauer- und Krafttraining vermittelt wird.
4. *Defizite:* Nachteilig für eine langfristige Änderung des Eßverhaltens ist die artifizielle Umgebung in einer Klinik, in der viele Auslösereize und die Einflüsse durch die häusliche oder betriebliche Umgebung entfallen. Viele Themen können daher nur als Rollenspiele abgehandelt werden.
   Dringend erforderlich und effektiv ist eine Nachbetreuung im Anschluß an eine stationäre Reha-Maßnahme. Diese wird leider von niedergelassenen Ärzten nicht durchgeführt und von den Kostenträgern nicht finanziert.

### 8.8.6 Ernährungsberatung der Krankenkassen

Verschiedene Krankenkassen, Vorreiter ist die AOK, bieten eine Ernährungsberatung zur Gewichtsreduktion an. Die Beratung wird von Diätassistentinnen oder Ökotrophologinnen durchgeführt. Die Betreuung in einer Beratungsstelle ist auf einige Wochen begrenzt. Empfohlen werden in der Regel Nahrungsmittel, die den Richtlinien der DGE entsprechen; nicht selten sind jedoch auch Außenseiterdiäten „im Angebot".

Es handelt sich bei dieser Therapie nicht um eine multifaktorielle Behandlung, da hinsichtlich der Bewegungstherapie keine reelle Intervention erfolgt. Auch eine Verhaltenstherapie im eigentlichen Sinne findet in der Regel nicht statt, da die Beraterinnen nicht entsprechend ausgebildet sind. Therapiert wird nur durch die Vermittlung von Informationen und Ratschlägen, obgleich v.a. der Lebensstil geändert werden soll. Bisher wurde nicht gezeigt, daß diese Art der Behandlung langfristig erfolgreich ist. Auch bleibt unberücksichtigt, daß die chronische Krankheit Adipositas einer chronischen Therapie bedarf; einige Wochen Therapie lösen das lebenslange Problem nicht.

Der Zugang zu diesen Kursen ist freiweillig und beruht meist auf Eigeninitiative; ärztlicherseits wurde daher meist nicht die Indiaktion zur Gewichtsreduktion gestellt. Die mangelnde Einbindung des betreuendes Arztes hat zudem zur Folge, daß kaum ein Wissenstransfer erfolgt; die Chance einer interdiszipliären Therapie wird so vertan.

**„Pfund um Pfund" (AOK)**

Dieses Programm erhebt Anspruch auf eine ernsthafte Behandlung von Übergewichtigen. Adipöse sind in diesem Kurs nicht erwünscht und werden auf andere Programme der AOK verwiesen.

*Programm*

Der Kurs erstreckt sich nach einer 2wöchigen Vorbereitungszeit über insgesamt 12 Wochen und beinhaltet 10 Gruppentreffen unter Leitung von Diätassistentinnen. Die empfohlenen Nahrungsmittel entsprechen im wesentlichen denen der DGE; ihre Zusammenstellung orientiert sich am Lebensmittelkreis (Abb. 117). Der Energiegehalt beträgt pro Tag zwischen 1000 und 1800 kcal. Es handelt sich demnach um eine an Mikronährstoffen ausgewogene, fett- und cholesterinarme, vollwertige, mäßiggradige hypokalorische Mischkost. Die Gruppenstunden sind kognitiv orientiert und vermitteln Kenntnisse über Ursachen des Übergewichtes, das Zielgewicht, die Energiebilanz, Lebensmittelkunde, richtiges Eßverhalten und Bewegung.

Für AOK-Mitglieder ist die Kursteilnahme kostenlos. Andere Personen entrichten für den Kurs eine Gebühr von 150,– DM. Die Kosten werden in der Regel von anderen Krankenkassen erstattet, selten von Privatkrankenkassen.

*Beurteilung*

Es handelt sich um ein Programm, das Übergewichtigen empfohlen werden kann. Wenngleich es für Adipöse nicht gedacht ist, sollte dennoch ärztlicherseits die Indikation zur Gewichtsreduktion aufgrund einer Untersuchung gestellt werden. Komplikationen können nämlich nicht nur durch Änderungen von Stoffwechselgrößen und des Blutdruckes auftreten, sondern auch am Herzkreislaufsystem und den Gelenken durch die Bewegungstherapie. Die Propagierung eines „Wohlfühlgewichtes" mag marketingtechnisch von Vorteil sein. Viele Begleitkrankheiten wie z.B. Diabetes können jedoch nicht gefühlt werden; der Begriff ist daher gesundheitlich irreführend. Der Hauptnachteil des Programmes liegt in der mangelnden multifaktoriellen Therapie; die Behandlung durch Bewegung, Psychotherapie und Pharmaka spielen gegenüber der diätetischen eine untergeordnete Rolle oder werden überhaupt nicht erwogen. Die AOK ließ verlauten, einen interdisziplinären Ansatz erstellen zu wollen.

### 8.8.7 Treffpunkt-Diät

*Organisation*

Dieses Programm wird von der Gesellschaft für Gewichtsreduktionsschulung und Ernährungsberatung mbH (GfGE) Burbach seit 1987 durchgeführt. Anfang 1996 betreuten ca. 300 Diätberaterinnen etwa 500 Diätgruppen in der gesamten Bundesrepublik.

*Programm*
Den Teilnehmern wird vor Beginn der Therapie empfohlen, den Hausarzt zu konsultieren. Eine Gewichtsreduktion wird in 3 Phasen durchgeführt: Abnehmphase, Umstellungsphase und Erhaltungsphase.

- In der *Abnehmphase,* deren Dauer u. a. vom Ausgangsgewicht, der körperlichen Aktivität und der Diätdisziplin abhängt, wird empfohlen, sich ausschließlich von Diätprodukten der Firma zu ernähren. 30 Produkte in Form von Suppen, Müslis, Cremespeisen, Fertiggerichten und Riegel stehen mit unterschiedlicher Geschmacksrichtung zur Verfügung. Die Diät entspricht der Diätverordnung (§ 14 a) und hat einen Brennwert von ca. 750 kcal/Tag. Pro Tag werden 5 Mahlzeiten empfohlen; zusätzlich sollen mindestens 2 l kalorienfreie Flüssigkeit getrunken werden. Das Eiweiß besteht vorwiegend aus Laktalbumin.
- In der anschließenden *Umstellungsphase* (3–6 Wochen) lernen die Teilnehmer den Übergang von einer Formuladiät auf eine ausgewogene Mischkost; letztere orientiert sich an den Empfehlungen der DGE. Die Umstellung geschieht schrittweise.
- Danach folgt die *Erhaltungsphase,* um den Erfolg der Gewichtsreduktion zu sichern. Erforderlich dazu sind Motivation und Tips, die von der Gruppenleiterin und den Gruppenteilnehmern vermittelt werden.

Die Gruppe wird von einer geschulten Gruppenleiterin geführt. Als Gruppenleiter werden Personen mit unterschiedlicher Vorbildung ausgewählt. Sie nehmen an 2 mehrtätigen Seminaren teil, bilden sich etwa 4mal jährlich weiter und erhalten weitere Informationen durch Rundschreiben und über Infotheken. Die Gruppentreffen sind wöchentlich und dauern ca. 60 min. Vermittelt wird Ernährungswissen, um die Bedeutung sowie den Energiegehalt wichtiger Nährstoffe und Lebensmittel kennenzulernen. Das Setting der Gruppe wird zur Solidarisierung mit Betroffenen, zur sozialen Unterstützung, zur Motivation und zum Austausch von Erlerntem und Erfahrenem genutzt. Die Gruppenteilnehmer lernen auch einzukaufen sowie mit Konflikten und sozialen Ereignissen (z. B. Einladungen) umzugehen. Zudem wird Bewegung zur Steigerung des Energieverbrauchs und zur Initiierung von Kontakten empfohlen. Die Teilnehmer berichten ihr Gewicht; ein Wiegen findet in der Gruppe nicht statt.

*Kosten*
Das Programm finanziert sich aus dem Verkauf der Diätprodukte. Die Teilnahme an den Gruppentreffen ist kostenlos. Eine Mahlzeit kostet durchschnittlich 3,20 DM.

*Beurteilung*
Das Programm beinhaltet, wie der Name Treffpunkt-Diät impliziert, im wesentlichen eine Diät mit Gruppentreffen. Begrüßenswert ist der nicht alleinige Vertrieb von Diätprodukten, sondern die Information und Schulung zu Inhalten der Ernährung und des Eßverhaltens. Inwieweit die Gruppenleiterinnen in der Lage sind, eine Gruppe therapeutisch mit Anspruch auf langfristige Verhaltensänderung zu führen, kann nicht beurteilt werden. Was fehlt, ist die klare Indikationsstellung für eine Gewichtsreduktion sowie eine obligatorische ärztliche Voruntersuchung. Bei einer mehrwöchigen deutlich katabolen Stoffwechsellage wäre sicherlich auch eine ärztliche Zwischenuntersuchung zwingend, schließlich wird die Diät auch insulinpflichtigen Diabetikern empfohlen. Die Bewegungstherapie wird nicht in der Gruppe anläßlich der Treffen praktiziert; sie wird lediglich empfohlen; ob sie tatsächlich allein zu Hause ohne „Initialzündung“ in der Gruppe stattfindet, wird daher bezweifelt.

### 8.8.8 Freiburger Modell

Im Rahmen eines BMJFG-Projektes wurden von 1976–1980 265 Adipöse nach einem 5-Phasen-Modell mit einer durchschnittlichen Gewichtsreduktion von 11,4 kg nach 6 Monaten und 8,0 kg nach 1 Jahr behandelt. Es handelte sich um einen interdisziplinären Therapieansatz, bei dem allerdings der Bewegungstherapeut fehlt. Das Setting entsprach einem international akzeptierten Vorgehen (Gromus et al. 1985). Das Programm erfuhr leider keine größere Verbreitung.

### 8.8.9 Bundeszentrale für gesundheitliche Aufklärung (BZgA)

Die BZgA hat in Zusammenarbeit mit dem Institut für Therapieforschung (IFT) das Programm *„Abnehmen – aber mit Vernunft"* erarbeitet. Es ist für Übergewichtige gedacht und wird jährlich von mehr als 10 000 Personen in Anspruch genommen.

*Programm*
Ziel der Behandlung ist die langfristige Gewichtsabnahme durch Änderung des Verhaltens. Aus diesem Grunde werden die Gruppensitzungen mit maximal 15 Personen verhaltenstherapeutisch unter einem geschulten Gruppenleiter abgehalten. In 20 Wochen finden wöchentliche Treffen statt, in denen es um Ernährung, Eßverhalten, Entspannung und körperliche Aktivität geht.

Die empfohlene Mischkost entspricht im wesentlichen den Empfehlungen der DGE. Sie hat einen Energiegehalt zwischen 1200 und 2400 kcal pro Tag. Es ist eine abwechslungsreiche, fettarme und kohlenhydratreiche Kost, die Raum für eine individuelle Gestaltung läßt. Je nach Ausbildung des Schulungsleiters werden Entspannungsübungen praktiziert, Bewegungstherapie wird empfohlen und besprochen.

*Beurteilung*
*„Abnehmen – aber mit Vernunft"* ist vernünftig und kann generell empfohlen werden. Die ausgewogene Mischkost ist risikoarm und die Gruppensitzungen sind – wie erwünscht – verhaltenstherapeutisch orientiert. Zu kurz kommt die Bewegungstherapie. Diese wird in der Regel nicht praktiziert, sondern nur empfohlen; auch die Schulungsleiter sind in Bewegungstherapie nicht ausgebildet.

# Literatur


Abrams BF, Parker J (1987) Overweight and pregnancy complications. Int J Obesity 12: 293–298

Acheson KJ, Campbell IT, Edholm OG, Miller S, Stock MJ (1980) Measurement of food and energy intake in man – an evaluation of some techniques. Am J Clin Nutr 33: 1147–1154

Acheson KJ, Ravussin E, Schoeller DA et al. (1988) Two-week stimulation for blockade of the sympathetic nervous system in man: influence of body weight, body composition, and twenty-four-hour energy expenditure. Metabolism 37: 91–98

Aggarwal AM, Camilleri M, Phillips SF, Schlagheck TG, Brown ML, Thomforde GM (1993) Olestra, a nondigestible, nonabsorbable fat. Effects on gastrointestinal and colonic transit. Dig Dis Sci 38: 1009–1014

Ahlquist RP (1980) Historical perspective: classification of adrenoreceptors J Auton Pharmacol 1:101–106

Ailhaud G, Grimaldi P, Négrel R (1992) Cellular and molecular aspects of adipose tissue development. Annu Rev Nutr 12: 207–233

Alexander JK (1991) Cardiac structure and function in obesity. Medicographia 13: 9–12

Alpert MA, Terry BE, Kelly DL (1985) Effect of weight loss on cardiac chamber size, wall thickness and left ventricular function in morbid obesity. Am J Cardiol 55: 783–786

Alpert S (1990) Growth, thermogenesis, and hyperphagia. Am J Clin Nutr 52: 784–792

Alpert MA, Lambert CR, Terry BE, Cohen MV et al. (1995) Interrelationship of left ventricular mass, systolic function and diastolic filling in normotensive mobidly obese patients. Int J Obes 19: 550–557

Andres R, Elahi D, Tobin JD, Muller DC, Brant L (1985) Impact of age on weight goales. Ann Intern Med 103: 1030–1033

Apfelbaum M, Bostsarron J, Brigant L, Dupin H (1967) La composition du poids perdu au cours de la diète hydrique – effets de la supplémentation protidique. Gastroentérologie 108: 121–134

Arab L, Schellenberg B, Schlierf G (1982) Nutrition and health. A survey of young men and women in Heidelberg. Ann Nutr Health 26 [Suppl 1]: 1–244

Archer, JA, Gorden P, Roth V (1975) Defect in insulin binding to receptors in obese men. Amelioration with caloric restriction. J Clin Invest 55: 166–174

Armellini F, Zamboni M, Rigo L et al. (1990) The contribution of sonography to the measurement of intra-abdominal fat. J Clin Ultrasound 18: 563–567

Arner P (1988) Control of lipolysis and its relevance to development of obesity in man. Diabetes Metab Rev 4: 507–515

Arner P, Kriegholm E, Engfeldt P, Bolinder J (1990) Adrenergic regulation of lipolysis in situ at rest and during exercise. J Clin Invest 85: 893–898

Arner P (1993a) Regulation of adipose tissue lipolysis, importance for the metabolic syndrome. In: Stenson CG et al. (eds) New concepts in the pathogenesis of NIDDM. Plenum, New York, pp 259–267

Arner P, Bülow J (1993b) Assessment of adipose tissue metabolism in man: comparison of Fick and microdialysis techniques. Clin Sci 85: 247–256

Arnold C-R, Weimann G (1974) Kardiorespiratorische Belastbarkeit Adipöser bei kalorienfreier und kalorienarmer Diät. Herz/Kreisl 6: 669–674

Askew EW, Dohm GL, Huston RL, Sneed TW, Dowdy RP (1972) Response of rat tissue lipases to physical training and exercise. Proc Soc Exp Biol Med 141: 123–127

Askew EW, Dohm GL, Doub WH Jr, Huston RL, van Natta PA (1975) Lipogenesis and glycerid synthesis in the rat: response to diet and exercise. J Nutr 105: 190–199

Assmann G (1982) Lipidstoffwechsel und Atherosklerose. Schattauer, Stuttgart

Assmann G, Schulte H (1992) Obesity and hyperlipidemia: results from the Prospective Cardiovascular Münster (PROCAM) Study. In: Björntorp P, Brodoff BN (eds) Obesity. Lippincott, Philadelphia, pp 502–511

Assmann G, Schulte H (1993) Results and conclusions of the Prospective Cardiovascular Münster (PROCAM) Study. In: Assmann G (ed) Lipid metabolism disorders and coronary heart disease. MMV, München, pp 19–67

Backman L, Freyschuss U, Hallberg D, Melcher A (1973) Cardiovascular function in extreme obesity. Acta Med Scand 193: 437–446

Ballor DL, Keesey RE (1991) A meta-analysis of the factors affecting exercise-induced changes in body mass, fat mass and fat-free mass in males and females. Int J Obes 15: 717–726

Ballor DL, Poehlman ET (1994) Exercise-training enhances fat-free mass preservation during diet-induced weight loss: a meta-analytical finding. Int J Obes 18:35–40

Barth CA, Gertmann U, Karst H, Noack R (1994) Triglyceridaufnahme mit der Nahrung und Fettbilanz beim Menschen – Neues zur Prävention des Übergewichtes. Ernährung/Nutrition 18: 101–104

Basdevant A, Le Barzig M, Guy-Grand B (1993) Eating patterns. From normal to pathological. PIL, Paris

Bättig K (1993) Acute and chronic cardiovascular and behavioral effects of caffeine, aspirin and ephedrine. Int J Obes 17 [Suppl 1]: S61–S64

Baumgartner RN, Roche AF, Chumlea WC, Siervoge RM, Glueck CJ (1987) Fatness and fat patterns: associations with plasma lipids and blood pressure in adults, 18 to 57 years of age. Am J Epidemiol 126: 614–628

Bellisari A, Roche AF, Siervogel AF (1993) Reliability of B-mode ultrasonic measurements of subcutaneous adipose tissue and intra- abdominal depth: comparisons with skinfold thickness. Int J Obes 17: 475–480

Benedict FG (1907) Influence of inanition on metabolism. Carnegie Institute Publication 77

Benedict FG (1915) A study of prolonged fasting. Washington Publications, Washington DC, p 280

Berchtold P, Jörgens V, Finke C, Berger M (1981) Epidemiology of obesity and hypertension. Int J Obes 5 [Suppl 1]: 1–7

Berg A, Halle M, Baumstark MW, Keul J (1994a) Bedeutung der Lipoproteine bei der Pathogenese der KHK. Dtsch Ärztebl 91: C547–C552

Berg A, Halle M, Bauer S, Korsten-Reck U, Keul J (1994b) Körperliche Aktivität und Eßverhalten: Strategien zur Verbesserung des Serumlipidprofils bei Kindern und Jugendlichen. Wien Med Wochenschr 144: 138–144

Berger M, Granz M, Berchtold P, Krüskemper GM, Zimmermann H (1976a) Verlaufsuntersuchungen zum Langzeiteffekt der Nulldiät. Dtsch Med Wochenschr 101: 601–605

Berger M, Baumhoff E, Gries FA (1976b) Gewichtsreduktion und Glukose-Toleranz bei Adipositas. Eine Verlaufsstudie über 5 Jahre. Dtsch Med Wochenschr 101: 307–311

Berger M (1991) Risks and risk factors of obesity. In: Oomura Y, Tarui S, Inoue S, Shimazu T (eds) Progress in obesity research. Libbey, London, pp 659–661

Berger M (1992) Pharmacological treatment of obesity: digestion and absorption inhibitors-clinical perspective. Am J Clin Nutr 55: 318S–319S

Bergmann KE, Menzel R, Bergmann E, Tietze K, Stolzenberg H, Hoffmeister H (1989) Verbreitung von Übergewicht in der erwachsenen Bevölkerung in der Bundesrepublik Deutschland. Aktuel Ernährung 14: 205–208

Berken GH, Weinstein DO, Stern WC (1984) Weight gain: a side effect of tricyclic antidepressants. J Affective Disord 7: 133–137

Bernstein JG (1992) Management of psychotropic drug-induced obesity: In: Björntorp P, Brodoff BN (eds) Obesity. Lippincott, Philadelphia, pp 445–453

Bernstein RA, Giefer EE, Rimm AA (1976) Gallbladder disease – I Assessment of validity and reliability of data derived from a questionnaire. A study of 62739 weight conscious women. J Chron Dis 29: 51–78

Bieger WP, Michel G, Barwich D, Biehl K, Wirth A (1984) Diminished insulin receptors on moncytes and erythrocytes in hypertriglyceridemia. Metabolism 33: 982–987

Bienek B, Kottmann U, Wirth A (1990) Geschlechtsspezifische Änderung der Körperzusammensetzung bei Gewichtsreduktion. Dtsch Med Wochenschr 115: 993–966

Biesalski HK (1992) Therapie des Übergewichtes. Nur langfristig und kontinuierlich effizient. Therapiewoche 42: 1506–1511

Bingham SA, Cummings JH (1985) Urine nitrogen balance in individuals consuming their normal diet. Am J Clin Nutr 42: 1276–1289

Bingham SA (1991) Limitations of the various methods for collecting dietary intake data. Ann Nutr Metab 35: 117–127

Björntorp P, de Jounge K, Sjöström L, Sullivan A (1970a) Effect of physical training on insulin production in obesity. Metabolism 19: 631–638

Björntorp P, Karlsson M (1970b) Triglyceride synthesis in human subcutaneous adipose tissue cells of different size. Eur J Clin Invest 1: 112–117

Björntorp P, Carlgren G, Isaaksson B, Krotkieswki M, Larsson B, Sjöström L (1975) Effect of energy-reduced dietary regimen in relation to adipose tissue cellularity in obese women. Am J Clin Nutr 28: 445–452

Björntorp P, Smith U (1976a) The effect of fat cell size on subcutaneous adipose tissue metabolism. Front Matrix Biol 2: 37–61

Björntorp P (1976b) Exercise in the treatment of obesity. Clin Endocr Metab 5: 431–453

Björntorp P, Holm G, Jacobsson B et al. (1977) Physical training in human hyperplastic obesity. IV. Effects on the hormonal status. Metabolism 26: 319–328

Björntorp, P (1994) Fatty acids, hyperinsulinemia, and insulin resistance: which comes first? Curr Opin Lipidol 5: 166–174

Bloom WL, Mitchell WR (1960) Salt excretion in fasting patients. Arch Intern Med 106: 321–326

Blundell, JE (1989) Serotonin and eating pattern: pharmacological studies in animals and humans, Medicographia 11: 8–12

Bogardus C, LaGrange BM, Horton ES, Sims EAH (1981) Comparison of carbohydrate-containing and carbohydrate-restricted hypocaloric diets in the treatment of obesity. J Clin Invest 68: 399–404

Bogardus C, Lillioja S, Ravussin E et al. (1986) Familial dependence of the resting metabolic rate. N Engl J Med 315 96–100

Bolinder J, Kager L, Östman J (1983) Differences at the receptor and post-receptor levels between human omental and subcutaneous adipose tissue in the action of insulin on lipolysis. Diabetes 43: 207–210

Bollinger RE, Lukert BP, Brown RV, Guevara RW, Steinberg R (1966) Metabolic balance of obese subjects during fasting. Arch Intern Med 118: 3–8

Bonadonna RC, DeFronzo RA (1993) Glucose metabolism in obesity and type II diabetes. In: Björntorp P, Brodoff BN (eds) Obesity. Lippincott, Philadelphia, pp 474–501

Bönner G (1994) Hyperinsulinemia, insulin resistance, and hypertension. J Cardiovasc Pharmacol 24 [Suppl 2]: 39–49

Bouchard C, Pérusse L, Leblanc C, Tremblay A, Theriault G (1988) Inheritance of the amount and distribution of human body fat. Int J Obes 12: 205–215

Bouchard C, Tremblay A, Nadeau A et al. (1990a) Long-term exercise training with constant energy intake. 1: Effect on body composition and selected metabolic variables. Int J Obes 14: 57–73

Bouchard C, Tremblay A, Dreprés J-P (1990b) The response to long-term overfeeding in identical twins. N Engl J Med 322: 1477–1482

Bouchard C, Després J-P, Mauriège P, Marcotte M, Chagnon M, Dionne FT, Bélanger A (1991) The genes in the constellation of determinants of regional fat distribution. Int J Obes 15: 9–18

Bouchard C (1992) Genetic aspects of human obesity. In: Björntorp P, Brodoff BN (eds) Obesity. Lippincott, Philadelphia, pp 343–351

Bray GA (1985) Obesity: definition, diagnosis and disadvantages. Med J Aust 142: S2–S8

Bray GA (1987) Overweight is risking fate. Definition, classification, prevalence, and risks. In: Wurtman RJ, Wurtman JJ (eds) Human obesity. Ann NY Acad Sci 499: 14–28

Bray GA (1989) Obesity, overweight and related eating disorders: an overview. Medicographia 11: 3–7

Bray GA (1991) The inheritance of corpulence. In: Cioffi LA, James WPT, Itallie TB van (eds) The body weight regulatory system. Raven, New York, pp 41–49

Bray GA (1992) An approach to the classification and evaluation of obesity. In: Björntorp P, Brodoff BN (eds) Obesity. Lippincott, Philadelphia, pp 294–308

Bremer JM, Scott RS, Lintott CJ (1994) Desfenfluramine reduces cardiovascular risk factors. Int J Obes 18: 199–205

Brodoff BN, Hendler R (1992) Very low calorie diets. In: Björntorp P, Brodoff BN (eds) Obesity. Lippincott, Philadelphia, pp 683–707

Bruch, H (1973) Eating disorders: obesity, anorexia and the patient within. Basic Books, New York

Brunetti P, Bolli GB (1992) The role of obesity in the pathogenesis of non-insulin-dependent diabetes mellitus. In: Belfiore F, Jeanenaud B, Papalia D (eds) Obesity: basic concepts and clinical aspects. Karger, Basel, pp 157–164

Brunzell JD, Goldberg AP, Schwartz RS (1980) Cigarette smoking and adipose tissue lipoprotein lipase. Int J Obes 4: 101–103

Buchinger O (1935) Das Heilfasten und seine Hilfsmethoden, 20. Aufl. Hippokrates, Stuttgart

Bukowiecki L, Lupien J, Follea N, Paradis A, Richard D, LeBlanc J (1980) Mechanism of enhanced lipolysis in adipose tissue of exercise-trained rats. Am J Physiol 239: E422–E429

Burton BT, Foster WR, Hirsch J, Itallie T van (1985) Health implication of obesity: an NIH Concensus Development Conference. Int J Obes 9: 155–169

Cabanac M, EF Rabe (1976) Influence of a monotonous food on body weight regulation in humans. Physiol Behav 17: 675–682

Cahill GF (1970) Starvation in man. N Engl J Med 19: 668–675

Campbell IW, Menzies DG, Chalmers J, McBain AM, Brown IR (1994) One year comparative trial of metformin and glipizide in type 2 diabetes mellitus. Diabete Metab 20: 394–400

Capani F, Consoli A, Vitacolonna E (1992) Effect of weight loss on glycemic control in obese type 2 (NIDDM) diabetic subjects: In: Belfiore F, Jeanrenaud B, Papalia D (eds) Obesity: basic concepts and clinical aspects. Karger, Basel, pp 177–189

Cardon LR, Carmelli D, Fabsitz RR, Reed T (1994) The genetic determination of body fat distribution. Hum Biol 66: 465–479

Caro JF, Sinha MK, Raju SM et al. (1987) Insulin receptor kinase in human skeletal muscle from obese subjects with and without noninsulin-dependent diabetes. J Clin Invest 79: 1330–1337

Caviezel R, Croci M, Tufano A, Mazzocchi M, Longari V, Greco M (1992) Role of nutrient intake in childhood obesity. In: Belfiore F, Jeanrenaud B, Papalia D (eds) Obesity: basic concepts and clinical aspects. Karger, Basel, pp 85–94

Charles S, Ketekslegers J, Lambert A (1981) Hyperglycemic effect of nifedipine. Br Med J 283: 19–20

Chomé J, Menden E, Pau T, Scharm M, Schlaf G, Tischner G, Weddige A (1984) Psychosoziale Bewertung der Ernährung in Familien mit Kindern. Ein Repräsentativerhebung in der Bundesrepublik Deutschland. In: Hrg Deutsche Gesellschaft für Ernährung, Ernährungsbericht 1984. Heinrich, Frankfurt, S 103–144

Cianflone K, Sniderman AD, Walsh MJ, Vu H, Gagnon J, Rodriguez MA (1989) Purification and characterization of acylation stimulating protein. J Biol Chem 264: 426–430

Cianflone K, Kalant D, Marliss EB, Gougeon R, Sniderman AD (1995a) Response of plasma ASP to a prolonged fast. Int J Obes 19: 604–609

Cianflone K, Maslowska M, Sniderman A (1995b) The acylation stimulating protein-adipsin system. Int J Obes 19 [Suppl 1]: S34–S38

Colditz GA, Willett WC, Stampfer MR (1990) Weight as a risk factor for clinical diabetes in women. Am J Epidemiol 132: 501–513

Colditz GA (1992) The economic costs of obesity. Am J Clin Nutr 55: 503S–507S

Cominacini L, Zocca I, Barbin U, Davoli A, Micciolo R, Bastiani P de, Bosello O (1988) High-density lipoprotein composition in obesity: interrelationships with plasma insulin levels and and body weight. Int J Obes 12: 343–352

Cominacini L, Garbin U, Davoli A et al. (1993) High-density lipoprotein cholesterol concentrations and postheparin hepatic and lipoprotein lipases in obesity: relationships with plasma insulin levels. Ann Nutr Metab 37: 175–184

Connoley JP, Heal DJ, Stock MJ (1994) The thermogenetic effect of sibutramine. 7th Int Congress on Obesity, Satellite symposium in Quebec

Considine RV, Shinha MK, Heiman ML et al. (1996) Serum immunoreactive-leptin concentrations in normal-weight and obese humans. N Engl J Med 334: 292–295

Conway JM, Norris KH, Bodwell CE (1984) A new approach for the estimation of body composition: infrared interactance. Am J Clin Nutr 40: 1123–1130

Coppack SW, Jensen MD, Miles JM (1994) In vivo regulation of lipolysis in humans. J Lipid Res 35: 177–193

Cotton JR, Burley JM, Blundell JE (1994) Fat and satiety: effect of fat in combination with either protein or carbohydrate. In: Ditschuneit H, Gries FA, Hauner H et al. (eds) Obesity in Europe 1993. Libbey, London, pp 349–355

Craig AH, Zipf WB (1991) Elevated blood pressure in obese children: influence of gender, age, weight and serum insulin levels. Int J Obes 15: 453–459

Cushman SW, Wardzala LJ (1980) Potential mechanism of insulin action on glucose transport in the isolated rat adipose cell. Apparent translocation of intracellular transport systems to the plasma membrane. J Biol Chem 255: 4758–4762

Dale D van, Saris WHM, Hoor F ten (1990) Weight maintenance and resting metabolic rate 18–40 months after a diet/exercise treatment. Int J Obes 14: 347–359

Daly PA, Landsberg L (1991) Hypertension in obesity and NIDDM. Role of insulin and sympathetic nervous system. Diabetes Care 14 240–248

Danahue RP, Abbott RD, Bloom E, Reed DM, Yano K (1987) Central obesity and coronary heart disease in men. Lancet I: 821–824

Daniell HW (1993) Larger prostatic adenomas in obese men with no associated increase in obstructive uropathy. J Urol 149: 315–317

Davenport CB (1923) Body build and its inheritance. Carnegie Institute, Washington, pp 329–333

Davie M, Abraham RR, Godsland Z, Moore P, Wynn V (1982) Effect of high and low-carbohydrate diets on nitrogen balance during calorie restriction in obese subjects. Int J Obes 6: 457–461

Dawson-Hughes B, Shipp C, Sadowski L, Dallal G (1987) Bone density of the radius, spine, and hip in relation to percent of ideal body weight postmenopausal women. Calcif Tissue 40: 310–314

DeFronzo RA (1981) The effect of insulin on renal sodium metabolism. A review with clinical implications. Diabetologia 21: 165–171

DeFronzo RA, Ferrannini E (1991) Insulin resistance. A multifaceted syndrome responsible for NIDDM, obesity, hypertension, dyslipidemia, and atherosclerotic cardiovascular disease. Diabetes Care 14: 73–194

DeHaven J, Sherwin R, Hendler R, Felig P (1980) Nitrogen and sodium balance and sympathetic-nervous-system activity in obese subjects treated with a low-calorie protein or mixed diet: N Engl J Med 302: 477–482

Deprés JP, Tremblay A, Nadeau A, Bouchard C (1988) Physical training and changes in regional adipose tissue distribution. Acta Med Scand [Suppl] 723: 205–212

Deprés JP, Moorjani S, Ferland M et al. (1989) Adipose tissue distribution and plasma lipoprotein levels in obese women. Importance of intra-abdominal fat. Arteriosclerosis 9: 203–210

Deprés JP, Tremblay A, Moorjani S, Lupien PJ, Thériault G, Nadeau A, Bouchard C (1990) Long-term exercise training with constant energy intake. 3: effects on plasma lipoprotein levels. Int J Obes 14: 85–94

Deprés JP (1991) Obesity and lipid metabolism: relevance of body fat distribution. Curr Opin Lipidol 2: 5–15

Deprés JP, Marette A (1994) Relation of components of insulin resistance syndrome to coronary disease risk. Curr Opin Lipidol 5: 274–289

Dequeker J, Goris P, Uytterhoeven R (1983) Osteoporosis and osteoarthritis (osteoarthrosis). JAMA 249: 1448–1451

Deurenberg P, Westrate JA, Hautvast JGAJ (1989) Changes in fat-free mass during weight loss measured by bioelectrical impedance and by densitometry. Am J Clin Nutr 49: 33–36

Deutsche Adipositas-Gesellschaft (1995) Richtlinien zur Therapie der Adipositas. Adipositas 5: 6–10

Deutsche Gesellschaft für Ernährung (1992) Ernährungsbericht 1992 Hrsg. Deutsche Gesellschaft für Ernährung, Henrich Frankfurt

Devitis de O, Fazio S, Petitto M, Maddalena G, Contaldo F, Mancini M (1981) Obesity and cardiac function. Circulation 64: 477–482

Diehl, JM, Paul T (1985) Relativgewicht und Persönlichkeit. Analysen mit dem Freiburger Persönlichkeitsinventar, Akt. Ernährungsmed. 10: 14–23

Diehl JM (1991) Ernährungspsychologie. (Hrsg Th. Kutsch) Ernährungsforschung. Wiss Buchgesellschaft, Darmstadt, S 91–123

Dieterle P, Fehm H, Ströder W, Henner J, Bottermann P, Schwarz K (1967) Asymtpomatischer Diabetes mellitus bei normalgewichtigen Hypertonikern. Untersuchungen über die Glukosetoleranz, das Seruminsuin und die nicht veresterten Fettsäuren bei der essenstiellen Hypertonie. Dtsch Med Wochenschr 92: 2376–2381

Dietz WH (1992) Genetic syndromes. In: Björntorp P, Brodoff BN (eds) Obesity. Lippincott, Philadelphia, pp 589–593

Dietze G, Wicklmayer M, Hepp KD, Mehnert H (1975) Kohlenhydratverwertung des Zentralnervensystems und des Skelettmuskels während längerem Fasten. In: Jahnke K, Mehnert H, Drost H (Hrsg) Metabolische und klinische

Aspekte der Kohlenhydrate in der Ernährung. Kirchheim, Mainz, S 110–113

Dinnendahl V (1987) Adipositas, Fettsucht, besser nicht medikamentös behandeln. Transparenzliste für die Indikation Fettsucht. Mitteilung des Berufsverbandes Deutscher Internisten 2: 33–42

Ditschuneit H, Faulhaber J-D, Beil I, Pfeiffer EF (1970) Veränderungen des Stoffwechsels bei Null-Diät. Internist 11: 176–183

Ditschuneit H, Ditschuneit HH, Wechsler JG (1979) Adipositasbehandlung – Nulldiät oder kalorienreduzierte Diät? Internist 20: 151–158

Ditschuneit HH, Wechsler JG, Ditschuneit H (1993) Welche Reduktionsdiät? Dtsch Ärztebl 90: 1932–1939

Donahoe CP Jr, Lin DH, Kirschenbaum DS, Keesey RE (1984) Metabolic concequences of dieting and exercise in the treatment of obesity. J Cons Clin Psychol 52: 827–836

Donnelly JE, Pronk NP, Jacobsen DJ, Pronk SJ, Jakicic JM (1991) Effects of a very-low calorie diet and physical-training regimens on body compostion and resting metabolic rate in obese females. Am J Clin Nutr 54: 56–61

Drenick EF, Bale GS, Seltzer FSA, Johnson DG (1980) Excessive mortality and causes of death in morbidy obese men. JAMA 243: 443–445

Drenick EF, Fischer JS (1988) Sudden cardiac arrest in morbidly obese surgical patients unexplained after autopsy. Am J Surg 155: 720–725

Drent ML, Veen EA van der (1993) Lipase inhibition: a novel concept in the treatment of obesity. Int J Obes 17: 241–244

Drewnowski A (1987) Changes in mood after carbohydrate consumption. J Can Inst Food Sci Technol 20: 327–330

Dunaif A, Segal KR, Futterweit W (1989) Profound peripheral insulin resistance, independent of obesity, in the polycystic ovary syndrome. Diabetes 38: 1165–1170

Dunaif A, Givens JR, Haseltine F (1991) The polycystic ovarian syndrome. Blackwell Scientific, Cambridge/ MA

Durnin JVGA, Womersley J (1974) Body fat assessed from total body density and its estimation from skinfold thickness: measurements on 481 men and women aged 16–72 years. Br J Nutr 32: 77–97

Durrant, ML, Ryoston JP, Wolch RT (1982) Effect of exercise on energy intake and eating patterns in lean and obese humans. Physiol Behav 20: 449–454

Dwyer JT, Lu D (1993) Popular diets for weight loss. From nutritionally hazardous to healthful. In: Stunkard AJ, Wadden TA (eds) Obesity: theory and therapy. Raven, New York, pp 231–252

Eckel RH, Yost TJ (1987) Weight reduction increases adipose tissue lipoprotein lipase responsiveness in obese women. J Clin Invest 80: 992–997

Eckel RH, Yost TJ, Jensen DR (1995) Alterations in lipoprotein lipase in insulin resistance. Int J Obes 19 [Suppl 1]: S16–S21

Edwards LE, Dickes WE, Alton IR (1978) Pregnancy in the massively obese: course, outcome, and obesity prognosis of the infant. Am J Obest Gynecol 131: 431–437

Elizalde G, Sclafani A (1990) Flavor preferences conditioned by intragastric polycose: a detailed analysis using an electronic eosophagus preparation. Physiol Behav 47: 63–77

Entenmann G, Hauner H (1992) Die Fettzellentwicklung beim Menschen. Teil 1: Fettgewebszellularität und Charakterisierung von Fettgewebsvorläufern. Adipositas 3: 18–20

Epstein FH, Higgins M (1992) Epidemiology of obesity. In: Björntorp P, Brodoff BN (eds) Obesity. Lippincott, Philadelphia, pp 330–342

Ernst E (1987) Normalization of hemorheological abnormalites during weight reduction in obese patients. Nutrition 3: 337–339

Ernst E (1991) Fibrinogen: ein „neuer" kardiovaskulärer Risikofaktor. Wiener Med Wochenschr 17: 375–382

Everhart JE (1993) Contributions of obesity and weight loss to gallstone disease. Ann Intern Med 119: 1029–1035

Fanari P, Somazzi R, Nasrawi F, Ticozzelli P, Grugni G, Agosti R, Longhini E (1993) Haemorheological changes in obese adolescents after short-term diet. Int J Obes 17: 487–494

Faulhaber JD, Petruzzi EN, Eble H, Ditschuneit H (1969) In-vitro-Untersuchungen über den Fettstoffwechsel isolierter menschlicher Fettzellen in Abhängigkeit von der Zellgröße. Die durch Adrenalin induzierte Lipolyse. Hormon Metab Res 1: 80–86

Felber JP, Ferrannini E, Golay A, Meyer HU, Thiébaud D, Churchod B, Maeder E (1987) Role of lipid oxidation in pathogenesis of insulin resistance of obesity and type II diabetes. Diabetes 36: 1341–1350

Felber J-P (1992) From obesity to diabetes. Pathophysiological considerations. Int J Obes 16: 937–952

Felson DT, Anderson JJ, Naimark A, Walker AM, Meenan RF (1988) Obesity and knee osterarthritis. The Framingham Study. Ann Intern Med 109: 18–24

Felson DT, Zhang Y, Anthony JM, Naimark A, Anderson JJ (1992) Weight loss reduces the risk for symptomatic knee osteoarthritis in women. Ann Intern Med 116: 535–539

Fernstrom JD (1992) Brain serotonin, food intake regulation, and obesity. In: Björntorp P, Brodoff BN (eds) Obesity. Lippincott, Philadelphia, pp 411–423

Ferrannini E, Buzzigoli G, Bonadonna R et al. (1987) Insulin resistance in essential hypertension. N Engl J Med 317: 350–357

Filipiak B, Schneller H, Döring A, Härtel U, Hense HW, Stieber J, Keil U (1993) Monica-Projekt Augsburg. GSF-Bericht. Hrsg. von GSF-Forschungszentrum

Fischer H, Lembcke B (1991) Die Anwendung der bioelektrischen Impedanzanalyse (BIA) zur Beurteilung der Körperzusammensetzung und des Ernährungszustandes. Inn Med 18: 13–17

Fisler JS, Drenick EJ, Yoshimura NN, Swendseid ME (1985) Plasma concentration of amino acids in obese men consuming very-low-calorie diets composed of soy or collagen protein. Int J Obes 9: 335–346

Flegal KM, Troiano RP, Pamuk ER, Kuczmarski RJ, Campbell SM (1995) The influence of smoking cessation on the prevalence of overweight in the United States. N Engl J Med 333: 1165–1170

Fontbonne A, Charles MA, Thibult N, Richard JL, Claude JR, Warnet JM, Rosselin GE, Eschwege E (1991) Hyperinsulinemia as a predictor of coronary heart diesease mortality in a health population: the Paris Prospecitve Study, 15-year follow-up. Diabetologia 34: 356–361

Foreyt JP (1977) Behavioral treatments of obesity. Pergamon, Oxford

Frank S, Colliver JA, Frank A (1986) The electrocardiogram in obesity: statistical analysis of 1,029 patients. J Am Coll Cardiol 7: 295–299

Franz IW, Eismann D, Mellerowitz H (1983) Einfluß von Training und Gewichtsabnahme auf koronare Riskofaktoren In: Heck H, Hollmann W, Liesen H, Rost R (Hrsg) Leistung und Gesundheit. Deutscher Ärzteverlag, Köln, S 373–376

Frayn KN, Coppack SW, Humphreys M (1993) Subcutaneous adipose tissue metabolism studied by local catherization. Int J Obes 17 [Suppl 3]: S18–S21

Frederich RC, Kahn BB, Peach MJ, Flier JS (1992) Tissue-specific nutritional regulation of angiotensinogen in adipose tissue. Hypertension 19: 339–344

Frey-Hewitt B, Vranizan KM, Dreon DM, Wood PD (1990) The effect of weight loss by dieting or exercise on resting metabolic rate in overweight men. Int. J. Obes 14: 327–334

Friedman CI, Falko JM, Patel ST, Kim MH, Newman HAI, Barrows H (1982) Serum lipoprotein responses during active and stable weight reduction in reproductive obese females. J Clin Endocrinol Metab 55: 258–262

Funnell IC, Bornman PC, Weakley SP, Terblanche J, Marks IN (1993) Obesity: an important prognostic factor in acute pancreatitis. Br J Surg 80: 484–486

Galvao-Teles A, Baptista F, Do Carmo I (1991) Obesity and cancer. Medicographia 13: 16–18

Gamble JL (1946) Physiological information gained from studies on the life raft ration. Harvey Lect 42: 247–251

Garattini S, Mennini T, Bendotti C, Invernizzi R, Samanin R (1986) Neurochemical mechanism of action of drugs which modify feeding via the serotoninergic system. Appetite 7 [Suppl I]: 15–38

Garbaciak JA, Richter M, Miller S (1985) Maternal weight and pregnancy complications. Am J Obstet Gynecol 152 238–244

Garrow JS, Stalley S, Diethelm R, Pittet P, Hesp R, Halliday D (1979) A new method of measuring the body density of obese adults. Br J Nutr 42: 173–183

Garrow JS, Webster J (1985) Quetelet's Index as a measure for fatness. Int J Obes 9: 147–153

Garrow JS (1988) Obesity and related diseases. Churchill Livingstone, Edinburgh, pp 329

Gavin JR III, Roth J, Neville DM, de Meyts P, Buell DN (1974) Insulin-dependent regulation of insulin receptor concentrations: a direct demonstration in cell cultures. Proc Natl Acad Sci USA 42: 71–84

Geliebter A (1988) Gastric distention and gastric capacity in relation to food intake in humans. Physiol Behav 44: 665–668

Geliebter A, Melton PM, McCray RS, Gage D, Heymsfield St.B, Abiri M, Hashim SA (1991)

Clinical trial of silicone-rubber gastric balloon to treat obesity. Int. J. Obes 15: 259–266

Gercke H (1972) Fettsucht in sozialmedizinischer Sicht. Verband Dtsch Rentenversicherungsträger 13: 208

Gillessen-Kaesbach G, Gross S, Kaya-Westerloh S, Passarge E, Horsthemke B (1995) DNA methylation based testing of 450 patients supected of having Prader-Willi syndrome. J Med Genet 32: 88–92

Giovannucci E, Rimm EB, Chute CG (1994) Abdominal obesity and benign prostatic hyperplasia. Am J Epidemiol 140: 989–1002

Givens JR (1992) Reproductive and hormonal alterations in obesity. In: Björntorp P, Brodoff BN (eds) Obesity. Lippincott, Philadelphia, pp 540–549

Gleichmann S, Gleichmann U (1991) Patientenedukation bei Hypertonie – Welche Methoden sind praxisgerecht? Internist 32: 119–126

Glinsman WH, Irausquin H, Park YK (1986) Evaluation of health aspects of sugars contained in carbohydrate sweetners Report from FDA's Sugar Task Force. J Nutr 116 [Suppl]: 107–111

Golay A (1994) Blunted glucose-induced thermogenesis: a factor contributing to relapse of obesity. Int J Obes 17 [Suppl 1]: 23–27

Goldblatt PB, Moore ME, Stunkard AJ (1965) Social factors in obesity. JAMA 192: 97–102

Goldstein DJ (1992) Beneficial health effects of modest weight loss. Int J Obes 16: 397–415

Gortmaker SL, Must A, Perrin JM, Sobol AM, Dietz WH (1993) Social and economic consequences of overweight in adolescence and young adulthood. N Engl J Med 329: 1008–1012

Göschke H (1976) Kritische Betrachtung der Nulldiät. Aktuel Ernährungsmed 2: 56–60

Goto T, Onuma T, Takebe K, Kral JG (1995) The influence of fatty liver on insulin clearance and insulin resistance in non-diabetic Japanese subjects. Int J Obes 19: 841–845

Gottdiener JS, Reda DJ, Materson BJ et al. (1994) Importance of obesity, race and age to the cardiac structural and functional effects of hypertension. J Am Coll Cardiol 24: 1492–1498

Gougeon R (1992) The metabolic response to two very low energy diets (VLED) of differing amino acid composition during weight reduction. Int J Obes 16: 1005–1012

Grauer WO, Moss AA, Cann CE, Goldberg HI (1984) Quantification of body fat distribution in the abdomen using computed tomography. Am J Clin Nutr 39: 631–637

Gray DS, Fujioka K, Devine W, Bray GA (1992) Fluoxetine treatment of the obese diabetic. Int J Obes 16: 193–198

Greco AY, Mingrone G, Tataranni PA et al. (1993) Turnover and oxidation rates of plasma-free fatty acids in obese patients treated with dexfenfluramine. Ann Nutr Metab 37: 237–244

Green LJ, Desor JA, Maller O (1975) Preference of food. J Comp Physiol Psychoth 89: 279–284

Green SM, Burley VJ, Blundell JE (1994) Comparison of the effect of sucrose and fat-containing food on the control of appetite: In: Ditschuneit H, Gries FA, Hauner H et al. (eds) Obesity in Europe 1993. Libbey, London, pp 357–362

Gries FA, Berger M, Neumann M et al. (1972) Effects of norepinephrine, theophylline and dibutyryl cylic AMP on in vitro lipolysis of human adipose tissue in obesity. Diabetologia 8: 75–83

Gries FA (1987) Problems with unusual methods of obesity control. In: Bender AE, Brookes LJ (eds) Body weight control. Linvingstone, Edinburgh, pp 147–159

Gries A, Berchtold P, Berger M (1976) Adipositas Pathophysiologie, Klinik und Therapie. Springer, Berlin Heidelberg New York

Griffiths J, Brynes AE, Frost G, Bloom SR, Finer N, Jones SP, Romanec FM (1995) Sibutramine in the treatment of overweight non-insulin dependent diabetics. Int J Obes 19 [Suppl 2]: 41

Griffiths M, Payne PR, Stunkard AJ, Rivers JPW, Cox M (1990) Metabolic rate and physical development in children at risk of obesity. Lancet 336: 76–77

Grilo CM, Brownell KD, Stunkard AJ (1993) The metabolic and psychological importance of exercise in weight control. In: Stunkard AJ, Wadden TA (eds) Obesity: theory and therapy. Raven, New York, pp 253–273

Gromus B, Kahlke W, Koch U (1985) Interdisziplinäre Therapie der Adipositas – Forschungsbericht. Kohlhammer, Stuttgart (Schriftenreiche des Bundesministers für Jugend, Familie und Gesundheit, Bd 177)

Großklaus R (1988) Die Bedeutung des braunen Fettgewebes im Zusammenhang mit der Energiebilanz bei Adipositas. Aktuel Ernähr 13: 98–108

Grossman E, Eshkol A, Rosenthal T (1985) Diet and weight loss: their effect on norepinephrine renin and aldosterone levels. Int J Obes 9: 107–114

Grundstein K, Wilcox I, Yang T-S, Gould Y, Hedner J (1993) Snoring and sleep apnoea in men: association with central obesity and hypertension: Int J Obes 17: 533–540

Grunert S (1989) Ein Inventar zur Erfassung von Selbstaussagen zum Ernährungsverhalten. Diagnostica 35: 167–179

Gumbiner B, Polonsky KS, Beltz WF, Griver K, Wallace P, Brechtel G, Henry RR (1990) Effects of weight loss and reduced hyperglycemia on the kinetics of insulin secretion in obese non-insulin dependent diabetes mellitus. J Clin Endocrinol Metab 70: 1594–1602

Guy-Grand B, Apfelbaum M, Crepaldi G, Gries A, Lefebvre P, Turner P (1989) International trial of long-term dexfenfluramine in obesity. Lancet 1142–1145

Guzick DS, Wing R, Smith D (1994) Endocrine consequences of weight loss in obese, hyperandrogenic, anovulatory women. Fertil Steril 61: 598–604

Haffner SM, Stern MP, Hazuda HP, Pugh JA, Patterson JK (1986) Hyperinsulinemia in a population at high rist for non-insulin-dependent diabetes mellitus. N Engl J Med 315: 220–224

Hagan RD, Upton SJ, Wong L, Whittam J (1986) The effects of aerobic conditioning and/or caloric restriction in overweight men an women. Med Sci Sports Med 18: 87–94

Hagenfeldt, L, Wahren J (1971) Human forearm muscle metabolism during exercise. I. Substrate utilization in prolonged fasting. Scand J Clin Invest 27: 299–306

Hakala K, Mustajoki P, Aitoomäki J, Sovijärvi ARA (1995) Effect of weight loss and body position on pulmonary function and gas exchange in morbid obesity. Int J Obes 19: 343–346

Halaas JL, Gajiwala KS, Maffei M et al. (1995) Weight-reducing effects of the plasma protein encoded by the obese gene. Science 269: 543–546

Hall JE, Brands MW, Hillebrandt DA, Mizelle HL (1992) Obesity-associated hypertension Hyperinsulinemia and renal machanisms. Hypertension 19: 45–55

Hall JE, Summers RL, Brands MW, Keen H, Alonso-Galicia M (1994) Resistance to metabolic actions of insulin and its role in hypertension. Am J Hypertens 7: 772–788

Hallgren P, Sjöström L, Hedlund H, Lundell L, Olbe L (1989) Influence of age, fat cell weight, and obesity on O2 consumption of human adipose tissue. Am J Physiol 256: E467–E474

Hamann A, Benecke H, Lowell BB, Flier JS (1994) Development of severe insulin resistance in transgenic mice with brown fat deficiency. Diabetologia 37 [Suppl 1]: A71

Hamann A, Matthaei S (1995) Braunes Fettgewebe und Adipositas. Diabetes Stoffwechsel 4: 321–326

Handberg A, Vaag A, Vinten J, Beck-Nielsen H (1993) Decreased tyrosine kinase activity in partially purified insulin receptors from muscle of young, non-obese first degree relatives of patients with type 2 (non-insulin-dependent) diabetes mellitus. Diabetologia 36: 668–674

Hanefeld M, Naumann JH, Renger F (1968) Statistische Untersuchungen zur Pathogenese der Fettleber. II Pathogenetische Faktoren der Steatosis hepatis. Dtsch Gesundheitswesen 23: 2467–2472

Hanefeld M, Leonhardt W (1980) Das metabolische Syndrom. Dtsch Gesundheitswesen 36: 545–551

Hardinghaus W, Wirth A (1989) Fahrradergometrie in der Praxis. Hippokrates, Stuttgart

Häring HU (1993) Das metabolische Syndrom Skelettmuskels. Der Bay Internist 13: 8–12

Harris Peeples L, Carpenter JW, Israel RG, Barakat HA (1989) Alterations in low-density lipoproteins in subjects with abdominal obesity. Metab 38: 1029–1036

Hartz AJ, Barboriak PN, Wong A (1979) The association of obesity with infertility and related menstrual abnormalities in women. Int J Obes 3: 3–10

Hauner D, Hauner H (1996) Leichter durchs Leben. Trias, Thieme/Hippokrates/Enke, Stuttgart 269 S.

Hauner H (1987a) Fettgewebsverteilung und Adipositasrisiko. Dtsch Med Wochenschr 112: 731–734

Hauner H, Ditschuneit H, Pal SB, Pfeiffer EF (1987b) Fettgewebsverteilung und Adipositaskomplikationen bei übergewichtigen Frauen mit und ohne Hirsutismus. Dtsch Med Wochenschr 112: 709–713

Hauner H, Ditschuneit HH, Pal SB, Moncayo R, Pfeiffer EF (1988) Fat distribution, endocrine and metabolic profile in obese women with and without hirsutism. Metabol 37: 281–286

Hauner H, Pfeiffer EF (1989a) Bedeutung von Körperfettverteilung und Hyperinsulinämie. Dtsch Ärztebl 86: A2087–A2091

Hauner H, Entenmann G, Wabitsch M, Gaillard D, Ailhaud G, Négrel R, Pfeiffer EF (1989b) Promoting effect of glucocorticoids on the differentiation of human adipocytes precursor cells in a chemical defined medium. J Clin Invest 84: 1663–1670

Hauner H (1995a) Abdominelle Adipositas und koronare Herzkrankheit. Pathophysiologie und klinische Bedeutung. Herz 20: 47–55

Hauner H, Petruschke T, Russ M, Röhrig K, Eckel J (1995b) Effects of tumor necrosis factor alpha (TNF-Alpha) on glucose transport and lipid metabolism of newly-differentiated human fat cells in culture. Diabetologia 38: 764–771

Haupt E, Petzoldt R, Probst S, Schöffling K (1981) Oraler Glukosetoleranztest – mit oder ohne Seruminsulinbestimmung? Dtsch Med Wochenschr 106: 798–803

Hautzinger M, Kaul S (1978) Verhaltenstraining bei Übergewicht. Müller, Salzburg

Havrankova J, Roth J, Brownstein MJ (1979) Concentrations of insulin and of insulin receptors in the brain are independent of peripheral insulin levels. J Clin Invest 64: 636–642

He JH, Kryger MH, Zorick FJ, Conway W, Roth T (1988) Mortality and apnoea index in obstructive sleep apnoea. Experience in 385 male patients. Chest 94: 9–14

Heatherton TF, Herman CP, Polivy J, King GA, McGree ST (1988) The (mis)measurement of restraint: an analysis of conceptual and psychometric issues. J Abnorm Psychol 97: 19–28

Hedebrand J, Heseker H, Himmelmann W, Schäfer H, Remschmidt H (1994) Altersperzentilen für den Body-Mass-Index aus Daten der Nationalen Verzehrsstudie einschließlich einer Übersicht zu relevanten Einflußfaktoren. Aktuel Ernährungsmed 19: 259–265

Hebebrand J, Remschmidt H (1995) Genetische Aspekte der Adipositas. Adipositas 5: 20–24

Heitmann BL (1992) The variation in blood lipid levels described by various measures of overall and abdominal obesity in Danish men and women aged 35–65 years: Eur J Clin Nutr 46: 597–605

Heitmann J, Schneider H, Grote L, Peter JH (1993) Schlafapnoe und Adipositas. Adipositas 5: 12–18

Helmrich SP, Ragland DR, Leung RW, Paffenbarger RS (1991) Physical activity and reduced occurence of non-insulin-dependent diabetes mellitus. N. Engl. J. Med. 325: 147–152

Hell E (1990) Gastroplastik zur Behandlung der morbiden Adipositas. Wien Klin Wochenschr 22: 659–663

Hems DA (1977) Short-term hormonal control of fat metabolism in the liver. Bioch Soc Trans 5: 886–890

Henning AE (1979) Ambulante Gewichtsreduktion durch einen intragastral applizierten Ballon – erste Erfahrungen. Inn Med 6: 149–152

Henrichs HR (1990) Effects of ACE-inhibitors in hypertensive and normotensive diabetic patients with diabetic nephropathy. Horm Metab Res 22 [Suppl]: 57–65

Henry RR, Wallace P, Olesky JM (1986) Effects of weight loss on mechanisms of hyperglycemia in obese non-insulin-dependent diabetes mellitus. Diabetes 35: 990–998

Hepp KD (1995) Food consumption habits in Germany – the clinician's point of view. Metabolism 44: 14–17

Herman CP, Mack D (1975) Restrained and unrestrained eating. J Pers 43: 647–660

Herxheimer WH, Wissing E, Wolff E (1926) Spätwirkungen erschöpfender Muskelarbeit auf den Sauerstoffverbrauch. Ges Exp Med 51: 916–920

Heseker H, Kohlmeier M, Schneider R (1992) Verbreitung ernährungsabhängiger Gesundheitsrisiken und objektivierbarer Zeichen von Fehlernährung – Ergebnisse der VERA-Studie 1987/88. Ernährungsbericht 1992. Henrich, Frankfurt, S 30–37

Heymsfield SB, Wang J, Heshka S, Kehayias JJ, Pierson RN (1989) Dual-photon absorptiometry: comparison of bone mineral and soft tissue mass measurement in vivo with established methods. Am J Clin Nutr 49: 1283–1289

Heymsfield SB, Lichtman S, Baumgartner RN, Dilmanian FA, Kamen Y (1992) Assessment of body composition: an overview. In: Björntorp P, Brodoff BN (eds) Obesity. Lippincott, Philadelphia, pp 37–66

Hill AJ, Rogers PJ, Blundell JE (1995) Techniques for the experimental measurement of human eating behaviour and food intake: a practical guide. Int J Obes 19: 361–375

Hillebrand Th, Wirth A (1996) Betreuung von Adipösen im Anschluß an die stationäre Rehabilitation. Präv. Rehab. 8: 83–87

Himms-Hagen J (1992) Brown adipose tissue metabolism. In: Björöntorp P, Brodoff BN (eds) Obesity. Lippincott, New York, pp 15–34

Hirsch J, Gallian E (1968) Methods for the determination of adipose cell size in man and animals. J Lipid Res 9: 110–119

Hoebel BG (1988) Neuroscience and motivation: pathways and peptides that define motivation. In: Atkinson RC et al. (eds) Steven's handbook of experimental psychology. John Wiley, New York, pp 547–625

Hoebel BG, Hernandez L (1993) Basic neural mechanisms of feeding and weight regulation. In: Stunkard AJ, Wadden TA (eds) Obesity: theory and therapy. Raven, New York, pp 43–62

Hoffmeister H, Thefeld W, Stolzenberg H (1992) Untersuchungsbefunde und Laborwerte Nationaler Gesundheits-Survey 1984–1986. MMV, München (Schriftenreihe des Bundesgesundheitsamtes 1/92)

Hoffmeister H (1993) Welche Relevanz hat das Übergewicht für die Gesundheit? Adipositas 3: 8–11

Hoffmeister H, Mensink GBM, Stolzenberg H (1994) National trends in risk factors for cardiovascular disease in Germany. Prevent Med 23: 197–205

Hofstetter A, Schutz Y, Jéquier E, Wahren V (1986) Increased 24-hour energy expenditure in cigarette smokers. N Engl J Med 314: 79–82

Hohlweg-Majert P, Schwab H, Wittlinger H (1975) Entbindung bei übergewichtigen Frauen. Ther Umsch 32: 571–578

Hoit BD, Gilpin EA, Maisel AA, Henning H, Carlisle J, Ross J (1987) Influence of obesity on morbidity and mortality after acute myocardial infarction. Am. Heart J. 114: 1334–13

Hollmann W, Hettinger T (1980) Sportmedizin Arbeits- und Trainingsgrundlagen. Schattauer, Stuttgart

Hollmann W (1986) Zentrale Themen der Sportmedizin, 3. Aufl. Springer, Berlin Heidelberg New York Tokyo

Hönig JF (1992) Möglichkeiten und Risiken der Körperkonturierung im Bereich des Körperstammes und der Hüften. Adipositas 3: 9–17

Horton ES (1986) Metabolic aspects of exercise and weight reduction. Med Sci Sports Exerc 18: 10–17

Howard AN (1981) The historical development, efficacy and safety of very-low-calorie diets. Int J Obes 5: 195–208

Howard BV (1987) Lipoprotein metabolism in diabetes mellitus. J Lipid Res 28: 613–628

Hubert HB, Feinlieb M, McNamara PM, Castelli WP (1983) Obesity as an independent risk factor for cardiovascular disease: a 26-year follow-up of participants in the Framingham heart study. Circulation 67: 968–977

Hudgel DW (1992) Mechanisms of obstructive sleep apnoe. Chest 101: 541–549

Hung J, Whitford EG, Parsons RW, Hillman DR (1990) Association of sleep apnoe with myocardial infarction in men. Lancet 336: 261–264

Husemann B (1992) Chirurgische und endoskopische Verfahren zur Therapie der extremen Adipositas. Aktuel Ernährungsmed 17: 108–109

Husemann BJ (1994) The surgeon's role in the treatment of morbid obesity. In: Ditschuneit H, Gries FA, Hauner H, Schusdziarra V (eds) Obesity in Europe 1993. Libbey, London, pp 173–178

Huth K, Burkard M (1993) Medikamentöse Therapie der Adipositas unter besonderer Berücksichtigung von Fluoxetin. Adipositas 3: 10–12

Huttunen JK, Ehnholm E, Nikkilä EA, Ohta M (1975) Effect of fasting on two postheparin plasma triglyceride lipases and triglyceride removal in obese subjects. Eur J Clin Invest 5: 435–445

Irsigler K, Schmid P, Schlick W, Heitkamp H (1975) A new method of measuring body composition, using a buoyancy scale and pressure volumetry. Newman, London (Recent advances in obesity research I, p 110)

Isaacs JD, Magann EF, Martin RW, Chauhan SP, Morrsison JC (1994) Obstetric challenges of massive obesity complicating pregnancy. J Perinatol 14: 10–14

Itallie TB van (1990) The glucostatic theory 1953–1988: Roots and branches. Int J Obes 14: 1–10

Jalkanen L (1994) Das Optifast-Programm. Gesamt-Auswertung des Kernprogramms. Mitteilung der Fa Wander

Janka HU, Grünwald P, Waldmann G, Standl E, Mehnert H (1983) Kardiovaskuläre Risikofaktoren für schwere atherosklerotische Komplikationen bei Typ I- und Typ II-Diabetikern: Die Schwabinger Studie. Aktuel Endokrinol Stoffwechsel: 4 85–97

Jarow JP, Kirkland J, Koritnik DR, Cefalu V (1993) Effect of obesity and fertility status on sex steroid levels in men. Urology 42: 171–174

Jebb SA, Elia M (1993) Techniques for the measurement of body composition: a practical guide. Int J Obes 17: 611–621

Jensen MD, Haymond MW, Rizza RA, Cryer PE, Miles JM (1989) Influence of body fat distribution on free fatty acid metabolism in obesity. J Clin Invest 83: 1168–1173

Jéquier E, Schutz Y (1985) New evidence for a thermogenic defect in human obesity. Int J Obes 9 [Suppl 2]: 1–7

Jéquier, E, Schutz Y (1988) Energy expenditure in obesity and diabetes. Diabetes Metab Rev 4: 583–593

Jéquier E (1991) Nutrient balance in body weight regulation. Its importance in the development of obesity in man. In: Oomura Y, Tarui S, Inoue S, Shimazu T (eds) Progress in obesity research 1990. Libbey, London, pp 157–160

Jéquier E (1992) Regulation of thermogenesis and nutrient metabolism in the human: relevance to obesity. In: Björntorp P, Brodoff BN (eds) Obesity. Lippincott, Philadelphia, pp 130–135

Jones SP, Smith IG, Kelly F, Gray JA (1995) Long-term weight loss with sibutramine. Int J Obes 19 [Suppl 2]: 41

Joost HG, Hellwig B, Kaimulainen H, Schürmann A (1992) Molekulare Grundlagen der Regulation des Glukosetransports in insulinpflichtigen Zellen. Diabetes Stoffwechsel 1: 320–325

Julius U (1995) Gerinnungs-/Fibrinolysestörungen bei Diabetikern. Versicherungsmed 47: 60–63

Jung RT, Shetty PS, James WPT (1979) Reduced thermogenesis in obesity. Nature 279: 322–323

Kahn CR, White MF (1988) The insulin receptor and the molecular mechanisms of insulin action. J Clin Invest 82: 1151–1156

Kalker U, Hovels O, Kolbe-Saborowski H (1993) Adipöse Kinder und Jugendliche Taillen-Hüft-Ratio und kardiovaskuläres Risiko. Monatsschr Kinderheilkd 141: 36–41

Kalkhoff RK (1992) Obesity in pregnancy. In: Björntorp P, Brodoff BN (eds) Obesity. Lippincott, Philadelphia, pp 550–562

Kannel WB, Wolf PA, Verter J (1983) Manifestations of coronary disease predisposing stroke risk. JAMA 250: 2942–29

Kannel WB, Wolf PA, Castelli WP, D'Agostino RB (1987) Fibrinogen and risk of cardiovascular disease. JAMA 258: 1183–1186

Kaplan NM (1989) The deadly quartet upper-body obesity, glucose intolerance, hypertriglyceridemia and hypertension. Arch Intern Med 149: 359–364

Kather H, Zöllig K, Simon B, Schlierf G (1977) Human fat cell adenylate cyclase: regional differences in adrenaline-responsiveness. Eur J Clin Invest 10: 595–597

Kather H, Schröder F (1982) Adrenergic regulation of fat-cell lipolysis in multiple symmetric lipomatosis. Eur J Clin Invest 12: 471–474

Kather H, Wieland E, Fischer B, Wirth A, Schlierf G (1985) Adrenergic regulation of lipolysis in abdominal adipocytes of obese subjects during caloric restriction: reversal of catecholamine action caused by relief of endocgenous inhibition. Eur J Clin Invest 15: 30–37

Kather H (1995) Adipositas, Depotfettmobilisation und Energiehaushalt. Diabetes Stoffwechsel 4: 233–234

Katz AM (1990) Cardiomyopathy of overload: a major determinant of prognosis in congestive heart failure. N Engl J Med 322: 100–110

Keim NL, Barbieri TF, Belko AZ (1990) The effect of exercise on energy intake and body composition in overweight women. Int J Obes 14: 335–346

Kern PA, Ong JM, Saffari B, Carty J (1990)The effects of weight loss on the activity and expression of adipose-tissue lipoprotein lipase in very obese humans. N Engl J Med 322: 1053–1059

Keul J, Haralambie G, Trittin G (1974) Intermittent exercise: arterial lipid substrates and arteriovenous differences. J Appl Physiol 36: 159–162

Keys A, Brozek J, Henschel A, Mickelsen O, Taylor HL (1950) The biology of human starvation, vol 1. Minnesota, Minneapolis

Keys A, Taylor HL, Grande F (1987) Basal metabolism and age of adult man. Metabolism 22: 5979–5987

Kindermann W, Hort W (1981) Sportmedizin für Breiten- und Leistungssport. Demeter

King AC, Frey-Hewitt B, Dreon DM, Wood PD (1989) Diet vs exercise in weight maintenance. The effects of minimal intervention strategies on long-term outcomes in men. Arch Intern Med 149: 2741–2746

Kinner B, Ries W, Sauer I, Reuter W, Krosse B (1985) Veränderungen nichtinvasiver Herz-Kreislauf-Parameter unter stationärer Gewichtsreduktion. Z Ges Inn Med 40: 369–372

Kirschner MA, Schneider G, Ertel NH, Gorman J (1988) An eight-year experience with a very-low-calorie formula diet for control of major obesity. Int J Obes 12: 69–80

Kirschner MA, Samojlik E, Drejka M, Szmal E, Schneider G, Ertel N (1990) Androgen-estrogen metabolism in women with upper body versus lower body obesity. J Clin Endocr Metab 70: 473–479

Kissebah AH , Vydelingum N, Murray R, Evans DJ, Hartz AJ, Kalkhoff RK, Adams PW (1982) Relation of body fat distribution to metabolic complications of obesity. J Clin Endocr 54: 254–260

Klip A, Tsakiridis T, Marette A, Ortiz P (1994) Regulation of expression of glucose transporters by glucose: a review of studies in vivo and in cell cultures. FASEB J 8: 43–53

Klipstein-Grobusch K, Voss S, Boeing H, Kroke A (1995) Sie essen – wir messen! – Prävalenz von Adipositas in der Potsdamer Ernährungsstudie. Aktuel Ernährungsmed 20: 284

Klör HU (1990) Das Chylomikronämie-Syndrom – Pathophysiologie, Klinik und Therapie. Klin Wochenschr 68: 68–75

Klose G (1989) Arteriosklerose. Springer, Berlin Heidelberg New York Tokyo

Koivisto VA, Yki-Järvinen H, DeFronzo RA (1986) Physical training and insulin sensitivity. Diabetes Metab Rev 4: 445–481

Kooy K van der, Seidell JC (1993) Techniques for the measurement of visceral fat: a practical guide. Int J Obes 17: 187–196

Kopelman PG (1992) Altered respiratory function in obesity: sleep disorded breathing and the Pickwickian Syndrome. In: Björntorp P, Brodoff BN (eds) Obesity. Lippincott, Philadelphia, pp 568–575

Korsten-Reck U, Bauer S, Keul J (1993) Sport und Ernährung – ein ambulantes Programm für adipöse Kinder. Paediatr Paedol 28: 145–152

Koschinsky T, Gries FA (1971) Glycerin-Kinase und Lipolyse des menschlichen Fettgewebes in Abhängigkeit vom relativen Körpergewicht. Hoppe-Seyler's Z Physiol Chem 352: 430–432

Kral JG (1992)Surgical treatment of obesity. In: Björntorp P, Brodoff BN (eds) Obesity. Lippincott, Philadelphia, pp 731–741

Kral JG, Schaffner F, Pierson RN Jr, Wang J (1993)Body fat topography as an independent predictor of fatty liver. Metabolism 42: 548–451

Krobot K, Hense HW, Cremer P, Eberle E, Keil U (1992) Determinants of plasma fibrinogen: relation to body weight, waist-to-hip ratio, smoking, alcohol, age, and sex. Arteriosci Thrombosis 12: 780–788

Krone W, Greten H (1984) Evidence for post-transcriptional regulation by insulin of 3-hydroxymethylglutaryl coenzyme A reductase and sterol synthesis in human mononuclear leukocytes. Diabetologia 26: 366–369

Krone W, Nägele H (1988a) Effects of antihypertensives on plasma lipids and lipoprotein metabolism. Am Heart J 16: 1729–1734

Krone W, Naegele B, Behnke B, Greten H (1988b) Opposite effects of insulin and catecholamines on LDL-receptor activity in human mononuclear leukocytes. Diabetes 37: 1386–1391

Krone W, Müller-Wieland D, Wirth A (1993) Dyslipoproteinämie und metabolisches Syndrom. Fortschr Med 110: 645–648

Krotkiewski M, Aniansson A, Grimby G, Björntorp P, Sjöström L (1979a) The effect of unilateral isokinetic strength training on local adipose and muscle tissue morphology, thickness, and enzymes. Eur J Appl Physiol 42: 271–281

Krotkiewski M, Mandroukas K, Sjöström L, Sullivan L, Wetterqvist H, Björntorp P (1979b) Effects of long-term physical training on body fat, metabolism, and blood pressure in obesity. Metabolism 28: 650–658

Krotkiewski M, Toss L, Björntorp P, Holm G (1981) The effect of a very-low-calorie diet with and without chronic exercise on thyroid and sex hormones, plasma proteins, oxygen uptake, insulin and c-peptide concentration in obese women. Int J Obes 5: 287–293

Krotkiewski M, Björntorp P, Sjöström L, Smith U (1983) Impact of obesity on metabolism in men and women. Importance of regional adipose tissue distribution. J Clin Invest 72: 1150–1162

Kuczmarski RJ, Fanelli MT, Koch GG (1987) Ultrasonic assessment of body composition in obese adults: overcoming the limitations of the skinfold caliper. Am J Clin Nutr 45: 17–24

Kunath U, Memari B (1995) Laparoskorisches „Gastric Banding" zur Behandlung der pathologischen Adipositas. Chirurg 66: 1263–1267

Kunkel W, Haupt E, Fröhlich A, Schöffling K (1973) Der Einfluß einer Gewichtsreduktion auf Verlauf und Behandlung des Erwachsenendiabetes Erfahrungsbericht an 228 Patienten. Med Welt 23: 679–674

Kurle G, Wechsler JG, Wenzel H, Splitt S, Ditschuneit H (1993) Value of gastric implants in the therapy of obesity refractory to conservative treatment. Int J Obes 17–43

Kurtz BR, Givens JR, Komindr S (1987) Maintenance of normal circulating levels of Delta-4-androstenedione and dehydroepiandrosterone in simple obesity despite increased metabolic clearance rate. J Clin Endocrinol Metab 64: 1261–1266

Kushner RF, Kunigk A, Alspaugh M, Andronis PT, Leitch CA, Schoeller DA (1990) Validation of bioelectrical-impedance analysis as a measurement of change in body composition in obesity. Am J Clin Nutr 52: 219–223

Kuzmak LI (1991) Stoma adjustable silicone gastric banding. Surgical Rounds 14: 45–56

Laakso M, Edelman SV, Brechtel G, Baron AD (1990) Decreased effect of insulin to stimulate skeletal muscle blood flow in obese man: a novel mechanism for insulin resitance. J Clin Invest 85: 1844–1852

Lafontan M, Berlan M (1993) Fat cell adrenergic receptors and the control of white and brown fat cell function. J Lipid Res 34: 1057–1091

Lakka TA, Venäläinen JM, Rauramaa R, Salonen R, Tuomilehteo J, Salonen JT (1994) Relation of leisure-time physical actitvity and cardiorespiratory fitness to the the rist of acute myocardial infarction in men. N Engl J Med 330 1549–1554

Lamarche B, Deprés JP, Moorjani S et al. (1993) Evidence for a role of insulin in the regulation of abdominal adipose tissue lipoprotein lipase response to exercise training in obese women. Int J Obes 17: 255–261

Landsberg L, Young JB (1985) The influence of diet on the sympathetic nervous system. In: Müller EE, MacLeod RM, Frohman LA (eds) Neuroendocrine perspectives. Elsevier, Amsterdam, pp 191–218

Landsberg L (1986) Diet, obesity and hypertension: an hypothesis involving insulin, the sympathetic nervous system, and adaptive thermogenesis .QJ Med 236: 1081–1090

Lantigua RA, Amatruda JM, Biddle TL, Forbes GB, Lockwood DH (1980) Cardiac arrhythmias associated with a liquid protein diet for the treatment of obesity. N Engl J Med 303: 735–739

Lapidus L, Bengtsson C, Larsson B, Pennert K, Rybo E, Sjöström L (1984) Distribution of adipose tissue and risk of cardiovasculare disease and death: a 12 year follow up of participants in the population study of women in Gothenburg, Sweden. Br. Med. J. 289: 1257–1261

Larsson B, Svärsund K, Welin L, Wilhelmsen L, Björntorp P, Tibblin G (1984) Abdominal adipose tissue distribution, obesity, and risk of cardiovaskular diesease and death: 13 year follow up of participants in the study of men born in 1913. Br. Med. J. 288: 1401–1404

Lauer MS, Anderson KM, Kannel WB, Levy D (1991) The impact of obesity on left ventricular mass and geometry. JAMA 266: 231–236

Leahy JL, Bonner-Weir S, Weir GC (1988) Minimal chronic hyperglycemia is a critical determinant of impaired insulin secretion after an incomplete pancreatectomy. J Clin Invest 81: 1407–1410

LeBlanc J, Diamond P, Còté J, Labrie A (1984) Hormonal factors in reduced postprandial heat production of exercise-trained subjects. J Appl Physiol 56: 772–776

Leenen R, Kooy K van der, Meyboom S, Seidell JC, Deurenberg P (1993) Relative effects of weight loss and dietary fat modification on serum lipid levels in the dietary treatment of obesity. J Lipid Res 34: 2183–2191

Leibel RL, Rosenbaum M, Hirsch J (1995) Changes in energy expenditure resulting from altered body weight. N Engl J Med 332: 621–628

Leibowitz SF (1987) Hypothalamic neurotransmitters in relation to normal and disturbed eating patterns. Ann NY Acad Sci 499: 137–143

Lemonnier D (1972) Effect of age, sex and site on the cellularity of the adipose tissue in mice and rats rendered obese by high-fat diet J. Clin Invest 51: 2907–2912

Leon AW, Conrad V, Hunninghake DB, Serfass R (1979) Effects of a vigorous exercise walking program on body composition, and carbohydrate and lipid metabolism of obese young men. Am J Clin Nutr 32: 1776–1787

Leonhardt W, Hanefeld M, Fischer S, Schulze J, Spengler M (1991) Beneficial effects on serum lipids in noninsulin dependent diabetics by acarbose treatmen. Arzneimittelforschung 41: 35–38

Lew EA, Garfinkel L (1979) Variation in mortality by weight among 750000 men and women. J Chron Dis 32: 563–576

Lichtman SW, Pisarska K, Berman ER et al. (1992) Discrepancy between self-reported and actual caloric intake and exercise in obese subjects. N Engl J Med 327: 1893–1898

Liebermeister J, Jahnke K, Voss HJ, Engelhardt A, Probst G (1968) Inital- und Spätergebnisse der Diätbehandlung bei Fettsucht. Dtsch Med Wochenschr 93: 2149–2155

Liebermeister H (1992) Genetische Faktoren in der Pathogenese der Adipositas Aktuel Ernährungsmed 17: 192–195

Liebermeister H (1994) Novelties and curiousities: miracle diets in the treatment of obesity. In: Ditschuneit H, Gries FA, Hauner H, Schusdziarra V, Wechsler JG (eds) Obesity in Europe 1993. Libbey, London, pp 263–267

Liebermeister H (1995) Prognose der Adipositas, was hat sich geändert? Versicherungsmed 47: 17–23

Lillioja S, Young AA, Culter CL (1987) Skeletal muscle capillary density and fiber type are possible determinants of in vivo insulin resistance in man. J Clin Invest 80: 415–419

Lissner L, Levitsky DA, Strupp BJ, Kackwarf H, Roe DA (1987) Dietary fat and the regulation of energy intake in human subjects. Am J Coin Nutr 46: 886–892

Lithell H, Hellsing K, Lundqvist G, Malmberg P (1979) Lipoprotein-lipase activity of human skeletal-muscle and adipose tissue after intensive physical exercise. Acta Physiol Scand 105: 312–315

Liu Y-L, Toubro S, Astrup S, Stock MJ (1995) Contribution of beta-3-adrenoceptor acitivation to ephedrine-induced thermogenesis in humans. Int J Obes 19: 678–685

Löffler G, Mirter G, Herberg L, Steinhaus A (1993) Fettreiche Kost verursacht eine Fettzellhyperplasie. Adipositas 6: 13–18

Lönnroth P, Jansson PA, Smith U (1987) A microdialysis method allowing characterization of intercellualr water space in humans. Am J Physiol 253: 228–231

Lönnroth P, Smith U (1992) Intermediary metabolism with an emphasis on lipid metabolism, adipose tissue, and fat cell metabolism: a review. In: Björntorp P, Brodoff BN (eds) Obesity. Lippincott, Philadelphia, pp 3–14

Lukasi HC (1992) Body composition assessment using impedance methods. In: In: Björntorp P, Brodoff BN (eds) Obesity. Lippincott, Philadelphia, pp 67–79

Maclure KM, Hayes KC, Colditz GA, Stampfer MJ, Speizer FE, Wilett WC (1989) Weight, diet, and the risk of sympomatic gallstones in middle-aged women. N Engl J Med 321: 563–569

MacMahon SW, Wilcken DEL, Macdonald GJ (1986) The effect of weight reduction on left ventricular mass. A randomized controlled trial in young, overweight hypertensive patients. N Engl J Med 314: 334–339

Maddox GL, Leiderman VR (1969) Overweight as a social disability with medical implications. J Med Educ 44: 214–220

Manninen V, Tenkannen L , Koskinen P, Huttunen JK, Mänttäri M, Heinonen OP, Frick MH (1992) Joint effects of serum triglyceride and LDL cholesterol and HDL cholesterol concentrations on coronary heart disease risk in the Helsinki Heart Study. Circulation 85: 37–45

Manson JE, Colditz GA, Stampfer MJ et al. (1990) A prospective study of obesity and risk of coronary heart disease in women. N Engl J Med 322: 882–889

Manson JE, Willett WC, Stampfer MJ (1995) Body weight and mortality among women. N Engl J Med 333: 677–685

Marin P, Holmäng S, Jönsson L et al. (1992a) The effects of testosterone treatment on body composition and metabolism in middle-aged men. Int J Obes 16 :991–997

Marin P, Andersson B, Ottosson M et al. (1992b) The morphology and metabolism of intraabdominal adipose tissue in men. Metabolism 41: 1242–1248

Markiefka E, Wolf AM, Kuhlmann H-W, Baekken T (1994) Erfahrungen aus der chirurgischen Therapie der morbiden Adipositas. Vortrag in Salzburg, Juni 1994

Marlatt GA, Gordon JR (1985) Relapse prevention: maintenance strategies in the treatment of addictive behaviors. Guilford, New York

Martin BC, Warram JH, Krolewski AS, Bergman RN, Soeldner JS, Kahn CR (1992) Role of glucose and insulin resistance in development of type 2 diabetes mellitus: results of a 25-year follow-up study. Lancet 340: 925–929

Mason EE, Doherty C (1993) Surgery. in: Obesity: Theory and Therapy, edt. by AJ Stunkard, TA Wadden, Raven Press, New York. 313–325

Masuzaki H, Ogawa Y, N. Isse et al. (1995) Human obesity gen expression. Adipocyte-specific expression and regional differences in adipose tissue. Diabetes 44: 855–858

Mathus-Vliegen EM, Tytgat GN, Veldhuyzen-Offermans EA (1991) Intragstric balloon in the treatment of super-morbid obesity. Double-blind, sham-controlled, crossover evaluation of

500-milliliter balloon. Gastroenterol 100: 847–848

Mayer J (1953) Glucostatic mechanism of regulation of food intake. N Engl J Med 249: 13–16

Mayer J, Marhall NB, Vitale JJ, Chirstensen JH, Mashayakhi MB, Stare FJ (1954) Exercise food intake and body weight in normal rats and genetically obese adult mice. Am J Physiol 177: 544–548

Mayer J (1957) Some advances in the study of the physiologic basis of obesity. Metabolism 6: 435–439

McMahon S, MacDonald G, Bernstein G, Andrews G, Blacket RB (1985) Comparison of weight reduction with metoprolol in treatment of hypertension in young overweight patients. Lancet 1: 1233–1236

McTavish D, Heel RB (1992) Dexfenfluramine: a review of its pharmacological properties and therapeutic potential in obesity. Drugs 43: 713–733

Mehnert H (1984a) Die diätetische Behandlung des Diabetes mellitus. In: Mehnert H, Schöffling K (Hrsg) Diabetologie in Klinik und Praxis. Thieme, Stuttgart, S 186–219

Mehnert H (1984b) Behandlung mit Biguaniden. In: Mehnert H, Schöffling K (Hrsg) Diabetologie in Klinik und Praxis. Thieme, Stuttgart, S 240–250

Mehrabian M, Peter JB, Barnard RJ, Lusis AJ (1990) Dietary regulation of fibrinolytic factors. Atherosclerosis 84: 25–32

Meilahn EN, Kuller LH, Wing RR, Matthews KA, Nowalk MP (1994) Menopausal changes in lipids and weight. Relationship to diet. Int J Obes 18: 150 (abstract)

Messerli FH (1986) Cardiopathy of obesity – a not-so-Victorian disease. N Engl J Med 314: 378–380

Meyer JM, Stunkard AJ (1993) Genetics and human obesity. In: Stunkard AJ, Wadden TA (eds) Obesity: theory and therapy. Raven, New York, pp 137–149

Mitchell BD, Stern MP, Haffner SM (1990) Risk factors for cardiovascular mortality in Mexican Americans and non-Hispanic whites: The San Antonio Heart Study. Am J Epidemiol 131: 423–433

Miura J, Arai K, Tsukahara S, Ohno M, Ikeda Y (1989) The long term effectiveness of combined therapy by behavior modification and very low calorie diet: 2 years follow-up. Int J Obes 13: 73–77

Mizutani T, Nishikawa Y, Adachi H et al. (1994) Identification of estrogen receptor in human adipose tissue and adipocytes. J Clin Endocrinol Metab 78: 950–954

Moerman CJ, Berns MPH, Smeets FWM, Kromhout D (1994) Regional fat distribution as risk factor for clinically diagnosed gallstones in middle-aged men: a 25-year follow-up study (the Zutphen Study). Int J Obes 18: 435–439

Molé PA, Stern JS, Schultz CL, Bernauer EM, Holcomb BJ (1989) Exercise reverses depressed metabolic rate produced by severe caloric restriction. Med. Sci Sports Exercise 21: 29–33

Moller H, Mellemgaard A, Lindvig K, Olsen JH (1994) Obesity and cancer risk: a Danish record-linkage study. Eur J Cancer 30 A/3: 344–350

Moore ME, Stunkard AJ, Srole L (1962) Obesity, social class and mental illness. JAMA 181: 962–966

Mossberg H-O (1989) 40-year follow-up of overweight children. Lancet 491–493

Müller MJ, von zur Mühlen A, Lautz HU, Schmidt FW (1988) Klinische Bedeutung des Energiestoffwechsels. Dtsch Med Wochenschr 113: 1853–1858

Müller-Wieland D, Krone W (1995) Fettstoffwechselstörungen bei Insulinresitenz. Herz 20: 33–46

Müller-Wieland D, Krone W, Wirth A, Lochow P, Jürgens G, Greten H (1990) Regelmechanismen: Hyperlipidämie – Hyperinsulinämie – Hyperglykämie – Hypertonie, ein Hypothese? In: Bretzel RG, Wilk S (Hrsg) Hypertonie und Nierenfunktionsstörungen. Hypertonie und Diabetes. Wolf, München, S 49–68

Munro J F, Stolared IH (1992) Indication for treatment. In: Björntorp P, Brodoff BN (eds) Obesity. Lippincott, New York, pp 643–652

Murata M (1985) Obesity. Acta Paediatr Jpn 27: 415–425

Murgatroyd PR, Shetty PS, Prentice AM (1993) Techniques for the measurement of human energy expenditure: a practical guide. Int J Obes 17: 549–568

Must A, Jaques PF, Dallal GE, Bajema CJ, Dietz WH (1992) Long-term morbidity and mortality of overweight adolescents. A follow-up of the Harvard Growth Study of 1922 to 1935. N. Engl. J. Med. 327: 1350–13

Nakajima T, Fujioka S, Tokunaga K, Matsuzawa Y, Tarui S (1989) Correlation of intraabdominal fat accumulation and left ventricular performance in obesity. Am J Cardiol 64: 369–373

Nathan C (1992) Serotonin agonists. In: Björntorp P, Brodoff BN (eds) Obesity. Lippincott, New York, pp 751–761

Neumann RO (1902) Experimentelle Beiträge zur Lehre von dem täglichen Nahrungsbedarf des Menschen unter besonderer Berücksichtigung der notwendigen Eiweißmenge. Arch Hyg XLV: 1–87

Nieman DC, Haig JL, de Guia ED, Dizon GP, Register UD (1988) Reducing diet and exercise training effects on resting metabolic rates in mildly obese women. J Sports Med Phys Fitness 28: 79–88

Nies C, Bartsch D, Rothmund M (1994) Laparoskopische Cholezystektomie bei schwerer Adipositas Indikation oder Kontraindikation? Chirurg 65: 29–32

Niesten-Dietrich U, Simon G, Blome B, Schulte H, Schmidt A, Assmann G (1994) Wirkungen eines Geh-, Lauf und Krafttrainings auf Leistungsfähigkeit und Fettstoffwechselparameter. Dtsch Zeitschr Sportmed 45: 18–30

Nikkilä EA, Taskinen MR, S Rehunen, Härkönen M (1978) Lipoprotein lipase activity in adipose tissue and skeletal muscle of runners. Metabolism 27: 1661–1671

Nisbett, RE (1972) Hunger, obesity, and the ventromedial hypothalamus, Psychol Rev 79: 433–453

Noack R, Barth CA (1993) Kohlenhydrate unbegrenzt? Ernährungswissenschaft 40: 440–444

O'Dea K, Esler M , Leonard P, Stockigt JR, Nestel P (1982) Noradrenalin turnover during under- and over-eating in normal weight subjects. Metabolism 31: 896–899

O'Sullivan AJ, Hoffman DM, Ken KY (1995) Estrogen, lipid oxidation, and body fat. N Engl J Med 333: 669–670

Olefsky J, Reaven G M, Farquhar JW (1974) Effects of weight reduction in obesity. Studies of lipid and carbohydrate metabolism in normal and hyperlipoproteinemic subjects. J Clin Invest 53: 64–76

Olefsky J (1976) Effects of fasting on insulin binding, glucose transport,and glucose oxidation in isolated rat adipocytes. J Clin Invest 58: 1450–1460

Olivecrona T, Bengtsson-Olivecrona B (1990) Lipoprotein lipase and hepatic lipase. Curr Opin Lipidol 1: 222–230

Olschewski P, Wülker S, Schmitt G, Scholten T (1992) Medikamenteneinsparung durch Gewichtsreduktion. Vortrag anläßlich der 8. Jahrestagung der Deutschen Adipositasgesellschaft, Marburg 1992

Oster P, Mordasini R, Raetzer H, Schellenberg B, Schlierf G (1977) Komplikationen bei Nulldiät. Schweiz Med Wochenschr 107: 1313–1317

Ostlund ED, Staten M, Kohrt WM, Schultz J, Malley M (1990) The ratio of waist-to-hip circumference, plasma insulin, and glucose tolerance as independent predictors of the HDL2-cholesterol level in older adults. N Engl J Med 322: 229–234

Östman J, Backman L, Hallberg D (1975) Cell size and the antilipolytic effect of insulin in human subcutaneous adipose tissue. Diabetologia 11: 1159–1164

Owen OE, Morgan AP, Kemp HG, Sullivan JM, Herreara MG, Cahill GF Jr (1967) Brain metabolism during fasting. J clin Invest 46: 1589–1595

Owens JL, Fuller EO, Nutter DO, DiGirolamo M (1977) Influence of moderate exercise on adipocyte metabolism and hormonal responsiveness. J Appl Physiol 43: 425–430

Parizkova J, Stankova L (1964) Influence of physical activity on a treatmill on the metabolism of adipose tissue in rats. Br J Nutr 18: 325–332

Pasquali R, Colella P, Cirignotta F et al. (1990) Treatment of obese patients with obstructive sleep apnea syndrome (OSAS): effect of weight loss and interference of otorhinolaryngoiatric pathology. Int J Obes 14: 207–217

Paul T, Jacoby C (1989) Verhaltenstherapeutische Maßnahmen bei Eßstörungen. In: Hand I, Wittchen H-U (Hrsg) Verhaltenstherapie in der Medizin. Springer, Berlin Heidelberg New York Tokyo, S 327–347

Pavlou KN , Steffee WP, Lerman RH, Burrows BA (1985) Effects of dieting and exercise on lean body mass, oxygen uptake, and strength. Med Sci Sports Exerc 17: 466–471

Pavlou KN, Krey S, Steffee S (1989) Exercise as an adjunct to weight loss and maintenance in moderately obese subjects. Am J Clin Nutr 49: 1115–1123

Pedersen O, Hjöllund E, Schwartz-Sörensen N (1982) Insulin receptor binding and insulin action in human fat cells; effects of obesity and fasting. Metabolism 31: 884–895

Pedersen SB, Borglum JD, Schmitz O, Bak JF, Sorensen N, Richelsen B (1993) Abdominal obesity is associated with insulin resistance and reduced glycogen synthase activity in skeletal muscle. Metabolism 42: 998–1005

Perri MG (1987) Maintenance strategies for the mangement of obesity. In: Johnson WG (ed) Advances in eating disorders. JAI Press, Greenwicht/CT, pp 77–194

Perri MG, Nezu AM (1993a) Preventing relapse following treatment for obesity. In: Stunkard AJ, Wadden TA (eds) Obesity: theory and therapy. Raven, New York, pp 287–299

Perri MG, Sears SF, Clark JE (1993b) Strategies for improving maintenance of weight loss. Diabetes Care 16: 200–209

Peterson HR, Rothschild M, Weinberg CR, Fell RD, McLeish KR, Pfeifer MA (1988) Body fat and the acitivity of the autonomic nervous system. N Engl J Med 318: 1077–1083

Pfeifle B, Ditschuneit H (1981) Effect of insulin on growth of cultured human arterial smooth muscle cells. Diabetologia 20: 155–159

Pollare T, Lithell H, Berne C (1988a) A comparison on the effects of hydrochlorothiazide and captopril on glucose and lipid metabolism in patients with hypertension. N Engl JMed 321: 868–873

Pollare T, Lithell H, Selinus I, Berne C (1988b) Application of prazosin is associated with an increase of insulin sensitivity in obese patients with hypertension. Diabetologia 31: 415–420

Pollare T, Lithell H, Berne C (1990) Insulin resitance is a characteristic feature of primary hypertension independent of obesity. N Engl J Med 39: 167–174

Pooling Project Research Group (1978) Relationship of blood pressure, serum cholesterol, smoking habits, relative weight and ECG abnormalities to incidence of major coronary events: final report of the pooling project. J Chronic Dis 31: 201–206

Pooter van Loon BJ, Kluft C, Radder JK, Blankenstein MA, Meinders AE (1993) The cardiovascular risk factor plasminogen activator inhibitor type 1 is relatted to insulin resistance. Metabolism 42: 945–949

Prader A, Labhart A, Willi H (1956) Ein Syndrom von Adipositas, Kleinwuchs, Kryptorchismus und Oligophrenie nach myotonieartigem Zustand im Neugeborenenalter. Schweiz Med Wochenschr 86: 1260–1266

Prentice AM, Black AE, Coward WA et al. (1986) High levels of energy expenditure in obese women. Br Med J 292: 983–987

Prentice AM, Goldberg GR, Jebb SA (1991) Physiological response to slimming. Proc Nutr Soc 50: 441–458

Price RA, Cadoret RJ, Stunkard AJ, Troughton E (1987) Genetic contribution to human fatness: an adoption study. Am J Psychiatry 144: 1003–1008

Primrose JN, Davies JA, Prentice CR, Hughes R, Johnston D (1992) Reduction in factor VII, fibrinhogen and plasminogen activator inhibor-1 activity after surgical treatment of morbid obesity. Thromb Haemost 68: 396–399

Pudel V (1971) Food-Dispenser – eine Methotik zur Untersuchung des „spontanen“ Appetitverhaltens. Z Ernährungswiss 10: 382–394

Pudel V (1982) Zur Psychogenese der Adipositas. Springer, Berlin Heidelberg New York

Pudel V, Chomè J , Menden E et al. (1984) Psychosoziale Bewertung der Ernährung in Familien mit Kindern. Ein Repräsentativerhebung in der Bundesrepublik Deutschland. Ernährungsbericht 84: 103–144

Pudel V, Westenhöfer J (1989) Fragebogen zum Eßverhalten: Handanweisung. Hogrefe, Göttingen

Pudel V (1991a) Praxis der Ernährungsberatung. Springer, Berlin Heidelberg New York Tokyo

Pudel V, Westenhöfer J (1991) Ernährungspsychologie. Hogrefe, Göttingen

Pyörälä K (1979) Relationship of glucose tolerance and plasma insulin to the incidence of coronary heart diesease: results from two pupulation studies in Finland. Diabetes Care 2: 131–141

Quetelet LAJ (1969) Physique social. Muquardt, Brüssel

Rabinowitz D, Zierler KL (1962) Forearm metabolism in obesity and its response to intraarterial insulin. Chracterization of insulin resistance and evidence for adaptive hyperinsulinism. J Clin Invest 41: 2173–2181

Raison J, Conard J, Basdevant A, Samama M-M, Guy-Grand B (1994) Sex differences in fibrinolytic activity of obese patients. In: Ditschuneit H, Gries FA, Hauner H, Schusdziarra V, Wechsler JG (eds) Obesity in Europe 1993. Libbey, London, pp 327–331

Raison JM, Safar ME, Cambien FA (1988) Forearm hemodynamics in obese normotensive and hypertensive subjects. J Hypertens 6: 299–303

Randle PJ, Hales CN, Garland PB, Newsholme EA (1963) The glucose fatty-acid cycle. Its role in insulin sensitivity and the metabolic disturbance of diabetes mellitus. Lancet I: 785–789

Rapoport SM (1977) Medizinische Biochemie Hrsg VEB, Berlin

Ratzman K-P, Zander E, Witt S, Schulz B (1981) Investigation on insulin sensitivity in early diabetes III. The effect of a combined physical training and diet programme on body weight, serum lipids and insulin sensitivity in obese asymptomatic diabetes. Endokrinologie 77: 233–241

Ratzmann K-P, Zander E, Witt S, Schulz B (1982) Effekt eines kombinierten Diät-Trainingsprogramms auf die Insulinsensitivität bei adipösen Personen mit normaler und gestörter Glukosetoleranz. Z Ges Inn Med 37: 304–308

Ravussin E, Schutz Y, Acheson KJ, Dusmet M, Bourquin L, Jéquier E (1985) Short-term, mixed diet overfeeding in man: no evidence for „luxus consumption". Am J Physiol 249: E470–E477

Ravussin E, Bogardus C, Schwartz RS (1983) Thermic effect of infused glucose and insulin in man. Decreased response with increased insulin resitance in obesity and noninsulin-dependent diabetes mellitus. J Clin Invest 72: 893–902

Ravussin E, Lillioya S, Knowler WC et al. (1988) Reduced rate of energy expenditure as a risk factor for body-weight gain. N Engl J Med 318: 467–472

Ravussin E, Swinburn BA (1992a) Pathophysiology of obesity. Lancet 340: 404–408

Ravussin E, Swinburn BA (1992b) Effect of caloric restriction and weight loss on energy expenditure. In: Wadden TA, Itallie TB van (eds) Treatment of the seriously obese patient. Guilford, New York, pp 163–189

Ravussin, E, Swinburn BA (1993) Energy metabolism. In: Stunkard AJ, Wadden TA (eds) Obesity: theory and therapy. Raven, New York, pp 97–123

Reaven GM (1988) Role of insulin resitance in human disease. Diabetes 37: 1495–1607

Rebuffé-Scrive M, Enk L, Crona N (1985) Fat cell metabolism in different regions in women: effects of menstrual cycle, pregnancy and lactation. J Clin Invest 75: 1973–1976

Rebuffé-Scrive M, Brönnegard M, Nilsson A, Eldh J, Gustafsson J-A, Björntorp P (1990) Steroid hormone receptors in human adipose tissues. J Clin Endocrinol Metab 71: 1215–1219

Reisin E, Abel R, Modan M, Silverberg DS, Eliahou HE, Modan B (1978) Effect of weight loss without salt restriction on the reduction of blood pressure in overweight hypertensive patients. N Engl J Med 298: 1–6

Rett K, Lotz N, Wicklmayr M, Fink E, Jauch K-W, Günther B, Dietze G (1988) Verbesserte Insulinwirkung durch ACE-Hemmung beim Typ-II-Diabetiker. Dtsch Med Wochenschr 113: 243–249

Reynisdottir S, Allerfeldt K, Wahrenberg H, Lithell H, Arner P (1994) Multiple lipolysis defects in the insulin resistance (metabolic) syndrome. J Clin Invest 93: 2590–2599

Richelsen B, Petersen SB, Moller-Pedersen T, Schmitz O, Moller N, Borglum JD (1993) Lipoprotein lipase activity in muscle tissue influenced by fatness, fat distribution and insulin in obese females. Eur J Clin Invest 23: 226–233

Richter WO (1993) Gewichtsreduktion mit Außenseiter-Diäten. Fortschr Med 111: 299–302

Rissanen AM, Heliövaara M, Knekt P, Reunanen A, Aromaa A (1991) Determinations of weight gain and overweight in adult Finns . Eur J Clin Nutr 45: 419–430

Ritz E, Bühler FR (1991) Insulin - Nebensache oder gar Ursache der Hypertonie? Dtsch Med Wochenschr 116: 1930–1932

Roberts SB, Savage J, Coward WA, Chew B, Lucas A (1988) Energy expenditure and intake in infants born to lean and overweight mothers. N Engl J Med 318: 461–466

Robertson RP, Gavareski DJ, Henderson JD, Porte D Jr, Bierman EL (1973) Accelerated triglyceride secretion. A metabolic consequence of obesity. J Clin Invest 52: 1620–1626

Rocchini AP, Key J, Bondie D, Chico R, Moorehead C, Katch V, Martin M (1989) The effect of weight loss on the sensitivity of blood pressure to sodium in obese adolescents. N Engl J Med 321: 580–585

Rochew AF, Chumlea WMC (1992) New approaches to the clinical assessment of adipose tissue. In: Björntorp P, Brodoff BN (eds) Obesity. Lippincott, Philadelphia, pp 55–66

Rodin J (1992) Determinants of food intake regulation in obesity. In: Björntorp P, Brodoff BN (eds) Obesity. Lippincott, Philadelphia, pp 220–230 1992

Roger J, Mitchell GW Jr (1952) The relation of obesity to menstrual disturbances. N Engl J Med 247: 53–59

Rohner-Jeanrenaud F (1995) A neurodendocrine reappraisal of the dual-centre hypothesis: its implications for obesity and insulin resitance. Int J Obes 19: 517–534

Rolls BJ (1993) Effects of intense sweeteners on hunger, food intake, and body weight: a review. Am J Clin Nutr 58: 120–122

Rolls BJ, Kim-Harris S, Fischman MW, Foltin RW, Moran TH, Stoner SA (1994) Satiety after preloads with different amounts of fat and carbohydrate: implications for obesity. Am J Clin Nutr 60: 476–487

Romano M, Carella G, Cotecchia MR, Di Maro T, Indolfi C, Ferro G, Chiariello M (1986) Abnormal systolic time intervals in obesity and their relationship with the amount of overweight. Am Heart J 112: 356–360

Romijn JA, Cyle EF, Sidossis LS, Gastaldelli A, Horowitz JF, Endert E, Wolfe RR (1993) Regulation of endogenous fat and carbohydrate metabolism in relation to exercise intensity and duration. Am J Physiol 265: E380–E391

Ross R, Rissanen J (1994) Mobilization of visceral and subcutaneous adipose tissue in response to energy restriction and exercise. Am J Clin Nutr 60: 695–703

Rossner S, Taylor CL, Byington RP, Furberg CD (1990) Long term propranolol treatment and changes in body weight after myocardial infarction. Br Med J 300: 902–903

Rost R, Sonntag F (1991) Stellenwert der körperlichen Aktivität zur Prävention der KHK. Fortschr Med 109: 41–44

Rubinstein I, Colapinto N, Rotstein LE, Brown IG, Hoffstein V (1988) Improvement in upper airway function after weight loss in paitents with obstructive sleep apnea. Am Rev Respir Dis 138: 1192–1195

Ryde, SJS, NH Saunders, J L Birks et al. (1993) The effects of VLCD on body composition. In: Kreitzman S, Howard A (eds) The SWANSEA-TRIAL. Whitstable, Kent, pp 31–54

Sailer D, Dierigl G, Plotz U (1981) Stickstoffbilanzen und Gewichtsverhalten unter einer kohlenhydratbetonten 700-kcal-(2930 kJ-) Minimaldiät. Therapiewoche 31: 2943–2947

Sailer D (1994) Außenseiterdiäten In: BfA (Hrsg) Zur Ernährung in Rehabilitationskliniken. BfA, Berlin, S 49–52

Sasaki A, Suzuki T, Horiuchi N (1982) Development of diabetes in Japanese subjects with impaired glucose tolerance: a seven year follow-up study. Diabetes 22: 154–157

Sasson Z, Rasooly Y, Bhesania T, Rasooly I (1993) Insulin resistance is an important determinant of left ventricular mass in the obese. Circulation 88: 1431–1436

Scaglione R, Dichiara MA, Indovina A et al. (1992) Left ventricular diastolic and systolic function in normotensiveobese subjects: influence of degree and duration of obesity. Eur Heart J 13: 738–742

Scaglione R, Ganguzza A, Corrao S et al. (1995) Central obesity and hypertension: pathophysiologic role of renal haemodynamics and function. Int J Obes 19: 403–409

Schachter S (1968) Obesity and eating. Science 161: 751–756

Schapira DV, Clark RA, Wolff PA, Jarrett AR, Kumar NB, Aziz NM (1994) Visceral obesity and breast cancer risk. Cancer 74: 632–639

Schick RR, Yaksh TL, Go VLW (1986) An intragastric meal release the putative satiety factor cholecystokinin from hypothalamic neurons in cats. Brain Research 370: 349–353

Schick RR, Yaksh TL, Go YLW (1991) Postprandial release of hypothalamic cholecystokinin (CKK). In: Taché A, Wingate D (eds) Brain-gut interactions. CRC, Boca Raton, pp 267–278

Schick RR, Schusdziarra V (1993) Regulation of food intake. In: Ditschuneit H, Gries FA, Hauner H, Schusdziarra V, Wechsler JG (eds) Obesity in Europe 1993. Libbey, London, pp 335–348

Schick RR, Walde T vorm, Zimmermann JP, Schusdziarra V, Classen M (1994) Glucagon-like peptide 1 – a novel brain peptide involved in feeding regulation. In: Ditschuneit H, Gries FA, Hauner H, Schusdziarra V, Wechsler JG (eds) Obesity in Europe 1993. Libbey, London, pp 363–367

Schick RR (1995) Regulation von Nahrungsaufnahme und Sättigung durch Gastrointestinaltrakt und Zentralnervensystem. Adipositas 9: 11–19

Schlierf G, Kohlmeier L (1991) Ernährungsabhängige Krankheiten des Erwachsenen. Zentralbl Hyg Umweltmed 191: 307–315

Schmidt-Wilcke A (1980) Ernährungsannamnese – Bedeutung und praktische Hinweise. Ernährungsumschau 27: 269–273

Schmieder RE, Gatzka C, Schächinger H, Schobel H, Rüddel H (1993) Obesity as a derminant for response to antihypertensive treatment. Br Med J 307: 537–540

Schmülling R-M, Luft D, Arnold U et al. (1989) Gruppentherapie bei Adipositas: Wirkung einer adjuvanten Pharmakotherapie mit Dexfenfluramin. Aktuel Ernähr 14: 221–224

Schoeller DA, Santen E van (1982) Measurement of energy expenditure in humans by doubly labeled water method. J Appl Physiol 53: 955–959

Schoeller DA (1992) Isotope dilution methods. In: Björntorp P, Brodorff BN (eds) Obesity. Lippincott, Philadelphia, pp 80–88

Schotte DE, Stunkard AJ (1990) The effects of weight reduction on blood pressure in 301 obese patients. Arch Intern Med 150: 1701–1704

Schusdziarra V (1992) The physiological role of somatostatin in the regulation of nutrient homeostasis. Basic and clinical aspects of neuroscience, vol 4. Springer, Berlin Heidelberg new York Tokyo, pp 43–54

Schutz I (1993) The adjustment of energy expenditure and oxidation to energy intake: the role of carbohydrate and fat balance. Int J Obes 17 [Suppl 3]: S23–S27

Schwandt P (1990) Triglyzeridreiche Lipoproteine als Risikofaktor für die Atherosklerose. Klin Wochenschr 68: 54–58

Schwartz RS, Brunzell JD (1978) Increased adipose-tissue lipoprotein-lipase activity in moderately obese men after weight reduction. Lancet 1230–1231

Sclafani A (1993) Dietary obesity. In: Stunkard AJ, Wadden TA (eds) Obesity: theory and therapy. Raven, New York, pp 125–136

Segal KR, Gutin B (1983) Thermic effects of food and exercise in lean and obese women. Metabolism 32: 581–589

Segal KR, Gutin B, Nyman AM, Pi-Sunyer FX (1985a) Thermic effect of food at rest, during exercise, and after exercise in lean and obese men of similar body weight. J Clin Invest 76: 1107–1112

Segal KR, Gutin B, Presta E, Wang J, Itallie TB van (1985b) Estimation of human body composition by electrical impedance methods: a comparative study. J Appl Physiol 58: 1565–1571

Segal KR, Dunaif A, Gutin B, Albu J, Nyman A, Pi-Sunyer FX (1987) Body composition, not body weight, is related to cardiovascular disease risk factors and sex hormone levels in men. J. Clin. Invest. 80: 1050–1055

Segal KR (1994) Impact of exercise on insulin mediated glucose metabolism in lean and obese men. Int J Obes 18 [Suppl 2]: 96 (abstract)

Seidell JC, Oosterlee A, Deurenberg P, Hautvast P (1988) Abdominal fat depots measured with computed tomography: effects of degree of obesity, sex and age. Eur J Clin Nutr 42: 805–815

Seidell JC, Andres R, Sorkin JD, Muller DC (1994) The sagittal waist diameter and mortality in men: the Baltimore Longitudinal Study on Aging. Int J Obes 18: 61–67

Shapiro B, Chowers I, Rose G (1957) Fatty acid uptake and esterification in adipose tissue. Biochim Biophys Acta 23: 115–120

Shepherd RE, Bah MD (1988) Cyclic AMP regulation of fuel metabolism during exercise: regulation of adipose tissue lipolysis during exercise. Med Sci Sports Exerc 20: 531–538

Shiffman ML, Sugerman HJ, Kellum JH, Brewer WH, Moore EW (1993) Gallstones in patients with morbid obesity Relationship to body weight, weight loss und gallbladder bile cholesterol solubility. Int J Obes 17: 153–158

Shimomura I, Tokunaga K, Kotani K et al. (1993) Marked reduction of acyl-CoA-synthetase activity and mRNA in intraabdominal visceral fat by physical exercise. Am J Physiol 265: E44-E50

Shulman GI, Rothman DL, Jue T, Stein P, DeFronzo RA, Shulman RG (1990) Quantitation of muscle glycogen synthesis in normal subjects and subjects with non-insulin-dependent diabetes by 13-C nuclear magnetic resonance spectroscopy. N Engl J Med 322: 223–228

Sichert W, Oltersdorf U (1984) Ernährungserhebungsmethoden – Methoden zur Charakterisierung der Nahrungsaufnahme des Menschen. Umschau, Frankfurt/Main (Schriften der AGEV eV, Bd 4)

Silverstone T (1993) The place of appetite-suppressant drugs in the treatment of obesity. In: Stunkard AJ, Wadden TA (eds) Obesity: theory and therapy. Raven, New York,pp 275–285

Sims EAH (1976) Experimental obesity, dietary induced thermogenesis and their clinical implications. Clin Endocrinol 5: 377–395

Simsolo RB, Ong JM, Kern PA (1993) The regulation of adipose tissue and muscle lipoprotein lipase in runners by detraining. J Clin Invest 92: 2124–2130

Siri WE (1956) The gross composition of the body. Adv Biol Med Phys 4: 239–243

Sittaro N-A (1994) Bewertung und Tarifierung von Übergewicht mit Hilfe des Body-Mass-Index. Versicherungsmed 46: 216–221

Sjöström L, Björntorp P, Vrana J (1971) Microscopic fat cell size measurements on frozen-cut adipose tissue in comparison with automatic determinations of osmium-fixed fat cells. J Lipid Res 12: 521–530

Sjöström L (1991) A computer-tomography based multicompartment body composition technique and anthropometric predictions of lean body mass, total and subcutaneous adipose tissue. Int J Obes 15: 19–30

Sjöström L (1993) Impacts of body weight, body composition, and adipose tissue distribution on morbidity and mortality. In: Stunkard AJ. Waddem TA (eds) Obesity: theory and therapy. Raven, New York, pp 13–41

Smith GP, Gibbs J (1987) The effect of gut peptides on hunger, satiety, and food intake in humans. Ann NY Acad Sci 499: 132–136

Smith HL, Willius FA (1933)) Adiposity of the heart. Arch Intern Med 52: 911–918

Society of Actuaries (1959) Build and blood pressure study, vol 1. Society of Actuaries, Chicago

Society of Actuaries and Association of Life Insurance Medical Directors of America (1979) Build Study, Society of Actuaries, Chicago

Sönnichsen AC, Lindlacher U, Richter WO, Schwandt P (1990) Adipositas, Körperfettverteilung und Inzidenz von Mamma-, Zervix-, Endometrium- und Ovarial- carcinomen. Dtsch Med Wschr 115: 1906–1910

Sörensen TIA, Holst C, Stunkard AJ (1992) Childhood body mass index – genetic and environmental influences assessed in a longitudinal adoption study. Int J Obes 16: 705–714

Speiser W, Langer W, Pschaick A et al. (1988) Increased blood fibrinolytic activity after physical exercise: Comparative study in individuals with different sporting activities and in patients after myocardial infarction. Thromb Res 51: 543–555

Spraul M , Ravussin E, Fontvielle AM, Rising R, Larson DE, Anderson EA (1993) Reduced sympathetic nervous activity. A potential mechanism predisposing to body weight gain. J Clin Invest 92: 1730–1735

Spring B (1991) Effects of d-fenfluramine on withdrawal symtoms, food intake and weight gain after smoking cessation. Health Psychol 10: 216–223

Standl E (1991) Insulinspiegel – Parameter für Arterioskleroserisiko? Versicherungsmed 43: 48–52

Steenbergen W van, Lanckmans S (1995) Liver disturbances in obesity and diabetes mellitus. Int J Obes 19 [Suppl 1]: S27–S36

Stegmann H, Wagner D, Lau A (1964) Schwangerschaft, Geburtsverlauf und Nachgeburtsgewicht bei adipösen Frauen. Med Welt 2195: 165–170

Steinbach G, Heymsfield S, Olansen NE, Tighe A, Holt PR (1994) Effect of caloric restriction on colonic proliferation in obese persons: implications for colon cancer prevention. Cancer Res 54: 1194–1197

Steinmetz A, Utermann G (1988) Rezeptoren im Lipoprotein-Stoffwechsel. Internist 29: 372–389

Steinmetz A (1992) Störungen des Fettstoffwechsels im Rahmen des metabolischen Syndroms. Z Ärztl Fortbild 86: 895–900

Stoddard MF, Tseuda K, Thomas M, Dillon S, Kupersmith J (1992) The influence of obesity on left ventricular filling and systolic function. Am. Heart J. 124: 694–699

Strain GW, Herschopf RJ, Zumoff B (1992) Food intake of very obese persons: quantitative and qualitative aspects. J Am Diet Assoc 92: 199–203

Stuart RB (1967) Behavioral control of overeating. Behav Res Ther 5: 357–365

Stumpner J, Häußinger K (1989) Schlafapnoe: Grundlagen, Diagnostik, Therapie. Bay Internist 9: 256–261

Stunkard AJ, Sörensen TIA, Hanis C, Teasdale TW, Chakraborty R, Schull WJ, Schulsinger F (1986) An adoption study of human obesity. N Engl J Med 314: 193–198

Stunkard AJ, Wadden TA (1992) Psychological aspects of human obesity. In: Björntorp P, Brodoff BN (eds) Obesity. Lippincott, Philadelphia, pp 352–360

Suter PM, Schutz Y, Jéquier E (1992) The effect of ethanol on fat storage in healthy subjects. N. Engl. J. Med. 326: 983–987

Svedberg J, Björntorp P, Smith U, Lönnroth P (1990) Free fatty acid inhibition of insulin binding, degradation, and action in isolated hepatocytes. Diabetes 39: 570–574

Svedberg J, Strömblad G, Wirth A, U Smith, Björntorp P (1991) Fatty acids in the portal vein of the rat regulate hepatic insulin clearance. J Clin Invest 88: 2054–2058

Swanson CA, Potischman N, Wilbanks GD et al. (1993) Relation of endometrial cancer risk to past and contemporary body size and body fat distribution. Cancer Epid Biom Prev 2: 321–327

Swobodnik W, Wenzel H, Wechsler JG, Hoch A, Ditschuneit H (1984) Ultraschall-Untersuchungen bei Adipositas zur Kalkulation der Fettgewebsmasse. In: Ditschuneit H, Wechsler JG (Hrsg) Ergebnisse der Adipositasforschung. perimed, Erlangen, S 79–89

Tagliaferro AW, Dobbin S, Curi R, Leighton B, Meeker LD, Newsholme EA (1990) Effects of diet and exercise on the in vivo rates of the triglyceride-fatty acid cycle in adipose tissue and muscle of the rat. Int J Obes 14: 957–971

Tartaglia LA, Dembski M, Weng X, Deng N, Culpepper J, Devos R, Richards. Campfield LA, Clark FT, Deeds J, Muir C, Sanker S, Moriarty A, Moore KJ (1995) Identification and expression cloning of a leptin receptor, OB-R

Taskinen M-R, Nikkilä EA (1979) Effects of caloric restriction on lipid metabolism in man. Changes of tissue lipoprotein lipase activities and of serum lipoproteins. Atherosclerosis 32: 289–299

Thorin D, Golay A, Simonson DC, Jéquier E, Felber JP, DeFronzo RA (1986) The effect of selective beta andrenergic blockade on glucose-induced thermogenesis in man. Metabolism 35: 524–528

Thrompson SG, Kienast J, Pyke SDM, Haverkate F, Loo JGW van defor the European Action on Thrombosis and Disabilities Angina Pectoris Study Group (1995) Hemostatic factors and the risk of myocardial infarction or sudden death in patients with angina pectoris. N Engl J Med 332: 635–641

Tienboon R, Rutishauser IHE, Wahlqvist ML (1994) Significant gender differences in attitude to body weight and weight loss behavior in adolescents. J Adolesc Health 15: 263–268

Toeller M, Gries FA, Dannehl K (1982) Natural history of glucose intolerance in obesity. A ten year observation. Int J Obes 6 [Suppl 1]: 145–149

Tornaghi G, Raiteri R, Pozzato C, Rispoli A, Bramani M, Cipolat M, Craveri A (1994) Anthropometric or ultrasonic measurement in assessment of visceral fat? A comparative study. Int J Obes 18: 771–775

Tornberg SA, Carstensen JM (1994) Relationship between Quetelet's index and cancer of breast and female genital tract in 47,000 women followed for 25 years. Br J Cancer 69: 358–361

Toubro S, Astrup A (1995) The selective beta-3-Agonist ZD2079 stimulates 24-hour energy expenditure through increased fidgetting. A 14-day, randomized placebo-controlled study in obese subjects. Int J Obes 19 [Suppl 2]: 41

Trayhurn P, Thomas ME, Duncan JS, Rayner DV (1995) Effects of fasting and refeeding on the ob gene expression in white adipose tissue of lean and obese (ob/ob) mice. FEBS Lett 368: 488–490

Tremblay A, Fontaine E, Poehlman ET, Mitchell D, Perron L, Bouchard C (1986) The effect of exercise-training on resting metabolic rate in lean and moderately obese individuals. Int J Obes 10: 511–517

Tremblay A, Nadeau A, Deprés J-P, St. Jean L, Thériault G, Bouchard C (1990) Long-term exercise training with constant energy intake. 2: Effect on glucose metabolism and resting energy expenditure. Int J Obes 14: 75–84

Troiano RP, Levitsky DA, Kalkwarf HJ (1990) Effect of dl-fenfluramine on the thermic effect of food in humans. Int J Obes 14: 647–655

Tuck ML, Sowers J, Dornfeld L, Kledzik G, Maxwell M (1981) The effect of weight reduction on blood pressure, plasma renin activity, and plasma aldosterone levels in obese patients. N Engl J Med 304: 930–933

Turcotte LP, Richter EA, Kiens B (1992) Increased plasma FFA uptake and oxidation during prolonged exercise in trained vs untrained humans. Am J Physiol 262: E791–E799

Tuschl RJ, Platte P, Lacssle RG, Stichler W, Pirke KM (1990) Energy expenditure and everyday eating behavior in healthy young women. Am J Clin Nutr 52: 81–86

Tuschoff T, Benecke-Timp A, Vogel H (1995) Adipositas. In: Petermann F (Hrsg) Verhaltensmedizin in der Rehabilitation. Hogrefe, Göttingen, S337–369

Urbina EM, Gidding SS, Bao W, Pickoff AS, Berdius K , Berenson GS (1995) Effect of body size, ponderosity, and blood pressure on left ventricular growth in children and young adults in the Bogalusa Heart Study. Circulation 91: 2400–2406

Vague J (1947) La différenciation sexuelle facteur déterminant des formes de l'obésité. Presse Méd 55: 339–340

Vague P, Raccah D, Scelles V (1995) Hypofibrinolysis and the insulin resistance syndrome. Int J Obes 19 [Suppl 1]: S11–S15

Vendsborg PB, Bech P, Rafaelsen OJ (1976) Lithium treatment and weight gain. Acta Psychiatr Scand 53: 139–144

Vogelberg KH, Berchtold P, Berger H, Gries FA, Klinger H, Kübler W, Stolze Th (1975) Primary hyperlipoproteinemia as risk ractors in peripheral artery disease. Atherosclerosis 22: 271–275

Völker K, Lagerström D, Matheis L (1985) Einfluß einer 8wöchigen Bewegungstherapie auf die Gewichtsabnahme und die Leistungsfähigkeit-adipöser Frauen und Männer. Med Welt 36: 72–76

Waaler HT (1984) Height, weight and mortality. The Norwegian experience. Acta Med Scand [Suppl] 679: 1–56

Wabitsch M, Heinze E (1993) Body fat in GH-deficient children and the effect of treatment. Horm Res 40: 5–9

Wabitsch M (1995) Untersuchungen über die Entwicklung des Fettgewebes im Kindesalter. Adipositas 5: 12–18

Wabitsch M, Braun S, Hauner H et al. (1996) Mitogenic and antiadipogenic properties of human growth hormone in human adipocyte precursor cells in primary culture. (Zur Publikation eingereicht)

Wadden TA, Stunkard AJ (1993) Psychosocial consequences of obesity and dieting. In: Stunkard AJ, Wadden TA (eds) Obesity: theory and therapy. Raven, New York, pp 163–177

Wade AJ, Marbut MM, Round JM (1990) Muscle fibre type and aetiology of obesity. Lancet 335: 805–808

Wahrenberg H, Lönnqvist F, Arner P (1989) Mechanisms unterlying regional differences in lipolysis in human adipose tissue. J Clin Invest 84: 458–462

Walker J, Collins LC, Nannini L, Stamford BA (1992) Potentiating effects of cigarette smoking and moderate exercise on the thermic effect of a meal. Int J Obes 16: 341–347

Walston J, Silver K, Bogardus C et al. (1995) Time of onset of non-insulin-dependent diabetes mellitus and genetic variation in the beta-3-adrenergic-receptor gene. N Engl J Med 333: 343–347

Warnes CA, Roberts WC (1984) The heart in massive (more than 300 pounds or 136 kilograms) obesity: analysis of 12 patients studied at necropsy. Am J Cardiol 54: 1087–1091

Wassertheil-Smoller S, Blaufox MD, Oberman A et al. (1991) Effect of antihypertensives on sexual function and quality of life: The TAIM Study. Ann Intern Med 114: 613–620

Wechsler JG, Ditschuneit HH, Malfertheimer P, Ditschuneit H (1980) Stickstoffbilanzen während modifizierten Fastens. Dtsch Med Wochenschr 105: 58–62

Wechsler JG (1981a) Komplikationen bei totalem und modifizierem Fasten. In: Ditschuneit H, Wechsler JG (Hrsg) Das modifizierte Fasten. Witzstrock, Baden-Baden, S 67–81

Wechsler JG, Hutt V, Wenzel H, Klör H-U, Ditschuneit H (1981b) Lipids and lipoproteins during a very-low-calorie diet. Int J Obes 5: 325–331

Wechsler JG, Wenzel H, Wobodnik WS, Ditschuneit H (1984) Proteinverlust bei Adipositas während Gewichtsreduktion. In: Ditschuneit H, Wechsler JG (Hrsg) Ergebnisse der Adipositasforschung. perimed, Erlangen, S 179–196

Wechsler JG (1989) Adipositastherapie mit dem Magenballon. Dtsch Med Wochenschr 114: 759–761

Wechsler JG, Schusziarra V, Husemann B, Willmen HR (1991) Magenballon und Gastroplastik: Interventionelle Therapie der Adipositas per magna. Adipositas 1: 12–15

Wechsler JG, Wenzel H (1994) Protein substituted modified fasting in obesity. In: Gries FA, Hauner H, Schusdziarra V, Wechsler JG (eds) Obesity in Europe 1993. Libbey, London, pp 285–288

Weck M, Fischer S, Karst H et al. (1991) Wechselbeziehungen zwischen Energieverwertung, Na-K-ATPase-System und Fettgewebslipolyse bei Adipositas. Akt Ernährungsmed 16: 118–124

Weck M, Hanefeld M (1995) Protein-substituiertes, modifiziertes Fasten (PSMF) bei Adipositas und Typ-II-Diabetes. Diabetes Stoffwechsel 4: 14–20

Weidmann P, Ferrari P (1991) Central role of sodium in hypertension in diabetic subjects. Diabetes Care 14: 220–232

Weidmann P, Müller-Wieland D, de Courten M, Krone W (1995) Insulinresistenz und arterielle Hypertonie. Herz 20: 16–32

Weigle DS, Sande KJ, Iverius PH, Monsen ER, Brunzell JD (1988) Weight loss leads to a marked decrease in nonresting energy expenditure in ambulatory human subjects. Metoblism 37: 930–936

Weissleder H, Schuchardt C, Gesell F (1995) Fettgewebsabsaugung eine zeitgemäße Therapieform? Vasomed 7: 127–133

Weisweiler P (1984) Untersuchungen zum Lipoprotein- und Apolipoproteinprofil bei Adipositas. In: Ditschuneit H, Wechsel JG (Hrsg) Ergebnisse der Adipositasforschung. perimed, Erlangen, S 238–239

Welch IM, Sauders K, Read NW (1985) Effect of ileal and intravenous infusions of fat emulsions on feeding and satiety in human volunteers. Gastroenterology 89: 1293–1297

Wenzel H, Wechsler JG, Schimming H, Ditschuneit H (1994) Determination of body density by weighing and measuring gas-free body volume. In: Ditschuneit H, Gries FA, Hauner H, Schusdziarra V, Wechsler JG (eds) Obesity in Europe 1993. Libbey, London, pp 101–105

Wenzel H (1995) Densitometrie und Körperzusammensetzung - Entwicklung eines Verfahrens zur Messung der Körperdichte des Menschen und seine Anwendung. Dissertation, Ulm

Westenhöfer J (1991a) Dietary restraint and disinhibition: Is restaint a homogenous construct? Appetite 16: 45–55

Westenhöfer J (1991b) Gezügeltes Essen und Störbarkeit des Eßverhaltens. Hogrefe, Göttingen

Whelton PK (1992) The effects of nonpharmacological interventions on blood pressure of persons with high normal levels. Results of the Trials of Hypertension Prevention. JAMA 267: 1213–1220

Wicklmayr M, Rett K, Standl E (1994) Wie kann die Primärprävention der koronaren Herzerkrankung in der Praxis verbessert werden? Med Klin 89: 184–186

Widdowson EM (1936) A study of English diets by an individual method. Part I Men. J Hygiene 36: 269–292

Williamson DF, Kahn H, Worthman CM, Burnette JC, Russell CM (1993) Precision of recumbent anthropometry. Am J Hum Biol 15: 159–167

Willmen HR, Schneider W, Löffler A (1984) Der „Magenballon" in der Behandlung der Adipositas permagna. Dtsch Med Wochenschr 109: 1200–1203

Willms B (1991) Resorptionsverzögerung der Kohlenhydrate in der Therapie des Typ-II-Diabetes: Vergleich zwischen diätetischer (Müsli) und pharmakologischer (alpha-Glukosidasehemung) Beeinflussung. Schweiz Med Wochenschr 121: 379–382

Wing RR, Jeffery RW (1995) Effect of modest weight loss on changes in cardiovascular risk factors: are there differences between men and women or between weight loss and and maintenance? Int J Obes 19: 67–73

Wing RR, Blair EH, Bononi P (1994) Caloric restriction per se is a significant factor in improvements in glycemic control and insulin sensitivity during weight loss in obese NIDDM patients. Diabetes Care 17: 30–36

Wirth A, Neermann G, Eckert W, Heuck CC, Weicker H (1979a) Metabolic response to heavy physical exercise before and after a 3-month training period. Eur J Appl Physiol 41: 51–59

Wirth A, Schlierf G, Schettler G (1979b) Körperliche Aktivität und Fettstoffwechsel. Klin Wochenschr 57: 1195–1201

Wirth A, Heuck CC, Holm G, Björntorp P (1980a) Changes in the composition of fatty acids of total lipids in various tissues and serum due to physical training and food restriction in the rat. Scand J Clin Lab Invest 40: 55–62

Wirth A, Holm G, Nilsson B, Smith U, Björntorp P (1980b) Insulin kinetics and insulin binding to adipocytes in physically trained and food-restricted rats. Am J Physiol 238: E108–E115

Wirth A, Holm G, Lindstedt G, Lundberg PA, Björntorp P (1981a) Thyroid hormones and lipolysis in physically trained rats. Metab 30: 237–241

Wirth A, Diehm C, Mayer H, Mörl H, Vogel I, Björntorp P, Schlierf G (1981b) Plasma C-peptide and insulin in trained and untrained subjects. J Appl Physiol 50: 71–77

Wirth A, Holm G, Björntorp P (1982) Effect of physical training on insulin uptake by the perfused rat liver. Metabolism 31: 457–462

Wirth A (1985a) Blutdrucksenkung durch Ausdauersport. Inn Med 12: 226–230

Wirth A, Diehm C, Hanel W, Welte J, Vogel Il (1985b) Training-induced changes in serum lipids, fat tolerance, and adipose tissue metabolism in patients with hypertriglyceridemia. Atherosclerosis 54: 263–271

Wirth A (1986a) Therapie der Adipositas durch Ausdauertraining. Med Welt 37: 444–448

Wirth A, Kern E, Vogel I, Nikolaus T, Schlierf G (1986b) Kombinationstherapie der Adipositas mit Reduktionskost und körperlichem Training. Dtsch Med Wochenschr 11: 972–977

Wirth A (1987a) The role of exercise. In: Bender AE, Brookes JL (eds) Body weight control. Churchill Livingstone, Edinburgh, pp 188–200

Wirth A, Vogel I, Schömig A, Schlierf G (1987b) Metabolic effects and body fat mass changes in obese subjects on a very-low-calorie diet with and without intensive physical training. Ann Nutr Metab 31: 378–386

Wirth A, Koch G (1988a) Adipositastherapie: Der Nutzen eines körperlichen Training. Fortschr Med 106: 293–296

Wirth A, Kottmann U, Bienek A, Däke H, Kohlmeier M (1988b) Vergleich einer Mischkost mit einer Formeldiät von 700 kcal/d. Inn Med 15: 77–82

Wirth A, Krone W (1988c) Insulin: ein kardiovaskulärer Risikofaktor? Dtsch Med Wochenschr 113: 1250–1254

Wirth A, Kottmann U, Wechsler J-G (1989) Adipositas als Gesundheitsrisiko Änderung von Körperzusammensetzung und kardiovaskulären Risikofaktoren unter Reduktionskost mit und ohne Training. MMW 131: 404–406

Wirth A (1990) Nichtmedikamentöse Therapie der arteriellen Hypertonie. Herz Kreisl 22: 178–184

Wirth A, Krone W (1993a) Therapie der Insulinresitenz beim metabolischen Syndrom durch körperliches Training. Dtsch Z Sportmed 44: 305–310

Wirth A, Krone W (1993b) Abdominale Adipositas. Metabolisches Syndrom, Arteriosklerose und Mortalität. Dtsch Med Wochenschr 118: 595–601

Wirth A (1993c) Die koronare Herzkrankheit und das metabolische Syndrom. In: Baumann G (Hrsg) Koronare Herzkrankheit. Pia, Nürnberg, S 12–19

Wirth A (1994a) Diagnostik bei Adipositas. Z Allgeimenmed 70: 1–10

Wirth A (1994b) Therapeutisches Vorgehen bei Adipositas. Z Allgemeinmed 70: 226–230

Wirth A, Koch H (1994c) Therapie des Diabetes mellitus durch körperliches Training. In: Bühring M, Kemper FH (Hrsg) Naturheilverfahren. Springer, Berlin Heidelberg New York Tokyo, S 1–18

Wirth A, Bienek A (1994d) Therapie der Adipositas durch körperliches Training. In: Bühring M, Kemper FH (Hrsg) Naturheilverfahren. Springer, Berlin Heidelberg New York Tokyo, S 1–13

Wirth A (1995a) Kur oder Rehabilitation? Dtsch Ärztebl 92A: 582–587

Wirth A, Kröger H (1995b) Improvement of left ventricular morphology and function in obese subjects following a diet and exercise program. Int J Obes 19: 61–66

Wirth A, Steinmetz B (1995c) Sex differences in changes of subcutaneous and intraabdominal fat during weight reduction. Int J Obes 19 [Suppl 2]: 95

Wirth A, Lehr D, Pangritz M (1996) Gewichtsveränderung im Anschluß an eine stationäre Rehabilitation durch Nachbetreuung. Zur Publikation eingereicht

Wissenschaftliche Tabellen Geigy. Somatometrie, Biochemie (1985). Hrsg. v. Ciba-Geigy, Basel

Wolf AM, Markiefka E, Kuhlmann H-W (1994) Experiences in obesity surgery. In: Ditschuneit H, Gries FA, Hauner H, Schusdziarra V, Wechsler JG (eds) Obesity in Europe 1993. Libbey, London, pp 191–199

Wolfe RR, Klein S, Carraro F, Weber J-M (1990) Role of triglyceride-fatty acid cycle in controlling fat metabolism in humans during and after exercise. Am J Physiol 258: E382–E389

Wolfram G (1990) Fettsucht: Neubewertung des Risikos Abhängigkeit von relativem Körpergewicht, Lebensalter und Fettgewebsverteilung. Ernährung Umsch 37: 347–354

Wolfram G (1994) Recommendation on nutrient intake in Germany. Bibl Nutr Dieta 51: 183–184

Woo R (1985) The effect of increasing physical activity on voluntary food intake and energy balance. Int J Obes 9: 155–160

Wood PD, Stefanik L, Dreon DM et al. (1988) Changes in plasma lipids and lipoproteins in overweight men during weight loss through dieting as compared with exercise. N Engl J Med 319: 1173–1179

Wood PD, Stenanick ML, Williams PT, Haskell WL (1991) The effects on plasma lipoproteins of a prudent weight-reducing diet, with or without exercise, in overweight men and women. N Engl J Med 325: 461–466

Wurtman JJ, Wurtman RJ, Mark S (1985) D-fenfluramine selectively suppresses carbohydrate snacking by obese subjects. Int J Eating Disord 4: 89–99

Wurtman JJ (1988) Carbohydrate cravings: a disorder of food intake and mood. Clin Neuropharmacol 11 [Suppl 1]: S139–S145

Wurtman RJ, Fernstrom JD (1976) Control of brain neurotransmitter synthesis by precursor availability und nutritional state. Biochem Pharmacol 25: 1691–1696

York DA (1992) Genetic models of animal obesity. In: Björntorp P, Brodoff BN (eds) Obesity. Lippincott, Philadelphia, pp 233–240

Young T, Palta M, Dempsey J, Skatrud J, Weber S, Badr S (1993) The occurence of sleep-disordered breathing among middle-aged adults. N Engl J Med 328: 1230–1235

Zahorska-Markiewicz B, Kuagowska E, Kucio C, Klin M (1993) Heart rate variability in obesity. Int J Obesity 17: 21–23

Zhang Y, Proenca R, Maffei M, Barone M, Leopold L (1994) Positional cloning of the mouse obese gene and its human homologue. Nature 372: 425–432

Zuber J, Kepplinger J (1991) Therapie der Adipositas permagna. Praxis Klin Verhaltensmed Rehab 13: 5–21

Zurlo F, Lillioja S, Esposito-Del Puente A (1990) Low ratio of fat to carbohydrate oxidation as a predictor of weight gain: study of 24-h-RQ. Am J Physiol 259: E650–E657

Zurlo F, Ferraro R, Fontvieille AM, Rising R, Bogardus C, Ravussin E (1992) Spontaneous physical activity and obesity: cross-sectional and longitudinal studies in Pima Indians. Am J Physiol 263: E296–E300

Zuti WB, Golding LA (1976) Comparing diet and exercise as weight reduction tools. Physician Sportsmed. 49–53

Zwiauer K, Szvjakto E, Widhalm K (1988) Langzeiterfolge der Diätferien in der Behandlung übergewichtiger Kinder. Ernährung/Nutrition 12: 563–567

Zwiauer K, Schmidinger H, Klicpera M, Mayr H, Widhalm K (1989) 24 hours electrocardiographic monitoring in obese children and adolescents during a 3 weeks low calorie diet (500 kcal). Int J Obes 13 [Suppl 2]: 101–105

# Sachverzeichnis